中国药品供应保障制度概论

主　编　薛海宁　丁锦希

编 写 组（按姓氏笔画排序）

丁锦希　毛宗福　方　宇　田丽娟　史录文　冯佳园
杨　悦　吴　晶　冷家骅　张　波　陈　文　陈　烨
邵　蓉　岳小林　金春林　周小园　赵志刚　徐　源
高术宝　薛海宁

审稿专家（按姓氏笔画排序）

王学恭　石晟怡　刘清华　陈　昊　胡　明　徐英峰
萧红街　曹　庄　葛卫红　樊　琳

人民卫生出版社
·北京·

图书在版编目（CIP）数据

中国药品供应保障制度概论 / 薛海宁，丁锦希主编
. —北京：人民卫生出版社，2024.2
ISBN 978-7-117-36025-8

Ⅰ.①中…　Ⅱ.①薛…　②丁…　Ⅲ.①药品－物资供
应－保障体系－中国　Ⅳ.① F724.73

中国国家版本馆 CIP 数据核字（2024）第 026122 号

人卫智网	www.ipmph.com	医学教育、学术、考试、健康， 购书智慧智能综合服务平台
人卫官网	www.pmph.com	人卫官方资讯发布平台

中国药品供应保障制度概论

Zhongguo Yaopin Gongying Baozhang Zhidu Gailun

主　　编：薛海宁　　丁锦希
出版发行：人民卫生出版社（中继线 010-59780011）
地　　址：北京市朝阳区潘家园南里 19 号
邮　　编：100021
E - mail：pmph @ pmph.com
购书热线：010-59787592　010-59787584　010-65264830
印　　刷：北京盛通印刷股份有限公司
经　　销：新华书店
开　　本：889×1194　1/16　　印张：22
字　　数：620 千字
版　　次：2024 年 2 月第 1 版
印　　次：2024 年 2 月第 1 次印刷
标准书号：ISBN 978-7-117-36025-8
定　　价：229.00 元

打击盗版举报电话：**010-59787491**　**E-mail：WQ @ pmph.com**
质量问题联系电话：**010-59787234**　**E-mail：zhiliang @ pmph.com**
数字融合服务电话：**4001118166**　　**E-mail：zengzhi @ pmph.com**

前　言

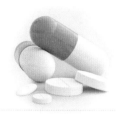

党的二十大报告指出,深化医药卫生体制改革,促进医保、医疗、医药协同发展和治理;强化食品药品安全监管。药品是国家医药卫生健康事业发展不可或缺的重要组成部分,其安全性、有效性和可及性关系着人民群众的生命安全和身心健康。药品供应保障制度是中国特色基本医疗卫生制度的重要组成部分,建立健全药品供应保障制度是我国深化医药卫生体制改革的重大举措,是"三医"协同的切入点。党中央、国务院高度重视药品供应保障制度。《中华人民共和国基本医疗卫生与健康促进法》要求,国家完善药品供应保障制度,建立工作协调机制,保障药品的安全、有效、可及。《中华人民共和国药品管理法》对药品的研制、注册、上市许可、生产、经营以及医疗机构药事管理、国家监测监管等各个环节作出了具体规定。

近年来,国务院和相关部门不断加强药品供应保障顶层设计,围绕社会反映强烈和各方关注的突出问题,着力推动药品研发、生产、流通、使用和支付全流程改革。深化药品审评审批制度改革、仿制药一致性评价、药品集中带量采购、短缺药品供应保障、完善国家基本药物制度等一系列政策措施,大幅提高了我国药品的质量和可及性,减轻了群众用药费用负担。

《中国药品供应保障制度概论》一书从供应链和重要制度两个维度出发,按照"制度发展—实施成效—国际经验—优化建议"的逻辑主线,上篇聚焦我国药品研发、生产、流通、使用、支付等供应链各环节进行阐述,剖析各个环节的现状和面临的挑战,探寻未来发展的路径;下篇着重对药品供应保障相关重点政策与举措的实施现状和改革历程进行梳理,从理论层面和实践层面分析我国药品供应保障制度改革取得的成效,并提出存在的问题和不足,探讨问题出现的原因。同时,通过对比分析、实地调研等方法,梳理国内外先进做法,结合我国国情,提出优化政策的建议。

本书系统地介绍了我国药品供应保障各环节的政策法规和发展现状,广泛分析了国内外药品供应保障制度的改革历程、运行情况和相关经验,有针对性地指出当前存在的问题并结合实际提出优化建议,内容翔实、论证充分,为进一步完善我国药品供应保障制度、保障群众用药安全可及提供了重要参考。

本书编写组
2023 年 12 月

目 录

下 篇

导　论

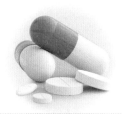

　　药品是指用于预防、治疗、诊断人的疾病，有目的地调节人的生理机能并规定有适应证或者功能主治、用法和用量的物质，兼具商品属性和公共产品属性，同时具备经济目标以及卫生政策目标。而药品供应保障制度是中国特色基本医疗卫生制度的重要组成部分，其建设目标是确保药品的安全性和有效性，并改善药品的可获得性和可支付性，以保障群众获得安全、有效、方便、价廉的药品。

　　2007年10月，党的十七大报告首次提出建设药品供应保障体系。2009年3月，新一轮深化医药卫生体制改革将药品供应保障体系与公共卫生服务体系、医疗服务体系、医疗保障体系并列为基本医疗卫生制度四大支柱体系。2016年8月，习近平总书记在全国卫生与健康大会上强调，药品供应保障是健康中国建设的5项重点任务之一。2018年3月，党的十九大报告也明确要求继续健全药品供应保障制度。2022年10月，党的二十大报告强调深化医药卫生体制改革，促进医保、医疗、医药协同发展。可见，随着经济社会发展和公众健康需求不断提高，药品供应保障已从强调药品的生产、配送和供应，深化拓展到以实现药品的可及、质量可靠、合理使用为基本目标，涵盖药品生产、流通、使用、支付、监测等各环节的完整保障体系，药品供应保障制度是实现人人享有基本医疗卫生服务目标的一项迫切任务。

　　本书立足于药品全周期管理过程，分析我国药品供应保障制度的现状和现存问题，通过借鉴国际经验，以期为完善我国药品供应保障制度提供参考。

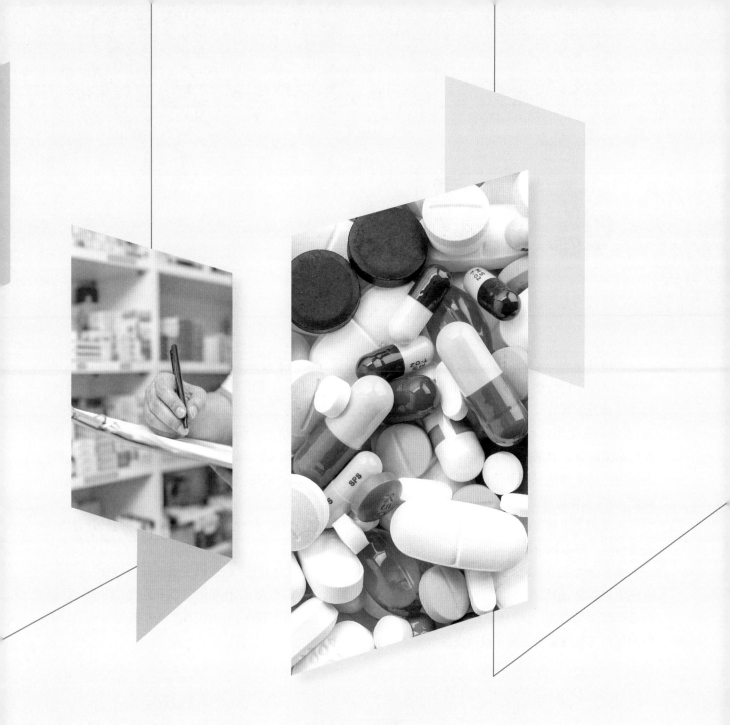

上　篇

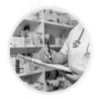

第一章
药品研制与审评

2015年8月,国务院印发《国务院关于改革药品医疗器械审评审批制度的意见》(国发〔2015〕44号);2017年10月,中共中央办公厅、国务院办公厅印发《关于深化审评审批制度改革鼓励药品医疗器械创新的意见》(厅字〔2017〕42号),围绕"创新、质量、效率、体系、能力"五大主题,提出鼓励药物研发创新、开展药品上市许可持有人制度试点、改革临床试验管理、加快上市审评审批等一系列具有历史性、创新性意义的重大改革措施。近年来,我国有力推进药品监管改革创新,取得显著成效。新修订《中华人民共和国药品管理法》(以下简称《药品管理法》)将行之有效的改革措施固化为法律成果,鼓励研制和创新新药,为深入推进药品领域改革提供法律基础。

药品的上市必须经过药学、非临床和临床试验过程探索和验证安全性、有效性和质量,并经过药品监管机构的严格审评审批。

本章分为三节,遵循"制度发展—实施成效—国际经验—优化建议"的逻辑主线展开,分别阐述药品审评审批制度、仿制药一致性评价和药品知识产权保护的内容和机制,以期明晰现状和问题,进一步优化药品审评审批程序,加快仿制药一致性评价工作,加强药品知识产权保护,为实现"2030制药强国"目标中的创新与高质量发展提供政策支持。

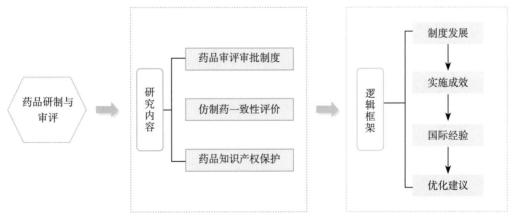

第一章　框架结构图

第一节 药品审评审批制度

一、制度发展

药品注册是一项直接关系人身健康的行政许可事项。药品注册管理制度是申请人依法完成药学、药理毒理学和药物临床试验等相关研究工作,提交安全性、有效性和质量可控性等证据和资料,经过药品监管机构的严格审评审批决定其能否上市的程序和相关要求。

(一)政策历程

1. **注册管理起步阶段** 我国药品注册管理制度的发展和演变经过漫长的过程。中华人民共和国成立到 1984 年是注册管理制度起步阶段。1978 年国务院颁布《药政管理条例(试行)》确立中央和省级两级审批制度。

2. **初步法制化阶段** 1985—1998 年是注册管理制度初步法制化阶段。1984 年,中国首部《药品管理法》审议通过,并于 1985 年 7 月 1 日实施,中央和省级两级审批制度得到法律的确认,标志着中国药品注册法制化阶段的开端。

3. **集中审批变革阶段** 1998—2001 年是注册管理集中审批变革阶段。1998 年,国家药品监督管理局成立,揭开药品统一注册管理的新篇章,药品注册管理伴随药品监管体制发生深刻的变革。1999 年 5 月 1 日开始,国家药品监督管理局主管全国新药审批工作,药品审评由分级审评审批改为中央一级审评审批。

4. **法制化阶段** 2001 年,《药品管理法》修订,药品注册管理进一步规范化、法制化。《药品管理法》规定,生产新药或者已有国家标准的药品,须经国务院药品监督管理部门批准,并发给药品批准文号;药品生产企业在取得药品批准文号后,方可生产该药品。2002 年,国务院药品监督管理部门发布了我国首部《药品注册管理办法(试行)》。经 2005 年、2007 年两次修订后实施,强化了对在中国境内申请药物临床试验、药品生产和进口药品审批的监督管理。

5. **制度改革阶段** 2015 年以来,药品审评审批制度改革开启新征程。2015 年 3 月,《中共中央 国务院关于深化体制机制改革加快实施创新驱动发展战略的若干意见》要求对药品、医疗器械等创新产品建立便捷高效的监管模式,深化审评审批制度改革。

2015 年 8 月,国务院印发《国务院关于改革药品医疗器械审评审批制度的意见》(国发〔2015〕44 号),旨在解决当时我国医药产业发展与药品审评审批制度不匹配的关键性突出问题,绘制宏伟改革蓝图,提出建立更加科学、高效的药品医疗器械审评审批体系,使批准上市药品医疗器械的有效性、安全性、质量可控性达到或接近国际先进水平。

2017 年 10 月,中共中央办公厅、国务院办公厅印发《关于深化审评审批制度改革鼓励药品医疗器械创新的意见》(厅字〔2017〕42 号),将药品审评审批改革推向深入,抓住前期改革中的限速环节,进一步改革药物临床试验管理,加快药品上市速度,促进药品创新和仿制药发展。

2019 年 12 月 1 日,新修订的《药品管理法》将行之有效的改革经验与措施固化为法律成果,为深入推进药品领域改革奠定了更为坚实的法律基础。2020 年 7 月 1 日,与《药品管理法》配套的新《药品注册管理办法》正式实施,优化了审评审批程序,建立以审评为主导,检验、核查、监测与评价等为支撑的药品注册管理体系。以公开、公平、公正为原则,以临床价值为导向,鼓励研究和创制新药,积极推动仿制药发展。

(二)研制管理与注册程序

1. 药物研制过程 新药的研究开发是一项投入大、周期长、风险高的系统工程。在药品上市前,申请人应当完成药学、药理毒理学和药物临床试验等相关研究工作。申请药品注册,应当提供真实、充分、可靠的数据、资料和样品,证明药品的安全性、有效性和质量可控性。《药品管理法》规定,从事药品研制活动,应当遵守《药物非临床研究质量管理规范》(GLP)与《药物临床试验质量管理规范》(GCP),保证药品研制全过程持续符合法定要求。

(1)药物非临床研究遵守 GLP:GLP 是国际药物安全性评价实验室共同遵守的准则,也是药物研究数据国际互认的基础。在 GLP 指导下开展药物非临床安全性评价研究,通过对实验动物给予受试药物,观察实验动物出现的症状和毒性反应的严重程度,预见性地为临床用药提供毒副反应的靶器官、损害程度及无毒反应剂量,减少了临床研究的风险性,是试验药物进入人体试验前的重要安全防线。

(2)药物临床研究遵守 GCP:药物临床试验是指任何涉及人类受试者的研究,旨在发现或证实试验用药物临床、药理和其他药效学方面的作用,确定试验用药物的不良反应等。GCP 是规范药物临床试验全过程的标准规定,包括方案设计、组织实施、监查、稽查、记录、分析总结和报告,是一种国际性伦理和科学质量标准。GCP 把保护患者和数据的可靠性作为各参与方共同的目标。

2. 临床试验管理

(1)临床试验实行默示许可:临床试验是新药研究过程中耗时最长、成本最高的阶段。在药品审评审批制度改革开始之前,创新药临床试验和生物等效性研究均实行审批许可制,审评时间较长,临床试验技术审评与伦理审查先后进行,创新药在中国上市有可能因为审评周期过长而延迟。近年来,加快临床试验管理改革,调整优化药物临床试验审评审批程序,已经成为药品审评审批制度改革的重点工作之一。

《关于深化审评审批制度改革鼓励药品医疗器械创新的意见》要求优化临床试验审批程序,建立并完善注册申请人与审评机构的沟通交流机制。受理药物临床试验申请前,审评机构应与注册申请人进行会议沟通,提出意见建议。受理临床试验申请后一定期限内,药品监管部门未给出否定或质疑意见即视为同意。

《药品管理法》确立了临床试验默示许可的上位法依据,对临床试验申请实行 60 个工作日默示许可制,通俗的说法是以"默示许可"代替原来的"明示许可",国务院药品监督管理部门应当自受理临床试验申请之日起 60 个工作日内决定是否同意并通知临床试验申办者,逾期未通知的,视为同意。大大缩短临床试验审评时间,加快临床试验启动和后续进程。

(2)生物等效性试验实行备案管理:生物等效性由审批改为备案管理是药品审评审批改革的重要内容之一。生物等效性试验是药物临床研究的一种形式,一般情况下以健康受试者作为试验对象,旨在比较同一种药物的相同或者不同剂型的制剂,在相同的试验条件下,其活性成分吸收程度和速度差异有无统计学意义,通常用于评价仿制药与参比制剂的生物等效性。

以往,生物等效性试验遵循与新药临床试验相同的审批管理规定。由于开展生物等效性试验的药物,所选的参比制剂往往已经上市,其安全性、有效性已经过评价,生物等效性试验的评价目标是证明试验药物与参比制剂的一致性,相对来说试验本身的风险降低,按照国际惯例,生物等效性试验一般采取登记或者备案制进行管理。《药品管理法》将生物等效性试验区别于临床试验审批管理,改为备案制。

(3)严格伦理审查和知情同意:药物临床试验应当遵循两大基本原则——研究的科学性和伦理的合理性。伦理委员会审查是保护受试者的安全与权益、保证药物临床试验伦理合理性的重要措施之一,在药物临床研究中发挥重要作用。《药品管理法》规定,开展药物临床试验,应当符合伦理原则,制定临床试验方案,经伦理委员会审查同意。由于以人体为对象的临床试验本身存在一定的风险,关系到个人的生命、健康,因此《药品管理法》规定,实施药物临床试验,应当向受试者或者其监护人如实说明和解释临床试验的目的和风险等详细情况,取得受试者或者其监护人自愿签署的知情同意书,并采取有效措施保护受试者合法权益。

为挽救危重患者生命,《药品管理法》引入特殊制度设计,规定对正在开展临床试验的用于治疗严重危及生命且尚无有效治疗手段疾病的药物,经医学观察可能获益,并且符合伦理原则的,经审查、知情同意后可以在开展临床试验的机构内用于其他病情相同的患者。

(三)药品注册管理

1. 建立药品上市许可持有人制度,鼓励创新 在 2015 年之前,我国药品注册制度规定仅药品生产企业可以获得批准文号,药品技术转让的受让方只能是生产企业,委托生产的委托方和受托方都必须是生产企业。这就是所谓的"捆绑"模式。

上市许可持有人制度是国际上通行的制度,其基本特征是由药品批准证明文件的持有者承担全生命周期管理的法律责任,药品上市许可持有人是责任主体,允许药品批准证明文件的持有人与药品生产企业分离。

根据《药品注册管理办法》(2020 年版),药品注册是指药品注册申请人(以下简称"申请人")依照法定程序和相关要求提出药物临床试验、药品上市许可、再注册等申请以及补充申请,药品监督管理部门基于法律法规和现有科学认知进行安全性、有效性和质量可控性等审查,决定是否同意其申请的活动。

申请人递交药品上市许可,获得国家药品监督管理局(National Medical Products Administration, NMPA)批准的,其身份即转变为药品上市许可持有人。《药品管理法》规定,药品上市许可持有人是指取得药品注册证书的企业或者药品研制机构等,其依法对药品研制、生产、经营、使用全过程中药品的安全性、有效性和质量可控性负责。药品上市许可持有人应当依照本法规定,对药品的非临床研究、临床试验、生产经营、上市后研究、不良反应监测及报告与处理等承担责任。药品上市许可持有人为境外企业的,应当由其指定的在中国境内的企业法人履行药品上市许可持有人义务,与药品上市许可持有人承担连带责任。

鼓励新药创制是我国实行药品上市许可持有人制度的时代红利。这一制度安排有效地鼓励科研机构和企业研发创新的主动性、积极性和创造性,开辟了允许初创型研发企业轻资产创新的新时代。

优化资源配置是我国实行药品上市许可持有人制度的核心优势。从国际社会看,药品上市许可持有人制度具有注册申请放开、委托生产放开、文号转让放开、集团持有放开等许多制度红利,有利于资源的优化配置,允许委托生产和合作生产,使各种生产资源得到最大化利用。

落实主体责任是我国实行药品上市许可持有人制度的核心要求。在药品上市许可持有人制度下,药品上市许可持有人是药品安全、有效和质量稳定的第一责任人。药品上市许可持有人应当建立药品质量保证体系,配备专门人员独立负责药品质量管理,对受托药品生产企业、药品经营企业的质量管理体系进行定期审核,监督其持续具备质量保证和控制能力。

促进监管创新是我国实行药品上市许可持有人制度的底层逻辑。药品上市许可持有人制度既涉及监管理念,也涉及制度及机制、监管方式创新。

2. 优化药品上市审评程序 《药品管理法》规定对申请注册的药品,国务院药品监督管理部门应当组织药学、医学和其他技术人员进行审评,对药品的安全性、有效性和质量可控性以及申请人的质量管理、风险防控和责任赔偿等能力进行审查;符合条件的,颁发药品注册证书。

药品上市审评不仅包含药品审评机构对申请中的数据、资料的真实性、充分性和可靠性的审查,也包含对样品、生产现场的综合审评。药品审评机构作出的审评结论应当依据药品审评机构的技术审评意见、药品检验机构对样品检验结果以及现场检查组对研制和生产现场检查的结果形成综合审评意见,也就是所谓的"三合一"意见,三方技术机构各司其职,相互配合,从而保证了药品注册许可结果的客观公正。

3. 增加设立加快上市审评程序 与原《药品管理法》相比,新修订《药品管理法》结合我国医药产业发展和临床治疗需求实际,参考国际经验,强调鼓励药品创新,以临床价值为导向,增设药品加快上市审评程序。

《药品管理法》《中华人民共和国疫苗管理法》(以下简称《疫苗管理法》)及《药品注册管理办法》规定临床急需的短缺药品、儿童用药、罕见病用药、重大传染病用药、疾病防控急需疫苗和创新疫苗等均明确纳入加快上市注册范围,并设定四种加快药物上市程序(表 1-1-1)。

表 1-1-1　中国药品注册管理的加快药物上市审评程序

程序	突破性治疗	附条件批准	优先审评审批	特别审批
依据	《药品注册管理办法》和《突破性治疗药物审评工作程序》	《药品管理法》《药品注册管理办法》和《药品附条件批准上市申请审评审批工作程序》(试行)	《药品管理法》《药品注册管理办法》和《药品上市许可优先审评审批工作程序》(试行)	《药品注册管理办法》和《国家食品药品监督管理局药品特别审批程序》
申请时间	Ⅰ、Ⅱ期临床试验阶段,通常不晚于Ⅲ期临床试验开展前	临床试验期间沟通交流,初步确认符合要求的,可以与上市许可同时申请	与上市许可同时申请	全阶段特事特办
加速阶段及机制	临床试验阶段;①临床试验研制指导和沟通交流;②滚动审评;③优先配置资源	临床试验阶段;①使用替代终点或中间终点或早期临床试验数据;②沟通交流	上市申请阶段;优先配置审评资源,缩短审评时限	临床试验和上市申请全程加速;全程多方位加速
沟通交流起点	纳入突破性治疗后的6个月内申请首次沟通交流	开展临床试验之前及提交上市申请之前	提出药品上市许可申请前	未明确
是否滚动审评	是	否	否	否

(1)优先审评审批程序:适用于具有临床价值的药品,包括临床急需的短缺药品、防治重大传染病和罕见病等疾病的创新药和改良型新药;符合儿童生理特征的儿童用药品新品种、剂型和规格;疾病预防、控制急需的疫苗和创新疫苗;纳入突破性治疗药物程序的药品;符合附条件批准的药品;国家药品监督管理局规定其他优先审评审批的情形。

优先审评审批程序适用于上市申请阶段,纳入优先审评审批程序意味着审评时限缩短,优先安排审评进程,加强与申请人的沟通交流。

(2)附条件批准程序:是一种超越常规的审评程序,旨在提高临床急需药品的可及性,帮助那些急需治疗的患者第一时间用上新药。《药品管理法》规定,对治疗严重危及生命且尚无有效治疗手段的疾病以及公共卫生方面急需的药品,药物临床试验已有数据显示疗效并能预测其临床价值的,可以附条件批准,并在药品注册证书中载明相关事项。《疫苗管理法》规定,应对重大突发公共卫生事件急需的疫苗或者国务院卫生健康主管部门认定急需的其他疫苗,经评估获益大于风险的,国务院药品监督管理部门可以附条件批准疫苗注册申请。

治疗严重危及生命且尚无有效治疗手段疾病的未在中国境内上市销售的药品,药物临床试验已有数据证实疗效并能预测其临床价值,还需满足这四个技术标准之一:①与现有治疗手段相比,对疾病的预后有明显改善作用;②用于对现有治疗手段不耐受或无疗效的患者,可取得明显疗效;③可以与现有治疗手段不能联用的其他关键药物或治疗方式有效地联用,并取得明显疗效;④疗效与现有治疗手段相当,但可通过避免现有疗法的严重不良反应,或明显降低有害的药物相互作用,显著改善患者的依从性。

《药品管理法》还规定,对附条件批准的药品,持有人逾期未按照要求完成研究或者不能证明其获益大于风险的,国家药品监督管理局应当依法处理,直至注销药品注册证书。

(3)突破性治疗药物程序:旨在鼓励研究和创制具有明显临床优势的药物。用于防治严重危及生命或者严重影响生存质量的疾病且尚无有效防治手段或者与现有治疗手段相比有足够证据表明具有明显临床优势的创新药或者改良型新药等,可在药物临床试验期间向国家药品监督管理局药品审评中心提出申请。

突破性治疗药物程序的加速起点是临床试验阶段,纳入突破性治疗药物程序的药物可优先配置资源进行沟通交流,在药品上市许可申请时可申请适用优先审评审批程序,从而降低研究盲目性、缩短临床研究进程、加快研发和审评进程。

(4)特别审批程序:2005年国家食品药品监督管理局(State Food and Drug Administration,SFDA)发布《国家食品药品监督管理局药品特别审批程序》(局令第21号),当突发公共卫生事件发生后或存在发生突发公共卫生事件的威胁时,为了有效预防、及时控制和消除其对公众身体健康和生命安全的危害,药品监管机构通过提前介入、主动对接、充分沟通、深入参与等措施,实现审批环节零等待。坚持研审联动,实行滚动提交研究资料、滚动审评,同步开展检验检查,统筹考虑提前部署临床试验数据核查事宜,努力实现各环节无缝衔接,形成高效的应急审批工作机制。对药物临床试验已有数据显示疗效并能预测其临床价值的药物加快附条件上市,及时将符合标准要求的临床药物纳入应急审批通道,依法依规开展应急审批,对我国有效应对各类突发公共卫生事件起到至关重要的作用。

4.建立疫苗紧急使用制度　疫苗紧急使用制度是全新的制度安排。《疫苗管理法》规定,出现特别重大突发公共卫生事件或者其他严重威胁公众健康的紧急事件,国务院卫生健康主管部门根据传染病预防、控制需要提出紧急使用疫苗的建议,经国务院药品监督管理部门组织论证同意后可以在一定范围和期限内紧急使用。

二、改革成效

(一)实施成效

1.创新药申请和获批数量持续增加　根据国家药品监督管理局药品审评中心《2022年度药品审评报告》,2022年受理创新药注册上市申请受理数量61件,建议批准上市数量达到34件,处于近年来较高水平(表1-1-2)。

表1-1-2　2018—2022年创新药上市申请受理与建议批准数量

分类	2018	2019	2020	2021	2022
新药申请受理数量/件	55	30	55	65	61
新药申请批准数量/件	17	20	30	69	34

2. 制药产业快速发展 十年磨一剑。借助于中国医药产业的快速发展,一批本土药企在新药研发领域已崭露头角。国内企业虽然在研发投入总额上与跨国药企还相差甚远,但近年来研发投入增长迅速,赶超势头强劲。根据欧盟委员会(European Commission,EC)自 2014 年开始每年公布的研发投入全球 2 500 强公司排名(R&D ranking of the world top 2 500 companies)中,中国企业入榜数量逐年增加。

2013 年(2014 年度报告),中国入榜的医药与生物制造企业数量仅为 19 家。至 2021 年(2022 年度报告),中国入榜企业数已达 79 家(2019 年 48 家)(表 1-1-3)。

表 1-1-3 欧盟委员会发布研发投入全球 2 500 强排名中入榜中美两国药企排名

年份	前 50 强入榜/家		2500 强入榜/家	
	中国药企	美国药企	中国药企	美国药企
2013	0	21	19	144
2014	0	18	21	161
2015	0	20	28	195
2016	0	20	30	214
2017	0	18	33	200
2018	1	20	44	221
2019	3	21	48	234
2020	2	24	65	233
2021	4	24	79	263

资料来源:欧盟委员会发布的研发投入全球 2 500 强公司排名(金额)。

(二)现存问题

1. 加快上市程序、新工具认定尚有优化空间 突破性治疗药物的认定是鼓励具有临床价值的创新药加快审评审批的重大举措,《突破性治疗药物审评工作程序》(试行)为研究和创制具有明显临床优势的药物提供了制度保障和技术支持。我国突破性治疗药物制度实施时间尚短,但已经凸显效果,截至 2023 年 7 月底,已经有 179 个品种及规格获得突破性治疗药物认定,且已获批上市的突破性治疗药物的审评时间明显缩短。突破性治疗药物审评工作程序虽然明确了程序的使用范围和条件、工作程序和要求,但在流程设计、技术要求以及审评资源配置上还需进一步优化。

在评价安全性和有效性的新工具开发和应用方面,尚未建立新工具资格认定程序。此外,附条件批准药品开展上市后确证性试验与再注册的关联性应当进一步明确。

2. 跨境持有和委托生产制度尚有国际化拓展空间 在药品注册领域,跨境持有或者跨境委托生产路径尚未打通。随着中国新药研发水平的不断提高,企业和产品出海已成为常态,存在大量境内外产品许可、委托生产和合作生产需求。允许跨境持有和委托生产对中国创新型企业、合同研发生产组织型企业的国际化意义重大,未来制度上尚有国际化拓展空间。

三、国际经验

(一)临床价值原则

特殊审评程序设计的目的是为最有临床价值的药物配置最多、最优秀的审评资源。具有临床价值的药物可以概括为三个标准:①疾病严重性标准。②临床上的治疗优势标准,即与以往治疗方法的比较优势,分为一般优势和明显优势,明显优势的就是最具临床价值的药品。③稀缺性标准,即尚未满足治疗需求,对于创新药可以理解为特定适应证的独一无二性,以绝对稀缺性作为最具临床价值判定;对于仿制药则采用相对稀缺性标准。例如,美国食品药品监督管理局(Food and Drug Administration,FDA)认为,同一品种的原研药加上仿制药不超过三家企业生产就意味着后续申请仍然具有临床价值,目的是实现临床上仿制药替代原研药,降低药品费用负担。欧盟药品监督管理局(European Medicines Agency,EMA)定义为,纳入优先审评程序的药品应当针对尚未满足的医疗需求,即在欧盟范围内部没有诊断、预防或治疗某种疾病的疗法,或新疗法相对现有疗法更有优势。

1. **疾病严重性标准** 判断临床价值的第一标准为:目标疾病为严重疾病。各国对严重疾病的界定指标主要集中在患者的生存期、生活质量,即日常生活功能、持续性与不可逆性、致命性等方面,其中中国和日本还指明了治愈率低的疾病也包含在目标疾病范围之内。中国在严重疾病基础上还增加危及生命疾病,实际上把目标疾病适用范围进一步缩窄。

2. **临床治疗的比较优势** 临床上的治疗优势标准,即与以往治疗方法的比较优势,分为一般优势和明显优势,明显优势的就是最具临床价值的药品。从美国和欧洲联盟监管机构的经验看,强调首先与标准治疗相比较。

以突破性治疗为例,美国 FDA 规定,在临床试验中将研究药物与现有疗法(如果无现有疗法,则为安慰剂)进行比较,或者将新疗法与标准治疗联合使用与仅使用标准治疗进行比较。

中国在《突破性治疗药物审评工作程序(试行)》中明确现有治疗手段是指在境内已批准用于治疗相同疾病的药品,或者标准治疗方法(药械组合治疗等)。

美国和中国对于"优于现有疗法"的界定标准基本一致,即新疗法在有效性、安全性等方面有实质性改善,并且均强调了新疗法对重要临床终点有显著改善作用。日本除了对新疗法有效性、安全性的要求,还提出了新疗法要对患者生理或者心理负担方面具有更明显的效用。

3. **稀缺性标准** 所谓稀缺性是指,药品是否能够满足尚未满足的治疗需求。对于创新药,稀缺性意味着独一无二性,为首家上市药品等;对于仿制药,稀缺性则意味着相对稀缺,例如美国认为同品种上市药品数量低于三家就是有临床价值的,仿制药也应当优先审评。

稀缺性标准是能否进入高级加速通道的关键条件,即使符合严重疾病标准,也不一定纳入高级加速通道。例如,美国的罕见病用药认定数量远远超出进入优先审评通道的药品数量,获得市场独占期激励的罕见病用药仅能是首个该适应证领域的罕见病用药。

美国 FDA、欧盟 EMA 对"未满足的医疗需求"均要求由申请人进行论证,通常需要提供流行病学数据、疾病亚组患者细分证据等,以便监管机构根据申请信息进行科学判断。

相对来说,我国对尚未满足的临床需求界定较为笼统,列举出了若干尚未满足治疗需求的类别,如罕见病、肿瘤、短缺药品等,缺乏延展性。未来,随着临床需求变化,具有科技发展演进性的创新更需要激励。

(二)审评程序

1. 优先审评 程序优先审评程序是各国审评程序中均具备的,是上市申请阶段的末端加速程序,主要体现在审评时限与标准审评程序相比有缩短。欧盟 EMA 的优先审评程序名称为加速审评。

优先审评程序的加速机制是缩短审评时限。经过比较发现,中国的优先审评程序已经快于美国、欧盟,而且中国的审评时限包含了立卷审查。美国的优先审评程序只有 6 个月,首轮通过率达到 90%。美国 FDA 通过把立卷审查期从正式审评程序移除,使不符合审评要求的申请进入不到正式审评,减少审评资源的浪费,提高首轮通过率。

2. 突破性疗法程序 突破性疗法包括最具临床价值的药物产品,在部分国家也包括最具临床价值的医疗器械。美国于 2012 年最先建立突破性疗法资格程序。随后欧盟在 2016 年建立了优先药物资格(Priority Medicines,PRIME)程序,我国也在 2020 年建立了突破性治疗药物程序。

美国的突破性疗法鼓励发起人使用灵活临床试验设计(适应性设计、富集策略等),中国和欧盟尚未明确涉及监管科学的内容。突破性治疗药物应当是最具临床价值的药物,应获得最优激励,允许其在申请的任何阶段"变道加速",但现有的通道设计,可能因为变道时的"轨距"不同,导致突破性治疗药物可能难以进入最快通道。这里的"轨距"不同就是指纳入通道的标准变窄。

3. 附条件批准程序 附条件批准程序适用于Ⅲ期临床试验(确证性试验)很难完成或者完成需要很长时间的药物,其适用于广泛的严重疾病。决定一种疾病是否严重是临床判断问题,是基于生存期、日常功能以及如果不予治疗疾病由轻变重的可能性等因素决定的。艾滋病、阿尔茨海默病、心力衰竭及癌症都是严重疾病的典型示例;癫痫、抑郁症及糖尿病等也被认为是严重疾病。

从各种程序的适用范围来看,严重影响生存质量疾病的治疗药物即使被认定为突破性治疗药物也可能无法通过附条件批准路径上市,难以使用替代终点和中间终点,无法实现临床试验机制的加速。

四、优化建议

(一)明确临床价值标准

《药品管理法》《药品注册管理办法》以及《药品上市许可优先审评审批工作程序(试行)》《突破性治疗药物审评工作程序(试行)》《药品附条件批准上市技术指导原则(试行)》中,直接提出了"以临床价值为导向的药物创新",主要采取药品类别列举方式,例如罕见病、儿科用药等,但缺乏统一的临床价值判断标准。这种方式不利于鼓励真正的具有临床价值的药物研发创新,容易引发低水平或高水平重复研发。

建议统一临床价值判定标准,采用具有临床价值药物的三个基本要素进行衡量,不再采取一一列举方式,而是依据证据证明临床价值,为医保支付优先纳入支付范围提供一致的选择标准,为申请人选择研发项目、风险投资评价项目价值提供切实的依据。

(二)优化审评程序

特殊审评程序设计应当采用逐级加速机制,旨在使最有临床价值的产品获得尽可能多的加速措施。在四种审评程序中,优先审评审批程序和加速批准程序最早引入,突破性治疗认定程序则最晚引入,因此突破性治疗认定的药物是最具临床价值潜力的药物,应当获得最多的加速措施。

四个特殊审评程序采用动态可变审评通道设计,优先审评程序是末端加速;加速批准程序是采用监管科学工具的机制变革性加速;快速通道是采用滚动提交、滚动审评的并联性审评加速,在前两级加速基础上再加速;而突破性治疗药物可以使用前三种加速机制的超高速通道。从变轨设计的轨距来看,突破性治疗的轨距最窄,可以变轨切入任何一种稍宽的轨距当中。

纳入任何一个特殊审评通道的标准尺度是由轨距控制的,严重疾病是最宽轨距,是药物是否具有临床价值的基本判定标准,有临床治疗优势和尚未满足治疗需求是二级、三级加速的基本判定标准,而明显治疗优势则是最高临床价值标准,可以采用所有级别的加速。临床价值越高,加速机制越多,审评程序越快。

突破性治疗药物应当是最具临床价值的药物,应获得最优激励。建议改变现有的通道设计,调整"轨距",使得突破性治疗药物均能进入附条件批准通道。建议在《中华人民共和国药品管理法实施条例》(以下简称《药品管理法实施条例》)修订时调整突破性治疗药物与附条件批准通道的关系。

(三)适时调整跨境持有和委托生产制度

中国创新药企业的发展必须走国际化道路。药品上市许可持有人制度是国际化资源配置的基本制度。随着中国企业"出海"成为常态,会出现很多境内外产品许可交易,委托生产和合作生产机会。应当以国际化视角优化设计药品上市许可持有人制度,允许跨境持有和跨境委托生产,给予中国创新型药品企业、合同研究生产型企业国际化提供基本的法规路径。

第二节 仿制药一致性评价

仿制药一致性评价是指对特定历史时期已经批准上市的仿制药,按与原研药品质量和疗效一致的原则,分期分批进行评价,确保仿制药质量一致和疗效等同。对已经批准上市的仿制药进行一致性评价,目的是解决历史问题。因为过去对仿制药的评价主要着眼于标准,有些药品在疗效上与原研药可能存在一些差距。历史上,美国、日本等国家也都经历了同样的过程,日本用了十几年的时间推进仿制药一致性评价工作;美国则从 1962 年开始一直持续到现在,部分品种仍然未得出评价结论。

开展仿制药一致性评价,旨在使仿制药在质量和疗效上与原研药一致,在临床上允许替代原研药,可以提高可负担性并节约医疗费用,同时提升我国的仿制药质量和制药行业的整体发展水平,保证公众用药安全有效。

本节主要介绍仿制药一致性评价的政策背景、评价程序、绩效,结合国际经验提出优化审评机制、完善招标采购政策,鼓励仿制药合法替代的构想。

一、制度发展

在药品的活性成分和剂型等外在属性相同的情况下,生产工艺等内在属性的差异也会影响临床效果。活性成分容易复制,但配方、工艺和质量标准却很难完全相同,所以与参比制剂相比,仿制药可能存在疗效差异。仿制药一致性评价则是提高仿制药质量的重要途径。中共中央、国务院高度重视仿制药质量,先后发布 5 个文件,药品监督管理部门发布配套落实文件若干,药品审评机构发布十余项指导原则推进相关工作(表 1-2-1)。

表 1-2-1 仿制药一致性评价政策文件时间表

时间	发布主体	政策文件
2012 年 1 月 20 日	国务院	《国务院关于印发国家药品安全"十二五"规划的通知》（国发〔2012〕5 号）
2015 年 8 月 18 日	国务院	《国务院关于改革药品医疗器械审评审批制度的意见》（国发〔2015〕44 号）
2016 年 2 月 6 日	国务院办公厅	《国务院办公厅关于开展仿制药质量和疗效一致性评价的意见》（国办发〔2016〕8 号）
2017 年 10 月 18 日	中共中央办公厅、国务院办公厅	《关于深化审评审批制度改革鼓励药品医疗器械创新的意见》（厅字〔2017〕42 号）
2018 年 3 月 21 日	国务院办公厅	《国务院办公厅关于改革完善仿制药供应保障及使用政策的意见》（国办发〔2018〕20 号）
2013 年 2 月 16 日	CFDA	《国家食品药品监督管理局关于开展仿制药质量一致性评价工作的通知》（国食药监注〔2013〕34 号）
2016 年 3 月 4 日	CFDA	《总局关于发布化学药品注册分类改革工作方案的公告》（2016 年第 51 号）
2016 年 5 月 26 日	CFDA	《总局关于发布仿制药质量和疗效一致性评价工作程序的公告》（2016 年第 105 号）
2016 年 5 月 26 日	CFDA	《总局关于落实〈国务院办公厅关于开展仿制药质量和疗效一致性评价的意见〉有关事项的公告》（2016 年第 106 号）
2016 年 7 月 1 日	CFDA	《总局关于研制过程中所需研究用对照药品一次性进口有关事宜的公告》（2016 年第 120 号）
2016 年 8 月 17 日	CFDA	《总局关于发布〈化学药品仿制药口服固体制剂质量和疗效一致性评价申报资料要求（试行）〉的通告》（2016 年第 120 号）
2017 年 2 月 7 日	CFDA	《总局关于发布仿制药质量和疗效一致性评价临床有效性试验一般考虑的通告》（2017 年第 18 号）
2017 年 4 月 5 日	CFDA	《总局关于发布仿制药质量和疗效一致性评价品种分类指导意见的通告》（2017 年第 49 号）
2017 年 8 月 25 日	CFDA	《总局关于仿制药质量和疗效一致性评价工作有关事项的公告》（2017 年第 100 号）
2017 年 12 月 29 日	CFDA	《总局关于发布〈中国上市药品目录集〉的公告》（2017 年第 172 号）
2019 年 3 月 25 日	NMPA	《国家药监局关于发布化学仿制药参比制剂遴选与确定程序的公告》（2019 年第 25 号）
2019 年 8 月 2 日	NMPA	《国家药监局关于仿制药质量和疗效一致性评价工作中药品标准执行有关事宜的公告》（2019 年第 62 号）
2020 年 5 月 12 日	NMPA	《国家药监局关于开展化学药品注射剂仿制药质量和疗效一致性评价工作的公告》（2020 年第 62 号）
2023 年 3 月 24 日	NMPA	《国家药监局关于发布化学仿制药参比制剂调整程序的公告》（2023 年第 35 号）

注：CFDA，国家食品药品监督管理总局（China Food and Drug Administration）；NMPA，国家药品监督管理局（National Medical Products Administration）。

(一)政策背景

1. 政策起因 2007 年之前,我国化学药品仿制药是指仿制已有国家标准的药品,即所谓的"仿标准",未强制要求仿制药与参比制剂的质量和疗效一致。2007 年之后,药品注册管理要求仿制药与参比制剂进行对比研究,达到药学等效和生物等效才能上市。但是对 2007 年之前上市的化学药品并无相关要求。仿制药质量一致性评价,就是针对 2007 年前上市的化学药品开展的一种阶段性评价,要求仿制药与原研药的质量和疗效一致或等同。

2. 初步探索阶段 2013 年,为了进一步落实《国家药品安全"十二五"规划》的重要任务,国家食品药品监督管理局发布《国家食品药品监督管理局关于开展仿制药质量一致性评价工作的通知》(国食药监注〔2013〕34 号),评价对象是 2007 年 10 月 1 日前批准的、对在国内外上市药品进行仿制的化学药品。《仿制药质量一致性评价工作方案》对于普通口服固体制剂采用溶出曲线测定方法,要求和参比制剂的溶出曲线相似性进行比较,此方案首次提出参比制剂概念,但是并没有明确仿制药质量一致性评价工作的程序及参比制剂的遴选方法等。这一时期,企业开展相关工作的积极性不高。

3. 全面启动阶段 2015 年 8 月,《国务院关于改革药品医疗器械审评审批制度的意见》(国发〔2015〕44 号)进一步明确提高仿制药质量,加快仿制药质量一致性评价,力争在 2018 年年底前完成国家基本药物口服固体制剂与参比制剂质量一致性评价。仿制药由现行的"仿已有国家标准的药品"调整为"仿与原研药品质量和疗效一致的药品"。对于在规定期限内未通过质量一致性评价的仿制药,不予再注册;通过质量一致性评价的,允许其在说明书和标签上予以标注,并在临床应用、招标采购、医保报销等方面给予支持。

2016 年 3 月 5 日,国务院办公厅印发《国务院办公厅关于开展仿制药质量和疗效一致性评价的意见》(国办发〔2016〕8 号),要求化学药品新注册分类实施前批准上市的仿制药,凡未按照与原研药品质量和疗效一致原则审批的,均须开展一致性评价。《国家基本药物目录》(2012 年版)中 2007 年 10 月 1 日前批准上市的化学药品仿制药口服固体制剂,应在 2018 年年底前完成一致性评价,其中需开展临床有效性试验和存在特殊情形的品种,应在 2021 年年底前完成一致性评价;逾期未完成的,不予再注册。《国家基本药物目录》(2012 年版)中的 289 种化学口服固体制剂仿制药(即"289 品种")纳入评价范围。2018 年,国家药品监督管理局发布《国家药品监督管理局关于仿制药质量和疗效一致性评价有关事项的公告》,要求化学药品新注册分类实施前批准上市的含基本药物品种在内的仿制药,自首家品种通过一致性评价后,其他药品生产企业的相同品种原则上应在 3 年内完成一致性评价;逾期未完成的,企业经评估认为属于临床必需、市场短缺品种的,可向所在地省级药品监管部门提出延期评价申请,经省级药品监管部门会同卫生行政部门组织研究认定后,可予适当延期;逾期再未完成的,不予再注册。

4. 启动注射剂一致性评价 2020 年 5 月 14 日,国家药品监督管理局发布《国家药监局关于开展化学药品注射剂仿制药质量和疗效一致性评价工作的公告》(2020 年第 62 号)。已上市的化学药品注射剂仿制药,未按照与原研药品质量和疗效一致原则审批的品种均需开展一致性评价。药品上市许可持有人应当依据国家药品监督管理局发布的《仿制药参比制剂目录》选择参比制剂,并开展一致性评价研发申报。

药品上市许可持有人应当按照《化学药品注射剂仿制药质量和疗效一致性评价技术要求》《化学药品注射剂(特殊注射剂)仿制药质量和疗效一致性评价技术要求》等相关技术指导原则开展注射剂一致性评价研究;按照《化学药品注射剂仿制药质量和疗效一致性评价申报资料要求》撰写申报资料,并以药品补充申请的形式向国家药品监督管理局药品审评中心提出注射剂一致性评价申请。

对临床价值明确但无法确定参比制剂的化学药品注射剂仿制药,如氯化钠注射液、葡萄糖注射液、葡萄糖氯化钠注射液、注射用水等,此类品种无须开展一致性评价。国家药品监督管理局仿制药一致性评价办公室将组织专家委员会进行梳理,分期分批发布此类品种目录,鼓励药品上市许可持有人按照相关指导原则开展药品质量提升相关研究,并按照药品上市后变更管理有关规定申报,执行一致性评价的审评时限。

5. **新上市仿制药注册要求** 2016 年 3 月 9 日,国家食品药品监督管理总局(China Food and Drug Administration,CFDA)发布《总局关于发布化学药品注册分类改革工作方案的公告》(2016 年第 51 号),对化学药品注册分类进行改革。化学药品新注册分类共分为 5 个类别,其中 3 类、4 类属于仿制药,申请上市需要与原研药品做质量一致性评价。

2020 年 3 月 30 日,《药品注册管理办法》(国家市场监督管理总局令第 27 号)要求仿制药应当与参比制剂质量和疗效一致。申请人应当参照相关技术指导原则选择合理的参比制剂。

2020 年 6 月 30 日,国家药品监督管理局发布《化学药品注册分类及申报资料要求》(2020 年第 44 号),其中化学药品注册分类中的 3 类、4 类及 5.2 类都属于仿制药,申请上市需要与原研药品做质量一致性评价(表 1-2-2)。

表 1-2-2 《药品注册管理办法》(2020 年版)化学药品注册分类要求

类别		界定
1 类		境内外均未上市的创新药
2 类		境内外均未上市的改良型新药
	2.1 类	含有光学异构体、酯、盐、酸根\碱基\金属、非共价衍生物,且具有临床优势的药品
	2.2 类	含有新剂型(含新的给药系统)、新处方工艺、新给药途径,且具有临床优势的药品
	2.3 类	含有新复方制剂,且具有明显临床优势的药品
	2.4 类	含有已知活性成分的新适应证的药品
3 类		境内申请人仿制境外上市但境内未上市原研药品的药品
4 类		境内申请人仿制已在境内上市原研药品的药品
5 类		境外上市的药品申请在境内上市
	5.1 类	境外上市的原研药品和改良型药品申请在境内上市
	5.2 类	境外上市的仿制药申请在境内上市

(二)评价程序

化学药品新注册分类实施前批准上市的仿制药,凡未按照与原研药品质量和疗效一致原则审批的,均须开展一致性评价。

1. **参比制剂选择** 参比制剂是一致性评价中的关键起点。参比制剂的选择和可获得性直接影响仿制药一致性评价工作能否顺利开展。

2016 年 3 月,CFDA 发布《普通口服固体制剂参比制剂选择和确定指导原则》,对参比制剂实施备案管理。2016 年 5 月 18 日,CFDA 发布《仿制药一致性评价参比制剂备案与推荐程序》(已废止),明确企业可以通过备案的方式选择参比制剂,行业协会可组织同品种生产企业提出参比制剂的推荐意见。该文件同时指出:CFDA 及时发布参比制剂的企业备案信息、行业协会等推荐信息,供生产企业参考;对审核确定的参比制剂信息,药品生产企业原则上应选择公布的参比制剂开展一致性评价。

2019年3月28日,国家药品监督管理局发布《国家药监局关于发布化学仿制药参比制剂遴选与确定程序的公告》(2019年第25号),参比制剂遴选应以为公众提供高质量的仿制药品为目标,按如下顺序选择。

(1)原研药品选择顺序:①国内上市的原研药品;②经审核确定的国外原研企业在中国境内生产或经技术转移生产的药品;③未进口原研药品。

(2)国际公认的同品种药品:在原研药品停止生产或因质量等原因所致原研药品不适合作为参比制剂的情况下,可选择国际公认的同种药品、经审核确定的在中国境内生产或经技术转移生产的国际公认的同种药品。国际公认的同种药品是指在美国、日本或欧盟等管理规范的国家/地区获准上市并获得参比制剂地位的仿制药。

(3)可作为参比制剂的其他情形:其他经国家药品监督管理局评估确定具有安全性、有效性和质量可控性的药品。

2. 评价方法 《国务院办公厅关于开展仿制药质量和疗效一致性评价的意见》要求合理选用评价方法。药品生产企业原则上应当采用体内生物等效性(bioequivalence,BE)试验的方法进行一致性评价。通常意义的BE研究是指用生物利用度研究方法,以药代动力学参数为终点指标,根据预先确定的等效标准和限度进行的比较研究。开展体内BE试验时,药品生产企业应根据仿制药BE试验的有关规定组织实施。符合豁免BE试验原则的品种,允许药品生产企业采取体外溶出度试验的方法进行一致性评价。体外溶出度需选择不少于3种pH值的溶出介质进行溶出曲线考察,并对比仿制药与参比制剂溶出曲线的相似性;无参比制剂的,由药品生产企业进行临床有效性试验。

人体内生理环境复杂,影响药物吸收的因素有很多。人体BE研究一直以来都是评价仿制药质量和疗效的金标准,除了少部分生物药剂学分类系统(biopharmaceutics classification system,BCS)Ⅰ类和Ⅲ类的药物可以豁免BE试验之外,绝大多数都需要做BE研究,甚至很多药物由于未能找到预期参比制剂而需要做临床研究。同样,BE研究也存在局限性,即费用高、耗时久,并且如果试验失败,将耗费企业大量财力、物力和人力,也可能会对受试者产生不必要的伤害。如果能使用合适的溶出曲线提前预测体内BE,有利于促进仿制药开发、评价以及日常监管,降低因药物开发失败而浪费的人力和物力。因此,考虑到研发时间和成本因素,体外试验是优先选择的评价方法,在国外的仿制药制剂研发中,通常先利用体外试验比对来探索参比制剂的处方和工艺,在获得了一定的信息后,再通过BE试验来验证和确定处方和工艺。我国仿制药企业在开展质量和疗效一致性评价时面临同样的挑战,因为人体试验所需的经费和时间远远高于体外试验,所以一般先进行体外试验以进行初步评价,通过体外试验得到较好数据之后再进行BE试验。同时,仿制药企业可以应用质量源于设计以加大BE试验的成功率。因为原研药企业一般只公开处方定性信息,仿制药生产企业只能通过自己研究获得定量信息并设计生产工艺,质量源于设计有助于相关信息的获取。我国仿制药一致性评价方法主要分为四种情况:视同通过一致性评价、豁免BE试验、BE试验和临床有效性试验。

3. 激励措施 仿制药一致性评价投入成本高,企业承受较大压力,为了提升我国药品整体质量,国家层面推出了相应的激励措施。2016年,国务院办公厅发布《国务院办公厅关于开展仿制药质量和疗效一致性评价的意见》中提出通过一致性评价的药品品种,在医保支付方面予以适当支持,医疗机构应优先采购并在临床中优先选用。同品种药品通过一致性评价的生产企业达到3家以上的,在药品集中采购等方面不再选用未通过一致性评价的品种。通过一致性评价药品生产企业的技术改造,在符合有关条件的情况下,可以申请中央基建投资、产业基金等资金支持。2018年国家药品监督管理局在《国家药品监督管理局关于仿制药质量和疗效一致性评价有关事项的公告》中明确了通过一致性评价的品种,药品监管部门允许其在说明书和标签上予以标注,并将其纳入《中国上市药品目录集》;对同品种药品通过一致性评价的药品生产企业达到 3 家以上的,在药品集中采购等方面,原则上不再选用未通过一致性评价的品种。2019 年国家医疗保障局在《国家医疗保障局关于国家组织药品集中采购和使用试点医保配套措施的意见》中规定对同一通用名下的原研药、参比制剂、通过一致性评价的仿制药,原则上以集中采购中选价作为该通用名药品的支付标准,医保基金按相同的支付标准进行结算。

地方政府同样积极采取措施支持企业开展一致性评价。北京最先采取扶持措施,2016 年,北京市科学技术委员会征集北京市仿制药生产企业的优势品种,协助企业加快一致性评价工作的开展,每个项目最高达 300 万。2017 年开始,各地逐渐出台补贴政策,奖励通过一致性评价的仿制药企业(表 1-2-3)。

表 1-2-3　地方一致性评价补贴政策

年份	城市	补贴政策内容	最高补贴 / 万元
2017 年	山东省济南市	单品种补贴 100 万元,完成体外研究且获批 BE,单品种补贴 200 万元。前三家通过评价的品种,视同一类新药,一次性给予 100 万元;其他通过评价的品种,视同改良新药,一次性给予 50 万元	400
2017 年	安徽省亳州市	出台《亳州市促进仿制药质量和疗效一致性评价奖扶办法》,符合条件且通过评价的品种按时达到目标的,一次性奖励 600 万元。此外,如果企业的单品种第一年销售额达到 1 000 万以上,奖励额度 30 万至 100 万不等	700
2018 年	浙江省临海市	出台《仿制药质量和疗效一致性评价奖励办法》,单品种奖励 300 万元。同时,对于开展 BE 研究的第三方临床机构,单品种奖励 30 万元	300
2019 年	广东省深圳市	对于同品种前三家通过评价的企业,以统计费用的 50% 给予补贴,最多 500 万元;其他通过评价的企业,以统计费用的 30% 给予补贴,最多 500 万元	500
2020 年	山东省青岛市	出台《2020 年度青岛市仿制药质量和疗效一致性评价项目申报指南》,通过评价的品种上市生产后可最多得到 300 万元补贴	300
2020 年	河南省	对于同品种前 3 家完成以及按期完成评价的企业,奖励 100 万元,并按规定纳入省级医保目录或采购目录	100

注:BE,生物等效性。

数据来源:各地政府网站。

二、实施成效

(一)过评成效

根据《化学仿制药参比制剂遴选与确定程序》要求,2017 年 8 月开展一致性评价工作,截至 2022 年年底,国家药品监督管理局共发布仿制药参比制剂目录 62 批,共计 5 524 条。

仿制药一致性评价已取得显著进展。根据国家药品监督管理局药品审评中心药品审评年度报告及相关数据库数据,2017 年化学药一致性评价申报启动以来,2019 年达最高峰,为 1 038 个受理号,之后呈下降趋势,2022 年申报数为 835 个。药品生产企业对一致性评价的态度逐步从"积极"转向"理性"。截至 2022 年 12 月 31 日,仿制药一致性评价受理号总数达到 4 373 个,批准数量达到 2 877 个(表 1-2-4)。

表 1-2-4　2017—2022 年仿制药一致性评价申请与批准数量

分类	2017 年	2018 年	2019 年	2020 年	2021 年	2022 年	合计
申请数 / 个	71	607	1 038	914	908	835	4 373
批准数 / 个	17	111	260	577	1 080	832	2 877

数据来源：CDE 药品审评报告，戊戌数据、药智注册与受理数据库。

(二)现存问题

1. 部分品种因参比制剂问题无法开展评价　目前,根据仿制药研发和审评审批的相关法规文件要求,仿制药和非处方药上市需要与参比制剂进行质量和疗效一致性的比对研究。根据《国家药监局关于发布化学仿制药参比制剂遴选与确定程序的公告》(2019 年第 25 号),参比制剂仅限于原研药品或国际公认的同种药物的药品。

已公布的参比制剂中,按品种数计算(表 1-2-5),未进口原研药品共计 2 047 个,占参比制剂总品种数的比例最高(66.70%),其余依次为国内上市原研药品、原研地产化药品、国际公认的同种药品、其他药品。

表 1-2-5　2017 年至 2022 年 7 月国家药品监督管理部门已发布参比制剂遴选品种情况

参比制剂分类	品种数 / 个	占比 /%	品规数 / 个	占比 /%
未进口原研药品	2 047	66.70	4 159	71.39
国内上市原研药品	539	17.56	838	14.38
原研地产化药品	351	11.44	627	10.76
国际公认的同种药品	131	4.27	200	3.43
其他药品 *	1	0.03	2	0.04
合计	3 069	100.00	5826	100.00

注：* 表示其他经国家药品监督管理局评估确定具有安全性、有效性和质量可控性的药品。

按品规数计算,数量最多的仍为未进口原研药品,共计 4 159 个,占比为 71.39%;其余依次为国内上市原研药品、原研地产化药品、国际公认的同种药品、其他药品(经国家药品监督管理局评估确定具有安全性、有效性和质量可控性的药品)。

在开展仿制药质量一致性评价和仿制药注册上市过程中,在全球寻找参比制剂成为常规路径。有些仿制药无法确定参比制剂,包括:①原研不明确,药品本身有疗效也具有临床需要,但是无法被确定为参比制剂;②原研不明确,疗效确切且具有临床需求;③有原研药品,但是疗效存疑,不能被确定为参比制剂。

因为没有参比制剂不能受理仿制药申请的问题逐渐显现。2020 年 8 月 27 日发布的《临床价值明确,无法推荐参比制剂的化学药品目录(第一批)》共涉及 117 个品种。2021 年 2 月 20 日发布的"关于公开征求《第一批拟不推荐参比制剂化药品种药学研究技术要求》(征求意见稿)意见的通知",共涉及 30 个品种。2023 年 10 月,国家药品监督管理局发布《关于无参比制剂品种仿制研究的公告》(2023 年第 130 号),允许申请人开展仿制研究。

2. 药品集中带量采购的影响　2021 年,国务院办公厅印发《关于推动药品集中带量采购工作常态化制度度化开展的意见》(国办发〔2021〕2 号),规定过评药品优先纳入采购范围。符合条件的药品达到一定数量或金额即启动集中带量采购。过评药品上市许可持有人（含原研）数量在3家以上触发集采，在未达到启动集采的数量阈值前，过评药品可以挂网采购。2022年，集采品种的数量阈值再一次提升，过评药品上市许可持有人过评数量在4家以上才启动集采。然而，地方政策带来很大的不确定性。福建、黑龙江、河北、湖北等省份没有明确的产品挂网周期，不能随时挂网；北京、重庆、广东、广西等省（市）参考全国最低价，如果是没有原研的过评药品，要参考未过评产品的最低价，这意味着过评药品虽质量提升，但价格却降低；上海、陕西、甘肃、四川、浙江等省（市）则是需要别省挂网、并挂网到一定程度才可以挂网。以上政策使得过评产品快速挂网难度很大。另一方面，国家加快制定医保药品支付标准，与原研药质量和疗效一致的仿制药、原研药按相同标准支付。建立完善基本医疗保险药品目录动态调整机制，及时将符合条件的药品纳入目录。对基本医疗保险药品目录中的药品，不得按商品名或生产厂家进行限定，要及时更新医保信息系统，确保批准上市的仿制药同等纳入医保支付范围。通过医保支付激励约束机制，鼓励医疗机构使用仿制药。从2019年国家药品集中采购开始后，药品支付标准工作尚未开展，出现低价中标现象。截至2021年1月30日，通过（含视同）一致性评价的普通片剂企业数量为11 838家，每次纳入集采的企业不过上百家，大部分企业未进入集采，很多企业即使通过一致性评价也可能没有机会竞争全国80%的市场。同时，过评厂家争夺最低价中标，甚至到达"地板价"，引发恶性价格竞争。如氨氯地平片，2018年未通过一致性评价时5mg/片价格为1元以上，到2019年集采后每片不到0.1元。

3. **仿制药替代机制暂不明确**　通过一致性评价的仿制药药学和生物等效，理论上可以临床替代原研药，但在考虑用药人群等因素后，有些药物适合以仿制药替代原研药，有些不适合替代原研药。我国尚未制定仿制药合理替代原研药的法律规定，通过医保和集中采购等促进仿制药强制替代，可能引发仿制药替代的潜在临床用药风险和法律风险。

三、国际经验

（一）评估模式

1. **回顾性评估模式**　医药行业发达的美国也同样面临过仿制药质量问题，也进行过已上市新药和仿制药的质量和疗效再评价。因为在1962年的《科夫沃哈里斯修正案》颁布前，FDA将精力更多投放在新药上，仿制药只需证明安全性便可在原研药专利到期后上市。沙利度胺"反应停"事件后，美国FDA于1966年与美国国家科学院（National Academy of Sciences，NAS）及美国国家研究委员会（National Research Council，NRC）联合，通过申请人提供的药物摘要、生产企业提供的有效性补充资料、FDA相关存档文件以及医学文献，对1938—1962年间批准上市的药品进行药品有效性研究（drug efficacy study，DES）。3 443种药品完成最终评价，其中2 225种药品被确认有效，1 051种药品因不具有效性而被撤市，另有167种药品至今没有评价结果。药效学研究实施方案（drug efficacy study implementation，DESI）解决了药品有效性评价缺失的历史遗留问题，也将仿制药评价标准由简单的"化学组成相似"变更为"具有体内BE"。DESI与1984年的《药品价格竞争和专利期恢复法案》相衔接，促使后续的有关仿制药的立法和FDA管理制度变革陆续推行，奠定了美国现代仿制药审评制度的基础，确保在美国上市销售的仿制药安全有效。此外，对于仿制药，FDA发布单个品种的BE指南，以指导企业研发仿制药并确保仿制药质量和疗效，为仿制药替代原研药提供科学证据基础。

2. **再评价模式**　与我国相似，日本药品再评价首先考察的对象也是口服固体制剂，因为大多数注射液进入体内无崩解过程即可吸收，生物利用度百分之百，但口服固体制剂的体内溶出、释药和吸收程度差异直接影响药物的疗效。日本药品品质再评价工程开始于1998年，由厚生劳动省（Ministry of Health，

Labour, and Welfare, 简称 MHLW) 主导, 日本药品医疗器械管理局 (Pharmaceuticals and Medical Devices Agency, PMDA) 和国立医药品食品卫生研究所 (National Institute of Health Sciences, NIHS) 等共同参与实施, 日本制药厂商协会 (Japan Pharmaceutical Manufacturers Association, JPMA) 和日本仿制药协会 (Japan Generic Medicines Association, JGMA) 等社会组织也有积极贡献。日本原研药企业会参与评价工作, 为仿制药企业提供帮助。本次再评价工程共评价 700 多种化学制剂, 4 000 多个批准文号。

如果所有仿制药品种均通过体内 BE 证明其质量和疗效, 责任主体无法支付如此高的研发费用, 因此急需使用简便易行、科学合理且灵敏度高的体外评价手段来代替体内试验。日本药品质量评价应用 4 条体外溶出曲线的理念, 即在 4 种溶出介质 (不同 pH) 中根据药品溶出行为形成原研药和仿制药的溶出曲线, 并得出溶出度相似因子 (f_2), 以此评价仿制药的质量。原研药企业作为药品质量评价的重要责任主体, 承担为仿制药企业提供溶出度试验方法及 4 条溶出曲线的责任。日本国立医药品食品卫生研究所对原研药提供的信息进行核对和建议, 符合要求后公示。仿制药企业将根据参比制剂及原研药企业给出的试验方法和溶出曲线重新评价自己的产品, 若溶出曲线不一致, 仿制药企业要对处方和工艺等进行改进或优化, 直到其产品与原研药的溶出曲线基本一致为止。对于顺利通过溶出试验的仿制药, 厚生劳动省将允许其重新上市销售。

(二) 仿制药替代机制

美国是最早建立仿制药替代制度的国家, 1987 年, 美国的 50 个州均已在州法律中制定了关于仿制药替代使用的规定。州法律赋予药师仿制药替代权, 药师有权调配可替代原研药使用的仿制药。

1. **强制性仿制药替代机制** 在处方药品有替代选择的情况下, 强制性仿制药替代机制要求药师必须使用仿制药替代原研药, 除非处方医师在处方中明确表示 "为达到医疗效果必须选择原研药" (brand medically necessary) 或 "按所写处方调配" (dispense as written)。美国有 20% 的州实行强制性仿制药替代机制, 例如, 佛罗里达州法律规定:"除非药品购买者有其他要求, 否则药师收到含有原研药的处方后, 应选择价格较低的仿制药替代。"在欧洲, 芬兰、西班牙、德国、斯洛伐克和希腊采取强制性仿制药替代机制, 在医师或患者不反对的情况下, 药师有义务用最便宜或相对便宜的仿制药进行替代。

2. **非强制性仿制药替代机制** 指给予药师选择是否使用仿制药替代原研药的权利, 美国有 80% 的州采取非强制性仿制药替代机制。例如, 阿拉斯加州法律规定:"除非明确要求仅可按照处方调配药品, 药师可以在获得患者同意的情况下, 将处方药品替换为药学等效药品 (pharmaceutical equivalents)。"爱尔兰于 2013 年在《卫生法 / 医疗产品定价和供应法》(Health /Pricing and Supply of Medical Goods Act) 中建立非强制性的仿制药替代机制, 规定:"药师应在调配药品时向患者提供处方中药品的可替代药品信息, 在获得患者或购药者同意的情况下, 可以用仿制药替代原研药""药师仍具有自由决定权, 可基于药师的专业知识, 在不利于患者治疗的情况下拒绝选择仿制药替代原研药"。

3. **通用名药品处方替代机制** 药品名称分为通用名和商品名。药品通用名为列入国家药品标准名称, 也称为非专利名。以英国、荷兰和丹麦为代表的欧洲国家仅在医师开具通用名处方的前提下, 允许药师进行仿制药替代, 如果医师使用商品名开具处方, 药师只能够调配处方中的指定药品, 且药品的报销要求调配药品与处方一致。丹麦《药品法》规定"丹麦药品管理局应当就处方药和非处方药的替代使用制定规则"。仿制药替代由药房中的药师执行,《药房法》规定"药师应向消费者提供任何可以替代的药品的信息, 包括价格差异"。如果医师使用通用名开具处方, 药师有法律义务向消费者提供市场上价格相对较低的可替代药品。

4. **患者的仿制药替代知情机制** 欧美仿制药替代制度均赋予患者知情权。第一类为默示患者同意, 要求药师在药品标签上标注进行仿制药替代的事实和药品名称, 告知仿制药替代的事实, 美国 24% 的州采取默示患者同意机制。第二类为提前沟通机制,要求药师告知仿制药与原研药品的治疗效果相同及具有价格差异的事实,最终由患者决定是否选择仿制药代替处方原研药进行使用。美国 76% 的州以及欧洲所有实行仿制药替代制度的国家采取患者提前沟通机制。

四、优化建议

(一)优化评价机制

以数据完整性作为判定参比制剂的标准,鼓励原研地产化品种或境内批准的仿制药作为参比制剂,推进参比制剂本地化,减少仿制境外参比制剂带来的不确定性风险,保障参比制剂的持续可获得性。若原研参比制剂退市或不再供应中国市场,应当有相应机制遴选替代的参考药物。原研药品不应当因为生产场地的变化而失去参比制剂地位。

应当允许申请人根据市场及患者需求自主选择合适的被仿品并论证选择的合理性。如果属于上市基础良好的药品,则应当按照前述无法推荐参比制剂的方式自行申报。

(二)完善招标采购政策

制定医保支付标准可以解决国家药品集采中出现的低价恶性竞争问题,同时不增加医保负担。建议切实落实《国务院办公厅关于改革完善仿制药供应保障及使用政策的意见》(国办发〔2018〕20号)的要求,加快制定医保药品支付标准,与原研药质量和疗效一致的仿制药、原研药按相同标准支付,允许市场价格与药品支付标准存在差异。

(三)鼓励仿制药合法替代

仿制药一致性评价并非对药品安全性有效性的直接评价,而是采用 BE 替代指标与原研药的间接比较,通过一致性评价的药品是否与原研药质量和疗效一致需要经过临床的检验。仿制药替代应当基于科学,由处方医师和药师作出专业判断,强制替代具有一定的潜在临床用药风险和法律风险。建议制定指导仿制药替代原研药的配套法规文件,规范仿制药替代原研药,并对治疗窗狭窄的药品等规定不能替代。

(四)加强已过评品种监管

加强对通过一致性评价的品种的上市后监管,加大各类检查,特别是飞行检查力度,推动药品生产企业严格持续合规,促进企业管理水平持续提高,避免一致性评价变为"一次性评价"。

第三节 药品知识产权保护

"十四五"期间,中国生物医药即将进入新发展阶段,知识产权创新驱动新发展格局构建。中国制药产业正在发生大迭代,面临世界大变局带来的挑战和契机,知识产权保护代表中国药品核心竞争力,坚持"创新驱动发展",依靠知识产权强国将是未来制药强国战略的必然选择。

一、制度发展

(一)政策背景

1. 专利期补偿和专利链接制度 伴随着《中华人民共和国专利法》(以下简称《专利法》)的颁布和四次修正,药品知识产权保护力度从弱变强。

1984 年,首部《专利法》仅对药品和化学物质的方法予以保护,是中国药品知识产权保护的初级阶段。

1992 年,《专利法》第一次修正,药品和用化学方法获得的物质被纳入专利保护,中国药品知识产权保护步入新阶段。这次修正与中美两国政府签署谅解备忘录履行承诺有关。同年,国务院颁布并实施了《药品行政保护条例》,对特定时期内依照中国《专利法》的规定其独占权不受保护的药品给予 7 年零 6 个月的行政保护。2000 年,《专利法》第二次修正,履行加入世界贸易组织(World Trade Organization,WTO)的承诺,专利保护与国际接轨。2008 年,《专利法》第三次修正,新增行政审批需要提供的信息,制造、使用、进口专利药品或者专利医疗器械的,以及专门为其制造、进口专利药品或者专利医疗器械的,不视为侵犯专利权,即"Bolar 例外"。

2017 年 10 月 9 日,中共中央办公厅、国务院办公厅发布《关于深化审评审批制度改革鼓励药品医疗器械创新的意见》,提出要建立专利强制许可药品优先审评审批制度,探索建立药品专利链接制度,开展药品专利期限补偿制度试点,完善和落实药品试验数据保护制度。2020 年 10 月 17 日,第四次修正后的《专利法》正式发布实施,第 42 条正式引入新药专利权期限补偿条款,第 76 条正式引入专利链接条款。

为了在药品注册早期阶段解决专利纠纷,《专利法》正式引入了专利纠纷早期解决机制条款,即"前链接"制度,开创行政裁决和司法裁决两条纠纷解决路径。2021 年 7 月,《药品专利纠纷早期解决机制实施办法(试行)》《药品专利纠纷早期解决机制行政裁决办法》《关于审理申请注册的药品相关的专利权纠纷民事案件适用法律若干问题的规定》相继发布实施。《药品专利纠纷早期解决机制实施办法(试行)》规定了化学仿制药申请人提交药品上市许可申请时,应当对照已在中国上市药品专利信息登记平台公开的专利信息,针对被仿制药每一件相关的药品专利作出声明,声明分为四类。专利权人或者利害关系人对四类专利声明有异议的,可以就申请上市药品的相关技术方案是否落入相关专利权保护范围向人民法院提起诉讼或者向国务院专利行政部门请求行政裁决。收到人民法院立案或者国务院专利行政部门受理通知书副本后,国家药品监督管理局对化学仿制药注册申请设置 9 个月的等待期。对首个挑战专利成功并首个获批上市的化学仿制药,给予市场独占期。国务院药品监督管理部门在该药品获批之日起 12 个月内不再批准同品种仿制药上市。

2. 数据保护 由药品行政保护转向数据保护。我国早期的行政保护制度实行粗放型的保护策略,旨在解决药品供应不足的问题,但粗放型保护的"新药"并不一定"新"。

1987 年,《关于新药保护及技术转让的规定》规定新药在保护期内不得移植生产。1999 年新的《新药保护和技术转让的规定》延长所有新药的保护期。2002 年,《药品注册管理办法》取消新药保护期,设立新药监测期制度,监测期内不批准其他企业生产和进口。

加入 WTO 后,中国的药品行政保护制度进一步与国际同步,由粗放型保护各类"新药"品种,逐步转向保护能够作为药品临床价值证据的试验数据。试验数据保护制度的设计在于鼓励具有临床价值的药物创新,而不是单纯品种上的创新和改进,可以有效避免利用试验数据"搭便车","插队"上市扰乱市场秩序。

为履行加入《与贸易有关的知识产权协议》(TRIPS 协议)的承诺,2002 年《药品管理法实施条例》对获得生产或者销售含有新型化学成分药品许可的生产者或者销售者提交的自行取得且未披露的试验数据和其他数据提供 6 年的试验数据保护。由于未出台配套文件,试验数据保护制度尚未落实。2018 年 4 月 26 日,国家药品监督管理局发布《药品试验数据保护实施办法(暂行)》(征求意见稿),拟给予创新药、创新治疗用生物制品、罕见病治疗药品、儿童专用药一定期限内的试验数据保护。此外,为鼓励新药的全球同步研发及同步申请上市,对使用在中国开展的临床试验数据、在中国开展的国际多中心临床试验数据也给予相应的试验数据保护期。

为适应我国药物研发创新和产业发展的形势变化,应完善药品数据保护制度,全面加强药品知识产权保护的力度。

(二)实施程序

1. **专利期补偿制度** 专利期补偿制度的核心是补偿由于药品临床试验和审评审批占用的有效专利期。《专利法》规定,对在中国获得上市许可的新药相关发明专利,给予不超过 5 年的专利权期限补偿,新药批准上市后总有效专利权期限不超过 14 年。

2. **专利链接制度** 我国从 2002 年的《药品注册管理办法(试行)》开始,建立注册"后链接"制度,主要包括两点:①关于专利声明的规定,即药品注册申请人应当提供申请人或者他人在中国的专利及其权属状态的说明或者不构成侵权的声明。药品注册申请批准后发生专利权纠纷的依法解决。②关于仿制药申请,即申请人可以在药品专利期届满前 2 年内提出注册申请,可以在专利期满后获得药品批准文号。

药品专利纠纷早期解决机制是指将相关药品上市审批程序与相关药品专利纠纷解决程序相衔接的制度。中共中央办公厅、国务院办公厅印发的《关于深化审评审批制度改革鼓励药品医疗器械创新的意见》《关于强化知识产权保护的意见》均提出要探索建立药品专利链接制度。2020 年 10 月,新修正的《专利法》第七十六条引入药品专利纠纷早期解决的有关规定,明确由国务院药品监督管理部门会同国务院专利行政部门制定药品上市许可审批与药品上市许可申请阶段专利纠纷解决的具体衔接办法,报国务院同意后实施。

为推动药品专利链接制度落地见效,最高人民法院出台司法解释,14 个条文明确药品专利早期诉讼的管辖法院、具体案由、诉权行使方式、行政与司法程序衔接、抗辩事由、诉讼中商业秘密保护等事项;国家知识产权局也发布 2 份公告,明确药品专利链接制度相关的行政裁决程序。

专利权人或者利害关系人对四类专利声明有异议的,可以就申请上市药品的相关技术方案是否落入相关专利权保护范围向人民法院提起诉讼或者向国务院专利行政部门请求行政裁决,即:司法途径和行政途径。在规定的期限内,专利权人可以自行选择途径。如果当事人选择向国务院专利行政部门请求行政裁决,对行政裁决不服又向人民法院提起行政诉讼的,等待期并不延长。

专利权人或者利害关系人未在规定期限内提起诉讼或者请求行政裁决的,仿制药申请人可以按相关规定提起诉讼或者请求行政裁决,以确认其相关药品技术方案不落入相关专利权保护范围。

可以在中国上市药品专利信息登记平台中登记的具体药品专利包括:化学药品(不含原料药)的药物活性成分化合物专利、含活性成分的药物组合物专利、医药用途专利;中药的中药组合物专利、中药提取物专利、医药用途专利;生物制品的活性成分的序列结构专利、医药用途专利。相关专利不包括中间体、代谢产物、晶型、制备方法、检测方法等的专利。

3. **数据保护制度** 根据国家药品监督管理局《药品管理法实施条例》修订草案征求意见稿第四十条,国家对获批上市部分药品的未披露试验数据和其他数据实施保护,药品上市许可持有人以外的其他人不得对该未披露试验数据和其他数据进行不正当的商业利用。

自药品上市许可持有人获得药品注册证书之日起 6 年内,其他申请人未经药品上市许可持有人同意,使用前款数据申请药品上市许可的,国务院药品监督管理部门不予许可;其他申请人提交自行取得数据的除外。

除下列情形外,药品监督管理部门不得披露本条第一款规定的数据:①公共利益需要;②已采取措施确保该类数据不会被不正当地进行商业利用。

二、实施成效

(一)国际专利申请

专利合作条约(Patent Cooperation Treaty,PCT)的专利申请量是衡量医药产业创新实力的重要评判指标之一,我国药品 PCT 专利申请量逐年增加。近年来,随着我国本土医药产业创新驱动发展速度增加,逐步完成转型升级,已改变发达国家独揽 PCT 专利的局面。中国 PCT 申请量已经位列全球第三(表 1-3-1)。

表 1-3-1 2001—2021 年间药品 PCT 专利申请数量的国家、组织排名

排名	2001	2003	2005	2007	2009	2011	2013	2015	2017	2019	2021
1	美国	美国	美国	美国	美国	美国	美国	美国	美国	美国	美国
2	欧盟	欧盟	欧盟	欧盟	欧盟	欧盟	欧盟	欧盟	欧盟	欧盟	欧盟
3	日本	日本	日本	日本	日本	日本	日本	中国	中国	中国	中国
4	中国	韩国	中国	中国	韩国	韩国	中国	日本	日本	日本	日本
5	韩国	中国	韩国	韩国	中国	中国	韩国	韩国	韩国	韩国	韩国

注:PCT,专利合作条约(Patent Cooperation Treaty)。

(二)国内专利申请

从 2001—2021 年向各国专利局提交的药品专利申请量看,中国国家知识产权局收到的药品专利申请量排名第一,早在 2008 年就超过美国申请人的国内药品专利申请量,保持全球第一的水平。

(三)研发创新主体

化学药品和生物制品专利申请人中企业申请人占比在 50% 左右,是研发创新主体,高校及科研院所提交申请占比呈现略微增长趋势。在中药申请人中,企业专利申请人数量逐渐超过个人申请人数量。

(四)现存问题

1. 新药范围界定与国际惯例不一致 目前,新的注册分类对新药界定采用双重标准,不利于建立中国的创、改、仿的市场秩序。在新版《药品注册管理办法》中,一方面按照申请数据完整性分类,另一方面按照进口和国产药品分类。首次在中国上市的新型化学成分或者新生物制品、改良型新药,允许直接参照境外参比制剂来研发仿制药(注册分类中的 3 类)。参照境外"参比制剂"直接批准仿制药,一旦境外监管机构的批准状态变化,国内直接仿制的产品可能无法及时跟进变更。

注册申请中数据要求相同但可能给予不同的保护水平。例如,根据国家药监局关于发布化学药品注册分类及申报资料要求的通告(2020 年第 44 号),境外原研药 5.1 类(1)与 1 类创新药具有相同申报数据要求,境外原研药 5.1 类(2)中的改良型新药也与我国的 2 类改良型新药的数据要求相同。按照国民待

遇原则,1类创新药、改良型新药与进口药品5.1类应当在药品注册和数据保护方面给予相同的待遇。

2. **药品专利期补偿制度即将落实** 新修正的《专利法》第四十二条第三款规定,为补偿新药上市审评审批占用的时间,对在中国获得上市许可的新药相关发明专利,国务院专利行政部门应专利权人的请求给予专利权期限补偿。补偿期限不超过5年,新药批准上市后总有效专利权期限不超过14年。

2023年12月11日,国务院关于修改《中华人民共和国专利法实施细则》的决定发布,将于2024年1月20日起施行。

专利法第四十二条第三款所称新药相关发明专利是指符合规定的新药产品专利、制备方法专利、医药用途专利。依照专利法第四十二条第三款的规定请求给予新药相关发明专利权期限补偿的,应当符合下列要求,自该新药在中国获得上市许可之日起3个月内向国务院专利行政部门提出:

(一)该新药同时存在多项专利的,专利权人只能请求对其中一项专利给予专利权期限补偿;

(二)一项专利同时涉及多个新药的,只能对一个新药就该专利提出专利权期限补偿请求;

(三)该专利在有效期内,且尚未获得过新药相关发明专利权期限补偿。

依照专利法第四十二条第三款的规定给予专利权期限补偿的,补偿期限按照该专利申请日至该新药在中国获得上市许可之日的间隔天数减去5年,在符合专利法第四十二条第三款规定的基础上确定。

新药相关发明专利在专利权期限补偿期间,该专利的保护范围限于该新药及其经批准的适应证相关技术方案;在保护范围内,专利权人享有的权利和承担的义务与专利权期限补偿前相同。

国务院专利行政部门对依照专利法第四十二条第三款的规定提出的专利权期限补偿请求进行审查后,认为符合补偿条件的,作出给予期限补偿的决定,并予以登记和公告;不符合补偿条件的,作出不予期限补偿的决定,并通知提出请求的专利权人。

3. **专利链接制度实施过程中存在挑战** 新修正的《专利法》引入了药品专利纠纷早期解决机制,规定在药品上市审评审批过程中,上市许可申请人与专利权人或利害关系人可以通过行政、司法途径解决相关专利权纠纷。国家知识产权局与国家药品监督管理局联合发布《药品专利纠纷早期解决机制实施办法(试行)》(以下简称为《实施办法》)和《药品专利纠纷早期解决机制行政裁决办法》,最高人民法院发布《关于审理涉药品上市审评审批专利民事案件适用法律若干问题的规定》,为及时公正审理好这类案件提供了明确指引。

在专利登记环节,业界对"晶体的用途专利"以及"含有晶体的组合物专利"是否可以在专利平台进行登记一直存在争议。一种观点认为,"晶体的用途专利"属于"用途专利","含有晶体的组合物专利"属于"组合物专利",依据《实施办法》第五条的规定,可以在专利平台进行登记。另一种观点认为,无论是"晶体的用途专利",还是"含有晶体的组合物专利",其发明点都是晶体本身,依据《〈药品专利纠纷早期解决机制实施办法(试行)〉政策解读》第四条的规定,这些专利不能在专利平台登记。

药品上市许可持有人在获得药品注册证书后30日内自行登记专利信息,然而仿制药企业可能在专利权人或者利害关系人自行登记专利信息前抢先提交了仿制药注册申请,在此情况下起诉,法院会认为专利权人或者利害关系人不符合起诉条件,诉讼很难成功。

《实施办法》规定,在专利声明环节,仿制药申请人提交药品上市许可申请时,应当根据相关专利信息,针对被仿制药每一件相关的药品专利作出声明。其中,第四类声明是:中国上市药品专利信息登记平台收录的被仿制药相关专利权应当被宣告无效,或者其仿制药未落入相关专利权保护范围,并且被仿制的药品必须是原研药,且要在平台登记的专利范围内。在实际操作中,部分仿制药企业会回避专利链接诉讼或者行政裁决,以规避审评等待期为目的,转而提出第三类声明,即在中国上市药品专利信息登记平台收录有被仿制药相关专利,仿制药申请人承诺在相应专利权有效期届满之前所申请的仿制药暂不上市;药品审评机构批准仿制药上市后,在专利期内仍可能出现仿制药企业违反承诺销售的侵权事件。

目前,对仿制药发起第四类声明的情形将直接引发专利诉讼或者行政裁决并进入审评等待期,但仿制药企业并无实质性的获益,必须挑战成功专利权人或者利害关系人登记的所有专利才能获得"首仿独占期"的标准过于苛刻,仿制药企业没有动力进行专利挑战。

4. 药品数据保护与独占期制度尚未落实 对产品保护无法体现以临床价值为导向的创新。我国以往的数据保护实质上是基于产品品种的保护,并非基于数据的保护。1987 年建立新药保护制度以来,针对新制剂及新原料药、新适应证、新给药途径、新剂型、新复方制剂分别给予不同期限的"品种"保护,保护对象宽泛。行政保护的对象是药品"品种",不是基于临床价值,即不考虑证明安全性、有效性的数据的价值。药品数据保护则基于数据所反映的临床价值。数据保护制度的核心要素是对临床价值不同、创新程度不同的新药给予不同的保护期,如对新分子实体或者新生物实体的保护期长于对改良型新药的保护期。

改良型新药能否获得数据保护也是一个值得关注的问题。在我国新药定义和保护期的变化历史中,改良型新药可获得保护期或者监测期。改良型新药注册,需要增加额外的证明临床优势数据,包括化药 2 类、境外已上市的改良型药品 5.1 类(2),以及生物制品 2 类。改良型新药证明临床优势的数据反映了临床价值,理应获得数据保护。对改良型新药给予数据保护是国际惯例,也是国内企业和境外企业的共同期盼。

5. 配套政策方面 中国创新型企业处于高投入、低产出、低回报阶段,药品知识产权强保护将给行业带来相对更长的市场独占期的积极预期,促进中国"重磅炸弹"级药物的诞生,使研发创新得以持续。然而,药品知识产权保护的激励作用发挥尚需医保支付、药品集中采购等制度协同。

三、国际经验

(一)专利期补偿制度

1984 年 9 月,美国国会通过《药品价格竞争和专利期恢复法案》,该法案是美国历史上里程碑式的立法,旨在平衡研发型制药公司与仿制药生产商之间的利益冲突。美国率先建立专利期补偿制度后,日本、欧盟、澳大利亚、以色列、韩国、俄罗斯等国家均建立了专利期补偿制度,但制度的设计各有差别,鼓励创新药研发的侧重点和效果也各有不同,美国、欧盟和日本的专利期限补偿条款适用于比澳大利亚更广泛的专利权利要求类别。

美国《药品价格竞争和专利期恢复法案》建立了药物研发的创仿平衡机制,其中鼓励创新的主要制度设计就是药品专利期限补偿制度(patent term extension,PTE),即用补偿一段专利期的方式补偿在临床试验和药品上市审评阶段占用的时间。

20 世纪 60 年代,日本本土企业快速发展,经过技术引进、吸收模仿阶段,积累了一定仿制研发经验。为了鼓励创新药研发,1987 年日本对《日本专利法》进行修订,建立药品专利期限补偿制度,用于补偿因获得上市审评而无法实施专利的时间。日本的专利期限补偿制度鼓励创新药和改良型新药研发,使日本本土企业从中获益。

欧盟于 1992 年发布法规(EC)1768/1992《补充保护证书法案》,为药品提供补充保护证书(supplementary protection certificate,SPC),即对符合要求的药品专利给予一定的专利补偿期。2009 年 5 月6 日颁布的法规(EC)469/2009,对 SPC 法案进行修订。

从单项专利补偿期来看,美国、欧盟、日本、澳大利亚、韩国和新加坡最长不超过 5 年,加拿大最长不超过 2 年。

从有效专利期的最长时限来看,美国和加拿大设为有效专利期不超过 14 年,欧盟为 15 年,日本未规定有效专利期的最长时限。

从补偿时限计算方式和标准来看,美国的有效专利期属于精确计算,涉及初始 IND 批准时间和 NDA 批准时间 2 个关键时间节点,同时需剔除申请人未尽责的时间。日本的专利补偿期限界定涉及相关专利注册日期、临床研究开始日期、药品获得上市批准日期三个时间点;欧盟、加拿大和新加坡的计算方法简便,只涉及专利申请提交日期和上市许可批准日期两个关键节点(加拿大和新加坡需剔除申请人未尽责时间);韩国的规定类似,涉及专利登记日、临床试验批准日(以较晚的日期为准)、获得行政许可之日三个时间节点。

(二)专利链接制度

专利链接一般被理解为将仿制药或生物类似药的上市许可或任何其他许可的授予与原研药参比制剂的专利状态联系起来的监管与司法实践。因此,如果原研药的专利在有效期内,药品监管部门根据其职责范围,可以拒绝仿制药申请的受理;或者在原研药专利期满前,拒绝授予仿制药的上市许可;或通知专利权人,使其能够采取任何相关行动;或根据专利剩余期限的长短拒绝该申请等。

全球多数国家采用非正式的专利链接程序,例如中国、欧盟成员国、阿根廷、巴西、哥伦比亚、埃及、印度、印度尼西亚、马来西亚、缅甸、菲律宾、俄罗斯、瑞士、泰国和委内瑞拉。一些国家(例如意大利和比利时)对侵犯第三方专利的药物报销方面设有限制。

在印度尼西亚和泰国,虽然专利链接尚未被采纳为一项法律原则,但在申请药品上市许可时,申请人必须提交专利检索结果,以证明药品不受专利保护。在某些国家(例如匈牙利和埃及),要求申请人在提交申请时声明不侵权。此外,许多国家正在考虑将来采用专利链接制度。

采用正式专利链接制度的国家包括美国、澳大利亚、加拿大、日本、墨西哥、秘鲁、新加坡、阿联酋、乌克兰和越南。对于已采用这种制度的国家,其执法效率方面有所不同。例如,在美国,化学药品专利链接的强制性程序非常明确,而生物制品则采用相对灵活的"专利舞蹈"模式。在澳大利亚,专利权人通常无法得到即将上市的仿制药或生物类似药产品的信息,直到其被批准。因此,专利权人仍然需要对产品注册保持警惕。

专利链接制度将仿制药企业申请上市的行为与原研药的专利状态进行链接。以美国为例,首先原研药企业主动在 FDA 提供专利信息,仿制药企业在提交仿制药上市申请时,对登记在橙皮书上的每项原研药相关专利作出专利侵权声明。如橙皮书未登记原研专利信息、专利保护期届满或仿制药企业提交原研药专利期届满前仿制药不上市的声明,该仿制药申请可以直接进入到上市审评的阶段。如橙皮书登记原研药专利有效且在保护期内,仿制药企业希望在原研药专利期内上市相应仿制药,则必须作出第Ⅳ类声明,证明专利无效、不可实施或仿制的申请不构成侵权,即专利挑战。原研药企业可以在一定期限内决定向法院起诉,启动审批暂停期,在此期间 FDA 不会批准该仿制药通过最终批准上市。为了鼓励仿制药企业发起专利挑战,专利链接制度给予首家仿制药企业市场独占期。

药品专利链接制度通过平衡原研药企业、仿制药企业和公众用药三方利益,促进新药研发,鼓励仿制,降低药品价格,提升公众用药可及性。

(三)数据保护制度

TRIPS 协议第 39.3 条规定了 WTO 成员应遵守的试验数据保护的义务:"当成员以要求提交未披露过的试验数据或其他数据作为批准使用了新化学成分的药品或农用化工产品上市的条件,如果该数据的原创活动包含了相当的努力,则该成员应对该数据提供保护,以防止不正当的商业使用;同时,除非出于保护公众的需要,或除非已采取措施保证对该数据的保护、防止不正当的商业使用,成员均应保护该数据以防被泄露。"

药品数据保护制度是一项独立的知识产权保护制度,不应与专利权提供的保护相混淆。与专利保护创新的机制不同,数据保护的对象是数据,这些数据是药品审评决策支撑;数据保护的核心是保护新药在研发过程中付出努力获得的证明安全性、有效性的数据价值。数据保护制度弥补了部分创新药物不能获得专利的缺陷,极大激发了企业研发创新药物的信心和积极性。

试验数据保护制度最早在美国实施。1984年,美国《药品价格竞争和专利期恢复法案》规定,凡获得上市许可的含新化学实体药品,在该药品上市后5年内不再受理批准仿制药申请。如果在新化学实体药品上市后4年后递交上市申请,则应当同时递交第Ⅳ类声明。仿制药厂商能够提交自行获得的临床试验数据除外。

根据欧盟指令2004/27/EC,对通过集中审评程序在欧盟上市的新药,其遵照药品指令所提交的研究数据可以获得10年的独占期保护,前8年为数据保护期,后2年为市场独占期。如果增加新适应证,可以获得延长1年市场保护期。

NCE和NBE的数据保护:鼓励原始创新。对于新化学药品和新生物制品来说,化学药品的原始创新是新化学实体,生物制品的原始创新是具有不同的分子结构的新生物实体。美国的新化学实体和新生物实体的界定范围最为狭窄,鼓励原始创新的效果最为明显。欧盟、日本、韩国则逐渐扩展新化学实体和新生物实体的范围,形式上看保护的范围更大,实际上保护原始创新的效果逐渐削弱。

改良型新药数据保护:鼓励有临床优势的药物创新。各国均把改良型新药纳入数据保护的范围,但保护期设置上差异较大。美国对化学药品的改良型新药设置通常短于新化学实体和新生物实体,改良型新生物制品没有单独的注册分类,均纳入NBE范围。欧盟则对改良型新药采用额外增加保护期的措施,对改良型新药的激励作用更强大。

专利保护与数据保护、市场独占并行不悖。药品批准上市后,在特定的有效专利期内,如果同时获得数据保护,则数据保护期的效果一般不会显现,除非数据保护期长于有效专利期。

四、优化建议

(一)确定鼓励的药品范围

在专利期补偿制度落实过程中,最关键的是《专利法》中的"新药"获得专利期补偿的范围界定。

按照国民待遇原则,进口药品与国产药品虽然产地不同,但注册申报资料要求相同,如果要求提交完整的安全性、有效性数据,或者部分依赖原研药数据并额外增加数据证明具有临床优势,就应当属于新药。如果依赖已经获批上市的原研药的安全性、有效性证据,间接证明与原研药质量和疗效一致的,就属于仿制药或者生物类似药。

建议在《药品管理法实施条例》修订中补充新药的定义,即新药是指未在中国境内外上市销售的药品,包括创新药和改良型新药。境外已上市药品申请首次在中国境内申请上市的也纳入新药管理。

上述新药定义的意义在于:①符合国产药品和进口药品的国民待遇原则。明确了境外已上市药品首次在境内上市的也为新药,旨在明确这类药品的申报资料应当包含完整的安全性、有效性数据;②符合当前国内企业许可引进交易的利益诉求,获得原研药授权的安全性、有效性数据同样是完整数据,也符合新药的特征和数据保护的要求,同样可以获得专利期补偿;③有利于建立在中国上市药品的创新、改良和仿制的市场秩序。

利用药品知识产权强保护阶段的契机,以药品知识产权保护制度为核心,与药品审评审批制度、市场准入制度协同作用,构建创新、改良和仿制的药品市场新秩序。利用数据保护和市场独占期拉开创新药、改良型新药和仿制药上市的合理时间差距预期,给予新药合理的市场独占期。

(二)完善并落实数据保护和市场独占期制度

从国际经验看,试验数据保护和市场独占期制度可以结合本国国情调整。对于建立创新药、改良型新药和仿制药的市场秩序,避免高水平重复意义重大,是引导创新药研发、区分创新药临床价值的利器。

在数据保护期设置方面,建议与 TRIPS 协议基本要求一致,遵守国民待遇原则,保证国产药品企业和进口药品企业平等享有获得数据保护的机会。

关于化学药品的数据保护,未来政策的关键在于建立针对两种创新程度的保护逻辑,一种是针对物质结构创新的保护,即对新化学实体和新生物实体的保护;另一种是针对改良型新药的保护。

关于生物制品的数据保护,未来政策的关键也在于建立两种创新程度的保护逻辑,由于生物制品改良情况复杂,建议将改良型生物制品中具有临床优势的品种也纳入到数据保护的范围,新生物实体(首次在中国上市的新生物活性成分)的官方界定标准显得十分必要。

(三)落实专利期补偿制度并完善专利纠纷早期解决机制

应当加快落实新修正的《专利法实施细则》有关专利权期限补偿和药品专利期补偿的相关条款规定。

药品专利期限补偿旨在对药品审评审批过程造成有效专利期的损耗进行补偿,国产新药和进口原研药均应当纳入补偿范围。进口原研药由于申请迟滞造成原研药品有效专利期限的损耗,申请迟滞并不属于专利期限的合理补偿范围。根据我国 2023 年最新发布的《专利审查指南》,专利权补偿期限 = 药品上市许可申请获批日 − 专利申请日 −5 年。建议将我国对进口原研药品的专利期补偿计算公式改为药品上市许可申请获批日 − 专利申请日 − 申请迟滞 −5 年(申请迟滞 = 我国上市申请日 − 首发国家的上市申请日),对由于申请迟滞造成的不合理的专利补偿期限予以适度扣除。

在专利纠纷早期解决机制方面,应当完善相关制度。未来应当完善药品专利信息登记平台的功能,以便于识别专利登记的真实性、合理性。此外,应当对原研药企业在批准上市 30 天内专利登记期间受理的仿制药申请的后续审批问题作出规定,避免因登记真空期但实质有专利带来的后续审评纠纷。

建立更加合理的专利挑战与首仿独占激励机制,鼓励仿制药企业提出第四类声明的专利挑战。为了避免第三类声明潜在的违反承诺侵权纠纷,建议增加临时批准程序,待专利到期后转为正式批准仿制药上市。

在首仿独占期方面,应当进一步优化首仿独占期的获得标准,鼓励仿制药企业通过专利挑战方式申请上市。

杨 悦 徐 杨

参考文献

[1] 邵蓉.再谈我国国情下药品上市许可持有人制度[J].中国医药导刊,2022,24(8):735-739.

[2] LUO X,QIAN F,YANG L,et al.Assessment of the breakthrough-therapy-designated drugs granted in China:a pooled analysis 2020-2022[J].Drug Discov Today,2022,27(12):103370.

［3］王芸. 我国上市许可持有人制度的长期机遇（下）［J］. 中国食品药品监管,2021（5）:8.

［4］任晓星. 中美欧新药上市加快审评审批政策研究［J］. 中国新药杂志,2020,29（9）:961-971.

［5］和龙,张馨予. 我国仿制药一致性评价:机遇,挑战及对策［J］. 中国卫生产业,2020,17（18）:3.

［6］丁锦希,郑翠微. 三医联动框架下的仿制药一致性评价协同政策优化分析——基于企业成本效益决策模型［J］. 中国医药工业杂志,2017,48（10）:8.

［7］董菊红,刘宁. 我国仿制药质量一致性评价进展分析与建议［J］. 中国处方药,2022,20（12）:1-5.

［8］胡善联. 带量采购的经济学理论基础和影响分析［J］. 卫生软科学,2019,33（1）:3.

［9］曹淑华,姜建国. 国家仿制药一致性评价政策对药品生产企业的影响及应对措施［J］. 中小企业管理与科技,2017（10）:135-136.

［10］DERBIS J,EVELYN B,MCMEEKIN J J P T.FDA aims to remove unapproved drugs from market:risk-based enforcement program focuses on removing potentially harmful products［J］.2008,5:21-22.

［11］谢金平,邵蓉. 日本仿制药促进政策研究及启示［J］. 卫生经济研究,2020,37（4）:4.

［12］丁锦希,肖慧强. 美国公共医保仿制药替代制度评价研究——基于 Medicaid 计划的实证分析［J］. 西北人口,2015,36（5）:6.

［13］冯霄婵,杨悦. 美国鼓励仿制药替代使用政策与措施研究［J］. 中国卫生政策研究,2019,12（2）:8.

［14］胡昕然,崔建军. 中国药品专利纠纷早期解决机制介绍及策略建议［J］. 中国食品药品监管,2021,（12）:34-39.

［15］LUO X,YANG L,DU X,et al.Analysis of patent and regulatory exclusivity for novel agents in China and the United States:a cohort study of drugs approved between 2018 and 2021［J］.Clin Pharmacol Ther,2022,112（2）:335-343.

［16］胡潇潇. 我国上市药品专利信息登记制度的完善［J］. 政治与法律,2022（6）:126.

［17］董丽,杨悦. 美国药品专利期延长与市场独占期规定研究［J］. 中国医药导刊,2006,8（5）:3.

［18］杨悦,董丽. 美国 FDA 处理药品注册专利链接问题的研究［J］. 中国医药导刊,2006（5）:387-390.

［19］李战,吴小涛. 药品数据保护与专利保护期补偿制度的回顾与探讨［J］. 药学进展,2021,44（11）:875-880.

［20］杨悦,吴亦凡,李壮琪. 加强政策协同促进中国创新型药企国际化发展［J］. 医学与哲学,2022（2）:43.

第二章

药品生产

近年来,随着药品审评审批制度改革、药品上市许可持有人制度的持续推进、医保目录动态调整和扩容,进一步激发了我国制药企业的生机和活力,医药创新成果愈发显著。2019年,国内企业已经实现了第一个自主研发抗肿瘤新药泽布替尼在美国上市。靶向B细胞成熟抗原(BCMA)的嵌合抗原受体T细胞免疫疗法(CAR-T疗法)西达基奥仑赛、利培酮缓释微球注射剂相继于2022年和2023年在美国获批上市,国产创新药"扬帆出海"渐成趋势。

与此同时,我国制药企业的销售收入及国际影响力也逐年提升。2023年6月10日,美国《制药经理人》杂志(*PharmExec*)公布了2023年全球制药企业排行前50榜单。中国药企自2019年首次入榜,在2023年的榜单中,中国生物制药以44.63亿美元的处方药收入位居第39名,此后依次是上海医药(第41名)、恒瑞医药(第43名)、石药集团(第48名)。"十三五"以来,中国医药工业百强企业经历了密集的政策调整与快速的市场重塑,实现主营业务收入与集中度双提升。2021年,百强企业主营业务收入由2016年的6 131亿元增长至10 762亿元;百强企业集中度也由22.80%提升至36.74%;此外,百亿俱乐部数量从16家增长至28家,取得了企业成长和产业发展的辉煌成就。

本章分为三节,聚焦药品供应链中的生产环节,首先阐述我国制药产业结构调整及产业发展的总体情况;然后就药品生产中的两个关键问题,即质量监管和上市后风险管理分别进行阐述。遵循"发展现状—现存问题—国际经验—对策建议"的逻辑主线,以期促进药品生产企业可持续发展,保证药品质量,更好地满足患者的临床需求及用药安全。

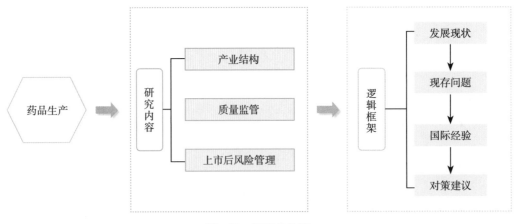

第二章　框架结构图

第一节　产业结构

　　我国医药产业起步较晚，底子薄，从新中国成立后才开始建立医药产业研发、生产、流通体系，且长期以仿制药和中药为主，与欧美发达国家有较大的差距。伴随着中国加入世界卫生组织（World Health Organization，WHO），我国于 1992 年与美国签署中美知识产权谅解备忘录，从 1993 年 1 月起对药品实行专利保护，从此拉开了我国医药产业创新高质量发展的帷幕。

　　到了 21 世纪，我国开始重点支持生物医药产业的技术创新。成立创新基金并引导社会资本对生物医药产业进行投资，逐渐重视产品出口和国际市场，在很大程度上推动了我国生物医药产业进入商业化和产业化进程。从 2010 年开始，我国将生物医药产业定位为战略性新兴产业，将生物医药产业的发展提升到国家战略的高度。

　　生物医药作为一个知识密集、人才密集、资金密集型产业，被认为是 21 世纪极具发展潜力和活力的产业，在拉动国家经济增长、支撑科技进步、参与国际竞争中具有重要作用，因此很多国家都将生物医药作为战略性产业，摆在突出和优先发展的位置。从跟踪仿制阶段（中华人民共和国成立初期至 20 世纪 90 年代）到模仿创新阶段（20 世纪 90 年代至今），再到目前向原始创新阶段迈进，中国生物医药产业正在进入一个创新跨越的新阶段。

一、医药产业的特点

　　医药产业市场需求旺盛，发展前景广阔，它关系着人们的生命健康和生存发展，是一个典型的国际性产业，是健康产业的主体，被评为 21 世纪最有潜力的行业。

　　医药产业是高投入、高风险、高回报和周期长的产业。制药企业研究开发一种安全有效、临床急需的创新药往往要投入数亿、十几亿人民币甚至数十亿美元的资金，经历 12～15 年的漫长过程，还要面临研发失败或上市后的诸多风险。但是，一旦能够成功上市，满足患者的临床急需，创新药企也将获得可观的回报。例如，阿达木单抗原研药品于 2002 年首次获得美国 FDA 批准上市后，连续多年位居全球最畅销药物榜首，年销售额最高达 212 亿美元，总计为制药企业带来超过 2 000 亿美元的销售收入。

　　医药产业是高新技术产业。医药产业的研发、生产等过程融合了各个学科的先进技术和手段，特别是现代生物技术的迅猛发展，为医药产业的再次腾飞注入了新的活力。《中共中央关于制定国民经济和社会发展第十四个五年规划和二〇三五年远景目标的建议》对包括生物医药在内的生物技术产业发展高度重视，明确提出，要加快壮大生物技术产业等八大战略性新兴产业，构建一批战略性新兴产业增长引擎，培育新技术、新产品、新业态、新模式。而生物医药产业拥有 60% 以上的生物技术成果，是生物技术产业最重要的组成部分，也是科技创新最为集中的产业之一。

二、国际医药产业发展现状

（一）国际医药市场规模持续增长

　　随着全球经济的不断发展，医疗科技的持续突破，全球医药行业市场总规模一直保持稳定上升态势。根据全球统计数据库 Statista 统计，2021 年，全球医药行业市场规模约为 1.42 万亿美元，未来几年全球医药行业市场规模仍有望维持在4.0%～5.0%的增速。从药品市场来看,美国是世界上医药产业市场规模最大、市场化程度最高的国家。2021年美国医药市场份额约占全球药品总支出的40.80%(约5 800亿美元),仍然保持着主导地位。中国以11.90%(约1 700亿美元)的市场份额成为全球第二大市场。日本以6.00%(852亿美元)的市场份额排名第三(图2-1-1)。

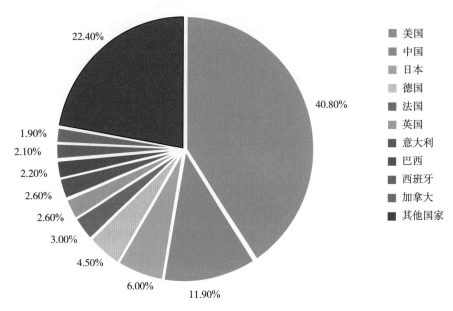

图 2-1-1　全球各大国家医药市场份额占比分布

数据来源：Statista 数据库。

(二)亚太地区及拉丁美洲医药市场增速较快

近几年,由于众多原研药专利保护期已满和新一轮预算开支紧缩,发达国家医药市场增速放缓。而亚太地区及拉丁美洲等新兴医药市场国家随着经济增长和政府在卫生健康产业上的投入加大,其医药产品市场也进入高速发展阶段。2021年,巴西医药市场的增长率为15%,是全球主要医药市场中增长最快的国家。中国以8%的增长率排在第四位,日本以2%的增长率排在第十位(图2-1-2)。

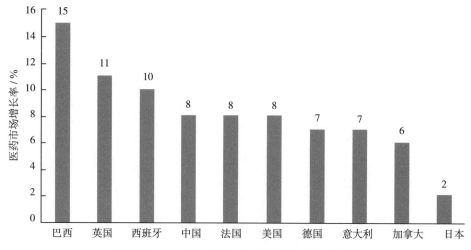

图 2-1-2　2021 年全球十大医药市场增长率排名

数据来源：Statista 数据库。

（三）制药行业研发投入持续增长

由于已有药品专利陆续到期以及研发产品线的后期成果稀缺，全球各大制药公司为避免未来业务发展的困境，一直在药品研发中投入大量的资金。根据全球统计数据库 Statista：2021 年，全球制药行业的研发支出总额约为 2 380 亿美元，同比增长 14.6%。美国制药研究和制造商（PhRMA）贸易集团代表了美国领先的生物制药研究公司，2021 年其成员企业在全球范围内的研究开发支出约为 1 023 亿美元，占比约为 43%。据全球统计数据库 Statista，2017—2021 年制药行业研发支出增长率方面，中国以 12.9% 排在首位；美国为 8.5%，排在第二位；欧洲最低，为 4.0%。

三、我国医药产业的发展历程与现状

（一）发展历程

1. 医药产业的兴起与发展 中华人民共和国成立前，我国可生产的化学药数量很少。中华人民共和国成立后，党和政府十分重视制药工业的发展，确定了"以发展原料药为主"的方针，并采取积极措施，组织和扶持国营和私营药厂恢复生产，鼓励有条件的药厂试制、生产原料药，同时开始有计划有步骤地对老厂进行改造和扩建，有重点地兴建新的医药工业。到 1952 年年底，全国已有国营药厂近 40 个，生产化学原料药 90 多种，这些药厂成为中国发展制药工业的基础。1964 年 9 月 1 日，化工部试办中国医药工业公司，对全国制药工业实行集中统一领导。

改革开放以后，在党和国家的高度重视下，各地区、各部门积极兴办制药企业，特别是积极引进外资，兴办合资企业，更使中国制药工业空前快速地发展起来。1981 年 4 月，首家中外合资制药企业成立后，各国制药公司纷纷来华投资建厂。中外合资企业的市场经济观念以及先进品种、先进技术、先进管理、企业文化等都给国内企业以借鉴，带动和提高了我国制药工业水平，并成为医药经济新增长点。与此同时，国家先后采取了扩大经营自主权和改革经营方式等措施对国有制药企业进行改革，使企业活力得到了加强，初步具备了进入市场的基础条件。随着经济体制迅速向市场经济转换和社会生产力的快速发展，股份制经济开始在我国试行并呈现出蓬勃发展的趋势。我国医药产业的所有制结构得到了进一步的调整，基本形成了以公有制为主体，多种所有制经济共同发展的格局。21 世纪初期，随着中国加入 WTO，以及将生物医药产业定位为战略性新兴产业并提升到国家战略的高度，我国医药产业取得较快发展，产品种类日益增多，技术水平逐步提高，生产规模不断扩大。2013 年，我国医药工业规模以上企业实现主营业务收入首次突破 2 万亿元大关，基本奠定了制药大国的国际地位。

2. 医药产业结构调整 在 21 世纪初医药产业快速发展的同时，产业结构不合理的问题长期存在，自主创新能力弱、技术水平不高、产品同质化严重、生产集中度低等问题十分突出。加快结构调整既是医药行业转变发展方式、培育战略性新兴产业的紧迫任务，也是适应人民群众日益增长的医药需求，提高全民健康水平的迫切需要。

2010 年 11 月 9 日，工业和信息化部、卫生部、国家食品药品监督管理局联合发布《关于加快医药行业结构调整的指导意见》。2011 年 3 月 27 日，国家发展和改革委员会修订《产业结构调整指导目录（2005年本）》，发布《产业结构调整指导目录（2011 年本）》，自 2011 年 6 月 1 日起施行。其中医药类鼓励项目 8 项，限制项目 7 项，淘汰项目 13 项，对促进医药产业结构调整发挥了重要作用。2019 年 10 月 30 日，国家发展和改革委员会综合考虑我国医药政策方向、产业结构现状和医药技术发展趋势等具体情况，制定发布了《产业结构调整指导目录（2019 年本）》（以下简称《目录（2019 年本）》），自 2020 年 1 月 1 日起施行。

其中医药（械）产业涉及鼓励类项目 6 项、限制类项目 6 项、淘汰类项目 13 项。

《目录（2019 年本）》体现了国家医药产业结构调整最新政策要求。如在鼓励类条目中增加了"儿童药、短缺药的开发和生产"，在中药产业领域，增加了"中药饮片炮制技术传承与创新，中药经典名方的开发与生产，中药创新药物的研发与生产"等内容。支持新型技术的开发和应用。例如，在化学原料药领域增加了"连续反应"等技术，在生物技术药物领域增加了"基因治疗"和"抗体偶联"等生物技术，在药用包装材料领域增加了"中性硼硅药用玻璃"等新型材料与技术的开发应用等。新增内容体现了我国医药产业技术升级的方向，有助于引导企业紧跟国际前沿技术，加快开发具有国际竞争力的新产品，提高产业化水平。

3. 医药产业创新驱动发展 2016 年 5 月，中共中央、国务院印发《国家创新驱动发展战略纲要》，对中国创新驱动发展作出全局性重大决策部署。2021 年 3 月，国家"十四五"规划纲要中提到：深入实施创新驱动发展战略，完善国家创新体系。到 2035 年，关键核心技术实现重大突破，进入创新型国家前列，建成健康中国。在国家创新驱动发展战略的指引下，药监部门相继发布一系列深化审评审批制度改革、鼓励创新的政策，以激发产业创新活力，提升我国医药产业核心竞争力。此外，药品集中带量采购、创新支付、知识产权保护和药品上市许可持有人等制度持续推进，医药产业从国家政策改革中受益，资本与高层次人才不断向医药创新领域涌入，一批创新型企业快速崛起，医药创新成果丰富喜人，医药产业已经具备了良好的创新驱动力。中国创新药国际注册取得突破性进展，在研新药数量跃居全球第二位，对全球医药研发的贡献跻身"第二梯队"前列。

（二）发展现状

近十年以来，在国家供给侧结构性改革和药品审评审批制度改革不断深化推动下，医药产业调整力度空前，产业规模稳步增长，逐步由高速增长努力转为高质量发展。2010—2022 年全国规模以上企业主营业务收入、利润总额、利润率趋势如图 2-1-3 所示。

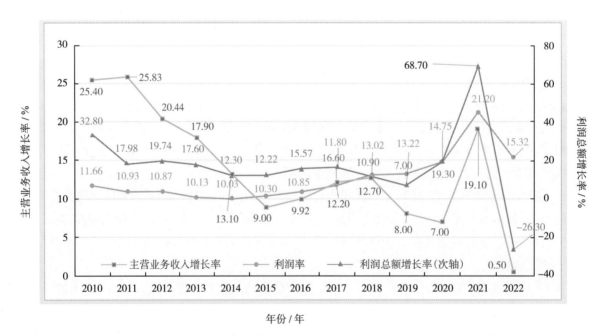

图 2-1-3 2010—2022 年全国规模以上企业主营业务收入、利润总额、利润率趋势
数据来源：国家统计局、国家统计联网直报门户、中国医药企业协会。

2020 年，受新型冠状病毒感染疫情暴发的影响，全国医药工业增速放缓；2021 年，受新型冠状病毒感染疫情防控产品在国内和国际市场销售均大幅增长等因素影响,医药工业增速大幅提升,远高于整体工业增加值的增速(9.6%),位居工业各大类行业前列;2022年,面对复杂多变的国际环境和新型冠状病毒感染疫情等因素冲击,医药工业相关经济指标相较2021年的高速增长有所回落,总体呈现下降趋势。

1. 产业进入高质量发展新阶段 医药产业主要包括七大子行业,即化学原料药、化学药品制剂、中药饮片、中成药、生物药品、医疗器械、医药制造业。"十三五"以来,各子行业由于不同的发展基础与政策环境,呈现分化态势,但规模以上企业主营业务利润总额快速增长,增长的动力主要来自化学原料药、化学药品制剂、医疗器械行业,中成药、中药饮片行业增长相对乏力(图2-1-4)。

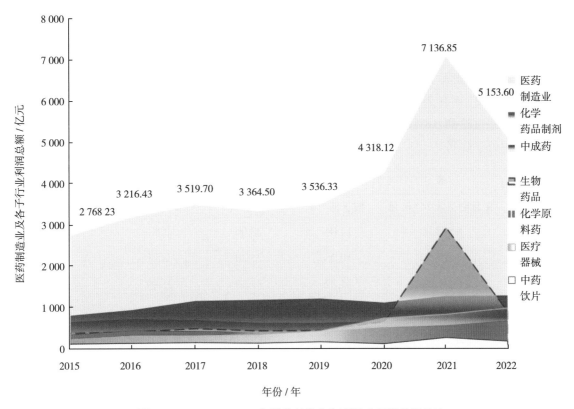

图 2-1-4 2015—2022 年医药制造业各子行业利润总额趋势
数据来源:国家统计局、国家统计联网直报门户、中国医药企业协会。

(1)化学药产业发展现状:化学原料药是我国医药产业发展的重要基础。20世纪80年代,我国抓住全球原料药制造业转移的契机,凭借生产规模、制造成本等优势大力发展原料药,维生素、抗生素、解热镇痛类等大宗原料药、中间体产能迅速扩大,出口量位居全球前列,成为原料药主要生产基地之一。数据显示,2022年化学原料药营业收入同比增长15.0%,利润同比增长18.4%,主要驱动因素是部分大宗原料药价格好于上年,解热镇痛、激素、抗感染类原料药出口旺盛,原料药合同研发生产组织(contract development manufacture organization,CDMO)业务高速增长。西药原料、制剂出口额创历史新高,其中原料药出口额517.9亿美元,同比增长24%;制剂出口66.1亿美元,同比增长10%。

(2)生物制品产业发展现状:生物制品产业是21世纪最有前途的产业之一,在我国创新战略中占据重要位置,是医药产业最有希望实现跨越式发展、"弯道超车"的领域。"十三五"以来,我国生物药规模以上工业企业主营业务收入、利润总额、出口额呈快速上升趋势,产品附加值大幅提升。2021年,生物制品子行业在新型冠状病毒疫苗销售的带动之下呈现爆发式增长,营业收入和利润增速显著高于其他子行业;2022年,由于疫情防控形势变化,新型冠状病毒疫苗销售大幅下降,生物药品子行业营业收入同比下降32.8%,利润同比下降69.4%。

（3）中药产业发展现状：中成药制造是我国独有的医药制造子行业。"十三五"以来，中成药制造主要运行指标均呈现下降趋势，且主营业务收入在全产业中的占比不断下降。2022年，中药行业利润下降，中成药生产、中药饮片加工2个子行业利润却分别同比下降1.1%、31.9%。下降的重要原因是中药材涨价，比如荆芥、连翘等防疫相关品种价格大幅上涨，导致企业成本上升。

2. 企业成长力显著提升

（1）中国制药企业发展现状：截至2022年年底，全国有效期内药品生产企业许可证7974个（含中药饮片、医用气体等）。从所生产产品类别看，生产原料药和制剂的企业有5228家，生产化学药的企业有4144家，生产中药企业4569家（其中生产中成药的企业2319家，生产中药饮片企业2250家），生产按药品管理的体外诊断试剂企业27家，生产医用气体的企业有653家，生产特殊药品的企业有225家。

"十三五"期间，规模以上企业营业收入、利润总额年均增长9.9%和13.8%，增速居各工业行业前列。龙头企业规模壮大，产业集中度提升。2021年，百强企业的营收占比由2016年的23.00%增长到2021年的36.74%；并且，2021年有28家企业的营收超过百亿，与2016年相比多了9家（表2-1-1）。2020年，医药百强企业研发强度达到6.8%，高出科技部公布的全国各子行业平均研发强度4个百分点，在全国工业研发创新投入中处于前列。

表 2-1-1　2016—2021 年医药工业百强企业关键运行指标

年份/年	主营业务收入/亿元	增长率/%	全产业占比/%	增长率/%	超百亿元企业数量/个
2016	6 808.00	11.04	23.00	0.88	19
2017	7 506.00	10.25	25.20	9.57	21
2018	8 395.50	11.82	32.50	28.97	22
2019	9 296.40	10.73	35.60	9.54	27
2020	9 012.10	−3.06	32.23	−9.47	26
2021	10 762.00	19.40	36.74	14.01	28

数据来源：国家统计局、工信部，中国健康传媒集团健康中国研究院整理、大数据中心支持。

中国医药产业参与全球竞争的能力持续提升，全球制药企业50强名单中上榜的中国制药企业，从2019年首次登榜的2家增加到了2023年的4家。

（2）中国创新药企业发展现状：随着创新成为制药工业发展的主旋律，研发型企业成为促进制药工业创新转型的重要新兴力量。其中最具代表性的企业为研发型生物技术企业（Biotech）。2015年药品审评审批制度改革后，研发型生物技术企业进入快速增长阶段。综合各方面的信息估算，我国目前有研发型生物技术企业3 000～5 000家，其中有进入临床阶段产品管线的企业近1 000家。该类企业的核心竞争力为技术开发能力，包括技术、平台和产品，是一系列新机制、新靶点药物的基础研究和转化应用的风向标，在多个前沿细分领域已有明显成果，未来可能继续发展壮大。

此外，以合同形式为企业药物研发提供专业化外包服务的合同研究组织（contract research organization，CRO），为制药企业提供了经验丰富的研发团队、成熟的技术平台与专业设备，帮助企业提高研发效率与成功率、降低研发风险与成本，也促进了制药行业整体资源的高效利用、提升了行业整体素质水平。中国CRO行业主要起步于2000年之后，相比发达国家兴起较晚。得益于国内新药研发需求爆发以及全球CRO服务供给能力向中国市场转移，我国CRO行业市场规模从2017年的290亿元增长到2021年的639亿元，复合增速超过20%，显著高于全球CRO服务市场规模增速。

（3）外资制药企业发展现状：从1981年4月首家中外合资制药企业成立开始，跨国药企先是以合资制药企业的身份引入生产线,以解决人们"少药"的问题。尤其是《专利法》颁布实施后,跨国药企开始在中国大规模兴办独资或者合资企业,这些一直将专利等知识产权视为企业最稀缺资源的跨国企业在中国纷纷建立起现代化工厂,努力实现生产和销售的当地化。某制药企业更是于1997年在北京建立了研发中心,中国新药研发领域由此开启了接轨世界一流的大门。

加入WTO后,中国在知识产权方面的承诺再次激励了跨国药企的又一波投资高潮,更多的研发中心开始在中国设立。跨国药企在中国的合作领域由之前的市场和生产,扩大到了研发领域。截至2020年6月,中国外商投资企业协会药品研制和开发工作委员会(China Association of Enterprises with Foreign Investment R&D-based Pharmaceutical Association Committee,RDPAC)会员46家跨国制药企业已在中国大陆设立了47家工厂、25个研发中心,目前世界排名前50的跨国药企都已在中国"安营扎寨"。

3. 产品竞争力明显提高

(1)药物研发与创新发展概况:"十三五"期间,得益于新药审评审批、医保市场准入、建立融资渠道等创新要素改革联动,医药市场初步建立了新药创新投资回报的良性生态,极大激发了企业创新研发的动力,我国药物创新开始在全球新药研发舞台上崭露头角。

从研究发现和创新的角度而言,肿瘤新活性物质(novel active substance,NAS)、Ⅰ类新药、专利都是生物医药产业的"产品",是通行的具有国际"资质"的创新力衡量指标,是衡量企业及其产品竞争力的体现。NAS发现方面,2001—2020年间,美国一共发现NAS 152个,欧盟及英国122个,日本105个,中国64个,且近40个是在"十三五"期间发现的。在Ⅰ类新药方面,2008—2020年,中国诞生了68个Ⅰ类新药,其中2018年、2019年、2020年就取得37个,连续3年保持了10个以上的增长。专利方面,2014—2017年,中国生物医药专利以16%的复合年增长率增长,领先于美国(3%)、法国(3%)和英国(6%),这期间专利数量增加了40%,达到1 264项。

在2017—2021年间,我国创新药IND批准量和NDA建议批准量总体均呈上升趋势。2017—2021年创新药IND批准量见图2-1-5,NDA建议批准量见图2-1-6。

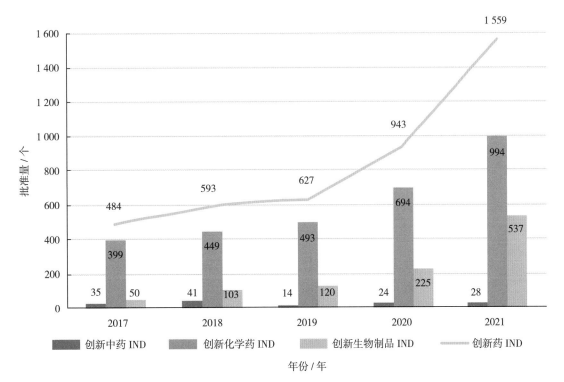

图 2-1-5 我国 2017—2021 年创新药 IND 批准量

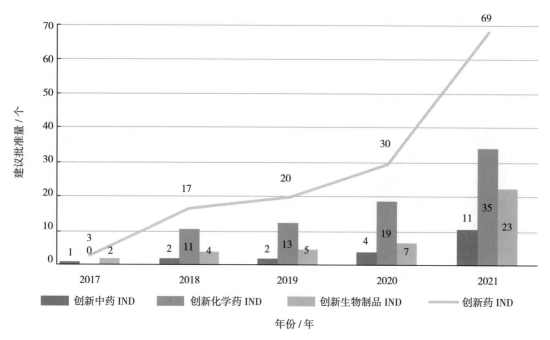

图 2-1-6 我国 2017—2021 年创新药 NDA 建议批准量

（2）仿制药一致性评价发展现状：我国医药产业起步较晚，生产制造基础和研究基础较为薄弱，2007年以前获批上市的药品 90% 以上为仿制药且以仿标准为主，药学研究及与原研药质量和疗效一致性评价研究不足。尽管仿制药价格低廉，但在与原研药的竞争中处于劣势。我国从 2016 年开始正式启动仿制药一致性评价工作，与此呼应，2018 年国家医疗保障局在全国 11 个市开展国家药品集中采购试点工作。按照要求，参与集采的药品必须通过仿制药质量和疗效一致性评价。在国家药监部门大力推动下，仿制药一致性评价工作有序展开，过评品种数量逐年攀升；截至 2022 年年底，累计通过和视同通过仿制药一致性评价的品种 3 707 个。

从我国开展仿制药一致性评价的情况看，提高产业集中度、淘汰落后产能、生产经营提质增效的特点同样突出，大型规模以上企业是开展仿制药一致性评价的主体，通过仿制药一致性评价的企业生产经营效率、效益得到提升，运营情况良好；未参与的企业市场空间被压缩，发展后劲不足。

（3）进口药品发展现状：在海外创新药进口和使用方面，2011—2020 年全球上市 408 个新药，仅约23% 在中国市场上市，而 50% 以上在美、英、德、日等成熟市场上市。从 2020 年 G20 国家药品支出结构看，专利药支出在中国仅占 11%，而成熟市场国家普遍在 50% 以上。在创新药市场规模方面，从 2021 年全球创新药销售金额分区域占比看，中国仅占约 3%，而美国、欧洲五国、日韩市场则分别占 55%、16% 和 8%。

近年来，国家通过改革进口创新药审评审批制度，加速境外上市创新药在我国的可及性，满足国内患者的临床用药需求。据《国家药品监督管理局 国家卫生健康委员会关于临床急需境外新药审评审批相关事宜的公告》（2018 年第 79 号），国家药品监督管理局药品审评中心先后遴选并发布三批临床急需境外新药名单共 81 个品种。截至 2021 年年底，已有 54 个品种提出注册申请，51 个品种获批上市，按审评时限审结率 100%，其代表性品种见表 2-1-2。

表 2-1-2 2021 年临床急需境外新药审评审批情况

序号	药品通用名称 （活性成分）	首次批准 国/地区	首次 批准日期	适应证
1	依洛硫酸酯酶 α 注射液 （elosulfase alfa）	美国	2014-02-14	IVA 型黏多糖贮积症

续表

序号	药品通用名称 （活性成分）	首次批准 国/地区	首次 批准日期	适应证
2	司来帕格片 （selexipag）	美国	2015-12-21	肺动脉高压
3	地舒单抗注射液 （denosumab）	欧盟	2010-05-26	骨转移性实体瘤,骨癌,实体瘤,巨骨细胞瘤,多发性骨髓瘤,高钙血症,类风湿关节炎,骨质疏松症
4	盐酸芬戈莫德胶囊 （fingolimod hydrochloride）	美国	2010-09-21	多发性硬化症
5	司库奇尤单抗注射液（secukinumab）	日本	2014-12-26	银屑病,银屑病关节炎,强直性脊柱炎
6	依奇珠单抗注射液（ixekizumab）	美国	2016-03-22	斑块状银屑病,银屑病关节炎,红皮病型银屑病,脓疱型银屑病,寻常型银屑病
7	诺西那生钠注射液（nusinersen）	美国	2016-12-23	脊髓性肌萎缩
8	古塞奇尤单抗注射液 （guselkumab）	美国	2017-07-13	红皮病型银屑病,斑块状银屑病,脓疱型银屑病,银屑病关节炎,寻常型银屑病
9	重组带状疱疹疫苗（CHO 细胞） （recombinant zoster vaccine）	美国	2017-10-20	用于 50 岁及以上成人预防带状疱疹
10	来迪派韦索磷布韦片 （ledipasvir and sofosbuvir）	美国	2014-10-10	丙肝
11	索磷维伏片 （sofosbuvir；velpatasvir；voxilaprevir）	美国	2017-07-18	丙肝
12～49	……	……	……	……
50	注射用艾诺凝血素 α （coagulation factor IX recombinant，Fc fusion protein）	美国	2014-03-28	乙型血友病
51	注射用司妥昔单抗 （siltuximab）	美国	2014-04-23	多中心卡斯特莱曼病

信息来源：《2021 年度药品审评报告》的附件 3,即《2021 年临床急需境外新药审评审批情况》。

四、医药产业发展目标

　　"十四五"时期,我国将以高质量发展为主题,全面迈入高质量发展新阶段。医药产业将在高质量发展中获得巨大机遇,主要包括三方面:一是医药产业处于国家创新战略的龙头位置,也是满足人民日益增长的美好生活需要的重要力量,未来将获得更多的发展机遇。国家推进粤港澳大湾区、海南博鳌乐城国际医疗旅游先行区等重点区域建设,探索更符合国情、更科学的监管方式,加速内外融合,促进产业发展。二是随着我国从发展中国家向发达国家迈进,大量未被满足的中高端临床需求将被唤醒。同时,随着我国步入老龄社会以及"三孩政策"全面落地,医疗需求不断增长。可以预见,未来我国医药市场还将继续高速增长。医药制造业产品开发将从低附加值转向高附加值,企业生产制造、工艺技术水平和创新研发能力将大幅提升。三是随着我国政策环境持续鼓励创新研发,中国原创新药研发能力持续提升,企业出海实现创新药惠及全球患者,势在必行。

根据《"十四五"医药工业发展规划》,发展目标如下。

到2025年,主要经济指标实现中高速增长,前沿领域创新成果突出,创新驱动力增强,产业链现代化水平明显提高,药械供应保障体系进一步健全,国际化全面向高端迈进。

规模效益稳步增长。营业收入、利润总额年均增速保持在8%以上,增加值占全部工业的比重提高到5%左右;行业龙头企业集中度进一步提高。

创新驱动转型成效显现。全行业研发投入年均增长10%以上;到2025年,创新产品新增销售占全行业营业收入增量的比重进一步增加。

产业链供应链稳定可控。医药制造规模化、体系化优势进一步巩固,一批产业化关键共性技术取得突破,重点领域补短板取得积极成效,培育形成一批在细分领域具有产业生态主导带动能力的重点企业。

供应保障能力持续增强。重大疾病防治药品、疫苗、防护物资和诊疗设备供应充足,医药储备体系得到健全;基本药物、小品种药、易短缺药品供应稳定,一批临床急需的儿童药、罕见病药保障能力增强。制造水平系统提升。药品、医疗器械全生命周期质量管理得到加强,通过一致性评价的仿制药数量进一步增加;企业绿色化、数字化、智能化发展水平明显提高,安全技术和管理水平有效提升,生产安全风险管控能力显著增强。

国际化发展全面提速。医药出口额保持增长;中成药"走出去"取得突破;培育一批世界知名品牌;形成一批研发生产全球化布局、国际销售比重高的大型制药公司。

展望2035年,我国医药工业实力将实现整体跃升;创新驱动发展格局全面形成,原创新药和"领跑"产品增多,成为世界医药创新重要源头;产业竞争优势突出,产业结构升级,在全球医药产业链中占据重要地位;产品种类多、质量优,实现更高水平满足人民群众健康需求,为全面建成健康中国提供坚实保障。

五、医药产业发展国际经验借鉴

医药产业比较发达的国家主要有以下几个共同特点。

(一)良好的产业发展环境

1. **优良的政策环境** 政府积极为医药产业发展构建优良的政策环境,对于医药企业发展给予资金、税收、软硬件建设等方面的大力扶持。例如,美国联邦政府每年都会向国立卫生研究机构拨款,各州政府也会向医药产业提供资金支持来鼓励创新;美国政府还制定了相应的税收优惠制度,规定企业进行医药研发的费用支出以及购买研发设备的费用支出可以用于抵扣税款。印度在2007年颁布了《国家生物技术发展战略》,为企业制定优惠税收政策,对临床试验设备和试验所用消耗品给予免除关税的优惠,对企业的研发投入则按照150%的加权税率进行减免。日本政府制定了针对本国生物技术产业的高新技术产业补助金制度,为企业研发生物新技术提供优惠条件。同时各国还健全完善的医疗健康服务体系,提高基础医疗设施和环境水平,从各层面为医药产业发展提供优良环境。

2. **健全的研发专利法律制度** 专利和知识产权保护对于医药产业发展具有正向促进作用,各国纷纷通过完善立法形式为创新提供有力保障。例如,美国在1984年颁布了《药品价格竞争与专利期补偿法》(海切法案),引入专利链接、专利补偿、试验例外(Bolar例外)、仿制药简化申请及市场独占等制度,平衡了原研药和仿制药产业,促进了美国制药工业发展;并且美国国会授权美国专利及商标局(United States

Patent and Trademark Office, USPTO)延长因 FDA 对于药品上市前安全性、有效性审查所耽搁的专利期限。海切法案颁布以来，通过专利补偿、专利链接、实验数据保护等制度的综合实施，美国处方药中仿制药使用比例由 19% 提高到 90%，原研药到期后仿制药上市比例由 35% 提高到 80%，原研药到期后仿制药从平均需要 3～5 年上市转变为通常立即上市，有些仿制药上市后 3 个月内占领 90% 的市场；美国还制定了《专利法》和《联邦技术转移法》等相关保障性法律和制度，从专利保护、技术转让、资金支持等方面全方位提供法律保障。在 1992 年，欧洲议会颁布了《补充保护证书法案》，通过授予补充保护证书(SPC)实现药品专利期延长。1993 年欧盟成立后，作为指导性规则直接用于欧盟各成员国；欧洲还制定了《生物技术发明法律保护指令》等，形成了对专利保障、知识产权保护、技术转让等强有力的法律保护体系。日本《专利法》规定了药品专利期延长的实施细则，由日本特许厅管理药品专利期限补偿的各环节；在《知识产权战略大纲》中，明确提出了对生物技术相关专利的快捷审核、审核标准的国际化以及促进大学发明向民间转移等有关措施。

3. **多渠道的融资模式** 金融要素是医药产业研发投入的重要保障，发达的资本市场和活跃的投融资活动成为各国医药公司兴起及壮大的基础保障。美国、日本等国家完善的资本市场保障了医药企业能够多渠道获得融资支持，整合社会资本、企业资金、金融资金等多种资源支持产业发展。美国大型医药企业既可以选择在证券市场和债券市场进行直接融资，也可选择政府财政支持 + 商业银行贷款的模式。在小微企业扶持方面，注重生物制药领域小微企业的发展，允许部分生物医药小微企业在纳斯达克市场上市，采用"科学家 + 风险投资"金融服务模式，加大对小微企业融资支持力度。美国还采用多元化资金支持方式，内源融资与外源融资结合，证券市场与债券市场结合，通过股权质押、知识产权质押、资产证券化、信托基金等金融创新产品，拓展融资渠道。在法国，政府通过提供种子基金、创建产业孵化器等方式，推动当地生物医药产业的发展；法国里昂生物科技园通过较为完善的金融服务体系，服务园区医药企业发展，除政府投入财政资金之外，园区建有配套的产业基金体系，集聚创业企业和风投企业，注重风险投资对园内高发展潜力医药企业的支持。日本的风险资本机构重点支持以大学研究成果为基础的医药新公司，如 2022 年，日本京都大学等宣布，设立推进利用人工多能干细胞(iPS 细胞)的再生医疗新药开发的生物风险投资公司，以实现使用 iPS 细胞的再生医疗为目标的职业精神病学。

(二)健康的产业结构

1. **重视本土医药产业链与供应链安全** 在国际经贸环境变化不确定的今天，本土医药产业链、供应链韧性和安全被各国摆在重要的位置上。美国为提升关键供应链的韧性与安全，正在构建"在岸外包""近岸外包""友岸外包"三位一体的供应链保障体系。2018 年生效的《出口管制改革法案》(ECRA)，对供应链关键环节的技术外流进行了十分严格的限制。2022 年，白宫启动了"国家生物技术和生物制造倡议"，宣布多部门和机构将利用超过 20 亿美元的资金，推进支持本土生物制造产业，确保在美国发明的一切都能在美国制造。英国制定长期且全面的供应链发展战略，以创新驱动供应链发展，着力提升制造业竞争优势，金融支持产业提升本国中小企业在供应链上的竞争力。德国重新审议了《对外贸易和支付法》，以保护供应链关键环节的德国企业不被外资恶意收购。2021 年 3 月，欧盟通过《供应链法》草案，旨在解决其在原材料、医药原料等 6 个战略领域对外国供应商的依赖，试图以"保护性措施"推动欧盟经济竞争力的回归，并"在必要时进行储备和自主行动"。日本根据"海外供应链多元化支援"政策，对生产高度集中在特定国家的产品和对国民健康生活极为重要的产品，支持企业对供应链进行多元化和分散化布局，将生产从特定国家迁往以东南亚为中心的国家。

2. **高效的产业集群发展** 产业发展园区是创新企业、科研人才汇聚的重要载体，能够快速地实现产业链条延伸和产业集群的形成。目前各国政府积极引导，在人才、资金密集的区域，打造医药产业发展园区。美国已形成了旧金山、华盛顿、波士顿、北卡罗来纳、圣迭戈五大医药产业发展园区。其中旧金山硅谷医药产业从业人员占全美医药产业的一半以上,销售收入和研发投入均占全美医药产业近六成。斯坦福大学生物医药孵化园借鉴硅谷科技园区对于产学研合作的运营经验,哺育出斯坦福大学 Biodesign 创新中心,已成功帮助创立了 51 家健康科技公司,产生了 400 多项专利,获益患者超过 270 万,筹集逾 7.079 亿美元的资金。欧洲高度重视生物医药产业的发展,目前产业集聚区主要分布在英国、德国、法国等国家。英国聚集欧洲三分之一的生物技术公司,德国大力发展生物制药等一系列高新技术,法国建成了欧洲前三的生物制药产业园区,这些产业园区聚集了包括医药企业、研究中心、技术转移中心、银行、投融资服务等在内的大量机构,为医药产业发展提供良好的发展环境和创业平台。

(三)创新的产业发展模式

1. 创新的"产、学、研"一体化体系 科研院校在医药产业发展中处于特殊地位,全球各国都在积极探索整合科研资源,发挥院校作用,促进医药产业发展。例如,美国已经形成了以高校为主导的大学、政府、企业联合的创新研发生产模式,实现了科学研究、实际应用、教学以及企业收益的最优组合,充分利用科研经费,提升科研成果转化效率。报告显示:1996—2017 年,产、学、研成果转化使美国国内生产总值增长达 8 650 亿美元,年许可总收入从 1996 年的 3.65 亿美元增长到 2017 年的 22.46 亿美元,为疾病提供新疗法,也为美国带来了 570 万个就业机会。英国各个大学、研究机构、医学慈善团体、政府机构和医疗机构紧密联系,共享资源,形成了产、学、研良性机制。日本政府推出了产学合作的发展计划,启动了"与大学联手的产业科技研究开发"计划和"产业技术应用研究开发"计划,将科研人员的新成果和企业的新产品有机结合起来,促进了科研成果的迅速转化。

2. 产业发展的国际化 医药产业竞争背景下,各国开拓海外市场,加速医药国际化发展已成为促进医药产业发展的新趋势。日本国内 14 家头部制药企业海外营收占比占总营收的近 60%。印度前十大药企平均营收在 21.8 亿美元左右,其中第一大药企营收 45.76 亿美元,海外营收占比 70%。从海外并购和建生产基地来看,日本某药企 2019 年 1 月正式宣布完成对英国某制药公司的收购,成为全球前十药企;印度仿制药占据欧美高端大市场,已成为全球最大的仿制药供应国,占据了全球 20% 的仿制药市场,供应美国 40% 的仿制药需求、全球 60% 的疫苗需求和英国 25% 的药品需求。印度前五大药企营收超过 20 亿美元,主要靠海外市场贡献。

六、我国医药产业发展存在的问题

(一)产业发展环境方面

近年来,国家推出药品审评审批制度改革、药品集中带量采购、医保目录动态调整扩容等措施,医药产业改革的方向虽然明确,但具体操作层面的政策尚不完善。如支持医药产业创新发展的财政、税收、投融资、软硬件建设等方面仍缺少具体的实施政策。此外,新版《药品管理法》提出"国家建立健全药品追溯制度。国务院药品监督管理部门应当制定统一的药品追溯标准和规范"。然而,有关药品追溯的相关文件尚未出台,目前尚不能对药品生产涉及的物料供应商控制、物料购进、生产质量管理、药品销售管理等全过程进行追溯。

(二)产业结构方面

国际产业链、供应链本土化影响我国医药产品出口。受新型冠状病毒感染疫情影响,世界各国对医药相关的需求愈发扩大,都出现了药品及医疗物资短缺的问题,各国政府都积极采取措施保障供应链稳定。在疫情初期,世界主要医药强国便发现从外国获取药品和药物成分方面遇到了困难,欧盟委员会估计供应全球的原料药有 2/3 在印度和中国生产。为了减少对外国药品供应链的依赖,部分国家宣布要实现关键药物和医疗产品的本土生产,力图在本国恢复完整的医药产业链、供应链,并不断加大医药产业投入以提升产业链韧性和安全。这种情况下,我国作为原料药出口大国和医药产品进口大国,均不同程度受到影响。如果各国片面强调自身产业链、供应链安全而减少对我国医药产品的进出口,反而不利于全球医药产业链、供应链的稳定,中国医药产业在融入全球经济时将会受到影响。

我国药品生产企业研发存在同质化现象严重等问题。这对药品供应能力和药品质量造成较大影响,研发管线赛道异常拥堵、热门靶点扎堆现象严重,主要表现在创新主体管线布局、临床研究集中在少数领域,成熟靶点扎堆现象严重、普遍存在同质化创新现象,造成了临床资源、科研资金、研究人员的浪费。根据药智数据库检索统计,截至 2023 年 5 月 18 日,热门靶点如程序性细胞死亡蛋白 -1(programmed cell death protein,PD-1)已经有一定数量的产品获批上市,但仍然还有大量产品处于申请上市或临床阶段,目前已上市的 PD-1 产品已有 135 个(图 2-1-7),面临着严重的市场超饱和内卷现象,带来激烈的市场竞争;仍然存在 950 个处于不同临床期的同靶点药品,这些企业的研发投入达不到预期的收益,过度竞争也会导致资源浪费和新药研发投资减少。

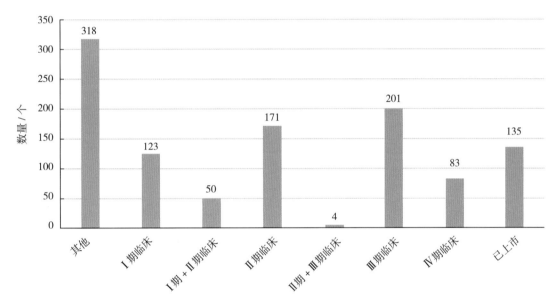

图 2-1-7 典型同质化靶点在各个阶段的品种数量

注:其他,指探索性研究 / 预试验、回顾性研究等。

出口原料药占比高,高附加值制剂占比相对来说比较少。根据中国医药保健品进出口商会的最新数据(图 2-1-8),我国医药产品的出口绝大多数以低附加值的化学原料药为主,而制剂产品(包括化药制剂和生化药)仅占少数;进口化学制剂和生物制品较多(图 2-1-9),通过出口产生的经济效益有限,且化学原料药处于价值链低端,属于"两高一资"行业(即高污染、高耗能和资源性),也就难以支撑中国医药产业结构升级。另一方面,核心竞争力差,龙头企业少、小微企业多。根据中国医药工业信息中心发布的"2021年度中国医药工业百强企业"榜单,我国百强企业主营业务收入为 10 762.0 亿元,在医药工业全部营收中的比重为 32.6%,与五年前的 23% 相比,百强企业 2021 年的集中度已增长了近 10 个百分点;但与美国 10强企业 2021 年的集中度(65.93%)相比,我国医药工业集中度仍然比较低。

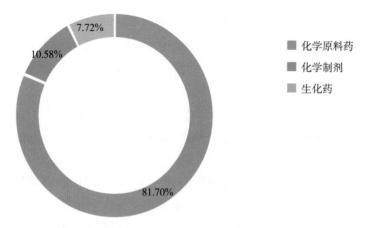

图 2-1-8　2023 年第一季度我国西药类产品出口构成

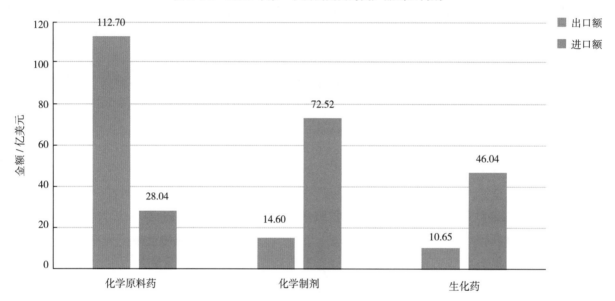

图 2-1-9　2023 年第一季度我国西药类产品进出口对比

（三）产业模式方面

我国医药产业起步较晚,底子薄,长期以仿制药和中药为主,医药原始创新能力存在短板,基础研究与转化能力与全球领先水平存在较大差距。由于现有的学术评估体系尚未改革到位,缺少完善的科技成果价值评估机制,众多科研成果仅止步于论文发表,科研转化能力有待进一步提高,"产、学、研"紧密结合的市场体系不成熟,相当一批技术研发项目无法及时实现商业转化。

虽然这几年药企在研发、临床、生产等诸多方面都有了长足的进步,但现阶段中国整体《药品生产质量管理规范》(Good Manufacturing Practice,GMP)达标情况仍参差不齐。中国医药标准与国际接轨起步较晚,中国企业的生产工艺和质量控制与国际水平仍有差距,主要体现在低端药品制造企业多,高端药品制造企业产品难以打入国际市场。

七、促进我国医药产业发展的对策

（一）优化医药产业创新发展环境

基础研究是创新的源头活水,政府部门应制定相关政策,为基础研究提供资金资助、鼓励转化医学发展、加强中小企业扶持政策、改善基础研究环境,从而使基础研究能力提升,为真正的创新开辟道路。

为实现医药生态的创新,政府部门需要紧紧把握以下要素:①做好顶层设计工作,政府部门要充分发挥其带头引领作用,构建一个优良的政策环境,结合实际制定相应的税收优惠制度,形成具有专利保障、知识产权保护、技术转让的强有力的知识产权法律保护体系,建立健全的医药生态发展体系,将创新作为推动医药产业稳定、健康及可持续发展的关键驱动力量;②以政府投资为主导,拓宽资金来源渠道,推出多渠道的融资模式,比如在证券市场和债券市场进行直接融资,让企业在药物研发方面具有充足的资金;③知识经济时代背景下,人才是推动行业实现发展突破的核心驱动力量,尤其医药企业、医药机构及当地政府部门应当形成合力,鼓励复合型人才培养,在高校中开设相应的专业与课程体系,根据实际需求提升人才培养的针对性;④国家药品监管部门尽快建立药品追溯制度,出台统一的药品追溯标准和规范,指导制药企业构建药品追溯体系,实现药品来源可查、去向可追、责任可究。

(二)继续深化医药产业结构调整

1. 夯实本土产业链、供应链根植性 我国在原料药领域已经处于亚洲乃至全球药品供应链的中心位置,在全球原料药市场持续增长的情况下,应该持续巩固和扩大我国在原料药领域的全球竞争优势,提升医药产业供给体系的适配性。我国应持续提升原料药上游产业链的主导地位,带动扩大在生物医药等下游产业链的领先,提升医药全产业链产业集群度并不断扩大关键优势,提升本土产业链、供应链的根植性。根植性是一个国家或地区的产业抵御内外部条件和环境变化而保持在当地生存、发展的能力,其源于良好的产业生态系统。为此,我国应在推进培育医药产业生态系统上下功夫,加快构建以园区开发、资本运作、成果转化、企业服务于一体的集成式医药产业园区。保证我国原料药产能,对外积极开展国际研究合作,加速推动国内产业链、供应链和国际的对接,提高对产业链、供应链的创新力、控制力,从而促进高端制剂的出口,推动产业链、供应链的全面升级。

2. 推动企业的创新差异化发展 为有效解决目前存在的创新药重复申报严重、"赛道"拥堵的弊病,需要进一步细化、完善我国药品审评审批制度,强化以临床价值为导向、以满足需求为目标,提高审评审批标准,引导新药研发和投资。当同一靶点药品上市数量增加,该疾病领域不再持续空白时,后续的药物则应当适用不同的、更高的审批标准,避免重复性申报,浪费审评和临床试验资源。促进并鼓励企业走专精特新差异化发展的创新之路。

随着精准医学和个性化医学的兴起,个性化药品是未来的大趋势,这也迫使企业必须要走差异化发展的创新路径。要明确国家新药研发鼓励方向,重点支持以临床价值为导向、对人体疾病具有明确或特殊疗效的药物创新;要鼓励对具有新的治疗机制,治疗严重危及生命的疾病、罕见病,以及儿童用药的研制。在必要的情况下可开通绿色政策通道,加大资金扶持力度,打造出具有创新特色的医药产业集群,营造良好的社会风气与环境,吸引更多资本加入其中,为相关企业创新发展提供足够的资金保障。

3. 构建产业融合发展体系 针对现行的药品产业结构,我国应积极推动原料药产业绿色发展、低碳转型,以此促进产业布局优化调整,鼓励优化产业资源配置,推进绿色生产技术改造,提高大宗原料药绿色产品比重,加快发展特色原料药和高端定制原料药,依法依规淘汰落后技术和产品。对于仍处于医药产业链中低端环节的产品,加强产品的工艺水平,提高产品技术含量,力争制造全球标准产品,提高产品的竞争力水平和利润空间;对于无法进一步提高的低附加值、低技术产品,应逐渐淘汰。由此调整医药产业结构升级,助力我国医药产业向全球产业链中高端环节迈进。

近年来,我国医药产业整体发展态势良好,工业总产值、主营业务收入、利润总额整体呈现逐年递增、但增速放缓的趋势,进一步建设制药龙头企业群和龙头区域的产业集群园区,这是未来我国药品监管部门需要进一步关注的重点,进一步提高百强企业、东南部地区药品产业的行业集中度、发展质量、利润总额,优先支持发展东南部地区龙头产业集群园区,充分发挥其对产业集群的示范作用和带动作用,利用龙头企业的辐射和聚集效应带动区域产业集群发展。

(三)创新产业发展模式

1. 构建"政—产—学—研—用"一体化创新体系　激活创新源头,鼓励政府部门、制药企业、高校、科研院所、医疗机构等建立合作关系,构建"政—产—学—研—用"一体化创新体系;加大对于医药产业相关科研课题的资助,提高医药科研成果转化率,增强制药企业、高校、科研院所等相关市场主体的创新实力;整合信息科学、人工智能、生命科学、基因技术、材料科技等领域前沿科技,积极推动互联网、大数据、人工智能等同医药产业深度融合,提高医药产品技术含量和出口附加值,促进中国医药产业创新发展。

2. 加强国际合作　随着我国药品质量把关越发精细,国际市场也越发接受我国出口的产品,近年虽然原料药不断向精细型突破,持续提升了出口盈利水平,但仍然需要行业政策导向,加速医药产业向高附加值产品方向转型。正确处理好自主创新与国际科技合作的关系,积极参与全球科技治理,实现科技自立自强,并尊重科技创新发展规律,取长补短,加强国际科技合作,善于从国际市场上吸收创新资源。

为提升医药产业的国际化和企业的自立自强本领,中国医药企业应不断提高国际化布局能力。加入药品检查合作计划(Pharmaceutical Inspection Co-operation Scheme,PIC/S)这一药品领域极其重要的国际组织,可提升我国药品 GMP 规范,组织内会员国拥有一致的 GMP 规范与检查系统,且相互承认检查结果,该组织颁发的 GMP 证书在 PIC/S 组织成员国之间相互认可,有利于我国制药企业尽快与国际接轨,能提升整个中国医药企业的生产和质量管理水平、提升整体药监队伍尤其是现场核查监管人员的素质,较大程度上缩短产品上市的时间,节省企业成本,加快产品的出口,同时降低监管压力。

第二节　质量监管

药品质量监管是指药品监督管理机构对药品的研制、生产、流通和使用环节的药品质量进行监管的过程,是维护医药产业良好生态和医药企业良性发展的重要手段。药品质量监管通常可分为上市前、上市后两部分。上市前质量监管主要通过药品注册制度,对拟上市药品的安全性、有效性、质量可控性等进行审查。这一部分内容在第一章研发注册部分已经进行了详细阐述,因此本节不再赘述。

上市后质量监管主要通过药品质量标准来保证药品按批准的工艺生产;通过药品质量监督检验和药品质量监督检查发现假劣药品,评价上市药品在生产、流通、使用环节的质量情况,并推动药品标准的逐渐完善与提高;通过上市后风险管理发现上市前未能暴露的药品安全风险。此阶段,药品质量标准是核心,理想的药品质量监督检验和监督检查,应能及时发现药品在生产、流通等环节与药品质量相关的不安全因素。

一、我国药品质量监管历程与现状

随着现代制药工业的兴起,药品质量监管理念经历了"检验论""生产论""设计论""风险论"和"全生命周期质量管理"五个阶段。根据这种新理念的改变,药品质量监管的控制点不断调整,从过去单纯依赖终产品检验,到对生产过程的控制,再到产品开发设计,并最终转变为以风险管理为核心的全生命周期产品质量的控制。我国的药品质量监管也经历了上述历程,并逐渐与国际接轨。

（一）药品质量监管历程

中华人民共和国成立初期，为确保药品质量，1950 年建立了卫生部药品食品检验所，随后又建立了卫生部生物制品检定所和三大口岸药品检验所。1961 年，由药品食品检验所和生物制品检定所合并成立卫生部药品生物制品检定所，各省（自治区、直辖市）以及地市州（盟）和部分县（旗）也设立了药品检验所。

为加强建立药品质量标准，卫生部组织并颁布了第一部《中华人民共和国药典》（1953 年版）。此版药典颁布后，制药厂即按照药典规定对产品进行质量检验出厂，医药经营部门按规定验收、调拨，药政药检管理部门按规定进行监督管理，开始进入药品质量管理的法制化。《中国药典》至今已经颁布了 11 版，最新版为 2020 年版。

1985 年 7 月实施的首部《药品管理法》规定，药品必须符合国家药品标准或者省（自治区、直辖市）药品标准，即药品标准存在国家药品标准和地方标准。从 2001 年《药品管理法》第一次修订至今，取消地方标准，规定药品应当符合国家药品标准，即国务院药品监督管理部门颁布的《中国药典》和药品标准。药品监督管理部门对药品研制、生产、经营以及医疗机构使用药品的事项进行监督检查，药品监督管理部门设置或者确定的药品检验机构，承担依法实施药品审批和药品质量监督检查所需的药品检验工作，实施 GMP 检查，加强了对药品生产全过程质量的规范管理，强化药品监督执法，加大对违法行为的处罚和打击力度。2020 年 1 月，国家药品监督管理局发布公告，决定推荐适用国际人用药品注册技术协调会（The International Council for Harmonisation of Technical Requirements for Pharmaceuticals for Human Use，ICH）Q10《药品质量体系》等 4 个 ICH 指导原则。自此，我国药品质量安全监管步入与国际接轨的进程中。

（二）药品质量监管现状

近年来，通过药品抽检与质量监督检查等工作有机衔接，形成高效协同的监管合力，我国药品质量总体安全形势平稳可控；个别企业逃避监管的违法违规企图得到有效遏制，质量安全意识逐步增强。国家药品抽检总合格率呈稳步上升趋势，公众用药安全得到有效保障。当前药品质量总体保持在较高水平，各类药品质量情况依次为：生物制品、进口药品（不含进口中药材）和国家基本药物质量水平最好，抽检合格率 100%；化学药品制剂、中成药质量水平较好，而中药饮片的质量问题最多。近年来，随着持续加强中药饮片专项抽检及信息公开监管力度，中药饮片国家药品抽检总合格率从 2017 年的 89.7%，提升至 2022 年的 99.37%。

我国现有原料药和制剂生产企业 5 228 家，共有国产药品批准文号 153 713 件。2022 年，全国共检查药品生产企业 18 457 万家次，发现违法生产企业 123 家次，发现违规生产企业 2 356 家次，立案查处 165 家次；19 家生产企业被责令停产停业，一家生产企业被吊销药品生产许可证。可见，药品生产质量监管仍不能有丝毫松懈，需要药品监管部门协同社会力量共同治理，才能确保药品质量和公众用药安全。

二、我国药品质量监管存在的问题

药品质量问题频频发生，相应的药品质量监管仍然存在不足之处，值得进一步探讨和规范。药品质量监管存在的问题如下。

（一）药品质量监管立法不完善

目前，我国药品质量监管主要以《药品管理法》为核心，多部条例及部门规章为补充，未出台药品质量监管全过程的专门立法，现阶段关于药品质量监管的法律法规主要是以分阶段、分领域为主，例如 GMP

要求药品生产企业应具备良好的生产设备、合理的生产过程、完善的质量管理和严格的控制系统,《药品经营质量管理规范》(Good Supplying Practice, GSP)主要监管药品的市场经营以及质量控制,在配套法律制度上未建立起一条完善的质量监管链。

(二)药品质量监管方式单一

目前我国实行的主要是以政府为主导的药品质量监管,现有药品质量监管的主要方式包括药品飞行检查、国家药品抽验、不良反应监测、药品投诉举报、相关法律制度以及一些创新监管形式等。缺乏生产经营企业以及消费者方的参与,忽视了社会组织、媒体等第三方监管的力量,造成监管方式单一,缺乏社会共治的理念。

(三)基层质量监管人员专业水平不高,监管力度不足

人员是进行药品质量监管的主体,人员专业素质决定了质量监管的水平。市场监管体制改革后,基层市场监管所普遍实行划片管理,无专门的药品监管部门,基层监管人员由于缺乏专业的药学知识和法律知识,在查处、检查违法案件时难以进行有效判断,从而出现有法不依、执法不严的情况。另外,市场监管工作任务繁重,药品监管人员力量紧缺,工作人员投入到药品监管上的力量非常有限,基层市场监管所药品监管工作停留于疲于应付状态,基层药品监管力量薄弱。

(四)药品质量信息共享途径不完善

药品质量监管涉及的各个部门分别保存企业的许可、注册、案件、日常监管等信息,企业档案各自保存,未建立信息共享途径,地方药品检验机构的工作需要与省级药品监督管理部门、地方药品监管分局以及市场监管部门等多部门沟通衔接,因对接部门较多,可能使部门间的沟通协调能力有限。

三、药品质量监管的国际经验借鉴

(一)以产品为主线的质量体系执法检查

从国内外的经验来看,实施以产品品种为主线,涵盖其全生命周期各个环节的安全信息和风险管控,将品种监管和体系监管相融合的监管模式具有一定的优势。美国 FDA 执行以产品为主线的检查理念,针对《现场检查报告》检查结果的分类均需药品评价与研究中心(Center for Drug Evaluation and Research, CDER)参与评估决策。欧洲药品管理局(European Medicines Agency, EMA)的检查员资格分类是按药物剂型进行的,相关剂型的检查由具备适当剂型检查资质的检查员承担,必要时邀请相关领域的专家参与。

(二)体系化的药品检查政策法规

美欧等发达国家、地区经过多年的探索,药品检查法律法规体系较完备严谨,且内容翔实、层级体例合理、可操作性强。美国 FDA 针对药品全生命周期的不同阶段,依据对药品安全性、有效性和质量可控性关注点的变化制订了《项目合规指导手册》(Compliance Program Guidance Manual, CPGM)和《管理程序手册》(Regulatory Procedures Manual, RPM)等内部工作程序供 FDA 员工参考使用;2017 年 FDA 的CDER 和法规事务办公室(Office of Regulatory Affairs, ORA)联合发布的《人用药工厂评估和产品检查协

作：基本原则》详细规定了 CDER 和 ORA 的职责、各项检查情形以及检查结果分类等内容，在现场检查中将依据 CDER 或 ORA 要求进行抽样检验。欧盟发布的《检查与信息交换规程汇编》对检查进行了分类，并对每类检查进行了详细说明，同时对药品检查机构和质量体系进行了定义，全方面对药品检查机构进行了相关要求，为各成员国实施各类检查提供了详细、完善的参考。日本药品质量管理体系以《药事法》为法律核心，以其他相关法规为辅助对《药事法》进行具体的说明和规定，层次明晰且可行性强。

（三）基于风险遴选标准的药品质量抽查检验

基于风险遴选标准的药品质量抽查检验根据药品已知或可能的安全性、有效性和质量相关的风险点，针对性确定检验项目，能够将监管资源更多地向高风险药品评价倾斜，从而提高监督检查活动的效率和效果。美国 FDA 2005 年即开始在《动态药品生产管理规范》（Current Good Manufacture Practice，cGMP）常规监督检查中推行基于风险的生产场地选择模型（site selection model，SSM），对生产场地进行监督检查优先排序并制订检查计划，即场地监督检查清单（Site Surveillance Inspection，SSIL），并制订风险要素确定药品场地的检查频率。欧盟针对集中程序获准上市的药品（Centrally Authorized Products，CAPs）建立风险管理系统，自 2009 年开始基于定量风险评估工具遴选品种。EMA 选取风险水平排序靠前的品种纳入抽检计划，每年基于定量风险评估工具选取计划中约 90% 的品种进行抽检，约 10% 的品种为随机选取。日本仿制药抽检形成了以研讨会为核心的"基于风险综合分析"的品种遴选模式，重点关注使用量大或可能存在潜在质量风险的品种。

（四）全面的药品检查信息沟通与共享机制

全面的药品检查信息沟通与共享机制能够为现场检查提供技术支持，降低检查工作风险及难度，增加现场检查的透明度和公正性，提高检查工作的效率和质量。美国 FDA 已经开发的电子实验室交换网络（Electronic Laboratory Exchange Network，eLEXNET）为全美监管职能机构提供了交换安全检测数据的平台，实现了各部门检测信息的共享，也促进了资源整合，避免重复检测。欧盟 CAPs 将信息沟通机制运用于抽检实施的每一环节，如品种遴选时 EMA 等监管机构及专家之间的沟通协作；抽样及检验时，成员国监管部门等和 MAH 的信息沟通；抽检结果运用时，EMA 等与 MAH 之间有沟通与说明机制。

（五）专业化、职业化的检查员制度

专业化、职业化的药品检查员是加强药品监管、保障药品安全的重要支撑力量，目前世界主要发达国家和地区基本都建立了专业化、职业化药品检查员制度，明确检查员分级、工作内容和培训等内容。FDA 的检查员分为 1 级、2 级、3 级，具有明确的授权检查范围，其对检查员分级并进行培训，目的就是提高药品检查的专业性，而且要求被培训的检查员必须完成所有的课程学习，被评估后方能取得各级别的证书。EMA 也建立了检查员等级制度，在现场检查后检查员要撰写检查报告，总结现场检查情况，提交给检查机构。EMA 要求各成员国从基础培训、强化培训、持续培训三个层面对检查员进行培训。日本医药品医疗器械管理局（PMDA）有自己专门的检查员队伍并将检查员分为四个级别。PMDA 会对新招募的检查员进行理论培训，考核合格后在有经验的检查员带教下参与现场检查。积累了一定经验的检查员将有机会进入国立保健医疗科学院、日本注射剂协会等机构系统学习相关专业知识，并在学习后进入药厂实习。

（六）不断完善的实时放行检测

ICH Q8（R2）中，实时放行是指将被测量物料属性和工艺控制等的数据进行有效结合，据此评估和保

证中间产品和/或最终成品质量的能力。指南称,随着实时放行检测逐渐取代成品检测,关键质量参数在产生之时就能被测量,质量控制将向上游转移。FDA 在 2004 年 9 月发布的《PAT——创新药物的研发,生产和质量保证的框架》中首次提出了实时放行的概念,并规定只有经过批准方可对上市销售产品或注册阶段的产品实施实时放行策略。EMA 于 2010 年发布了关于实时放行检测的第三版指导草案,用于代替 2001 年 9 月起欧盟施行的参数放行指南。除 PIC/S 及 EMA 出台了实时放行检验(real time release testing,RTRT)的 GMP 指南,其他监管机构均未建立专门的 RTRT 相关指南,仅在部分相关技术文件中提及 RTRT 及其相关要求。日本在 1997 年开始实施参数放行,后扩展至实时放行,发布的《实时检测放行和参数放行》中引入了"实时放行和参数放行"概念与要求。

四、加强药品质量监管的发展对策

(一)健全基于风险的药品检查机制

从美欧等国家、地区药品监管机构的 GMP 检查要求来看,一方面,在风险评估过程未将检查类型纳入风险因素,在所有检查类型中使用风险管理理念,组织具有经验的药学专家组根据产品特性、检查历史等,对场地的风险进行全面评估审核,选择高风险的情况来进行详细深入的现场检查;另一方面,根据检查要点和风险因素,结合生产品种的特性、药学研究和临床试验,针对检查记录中缺陷项较多的生产场地,加大检查力度,严控检查标准,实施更有针对性的检查,既保证了检查标准的一致性,又兼顾操作的灵活性。

因此,一方面,建议监管机构在现有的现场检查指导文件及实施经验的基础上,根据生产现场及产品的风险因素和 GMP 标准,尽快制订有可操作性的药品生产现场检查工作指南,并在全国范围内建立一致的药品检查报告模板,以实现全国各地的生产现场检查在实施和标准把握上尽量规范统一。另一方面,建议我国药品监管机构借鉴 FDA 和 EMA 较为完善的基于风险的场地评估模型,完善我国药品基于风险的 GMP 检查计划,成立专门的专家组,根据我国国情,建立企业场地相关记录的数据库,有针对性地启动现场检查,简化药品生产现场检查的标准要求,保证检查工作的有效和高效。

(二)明确检查工作衔接流程,促进协同检查

药品检查工作作为一个系统的工程,需要检查机构与其他部门机构开展协同配合工作。例如,通过省级药品检查机构与市场监督管理部门之间的协作,加强药品生产上游与流通下游之间的监督检查有效衔接。因此,在明确各个药品监管机构职责和权力的基础上,可以通过制订关于检查机构与其他机构之间的工作衔接流程,加强培养药品检查全局联动的意识,促进检查机构与其他监管机构之间的协同合作,整合不同机构部门之间的资源,提高药品检查工作效率。同时完善检查沟通机制,各地监管部门之间积极配合,资源共享。建立国家级信息化智慧监管系统,借助互联网、大数据等优势,将全国药品信息纳入一个系统,便于管理,推进信息技术和药品监管工作的深度融合。

(三)加强监管人员能力体系建设和协同监管体系建设

为应对监管岗位风险加剧的情形,一是应该持续提升药品监管人员综合业务素养,在提升沟通协调能力、现场检查技巧和风险研判能力等综合业务素养的同时,也应着力培养各专业的领军人才,例如厂房设施专家、设备专家、工艺专家、检验专家等,保障监管人员真正具备适应最严格监管的履职能力。二是

构建科学的监管协同体系。配备必要的检查设备,用完善的检查清单和检查工具作为检查的武器,对检查报告的审核建立相应的专家团队与体系机制,保障药品监管人员履职标准明确,监管运行机制畅通。

(四)建立药品检查信息管理平台

首先,可以参考欧盟经验,将管理端口前移,依托国家药品抽检信息系统建立省抽计划统一上传模块与互评机制,协同管理国抽与省抽计划,促进监管资源高效利用。其次,要梳理各省药监部门在用的信息化系统及相应的功能模块,建立整体框架体系。要多层次、多形式逐步引入药品监管条线上的所有信息系统数据,逐步建立并完善国家药品监管数据中心。再次,在全系统建立健全信息化建设和数据共享的管理制度,并纳入考核。通过考核的方式促使所有部门将所有监管事项录入信息系统并开放共享,做到能使用均使用,能共享均共享,信息填报规范化。最后,在现有药品 GMP 检查管理系统方案的基础上,进一步将研究成果投入现场检查和检查计划制订的实践中去,并在实践中对风险评估模型加以矫正。最终实现:①能对收集的监管数据分类整理,在现场检查时提示检查员对风险点进行重点检查;②根据药品企业产品情况、质量安全情况和信用情况等风险要素,对监管企业实施分级监管;③对药品质量实时全面感知,预测和识别风险发生。

(五)构建药品检查员队伍和培训体系

对标 PIC/S 检查清单,综合考虑我国 GMP 检查现状,合理构建起适应药品监管需求的专业检查队伍力量,建立协调统一的检查机制和检查员培训体系,提供高质量培训以建立职业化检查队伍。可以参考 PIC/S 通过周期性、持续性的高峰论坛、研讨会、专家圈、参与联合观察项目、辅导性检查计划以及审计员培训等诸多方式,为 GMP 检查员提供一个重要的培训和学习平台,有效提高 GMP 检查员的经验水平。加快《职业化专业化药品检查员教育培训管理办法》(国药监人〔2021〕45 号)配套措施的出台,分析不同等级检查员的培训需求,建立完整的检查员培训体系。各级 GMP 检查机构应基于培训体系制订年度培训计划,除检查技术外更加注重检查理念、协调沟通、质量体系等方面的培训,提高培训的广度与深度。

五、药品质量监管发展趋势

(一)强化全生命周期质量管理意识,构建药品全生命周期质量管理体系

随着人们对药品质量的认识不断深入全面,药品全生命周期质量管理理念逐渐深入人心。MAH 和药品生产企业应强化全生命周期质量管理意识,建立产品质量回顾性分析工作程序,对药品全生命周期的各个阶段发生的质量问题等信息进行全面收集、系统分析,提出改进意见和措施,提升质量管理水平。在研发中引入质量保证和风险管理,能使研发工作和新药的安全体系建立更加科学和缜密。在药品上市后的临床应用中引入质量保证和风险管理,加强药品不良反应监测与报告,使用药更加合理和安全。药品生产企业的全生命周期的质量管理体系有效运行,才能真正确保药品质量安全有效,最终保障我国人民的身体健康。

(二)药品质量管理理念与措施逐渐与国际接轨,质量管理水平不断提升

2017 年,中国药监部门加入 ICH,并于 2018 年当选为 ICH 管委会成员,中国药品注册管理制度加速与国际接轨。2020 年 1 月 10 日,国家药品监督管理局发布公告,决定推荐适用 ICH Q8、Q9、Q10、Q11 四

个指导原则。此后,国家药品监督管理局通过不断完善指导原则体系、加大对企业实施 ICH 指导原则的培训力度,积极推动 ICH 指导原则在中国的转化应用。在国家药品监督管理局的积极推动下,上述指导原则的核心理念,如质量源于设计(QbD)、质量风险管理、药品质量体系、设计空间、控制策略、知识管理等更广泛地被药品生产企业理解和认同;药品质量体系的建设不断完善,其中的四大要素——工艺性能和产品质量监测系统、纠正和预防措施系统、变更管理系统、工艺性能和产品质量的管理回顾更有效地应用到生产质量管理实践之中。药品生产企业的质量管理水平将不断提升,最终实现药品质量体系的三大目标——确保产品实现、建立和保持受控状态、推动持续改进,进而推动国家药品监管国际化水平的不断提升。

此外,2021 年 9 月,国家药品监督管理局启动 PIC/S 预加入申请工作。加入 PIC/S,借鉴国际管理经验,有助于完善我国药品 GMP 标准,改进我国 GMP 检查体系,推动药品检查员队伍建设,加强国际检查交流合作,将进一步提升我国药品生产质量管理水平,从而促进医药产业高质量、国际化发展。

(三)借助大数据、区块链等技术手段,助力药品质量监管信息化

药品质量监管隶属于社会服务管理的一部分。随着互联网的出现及各种新型计算机技术的发展,人类正从工业时代向知业时代及智业时代迈进。大数据时代借助各种新型信息技术手段创新社会服务管理,成为关乎国家繁荣发展与社会安全稳定的重大问题。我国的药品监管信息化建设已经取得明显进步,未来利用物联网、大数据、区块链等技术手段推进药品质量监管的进程将会越来越成熟。而客观的药品质量信息、不良反应信息与药品使用情况的结合,有利于提高民众对药品监管的信任度。因此需要利用药品质量监管大数据,向公众准确、及时(动态)地发布药品质量信息;发现上市药品的共性质量问题,通过实施追溯系统,保障药品的质量;根据药品的关键质量属性,设置各类警戒线,及时发现各类生产、贮存、流通、使用中的隐患;推进药品全生命周期数字化管理,在安全可控的基础上,共享药品研发、生产、经营、上市后评价等各环节药品质量监管信息,实现全生命周期监管。

(四)实施中国药品监管科学行动计划,助力药品质量监管科学化

自 2019 年 4 月中国药品监管科学行动计划启动实施以来,国家药品监督管理局连续发布两批 19 个监管科学重点研究项目,评审、建设了 14 家监管科学基地和 117 家监管科学重点实验室。未来通过持续推进监管科学行动计划,监管机构能够及时将药品质量监管的新工具、新标准、新方法应用到药品标准制定、药品研发生产及质量控制、药品检验及监督检查等质量监管工作之中,对于保障药品质量、维护公众用药安全、促进药品监管能力提升从而实现药品监管智能化、推动产业创新和高质量发展都将发挥积极的作用。

(五)坚持社会共治原则,实现药品质量监管主体多元化

新版《药品管理法》首次提出了药品安全"社会共治"的原则。药品质量监管绝不仅仅是监管部门或生产企业的事情,而是药品行业协会、新闻媒体、社会公众等各相关主体都应主动参与。药品监管机构通过进一步完善有奖举报制度,畅通投诉举报渠道,充分发挥 12315 热线和全国 12315 平台作用;各相关主体发现药品质量问题,都可利用各类投诉举报渠道进行上报,履行好社会监督、舆论监督的职责,齐心合力共同保障药品质量安全。

(六)建立信用管理体系,实现行业自我净化

按照新版《药品管理法》要求,各地建立药品安全信用档案,实行属地管辖。监管部门对辖区内MAH、药品生产企业建立药品安全信用信息档案,记录许可颁发、日常监督检查结果、违法行为查处等情况,依法向社会公布并及时更新;将药品安全信用状况依法记入企业和个人信用记录,纳入全国信用信息共享平台,将严重违法失信企业和个人列入市场监督管理严重违法失信名单,依法依规实施跨行业、跨领域、跨部门失信联合惩戒。通过强化信用管理,规范持有人和药品生产企业合法合规生产,从而确保药品生产质量,实现行业自我净化。

第三节 上市后风险管理

上市后风险管理是指MAH运用多学科方法对已上市药品的风险进行评估、控制、沟通及回顾的系统过程,是一个循环往复的动态过程,通过持续的风险评估、控制、沟通及回顾,使上市药品的风险效益比最大化,达到平衡状态。药品作为特殊商品,具有明显两重性,即在产生治疗效果的同时,亦隐含安全风险。由于上市前临床研究具有时间短、样本小、试验对象单一等局限性,一些罕见的、针对特定人群的、长期的不良反应难以在上市前得到有效控制。因此,开展合理有效的上市后风险管理,有利于及时发现临床试验中未确定的低发生率不良反应、药物长期效应以及药物相互作用等,降低其对人类健康的损害,对药品安全监管至关重要。

我国药品上市后风险管理的政府主管部门是国家药品监督管理局,技术工作由药品评价中心(暨药品不良反应监测中心)承担。上市后风险管理过程包括持有人在药品全生命周期对药品风险的识别、评估、控制、回顾与沟通等。

一、药品上市后风险管理发展历程

(一)国际药品上市后风险管理历程

20世纪50年代初期,美国就针对单个药品建立了药品不良反应(adverse drug reaction,ADR)登记报告制度。美国医学会于1954年建立ADR监测报告系统,主要收集某些药品,特别是氯霉素引起血液系统、造血器官的ADR病例。

"反应停事件"后,世界各国开始认识并重视药品上市后风险问题。1961年,美国将药品不良反应监测扩大到对所有药品的ADR收集。1964年,英国黄卡制度的建立宣告了药品不良反应监测制度的诞生,至此各国开始实施药品不良反应监测与报告制度。

2004年9月,某公司的"万络事件"让世界对药品上市后的风险管理有了更深刻的认识,美国和欧盟都对其风险管理系统进行了重新评估,并于2005年分别发布了相关的药品风险管理指南和文件。2005年发布的《药品上市前风险评估》《药物警戒规范与药物流行病学评价》和《风险最小化行动计划的制定和应用》,体现了FDA对风险管理的理念,是风险管理体系的核心。2007年,FDA发起一项新举措,即风险评估和减低计划(risk evaluation and mitigation strategies,REMS),其目标是确保药品的获益大于风险。EMA于2005年发布了《人用药品风险管理体系指南》,该指南采纳了ICH E2E的安全信息说明和风险管理计划的概念,阐明了风险管理的各项要求。

2005 年 11 月,ICH Q9 质量风险管理通过 ICH 第四步程序,开始在 ICH 三方(美国、欧盟和日本)的药政部门使用。为了指导制药行业更好地实施质量风险管理,ICH 委员会组织专家对 ICH 指导原则 Q9 进行了修订,于 2021 年 12 月 16 日发布了 Q9 指南修订草案以公开征求反馈意见,并于 2023 年 1 月 18 日正式通过,建议其成员国监管主体施行。

根据美国、欧盟和 ICH 上述风险管理指南,MAH 是实施上市后风险管理的主体。MAH 采用药品不良反应监测和上市后安全性研究等措施,识别药品风险,利用适宜的风险管理工具来评估和管理风险,将风险降低到可接受程度。如果通过风险评估和控制之后,药品风险仍然大于效益,则可采取药品召回直至撤市的风险管理行动。

(二)我国药品上市后风险管理历程

中华人民共和国成立初期,我国的药品上市后风险管理措施主要包括药品不良反应监测及药品的品种整顿与淘汰。20 世纪 50 年代,卫生部针对青霉素不良反应较严重的问题,着手建立青霉素不良反应报告系统。1982 年,卫生部淘汰了链霉素以及四环素类药品的各种儿童制剂。

1985 年颁布实施的《药品管理法》中关于药品不良反应监测的条款,明确把开展监察报告工作作为各级医疗卫生单位的法定任务。1999 年 11 月,国家药品监督管理局会同卫生部联合颁布《药品不良反应监测管理办法(试行)》,使我国药品不良反应监测工作走向法规化、制度化的轨道。2004 年和 2011 年,国家食品药品监督管理局、卫生部先后两次修订《药品不良反应报告和监测管理办法》。

进入 21 世纪,随着我国经济的快速发展,公众对生命和健康的重视程度不断提升。"亮菌甲素事件""欣弗事件"等药害事件,使药品安全与风险问题成为国家和社会关注的焦点,药品上市后风险管理的理念与方法开始在部分药企中应用。

2017 年,CFDA 成为 ICH 正式成员。加入 ICH,意味着中国的药品监管部门、制药行业将逐步与国际接轨;同时,我国开始系统研究药品质量体系,借鉴其他国家药品风险管理经验,提升药品质量管理水平。2020 年 1 月 10 日,国家药品监督管理局发布公告,决定推荐适用 ICH Q9《质量风险管理》、Q10《药品质量体系》等 4 个 ICH 指导原则。并明确要求自公告发布之日起,推荐申请人按照 Q9、Q10 及问答文件的要求开展药品质量相关工作。自此,我国药品质量风险管理正式与国际接轨。

新版《药品管理法》正式将风险管理写入法律文件,并明确要求:"药品上市许可持有人应当制定药品上市后风险管理计划,主动开展药品上市后研究,对药品的安全性、有效性和质量可控性进行进一步确证,加强对已上市药品的持续管理"。为了更好地指导持有人开展药品上市后风险管理工作,国家药品监督管理局又相继发布《药品生产监督管理办法》《药物警戒质量管理规范》《药物警戒检查指导原则》《疫苗生产流通管理规定》《"临床风险管理计划"撰写指导原则(试行)》等法规和指南,督促持有人落实药物警戒和上市后风险管理主体责任,确保药品全生命周期的质量与安全。

从我国近年发布、更新的法规或指南可以看出,我国监管机构更加重视对药品的风险管理,对如何实施风险管理同时符合我国的国情特点进行了深入思考。企业也应不断学习、更新风险管理经验,努力制订符合要求的风险管理计划,加强药品上市前后风险管理。

二、药品上市后风险管理

(一)药品上市后的风险管理过程

根据 ICH Q9《质量风险管理》指南,完整的上市后风险管理过程包括应用风险管理工具进行风险评估、风险控制、风险评审、风险沟通等内容(图 2-3-1)。风险评估是在一个风险管理过程中用于支持所做的风险决策的组织信息的系统过程,其包含对危险因素辨识,对暴露在这些危险因素相关风险的分析、评价。风险控制是指作出的降低和 / 或接受风险的决定,包括风险减低和风险接受,目的是降低风险到一个可接受的水平。风险评审是考虑(如果可能)运用关于风险新的知识和经验来评审或监测风险管理过程的输出 / 结果。风险沟通是在决策者和其他风险涉众之间分享有关风险以及风险管理的信息。

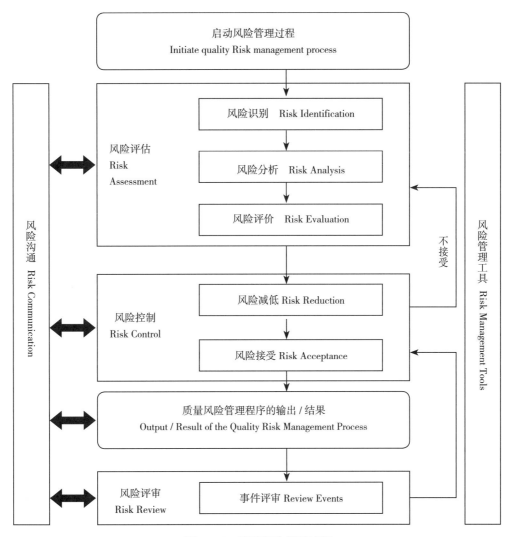

图 2-3-1　药品风险管理过程

制药业界与监管部门可以使用公认的风险管理工具、内部程序(如标准操作程序)来评估和管理风险。主要包括:基本风险管理简易方法(流程图、核对单等);故障模式效应分析(failure mode and effect analysis,FMEA);故障模式影响与严重性分析(failure mode,effect and criticality analysis,FMECA);故障树分析(fault tree analysis,FTA);危害分析关键控制点(hazard analysis and critical control point,HACCP);危害及可操作性分析(hazard and operability analysis,HAZOP);预先危险分析(preliminary hazard analysis,PHA);风险排行与过滤;辅助性统计工具。风险控制依赖一系列风险干预措施,即风险最小化措施来实现,如修改药品标签和说明书、制定患者用药指南、发送至医务人员的信、暂停生产与销售、启动药品召回程序、撤销上市许可、对个别患者提供特殊供应渠道等。

（二）上市后风险管理计划

风险管理计划是用以描述药品当前安全性情况及持有人将如何进行药品风险管理的文件，美、欧、日对此都有所要求。对于已上市药品，若从临床试验数据、药品不良事件报告等中发现新的安全性信息时，为确保药品的效益大于风险，FDA 会通知申请人在 120 天内提交 REMS。EMA 明确规定：2012 年之后上市的药品，持有人在进行药品上市申请时需要提交风险管理计划（risk management plan，RMP），此后持有人也可应监管部门要求或主动更新 RMP；而 2012 年之前的药品，通过风险和获益的比较决定是否提交RMP。

我国在新版《药品管理法》中明确提出了 MAH 应当制订上市后风险管理计划，开展上市后研究，加强持续管理。2022 年 1 月 6 日，国家药品监督管理局药品审评中心正式发布了《"临床风险管理计划"撰写指导原则（试行）》。文中提出药品在获批上市后，MAH 应基于"临床风险管理计划"的内容，按照相关法律法规或指导原则的要求，形成"药物警戒计划"和 / 或"上市后风险管理计划"，转化过程中应充分参考上市申请获批时经国家药品监督管理局药品审评中心确认的"临床风险管理计划"，并保持相关内容的一致性和可衔接性。

上市后风险管理措施，通常以风险管理计划的形式进行。应详尽阐述如何在临床应用中识别已知风险与潜在风险，提出与风险相匹配的药物警戒活动计划和风险最小化措施，从而确保全面搜集药品安全风险信息，并通过信息分析与评估，采取措施降低风险。

药物警戒计划作为药品上市后风险管理计划的一部分，包括药品安全性概述、药物警戒活动，并对拟采取的风险控制措施、实施时间周期等进行描述。药物警戒计划应当报持有人药品安全委员会审核。风险最小化是采用一系列措施减少药品不良反应发生的可能性或减轻其严重程度。常见的风险最小化措施，主要包括修改说明书、提高标准、改进工艺、信息告知、重点监测、宣传、培训、教育、药房控制、处方大小或正确性控制、患者知情同意、限制性获得计划、召回、暂停、撤市等。

【案例分析 2-3-1】异维 A 酸的风险控制措施

1982 年，异维 A 酸被批准时，其原研药企业根据动物实验发现异维 A 酸具有胚胎致畸性，从而将其标记为对人胚胎有较高致畸风险的药品。基于此，原研企业在药品上市后采取了一系列风险控制措施。最先通过药品说明书和警示异维 A 酸使用风险的信件，向患者和处方医师提供相关风险信息，旨在减少因服用异维 A 酸导致出生缺陷的妊娠，但是悲剧仍然不断发生。从 1982 年异维 A 酸首次上市到 1987 年，美国 FDA 的不良事件报告系统数据库累计收到 144 份使用异维 A 酸期间胎儿先天性异常报告和 268 份流产（包括人工流产和自然流产）报告。

为了进一步控制该药不良反应带来的药害事件，1988 年，原研企业建立了一个预防孕期服用异维 A 酸的计划，进一步完善了风险控制措施。该计划包括进一步完善说明书、对患者和处方医师进行教育宣传及书面或口头警告、制订患者知情同意书、进行患者服药期间调查等。但是，1989—2000 年，FDA 仍持续累计收到 234 份先天性异常报告和 1 063 份流产报告，平均每年收到 20 份先天性异常报告和 89 份流产报告。

因此，2000 年，原研企业重新修订了上述计划，并将其命名为异维 A 酸致畸性管理系统（system to manage accutane related teratogenicity，SMART），此系统也是美国首个药品风险控制系统。然而，后来 FDA 发现有些公司会绕过 SMART 计划，通过互联网非法销售国外生产的异维 A 酸。2004 年 2 月，原研企业与 FDA 一同评估 SMART 计划，结果发现该计划仍未达到降低胎儿出生缺陷的目标。

基于此,FDA与该原研企业对SMART计划进行修订,拟定了一项更严格的限制性分销计划,称为iPLEDGE计划,于2006年3月获得FDA批准。总体而言,异维A酸风险控制措施的目标为:防止胎儿接触异维A酸,告知处方医师、药师和患者异维A酸的严重风险和安全使用条件。为实现上述目标,异维A酸的风险控制措施包括制定药物指南、规定确保安全使用要素(elements to assure safe use,ETASU)、开发执行系统(iPLEDGE系统)、定期填写评价时间表等要素。

FDA要求在风险控制措施被批准后至少应在18个月、3年和7年内完成评估,以确定这些措施是否达成既定目标,或者是否需要修改这些措施的目标或要素。iPLEDGE计划被批准的18个月后,FDA在2007年8月的咨询委员会会议上审查了iPLEDG计划第1年的执行情况,发现虽然有122例育龄女性患者怀孕,但是这些患者几乎都报告接受避孕咨询和收到相关教育材料,并使用了2种避孕方式。基于评估结果,FDA于2007年12月对iPLEDGE做了额外的修改,以调整获得处方的限制时间。例如,该计划原来要求:如果患者在就诊后7天内没有填写相关的登记表,则在接下来的23天内禁止该患者填写登记表。修订后的iPLEDGE取消了药品的23天"锁定期"。

异维A酸的风险控制措施已于2010年完成评估。之后,异维A酸的风险控制措施后续有7次变动,主要内容变动不大,一般仅对REMS文件、附加材料、REMS支持文件、iPLEDGE网站中的一些术语、排版等进行调整。

三、我国药品上市后风险管理存在的问题

近年来,国家药品监督管理局积极推动风险管理在中国的转化应用,先后出台《药物警戒质量管理规范》(2021年12月1日实施)和《药物警戒检查指导原则》(2022年4月15日实施),要求持有人应当根据风险评估结果,对已识别风险、潜在风险等采取适当的风险管理措施。在药品风险识别和评估的任何阶段,持有人认为风险可能严重危害患者生命安全或公众健康的,应当立即采取暂停生产、销售及召回产品等风险控制措施,并向所在地省级药品监督管理部门报告。但目前我国持有人开展上市后风险管理总体形势仍不乐观,现将面临的主要问题概述如下。

(一)法规体系尚不完善

风险管理是《药品管理法》明确提出的药品管理基本原则之一,在此后修订的《药品注册管理办法》《药品生产监督管理办法》中,都将风险管理的理念贯穿其中。《药品管理法》中明确提出药品上市许可持有人制度与药物警戒制度,并对持有人开展药物警戒工作提出要求;随后出台《药物警戒质量管理规范》和《药物警戒检查指导原则》,可以较好地指导持有人开展药物警戒工作。但其他法规文件,如《药品管理法实施条例》与《药品不良反应报告和监测管理办法》(卫生部第81号令)等尚未及时修订;仍缺乏药品上市后风险管理的相关法规文件及实施指南(如致医务人员的函、患者安全用药提示等风险沟通的指南等),使本来就缺少药品上市后风险管理经验的企业在面对越来越多的管理要求时无从下手,也使管理部门对企业提出的很多要求落空。

(二)组织管理体系不够健全

我国已建立以风险管理为核心的,覆盖药品全生命周期的药物警戒制度,当前上市后风险管理主要依托省级及以上药品监督管理部门对持有人自行开展及其委托开展的药物警戒活动进行监督检查。药品监督管理部门设立或者指定的药品检验、审评、评价、不良反应监测等其他机构为药品检查提供技术支撑。

但由于当前我国并未建立专门的覆盖药品全生命周期的风险管理组织机构,在具体实施过程中,CDE负责药物临床试验申请、药品上市许可申请等注册工作和临床试验期间的药物警戒工作;省级药监部门负责药品上市后药物警戒日常监管和监督检查工作,但对药品监管部门建立警戒机构尚未作出明确规定。由于在药品上市许可批准前后,持有人、CDE与省级药监部门之间缺乏针对药品临床试验期间的重要风险问题的沟通渠道,不利于省级药物警戒部门监测风险,不利于省级药监部门及时控制相关风险,也不利于对持有人的药物警戒活动实施高效的上市后监管。

同时,由于国家药品监督管理局于2022年4月15日发布并实施《药物警戒检查指导原则》。相较于药品不良反应监测的检查,药物警戒检查在内容上,增设药物警戒计划、药物警戒系统主文件、风险沟通等药物警戒活动,这对药物警戒检查员的专业素养提出了更高要求。当前各级药监部门针对最新药物警戒检查要点开展专题培训的数量和力度尚显不足,不利于专业化药物警戒检查员队伍的建设和检查能力提升。

(三)药物警戒数据库建设有待加强

药物警戒是药品风险管理的重要组成部分,也是风险识别的主要工具和途径。在欧美,学术机构、行业协会和公众均有一定的药物警戒数据库访问权限。但在我国,目前还未建立涵盖药品全生命周期的药物警戒数据库,主要是通过药品不良反应监测数据库开展上市后药品风险监测,且仅限于药品研制、生产、经营、使用和监管部门使用,学术机构、行业协会和公众没有权限获取我国药品不良反应监测数据库的相关数据,仅能通过年度报告的方式了解相关信息。药物警戒数据库的缺失、信息公开度不高和共享机制的不完善,不利于药物警戒工作开展和公众药品安全认知水平的提升。

此外,我国缺乏公众直接报告不良反应的途径,只可通过持有人或医疗机构进行上报,在一定程度上会漏失一部分不良反应报告。国家药品监督管理局在《国家药监局关于进一步加强药品不良反应监测评价体系和能力建设的意见》中提出,至2025年实现不良反应报告途径丰富化,探索患者直接报告不良反应新渠道。但截至目前,尚未实现患者直接报告不良反应。

(四)实施上市后风险管理主观意识不强,缺少风险识别和控制的能力

我国MAH和医药企业对药品上市后风险管理的重要性认识不足,忽视了药品风险管理理念和方法的学习和应用;还有部分企业虽然意识到了其重要性,但是在主观思想上不重视,墨守成规,拒绝接受和学习新思想、新方法,缺乏探索创新意识。从近年我国采取的措施看,无论是发布通报、公告、修改说明书,还是召回、暂停、撤市,药品监督管理部门是所有措施中的主力军。

除了缺乏风险管理主观意识,目前大多数企业还缺乏识别风险、评估风险、控制风险等能力。表现为MAH和医药企业对药品的风险干预十分有限,缺乏成熟的药物警戒和风险管理计划,风险评估多运用FMEA和定性判定,尤以个人经验和主观判断为主,其他风险评估工具应用较少,风险管理工作处于被动状态。

(五)公众对药品风险缺乏正确的认识

公众对药品风险的认识存在很多误区。一是用药中忽视风险,存在大量不合理用药现象。我国的老百姓甚至一些专业人员认为看病就要用药,用药就要用"贵药""好药""进口药",且更多选择注射剂,认为疗效更好,从而导致很多超适应证用药、过度治疗现象的发生。二是不能正确看待药品风险。比如,药品不良反应是药品固有风险,是不可避免的。很多公众认为药品说明书中不良反应描述越多,该药品风险越大,因此拒绝使用该药品治疗疾病。造成上述现象的主要原因是面向公众的药品安全知识宣传不够。

老百姓无从了解药品安全情况,药品安全信息存在严重的不对称现象。

公众缺少对药品风险的正确认识也带来了管理上的问题,一是监管部门对很普通的药品安全性信息的发布变得谨慎,很难改善现在的信息不对称现象;二是影响了管理部门和企业对风险管理手段创新的信心。在国外看来很常规、很简单的信息干预手段,都可能影响到国内药品的正常使用,如果引入行为干预,可能会对药品使用产生更大的影响。由此导致部分创新干预手段难以推进。

四、上市后风险管理的国际经验借鉴

(一)较为完善的风险管理计划

RMP 在日本新药上市批准至上市后再审查过程中不可或缺,是持续动态更新的批准证明文件之一。日本药品上市后再评价体系中的特色省令法规、审评条件、技术进展及社会共治理念等,在政府对 RMP 的监管中都有所体现。欧盟 RMP 是一套药物警戒行为和风险干预措施,可标记、阻止或最大限度地降低相关风险,并评估干预措施的有效性,于 2005 年被提出,2012 年要求所有新药的营销许可程序均应包含 RMP,对未执行 RMP 的药品,若出现新的安全问题或变更营销许可权,也需引入一个 RMP。

(二)药品风险管理的社会共治

日本由政府主导,在宏观方面建立"政府—药企—社会公众治理链",调动社会公众参与治理,促进了风险管理的公开、民主;在微观方面衔接"药企—医务工作者—患者信息链",医务工作者与药师将药企制订的风险最小化措施运用于临床实践,由此可更好地监控早期不良反应,及时反馈,促进了 RMP 的更新。欧盟是各个成员国协同监管,体系内每个成员国对自身的国内药品安全监管负责。政府、企业、行业协会组织等通过统一建立的预警体系和药品安全全过程协同监管进而推动整体药品安全监管系统运行的稳定。这一模式超脱地域局限,实现跨区域和国家的平衡,除此之外,还建立了全过程的精密监控和药品追溯机制以及确保相关工作顺利进行的各项法律制度和行政手段,实现信息的共享和公开。

(三)较为充分的风险沟通

欧盟和美国对于 MAH 开展风险沟通都有较详细的规定及要求,都提出针对不同的沟通对象,MAH 应采用相应的沟通方式,并制订有针对性的沟通内容,主要包括:①将重要的风险信息直接传达医务人员;②使用通俗的语言撰写面向公众发布的沟通文件;③发布到媒体、网页等渠道的新闻公告;④科学期刊发表风险信息等。另外,美国还建议 MAH 在规划风险评估和风险最小化活动时,应当考虑相关医务人员、患者和第三方付费者等的意见,并开展药品安全性沟通。

五、上市后风险管理的发展对策

(一)健全组织管理体系

日本药品上市前后的监管和评价都在 PMDA 的新药审查部门,真正实现了药品全生命周期的统一管理。从上市前审评资料、药品风险管理计划的提交,到上市后的再审查和评价,都由同一个部门开展,监管机构能随时了解并指导药品的风险获益评估状况。而我国药品上市前的审评和上市后的评价由两个独立的部门开展,可能存在部门之间沟通不畅、评价的尺度不一等问题。建议我国参考日本建立统一的上市前后评价技术部门,或者在现有框架下建立有效的沟通机制,减少因衔接问题导致的评价尺度不一致问题。

(二)加强药物警戒数据库建设与管理

药品上市后安全数据管理体系的优化,强调使不良反应监测服务于药物警戒决策,而信息通信技术的应用可从技术体系层面提高监测与评价的效率,有助于实现政府与药企之间药物警戒数据的对接。首先,全面升级药品监测报告系统,持续推进药品监测评价智慧监管项目,全面强化监测数据的收集、整合、共享和挖掘利用。其次,研究探索数据报告新渠道,按照社会共治要求,研究探索患者报告不良反应以及与电子病历对接等其他数据来源的新渠道。最后,积极参与建设品种档案。

(三)完善上市后评价法规体系

上市后评价体系的完善依靠政府出台专门的安全管理规范性文件,在健全不良反应数据监测的基础上,政府应当出台有关 RMP 制定的指南文件,引领 RMP 系统的完善。国家药品监督管理局药品审评中心不仅有必要将 RMP 列为审批条件和上市后再评价考察因素,还应当定期核查药企的安全性更新报告、上市后安全性研究及风险管理计划等执行情况。日本《药品上市后研究质量管理规范》(*Good Post-marketing Study Practice*,GPSP)第二条规定了面向所有药品的"使用成绩调查",目的是了解并控制药品未知的副作用,掌握药品使用时副作用的发生情况,以及发掘可能影响其安全性或有效性的因素。与《药物警戒质量管理规范》(*Good Vigilance Practice*,GVP)相似,GPSP 并非日本《药事法》的实施细则,而是纲领文件,其用较短的篇幅说明了药品上市后安全性研究的监管思路,在给予药企充分部署自由的同时,从质量管理、药物警戒、上市后研究等方面全方位践行监管要务,监管逻辑明确。这对于我国未来药事法规的修订也有一定的启发意义。

(四)推进风险管理中的社会共治

药品上市后安全数据管理体系和上市后评价体系的实施主要依靠政府和药企,而风险管理中的社会共治强调公众主体的参与,故应由政企联动提供平台,构建"政府—药企—社会公众治理链",有效衔接"药企—医务工作者—患者信息链",从监管理念的层面进行变革,实现阳光监管、科学监管。日本 PMDA、医疗机构和药企合作,通过在 PMDA 主页上公布 RMP 和相关材料、赋予用药指南 RMP 标志、通过 PMDA 订阅媒体系统发布信息更新等,为推进 RMP 的有效利用采取了各种措施。这便是政府引导下"药企—医务工作者—患者信息链"的一种构建模式,对我国药品风险社会共治的建立有着一定的启发。

(五)加强风险沟通

建议我国监管部门参照国际做法,制订药品风险沟通指南或战略计划,从以下几个方面入手,全面强化药品风险沟通工作。第一,将风险沟通提升高度,制定一个长远、清晰的发展规划,以建立公众对药品安全的理性认识为基础,借鉴 FDA《风险沟通与健康素养战略计划》,列出重点领域及具体实施步骤,分阶段、有策略地逐步开展。第二,进一步扩大公众参与程度,如举行大型公众参与会议等方式去收集、了解公众对药品安全信息的认知程度以及对药品信息的不同需求,赋予公众主动思考、提问、建议甚至是作出决策的权利,从而更有效地开展风险沟通。第三,将沟通时间提前并根据目标受众的文化素养、专业背景等差异,以不同形式、内容和语言沟通药品风险信息。沟通内容既要增强信息与目标受众的相关性,又要清晰地呈现出潜在危险的严重程度,还要使受众有能力执行建议及相信改变必然会带来积极的效果。第四,根据沟通对象、沟通内容及风险信息发现的阶段不同,探索更为主动有效的沟通渠道。

六、上市后风险管理的发展趋势

(一)向贯穿药品全生命周期的风险管理转变

未来药品风险的识别、分析和控制将不仅仅停留于上市后,而是与上市前药品研发有机结合起来,从而转变为全生命周期的药品风险管理。在药品研发、临床研究阶段早期建立风险的识别和评估体系,同时通过有效的控制措施,保护受试者的安全;而由此积累起来的药品安全性信息,应有机地整合在风险管理计划中,作为上市后风险管理的基础和依据,将更有利于保障患者的用药安全。

(二)法规体系不断完善,组织机构不断健全

我国药监部门已正式加入ICH,并积极推进Q9质量风险管理在中国的转化应用。未来,国家药品监督管理局会不断完善风险管理法规体系,制定上市后风险管理法规文件,明确上市后药品风险管理的具体监管要求;出台关于风险识别、评估、控制、沟通等多方面的技术指导原则与规范,更好地指导药企开展上市后风险管理各项工作。

同时,风险管理的组织机构及职责将更加明确,机构建设不断完善,监管部门之间针对上市前和上市后重要风险的沟通渠道顺利搭建;省级药品监督管理部门技术手段不断优化,对风险的识别、评估和控制更加高效;药品监管部门相关的宣传和培训也将更加系统深入,药物警戒检查员队伍建设不断加强,素质和能力不断提升,更好地督促指导药企开展上市后风险管理工作。

(三)持有人风险管理的意识和能力不断提升

《药品管理法》明确规定,MAH是上市后风险管理的责任主体,对药品全生命周期的质量与安全负责。在国家药品监督管理部门的积极推动下,药品风险管理的概念将日渐深入人心,MAH风险管理的意识和能力也将不断提高,未来将从主动开展风险评估、制订并执行上市后风险管理计划、年度报告包括风险管理内容、建立药物警戒体系、建立药品追溯体系、制订并执行风险控制措施等方面加强风险管理。同时灵活运用药品风险管理工具与方法,不断将风险管理效果最大化。

(四)风险管理工具和方法的应用将会更加科学、丰富

未来随着风险管理理念的不断深入,风险管理工具和方法在药企的应用将会更加科学、丰富,药物警戒和风险管理计划的制订和实施也将更加成熟。当前以个人经验和主观判断为主的风险管理将逐渐弱化,而定量的风险评估工具,如故障模式效应分析(FMEA)、故障树分析(FTA)、危害分析关键控制点(HACCP)、危害及可操作性分析(HAZOP)、预先危险分析(PHA)等将会得到更加广泛、科学的应用;风险控制措施也将从传统常规做法,如修改标签和说明书、加警示语、药品召回、撤市等向更加灵活丰富的做法,如提高标准、改进工艺、信息告知、宣传、培训、教育、药房控制、处方大小或正确性控制、患者知情同意、限制性获得计划等转变。虽然不能从风险管理活动中完全消除主观性,但可以通过解决偏见和假设、正确使用质量风险管理工具以及最大限度地利用相关数据和知识来源来控制主观性,从而提高风险管理的效率与效果。

(五)药品风险管理信息化建设不断加强

美国、欧盟、日本等国家/地区药监部门都很注重大数据的汇集和应用,建立了功能完备的药物警戒

数据库,通过数据库可以查询所有药品生产企业及品种相关信息,利用数字技术提升药品安全监管效率和决策水平。未来我国药品风险管理信息化建设也将不断加强,涵盖药品全生命周期的药物警戒数据库将取代现有的药品不良反应监测数据库。药品风险信息的公开程度和共享程度不断提高,学术机构、行业协会和公众也将获得一定的药物警戒数据库访问权限,公众对药品安全的认知水平得到提升;药品不良反应报告途径丰富化,患者直接报告药品不良反应的渠道得以搭建;药品风险信息在监管机构、医药企业、社会团体和社会公众之间得到充分共享,各类药品风险都能被及时、高效地识别与控制。

(六)药品风险管理的国际合作日益频繁

随着国家药品监督管理局加入 ICH 并成为管理委员会成员,以及正式启动 PIC/S 预加入申请工作,我国药品监管正稳步推进国际化步伐。未来我国药品监督管理部门与 ICH、PIC/S 等国际组织关于药品风险管理的沟通交流与国际合作将日益频繁。上述国际组织关于质量风险管理的指导原则将加速在我国的落地实施,国际风险管理的数据共享和互认不断深化;国际组织的药品风险管理相关专家受邀来华对我国企业进行培训;国家药品监督管理局也将进一步参与国际药品风险管理指南、标准规则的制(修)订;与国际监管机构间开展合作,共同解决问题,共享经验和数据,为全球药品风险监管贡献更多的中国智慧和力量。

田丽娟

参考文献

[1] 工业和信息化部等九部委.关于印发"十四五"医药工业发展规划的通知[EB/OL].(2021-12-22) [2023-12-27].http://www.scio.gov.cn/xwfbh/xwbfbh/wqfbh/47673/47845/xgzc47851/Document/ 1720411/1720411.htm.

[2] 杜逸航,孙友松,陈倩,等.2021 年全球获批上市的原创新药:回顾与展望[J].中国新药杂志,2022,31 (11):1033-1041.

[3] 医药魔方.2023 全球药企排名 TOP50 [EB/OL].(2023-06-14)[2023-12-27].https://www.sohu.com/ a/685181320_120545254.

[4] 小兵资讯看新闻.工信部 2020 年度中国医药工业百强榜单权威发布![EB/OL].(2021-08-01)[2023- 12-27].https://www.sohu.com/a/480833171_121123735.

[5] 国家药品监督管理局综合和规划财务司,国家药品监督管理局信息中心.药品监督管理统计数据 (2022年)[EB/OL].(2023-04-19)[2023-12-27].https://www.nmpa.gov.cn/zwgk/tjxx/tjnb/20230419090931121. html.

[6] 刘伟.医药产业创新驱动与高质量发展的思考[J].北京观察,2022(5):20-21.

[7] 张立立,苏竣.我国生物医药产业政策变迁与治理特点探讨[J].中国卫生经济,40(6):62-65.

[8] 王美华."重大新药创制"科技重大专项收官[EB/OL].人民日报海外版,(2021-02-02)[2021-07-18]. http://www.gov.cn/xinwen/2021-02/02/content_5584285.htm.

[9] 杨悦.药事管理学[M].北京:人民卫生出版社,2016.

[10] 刘文先.从十三五到十四五:新业态视角的中国生物医药产业 SWOT 分析[J].中国医药生物技术,

2022,17（2）:183-187.

[11] 科学技术部社会发展科技司,中国生物技术发展中心.中国生物技术与产业发展报告[M].北京:科学出版社,2015.

[12] 田丽娟.中国现代药学史研究[D].沈阳:沈阳药科大学,2016.

[13] 中国健康传媒集团健康中国研究院.拥抱未来"新黄金十年"实现从制药大国向制药强国跨越——中国医药产业高质量发展状况调研报告[N].中国医药报,2022-03-04（2）.

[14] 工业和信息化部、卫生部、国家食品药品监督管理局.关于加快医药行业结构调整的指导意见[EB/OL].（2010-10-09）[2023-12-27].http://www.gov.cn/gzdt/2010-11/10/content_1741868.htm.

[15] 中华人民共和国国家发展和改革委员会.产业结构调整指导目录（2011年本）[EB/OL].（2011-03-27）[2023-12-27].https://www.ndrc.gov.cn/fggz/cyfz/zcyfz/201104/W020190910693202492633.pdf.

[16] 中华人民共和国国家发展和改革委员会.产业结构调整指导目录（2021年本）[EB/OL].（2019-10-30）[2023-12-27].https://zfxxgk.ndrc.gov.cn/web/iteminfo.jsp?id=18453.

[17] 中华人民共和国国家发展和改革委员会.引领医药行业发展促进产业结构调整——《产业结构调整指导目录》（2019年本）解读之十二[EB/OL].[2023-12-27].https://www.ndrc.gov.cn/fgsj/tjsj/cyfz/zzyfz/201911/t20191107_1202529.html?code=&state=123.

[18] 中国发展观察."十四五"规划:坚持创新在全局中的核心地位[EB/OL].[2021-04-05].https://baijiahao.baidu.com/s?id=1696158761651121788&wfr=spider&for=pc.

[19] RDPAC、财新智库.以高水平开放推动中国医药创新蓝皮书[EB/OL].（2022-11-07）[2023-12-27].http://www.rdpac.org/index.php?r=site/book.

[20] 中国医药企业管理协会.2022年医药工业经济运行情况[EB/OL].（2023-03-20）[2023-12-27].http://www.cpema.org/index.php?m=content&c=index&a=show&catid=26&id=7670.

[21] 中国医药企业管理协会、普华永道.中国制药工业的企业结构现状及发展趋势研究报告[EB/OL].（2023-04-05）[2023-12-27].http://m.cpema.org/index.php?m=content&c=index&a=show&catid=27&id=7695.

[22] 《医药研发外包服务行业市场研究报告》（2020）[EB/OL].弗若斯特沙利文咨询公司.采用1美元=6.50元人民币的汇率进行换算.[2024-1-1].https://www.sgpjbg.com/baogao/62262.html

[23] The IQVIA Institute.Global Oncology Trends 2021[EB/OL].（2021-06-03）[2021-07-20].https://www.iqvia.com/insights/the-iqvia-institute/reports/global-oncology-trends-2021/.

[24] 国家药品监督管理局.2021年度药品审评报告[EB/OL].（2022-06-01）[2023-12-27].https://www.nmpa.gov.cn/directory/web/nmpa/xxgk/fgwj/gzwj/gzwjyp/20220601110541120.html.

[25] 胡昌勤,成双红.大数据时代药品质量监管体系发展趋势[J].中国新药杂志,2016,25（20）:2281-2286.

[26] 管理者之家.国际标准化组织ISO9000:2000标准对质量的定义[EB/OL].（2021-07-15）[2023-12-27].http://www.glzzj.com/8872.html.

[27] ICH.Q9质量风险管理[EB/OL].[2024-1-1].https://www.docin.com/p-4548089026.html.

[28] 谢明,田侃.药事管理学.3版[M].北京:人民卫生出版社,2021.

[29] 吕东,黄文龙.浅谈中国药品质量控制模式的变迁[J].中国医药工业杂志,2008,39（7）:551-553.

[30] 刘玉珍.药品质量与质量管理理念的历史演进[J].中国药业,2006,15（21）:22-23.

[31] 李泮海,李进启,范秋英,等.药品生产企业质量管理理念发展探讨[J].中国药物警戒,8（2）:93-96.

[32] ICH.Q8药物开发[EB/OL].[2024-1-1].https://www.docin.com/p-1379821518.html

［33］KALYANE D,RAVAL N,POLAKA S,et al.Quality by design as an emerging concept in the development ofpharmaceuticals［M］//The Future of Pharmaceutical Product Development and Research.Academic Press,2020:1-25.

［34］袁琳.国家药监局前移药品监管控制点,"质量源于设计"成药企管理新方向[N].科技日报,2009-02-26(11).

［35］FDA.Managing the risks from medical product use,creating a risk management framework［EB/OL］.http://www.fda.gov/Safety/Safety of Specific Products/ucm180325.htm.

［36］王雪莹,孟祥颖.质量风险管理在药品经营质量管理规范实施中的作用[J].中国药物经济学,2022,17(06):114-117.

［37］中国食品药品检定研究院.国家药品抽检年报（2021）[EB/OL].（2022-03-18）[2023-12-27].https://www.nifdc.org.cn/directory/web/nifdc/bshff/gjchj/gjchjtzgg/20220318150022228792.html.

［38］中国食品药品检定研究院.国家药品抽检年报（2022）[EB/OL].（2023-03-30）[2023-12-27].https://www.nifdc.org.cn/directory/web/nifdc/bshff/gjchj/gjchjtzgg/20230330172056529775.html.

［39］国家药品监督管理局综合和规划财务司,国家药品监督管理局信息中心.药品监督管理统计年度报告（2020）[EB/OL].（2021-05-14）[2023-12-27].http://www.gov.cn/xinwen/2021-05/14/content_5606276.htm.

［40］国家药品监督管理局.国家食品药品监督管理总局成为国际人用药品注册技术协调会成员[EB/OL].（2017-06-22）[2023-12-27].https://www.nmpa.gov.cn/xxgk/yjshp/yjshpxw/20170622153001224.html.

［41］国家药品监督管理局.中国国家药品监督管理局当选为国际人用药品注册技术协调会管理委员会成员[EB/OL].（2018-06-07）[2023-12-27].https://www.nmpa.gov.cn/directory/web/nmpa/yaowen/ypjgyw/20180607144001273.html.

［42］国家药品监督管理局.国家药监局连任国际人用药品注册技术协调会（ICH）管理委员会成员[EB/OL].（2021-06-03）[2023-12-27].https://www.nmpa.gov.cn/yaowen/ypjgyw/20210603221729176.html.

［43］国家药品监督管理局.国家药监局关于推荐适用《Q8（R2）:药品研发》等4个国际人用药品注册技术协调会指导原则的公告[EB/OL].（2020-01-10）[2023-12-27].https://www.nmpa.gov.cn/yaopin/ypggtg/ypqtgg/20200121171001817.html.

［44］邹玉梅.药品生产企业质量管理体系现状分析及改进思路[J].中国新技术新产品,2019（19）:107-108.

［45］国家药品监督管理局执业药师资格认证中心.药事管理与法规.8版[M].北京:中国医药科技出版社,2021.

［46］全国人民代表大会常务委员会.药品管理法（2019年修订）[EB/OL].（2019-08-27）[2023-12-27].https://www.nmpa.gov.cn/xxgk/fgwj/flxzhfg/20190827083801685.html.

［47］国家药典委员会.中国药典沿革[EB/OL][2023-12-27].https://www.chp.org.cn/gjyjw/lsyg/1285.jhtml.

［48］国家药品监督管理局."十四五"国家药品安全及促进高质量发展规划[EB/OL].（2021-12-30）[2023-12-27].https://www.nmpa.gov.cn/xxgk/fgwj/gzwj/gzwjzh/20211230192314164.html.

［49］国家药品监督管理局.药品注册管理办法[EB/OL].（2020-01-22）[2023-12-27].https://www.samr.gov.cn/zw/zfxxgk/fdzdgknr/fgs/art/2023/art_3275cb2a929d4c34ac8c0421b2a9c257.html[50]PIC/S.List of PIC/S participating authorities[EB/OL].（2021-10-24）[2021-10-24].https://picscheme.org/en/members.

［50］国家药品监督管理局.国家药监局研究推进加入PIC/S工作[EB/OL].（2022-06-29）[2023-12-27].

https://www.nmpa.gov.cn/yaopin/ypjgdt/20220629093952150.html.

［51］卫生部.药品生产质量管理规范［EB/OL］.（2011-01-17）［2023-12-27］.https://gkml.samr.gov.cn/nsjg/bgt/202106/t20210629_331742.html.

［52］国家药品监督管理局.国家药监局关于印发药品质量抽查检验管理办法的通知［EB/OL］.（2019-08-12）［2023-12-27］.http://gjzx.xiaogan.gov.cn/zcfg/1287122.jhtml.

［53］国家药品监督管理局.生物制品批签发管理办法［EB/OL］.（2020-12-11）［2023-12-27］.https://www.samr.gov.cn/zw/zfxxgk/fdzdgknr/fgs/art/2023/art_44550c0842eb4e848ec197cd5fb5f49a.html

［54］国家药品监督管理局.我国严把疫苗上市前关口,批签发获世卫"满分"认可［EB/OL］.（2016-04-14）［2023-12-27］.https://www.nmpa.gov.cn/xxgk/kpzhsh/kpzhshyp/20160414111601605.html.

［55］国家药品监督管理局.国家药监局关于印发《药品检查管理办法（试行）》的通知［EB/OL］.（2021-05-28）［2023-12-27］.https://www.nmpa.gov.cn/xxgk/fgwj/gzwj/gzwjyp/20210528171603115.html.

［56］国家药品监督管理局.药品生产监督管理办法［EB/OL］.（2020-01-22）［2023-12-27］.https://gkml.samr.gov.cn/nsjg/fgs/202003/t20200330_313672.html.

［57］国家食品药品监督管理总局.药品医疗器械飞行检查办法［EB/OL］.（2015-06-29）［2023-12-27］.http://www.gov.cn/gongbao/content/2015/content_2946706.htm.

［58］国家食品药品监督管理总局办公厅.食品药品监管总局办公厅关于收回辽宁依生生物制药有限公司《药品GMP证书》的通知［EB/OL］.（2013-10-12）［2023-12-27］.https://www.nmpa.gov.cn/directory/web/nmpa/xxgk/fgwj/gzwj/gzwjyp/20131012120001860.html.

［59］王飞跃,王晓,袁勇,等.社会计算与计算社会:智慧社会的基础与必然［J］.科学通报,2015,60（5-6）:460-469.

［60］胡昌勤,成双红.大数据时代药品质量监管体系发展趋势［J］.中国新药杂志,2016,25（20）:2281-2286.

［61］毛振宾,闫金定,张雅娟.监管科学重点实验室建设与发展的思考［J］.中国药事,2022,36（9）:967-972.

［62］周鹏程,邢星,殷晓建.探索新修订《药品管理法》下药品生产科学监管新模式［J］.中国食品药品监管,2019（12）:68-73.

［63］丁锦希,傅凌宇,孟立立,等.中美西布曲明上市后风险管理比较研究及其启示［J］.中国药学杂志,2015,24（14）:1561-1567.

［64］邹深,梁冰.上市后药品风险管理策略的回顾与展望［J］.药物流行病学杂志,2012,21（5）:224-228.

［65］李行.罗非昔布心血管事件始末［J］.中国处方药,2004,11:70-71.

［66］竟永华,郭剑非,李行.美国药品风险管理指南与案例分析［J］.中国药物警戒,2005,2（4）:193-196.

［67］田春华.浅析我国药品上市后风险管理中存在的问题［J］.中国药物警戒,2009,6（8）:449-452.

［68］杜晓曦.药品不良反应监测与监管［M］.北京:中国医药科技出版社,2013.

［69］陈锦敏,柳鹏程,余正,等.美国FDA药品上市后风险管理措施研究及对我国的启示——以沙利度胺为例［J］.中国新药杂志,2020,29（23）:2654-2659.

［70］柳鹏程,王佳域,陈锦敏,等.欧美药物警戒政策研究及对我国的启示［J］.中国药物警戒,2020,17（12）:877-882.

［71］国家药品监督管理局.坚持风险管理基本原则,科学优化药品注册管理体系［EB/OL］.（2020-04-10）［2023-12-27］.https://www.nmpa.gov.cn/xxgk/zhcjd/zhcjdyp/20200410120001466.html.

［72］国家药品监督管理局.国家药监局关于发布《药物警戒质量管理规范》的公告［EB/OL］.（2021-05-07）

［2023-12-27］.http://www.gov.cn/zhengce/zhengceku/2021-11/29/content_5654764.htm.

［73］唐健元.ICH 和欧盟药品风险管理指南简介[J].中国临床药理学杂志,2009,25（2）:177-179.

［74］陈易新.对实施药品风险管理的思考[J].中国药房,2010,21（2）:97-100.

［75］江虹,吴春敏.国外药品 GMP 检查风险管理模式及对我国的启示[J].中国医药导刊,2021,23（8）:630-634.

［76］Statista 数据库.医药产品及市场[EB/OL].［2024-1-1］.https://www.statista.com.

［77］中国医药企业管理协会.2021 年医药工业发展和运行情况[EB/OL].（2022-04-06）［2023-12-27］.http://www.cpema.org/index.php?m=content&c=index&a=show&catid=26&id=7625.

［78］乐居财经研究院.CRO 市场规模复合增速超 20%,显著高于全球增速[EB/OL].（2023-03-28）［2023-12-27］.http://www.myzaker.com/article/6422a3bb8e9f09357d1378a9.

［79］董莉,郇志坚,刘遵乐.全球生物医药产业发展现状、趋势及经验借鉴——兼论金融支持中国生物医药发展[J].金融发展评论,2020（11）:12-23.

［80］隋振宇,陈兵.构建我国药品专利期限补偿制度的思考[J].中国药学杂志,2022,57（20）:1776-1782.

［81］汪宇,顾东蕾,曹小蝶,等.新专利法背景之下中国药品专利保护期补偿品种预测研究[J].中国新药杂志,2022,,31（07）:624-628.

［82］殷凤,党修宇.全球产业链供应链重构背景下上海面临的挑战与对策[J].科学发展,2023（02）:51-58.

［83］虞卫东.产业链供应链安全稳定面临的挑战与机遇[J].现代企业,2023（04）:47-49.

［84］俞晓轩,范天豪,徐立钧,等.基于产学研合作的国内外高校生物医药产业园模式发展探究[J].中国科技产业,2022（01）:60-63.

［85］汤琦.国际先进的医学健康产业园区发展模式及对上海的启示[J].张江科技评论,2022（06）:62-65.

［86］任祝.天津生物医药产业创新发展的金融服务体系建设对策研究[J].天津经济,2022（12）:34-39.

［87］王波.中国医药产业发展面临的挑战和解决方案[C]//中国管理科学研究院商学院,中国市场学会信用工作委员会,中国管理科学研究院诚信评价研究中心,等.第十八届中国诚信企业家大会论文集.［出版者不详］,2022:70-75.

［88］张帆,杨穆瑶,张志娟,等.中国医药创新面临的挑战及其应对[J].医学与哲学,2022,43（02）:1-6.

［89］刘伟.医药产业创新驱动与高质量发展的思考[J].北京观察,2022（05）:20-21.

［90］郭朝先,许婷婷.我国医药产业链供应链韧性和安全水平研究[J].经济与管理,2023,37（03）:82-93.

［91］刘岩.医药产业创新驱动与高质量发展的研究[J].中国产经,2022（23）:135-137.

［92］董旻,武志昂,崔晶.我国药品注册行政受理的发展历程及实施现状[J].中国新药杂志,2022,31（18）:1793-1800.

［93］袁士诚.话说药典（三）—中国药典 1963 年版编订前后[J].药物与人,1997（6）:4-7.

［94］赵巍.我国药品上市后抽验模式的研究[D].沈阳:沈阳药科大学,2018.

［95］国务院.药政管理条例[EB/OL]（已废止）.北大法宝.［2023-12-31］.https://www.pkulaw.com/chl/56a0992f70c71481bdfb.html?keyword=%E8%8D%AF%E6%94%BF%E7%AE%A1%E7%90%86%E6%9D%A1%E4%BE%8B&way=listView.

［96］卫生部.药品检验所工作条例[EB/OL]（已废止）.北大法宝.［2023-12-31］.https://www.pkulaw.com/chl/9239e29a3f390c1ebdfb.html?keyword=%E8%8D%AF%E5%93%81%E6%A3%80%E9%AA%8C%E6%89%80%E5%B7%A5%E4%BD%9C%E6%9D%A1%E4%BE%8B&way=listView.

［97］李越,李人久,周英姿.药品标准类证据公开性在专利诉讼和复审无效阶段中的影响[J].知识产权,

2006（2）:24-29.

［98］ 夏东胜,田春华,王涛.从《药品管理法》制修订解析我国药品监管理念变化趋势[J].中国药物警戒,
　　　2021,18（9）:837-844.

［99］ 国家药品监督管理局.国家药品监督管理局关于印发药品质量抽查检验管理办法的通知[EB/OL].
　　　（2019-08-19）[2023-12-27].https://www.nmpa.gov.cn/xxgk/fgwj/gzwj/gzwjyp/20190819083201949.html

［100］ 曹萌,王冲,付秋雁,等.新时代下药品监管模式的探讨与实践[J].上海医药,2018,39（3）:5-9.

［101］ 江虹,吴春敏.国外药品GMP检查风险管理模式及对我国的启示[J].中国医药导刊,2021,23（08）:
　　　630-634.

［102］ 张联.美国药品检查机制对我国的启示[J].中国医药工业杂志,2021,52（07）:971-974.

［103］ FDA. Regulatory Procedures Manual［EB/OL］.（2017-12-12）[2023-12-27]. https://www.fda.gov/
　　　inspections-complianceenforcement-and-criminal-investigations/compliancemanuals/regulatory-
　　　procedures-manual.

［104］ FDA. Integration of FDA Facility Evaluation and Inspection Program for Human Drugs:A Concept of
　　　Operations［EB/OL］.（2017-06-06）[2023-12-27]. https://www.fda.gov/media/107225/download.

［105］ EMA. Compilation of Community Procedures on Inspections and Exchange of Information［EB /OL］.
　　　（2014-10-03）[2020-04-15]. http://www.ema.europa.eu/docs/en_GB/document_library/Regulatory_and_
　　　procedural_guideline/2009/10/WC500004706.pdf.

［106］ 胡骏,薛礼浚,邵蓉.发达国家药品质量管理特点研究和启示[J].中国医药工业杂志,2019,50（9）:
　　　1072-1078.

［107］ FISHER A C,LEE S L,HARRIS D P,et al.Advancing pharmaceutical quality:An overview of science and
　　　research in the US FDA's Office of Pharmaceutical Quality［J］.Int J Pharm,2016,515（1/2）:390-402.

［108］ 杨璐瑶,杨悦.美国FDA基于风险的药品检查计划的研究与借鉴[J].中国新药杂志,2020,29（22）:
　　　2535-2540.

［109］ 王胜鹏,朱炯,张弛,等.中国与欧盟药品抽查检验监管对比研究[J].中国药事,2020,34（2）:146-
　　　157.

［110］ 郗昊,朱炯,王翀.日本仿制药上市后质量抽检模式研究与启示[J].中国药事,2021,35（8）:923-
　　　931.

［111］ 朱明,常丽梅,符祝,等.移动互联网技术用于药品注册现场检查实践与效果[J].中国药业,2019,
　　　28（22）:68-70.

［112］ 罗杰,元延芳.完善我国食品检查制度的思考——以美国食品检查制度为借鉴[J].食品科学,
　　　2017,38（15）:310-315.

［113］ 王含贞,张秋.国外药品GMP检查员管理体系对我国药品检查员队伍专职化的启示[J].中国药事,
　　　2019,33（4）:375-379.

［114］ 闫志刚.日本药品检查员制度及其启示[J].国家行政学院学报,2018（1）:127-131.

［115］ 杜雯君,梁毅.药品实时放行检测简介[J].机电信息,2012（8）:23-26.

［116］ 徐赜,楼双凤,李香玉.PIC/S实时放行检测相关要求的研究与借鉴[J].中国药事,2023,37（5）:
　　　513-519.

［117］ 工方敏,朱娟,周坛树,等.药品批准前生产现场检查的国内外比较研究与思考[J].中国新药杂志,
　　　2013,22（5）:509-512.

［118］ 青子源,马韶青,郭丹丹.中药材质量追溯监管的问题与对策[J].中国卫生法制,2022,30（4）:

10-16.

[119] 柳莹,王成学,漆建军.大市场体制下基层药品监管问题与对策研究——以武汉市为例[J].产业与科技论坛,2022,21(24):215-217.

[120] 姬于婷,段婧婧,刘佩,等.药品质量标准管理与执行中存在的问题及对策[J].中国当代医药,2021,28(23):226-229.

[121] 田朋鑫,白青山,付霞.新形势下基层药品检验机构的发展思考[J].中国食品药品监管,2022,221(6):68-73.

[122] 郭静,唐媛,杨志强."两法"实施在基层药品监管中的实践与思考[J].中国食品药品监管,2021,(8):82-89.

[123] 赖秋洁,茅宁莹.我国省级药品检查机构的改革困境分析[J].中国药事,2021,35(5):487-496.

[124] 李年苏,梁毅.PIC/SGMP检查互信介绍及启示[J].中国现代应用药学,2019,36(14):1833-1836.

[125] 石天放,曹轶,董江萍,杨悦.国际药品检查组织(PIC/S)审计清单文件的解析[J].中国新药杂志,2022,31(2):177-182.

[126] 王方敏,朱娟,周坛树,等.药品批准前生产现场检查的国内外比较研究与思考[J].中国新药杂志,2013,22(5):509-512.

[127] 马韶青,司怡君,霍增辉.我国药品上市许可持有人制度下的区域协作监管机制的完善[J].中国药房,2020,31(15):1799-1083.

[128] 王丹,欧阳楠,陈颖.新法规要求下药品生产检查形势与监管策略探讨[J].中国药事,2022,36(6):611-615.

[129] 梁笑笑,吕淑贤,李晓,等.欧美日和中国药品风险管理概述[J].中国药业,2023,32(3):16-21.

[130] 季菲菲.社会共治视角下的药品安全监管模式研究[D].长沙:湖南农业大学,2020.

[131] 孟康康,孙楠,董铎.日本药品上市后监测与评价制度研究[J].中国药物警戒,2021,18(10):944-948.

[132] 沈传勇,吴婷婷,刘巍,等.新时代我国药品上市后监测评价工作思考[J].中国药物警戒,2020,17(10):649-652.

[133] 贾国舒,梁毅.日本药品上市后风险管理计划研究及对我国的启示[J].中国药房,2021,32(19):2305-2313.

[134] 厚生労働省.医薬品の市販後調査の基準に関する省令の一部を改正する省令の施行及び医薬品の再審査に係る市販後調査の見直しについて[EB/OL].(2000-12-27)[2021-04-06].https://www.mhlw.go.jp/web/t_doc_ keyword?keyword=%E5%B8%82%E8%B2%A9%E7%9B%B4%E5%BE%8C%E8%AA%BF%E6%9F%BB &dataId=00ta3830&dataType=1&pageNo=1&mode=0.

[135] 独立行政法人医薬品医療機器総合機構.MID-NET本格稼働後の状況[EB/OL].(2018-11-25)[2021-04-06].https://www.pmda.go.jp/files/000228328.pdf.

[136] 卫付茜,张威,杨悦.药品监管机构与公众药品风险沟通的研究[J].中国药物警戒,2021,18(10):949-952.

[137] 王柳,胡志毅,罗勇军.中印医药产业竞争力比较研究[J].南亚研究季刊,2021(3):71-92

[138] 李晓华.产业链韧性的支撑基础:基于产业根植性的视角[J].甘肃社会科学,2022(6):180-189.

[139] MALVASI A,TINELLI A,BUIA A,et al. Possible longterm teratogenic effect of isotretinoin in pregnancy[J].EurRev Med Pharmacol Sci,2009,13(5):393-396.

[140] BRINKER A,TRONTELL A,BEITZ J. Pregnancy and pregnancy rates in association with isotretinoin

（Accutane）［J］. J Am Acad Dermatol，2002，47（5）：798-799.

［141］ FDA. Center for drug evaluation and research 2003［EB/OL］.（2016-03-01）［2023-12-27］. https://www.fda.gov/inspections-compliance-enforcement-and-criminalinvestigations/enforcement-story-archive/center-drugevaluation-and-research-2003.

［142］ 柳鹏程，王文，王敏娇，等 . 基于异维 A 酸案例浅析药品上市许可持有人药品风险控制措施［J］. 中国医药工业杂志，2020，51（11）：1461-1467.

［143］ FAIN K，ALEXANDER G C. Are Food and Drug Administration prescription drug safety plans working? A case study of isotretinoin［J］. Pharmacoepidemiol DrugSaf，2013，22（12）：1258-1262.

［144］ FDA. Background materials for REMS standardization and evalution public meeting：REMS evaluation［EB/OL］.（2016-05-05）［2023-12-27］. https://www.fda.gov/industry/prescription-drug-user-fee-amendments/backgroundmaterials-rems-standardization-and-evaluation-publicmeeting-rems-evaluation.

［145］ FDA. What updates have been made to the REMS?［EB/OL］.（2020-01-24）［2023-12-27］. https://www.accessdata.fda.gov/scripts/cder/rems/index.cfm?event=RemsDetails.page&REMS=24.

［146］ 王飞 . 美国生物医药产业创新的升级规律及启示［J］. 南京社会科学，2019（8）：29-35.

［147］ 汤涵，苗采烈，林凡钰，等 . 中国医药工业发展现状浅析与未来挑战［J］. 中国医药工业杂志，2021，52（11）：1534-1544.

［148］ 金建闻 . 机构改革背景下药品生产监管思路探索［J］. 中国药事，2021，35（3）：250-256.

［149］ 王珊珊，周艳丛 . 我国药品风险管理计划和药物警戒计划的研究概况［J］. 现代药物与临床，2023，38（4）：976-980.

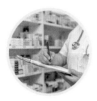

第三章
药品流通与采购

药品流通行业是国家医药卫生事业和健康产业的重要组成部分,也是国家药品供应保障体系的重要组成部分,包括药品批发企业和药品零售企业的药品经营、医疗机构药品采购以及药品价格管理等。

2021年10月,商务部发布《商务部关于"十四五"时期促进药品流通行业高质量发展的指导意见》,对我国药品流通行业"十四五"期间高质量发展提出明确要求。随着医药卫生体制改革不断深化,药品流通行业加快转型升级步伐,行业销售总额稳中有升,集约化程度继续提高,持续保持稳中向好态势。同时,药品集中带量采购改革以带量采购为核心,从体制上重构药品流通领域;"两票制"压缩流通环节,降低虚高药价;医药电商迎来政策密集期,多部门相继发布利好文件。"坚持市场在资源配置中起的决定性作用,更好发挥政府作用"的药品价格管理理念使得药品价格既符合市场规律,又有规可循不逾矩。

本章分为三节,遵循"发展历程—发展现状—现存问题—对策建议"的逻辑主线,首先阐述我国药品流通行业发展总体情况,然后聚焦药品供应链中的流通、采购环节与药品价格管理制度,分别阐述药品采购环节、药品价格管理的具体要求,以明晰当前我国药品流通与采购环节的规定与最新发展态势,从而进一步加强药品流通与采购环节的供应保障。

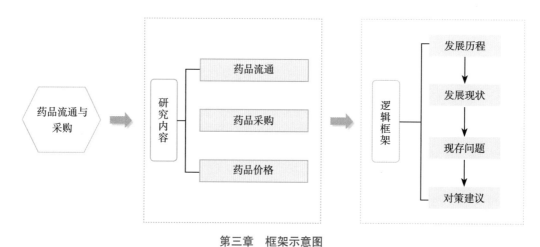

第三章　框架示意图

第一节　药品流通行业发展概述

药品流通,是指从事药品经营活动的企业将药品生产企业生产的药品,通过购进、储存、销售、储运等经营活动供应给医疗单位、消费者,完成药品从生产领域向消费领域转移的过程,包括药品从上市到使用的所有流程环节。

从"十二五"开局到 2020 年国家"十三五"发展规划收官之年,中国医药卫生体制改革不断深化。药品流通行业不断加快转型升级的步伐,加强医药供应链协同发展,创新药品零售与服务模式,"十四五"期间药品流通行业以数字化、智能化、集约化、国际化为发展方向,着力破除药品流通体制机制障碍,提升流通效率和质量安全,持续提高药品供应保障服务能力,为服务医疗卫生事业和满足人民健康需要发挥重要支撑作用。本节梳理我国药品流通行业概况,介绍我国药品流通行业发展历程和新兴业态,总结未来发展趋势和发展目标。

一、我国药品流通行业发展历程

(一)计划经济时期

从中华人民共和国成立至 1983 年,由于经济水平低下、医用物资匮乏,我国医药流通行业实行完全的计划经济体制管理。全国医药商品产销由原中国医药公司(现中国医药集团总公司)统购统销,统一规划,分级(三级)批发,层层调拨。

(二)改革开放初期

改革开放后,我国医药供给日渐充足,统购统销模式的弊端凸显,制约了医药流通效率,推高了医药成本。因此,1984 年政府对统购统销、按级调拨的模式进行改革,中国医药公司下属一、二、三级分销公司可以直接向厂商采购;在销售方面,中国医药公司下属一、二级分销公司可以直接向医院销售。与此同时部分医药企业也相继成立销售公司,进入医药流通领域。1999 年,国家经济贸易委员会下发《医药流通体制改革指导意见》,按照产权多元化和经营方式现代化的思路,对医药流通行业的经营格局进行了深层次的变革。自此,混合、民营和外资等多种所有制形式的医药流通企业先后开始涌现,从而打破了国有企业垄断的格局,充分激发了市场活力。

(三)深化改革时期

2009 年 3 月,《中共中央 国务院关于深化医药卫生体制改革的意见》提出建立健全药品供应保障体系,并要求规范药品生产流通,发展药品现代物流和连锁经营,促进药品生产、流通企业的整合,建立便民惠农的农村药品供应网等,指明了新医改下药品流通行业健康发展的基本路径。2010 年 6 月,中编办下发《关于明确药品流通管理职责分工的通知》,规定商务部是药品流通行业主管部门。2011 年 4 月,商务部印发《全国药品流通行业发展规划纲要(2011—2015 年)》,指出药品流通行业处于结构调整和转变发展方式的关键时期,以此为标志,我国药品流通行业步入转型升级、创新发展的新阶段。

2016 年 4 月,国务院办公厅印发《深化医药卫生体制改革 2016 年重点工作任务》(国办发〔2016〕26 号)的通知,明确指出要全面推行公立医疗机构药品集中采购,综合医改试点省份要在全省范围内推行"两票制",积极鼓励公立医疗机构综合改革试点城市推行"两票制","两票制"正式上升为药品流通领域的国家统一政策,并在全国统一推广执行,压缩了流通环节,降低了药品价格,进一步提升了行业集中度,规范了药品流通活动。

二、我国药品流通行业发展现状与趋势

随着药品流通市场规模稳步提升,行业加速兼并重组,集中度逐步提升,医药供应链物流体系也在智慧物流和集采等系列医改政策催化下迎来新变化。未来我国药品流通行业将与新发展阶段人民健康需要相适应,形成创新引领、科技赋能、覆盖城乡、布局均衡、协同发展、安全便利的现代药品流通体系。

(一)行业整体规模

1. **市场销售规模稳步增长** 2022年,全国药品流通市场销售规模稳中有升。统计显示,全国七大类医药商品销售总额27 516亿元,扣除不可比因素同比增长6.00%,增速同比放缓2.5个百分点(图3-1-1)。其中,药品零售市场销售额为5 990亿元,扣除不可比因素同比增长10.70%。药品批发市场销售额为21 526亿元,扣除不可比因素同比增长5.40%。

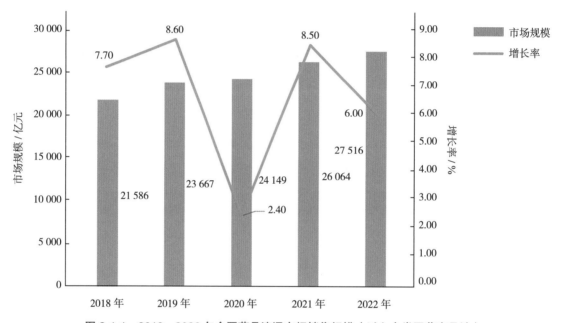

图 3-1-1　2018—2022 年全国药品流通市场销售规模(以七大类医药商品计)

数据来源:商务部市场运行和消费促进司。

2. **西药类销售居主导地位** 医药流通相关产品主要分为西药、中成药、医疗器材、中药材、化学试剂、玻璃仪器及其他七大类,其中西药类还包括化学药品制剂、化学原料药及其制剂、放射性药品、血清疫苗、血液制品和诊断药品等,医药流通相关药品种类繁多,但我国医药流通中相关产品主要以西药为主。根据商务部统计,2022年我国西药类产品销售额占医药流通行业销售总额的69.20%,在行业中占据主导地位,中成药类占14.90%,中药材类占2.30%,以上三类占比合计为86.40%;医疗器材类占8.40%,化学试剂类占0.80%,玻璃仪器类占比不足0.10%,其他类占4.40%(图3-1-2)。

3. **医疗机构仍为终端销售主要渠道** 我国药品流通市场终端销售渠道主要包括公立医院、基层医疗机构、零售药店。2022年我国药品流通行业对终端销售额达到19 691亿,其中对医疗机构(包括公立医院、基层医疗机构等)销售额13 539亿元,占终端销售额的68.80%,同比下降2.1个百分点;对零售终端和居民零售销售额6 152亿元,占终端销售额的31.20%,同比上升2.1个百分点(图3-1-3)。据统计,2020年,公立医院、基层医疗机构、零售药店三大终端的销售额增速在疫情影响下均出现下滑的情况,但零售药店仍呈现正增长状态,零售药店端重要性得到凸显。

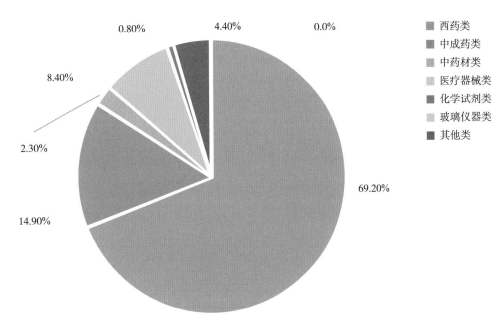

图 3-1-2　2022 年全国药品流通市场全行业销售品类结构

数据来源：商务部市场运行和消费促进司。

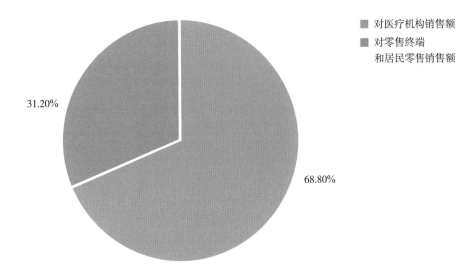

图 3-1-3　2022 年全国药品流通市场终端销售占比情况

数据来源：商务部市场运行和消费促进司。

(二)流通企业数量

1. **持证企业数量稳步增长**　随着医药卫生体制改革不断深化,药品流通行业转型加快,医药供应链协同发展,经营模式不断创新,药品流通行业企业主体数量稳中有升,药品供应保障能力持续提升,行业整体显现出长期向好的态势。近十年,全国药品经营许可证持证企业数量稳步增长,截至 2022 年年底,全国共有药品经营许可证持证企业 643 857 家(图 3-1-4),较 2021 年增长 34 176 家。

2. **药品批发零售企业数量逐年增长**　目前,我国药品经营企业数量持续增长,药品流通规模不断扩大。截至 2022 年年底,全国共有药品批发企业 13 908 家,零售连锁企业 6 650 家(图 3-1-5)、下辖门店 360 023 家(图 3-1-6)。与单体药店相比,连锁药店具有成本、物流管理等方面的优势,正逐渐成为我国零售药店的主要经营模式。2015—2022 年,中国连锁药店门店数量呈逐年增长趋势,2018 年中国连锁药店门店数量为 255 000 家,到 2022 年中国连锁药店门店数量增长至 360 023 家。

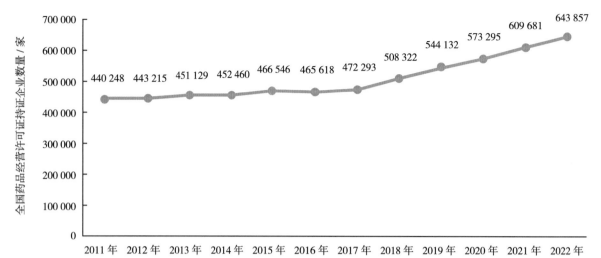

图 3-1-4　2011—2022 年全国药品经营许可证持证企业数量

数据来源：国家药品监督管理局。

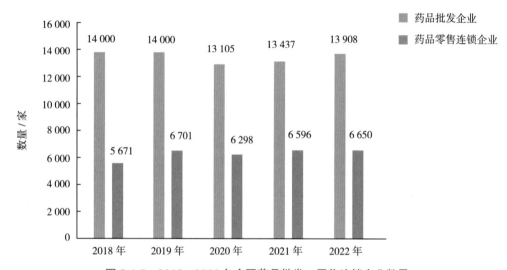

图 3-1-5　2018—2022 年全国药品批发、零售连锁企业数量

数据来源：国家药品监督管理局。

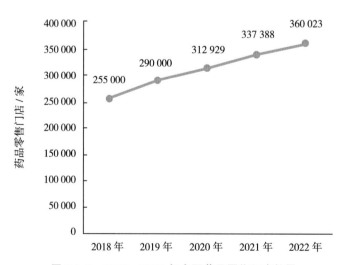

图 3-1-6　2018—2022 年全国药品零售门店数量

数据来源：国家药品监督管理局。

(三)流通行业市场集中度

1. **市场集中度逐年提升** 行业集中度也称产业集中度,是指特定产业的生产经营集中程度,一般用该产业中主要的企业所拥有的生产要素或其产销量占整个产业的比重来表示。药品流通行业集中度的提高在激活企业的经营机制创新,带动行业的进步与发展等方面具有重要意义。

近年来,我国药品流通行业稳健发展,药品流通行业结构不断优化,具有优势的大型药品流通企业,通过并购重组、增加销售网络的广度与深度等手段,提高医疗终端的覆盖率和市场占有率,我国药品流通行业市场集中度进一步提高。

自 2011 年以来,前 100 位药品批发企业市场份额基本呈逐年增加的态势。截至 2022 年底,药品批发企业主营业务收入前 100 位占同期全国医药市场总规模的 75.2%(图 3-1-7),同比提高 0.7 个百分点。药品零售企业方面,2022 年前 100 位药品零售企业市场份额为 36.5%。

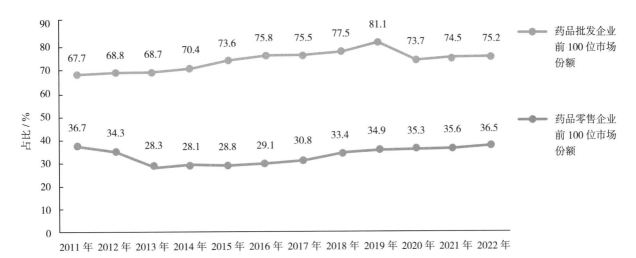

图 3-1-7 2011—2022 年全国药品批发、零售企业市场集中度

数据来源:商务部市场运行和消费促进司。

2. **零售药店连锁率逐渐提高** 截至 2022 年底,全国共有零售药店 623 299 家,对比 2021 年底的 589 648 家,增长率为 5.7%。同时,2022 年底零售药店连锁率也升至 57.78%,对比 2021 年底连锁率增长 0.58%(图 3-1-8)。连锁药店发展一方面是由于医药改革政策对于药店的执业药师、等级等方面作出更高要求,

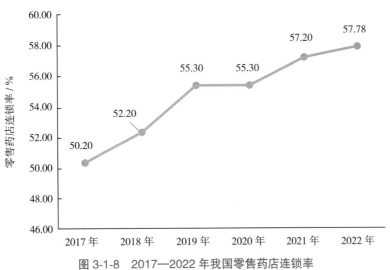

图 3-1-8 2017—2022 年我国零售药店连锁率

数据来源:国家药品监督管理局。

提高了药店的经营门槛和议价能力,小型药店利润被进一步压缩而逐渐退出市场;另一方面,优秀的连锁药店头部企业通过自建、并购等方式快速扩张规模,市场份额提升明显。

商务部发布的《商务部关于"十四五"时期促进药品流通行业高质量发展的指导意见》指出,到 2025 年我国要培育形成专业化、多元化的药品零售连锁企业,药品零售连锁率接近 70%。当前我国零售药店连锁率还不足 60%,未来并购整合将会加速,零售药店连锁率将进一步上升。

(四)供应链物流体系建设

1. **现代医药供应链体系逐步建成** 提升医药流通能级的重要抓手是发展现代医药物流。"十三五"期间,我国已初步建立布局合理、技术先进、便捷高效、安全有序的现代医药物流服务体系。

2022 年 12 月,国务院办公厅印发《"十四五"现代物流发展规划》,明确提到 2021 年纳入全国医药物流直报统计的企业共有 412 家,配送货值达 18 393 亿元,共建有 1 253 个物流中心,仓库面积约 1 261 万平方米;这些企业拥有专业运输车辆 16 454 辆,其中冷藏车占 17.8%、特殊药品专用车占 1.1%。当前,医药物流区域一体化建设取得进展,省域内异地设仓、多仓联动能力提升;第三方医药物流蓬勃发展,医药冷链物流规范运营;智能化、自动化物流技术和智能装备在医药物流领域广泛升级应用;全国性医药物流网络搭建逐步完善,基层终端医药配送覆盖面不断扩大。药品流通传统模式逐渐优化,实现要素、结构、流程、服务的迭代式升级。数智化将推动行业运营管理标准化、经营决策科学化、预警防范精确化,形成成本降低、风险可控、质量安全的智慧医药供应链体系。立足"十四五"新阶段新格局,医药供应链在新型冠状病毒感染疫情产生的深远影响和集采等系列医改政策催化下迎来新变化。智能技术、数字经济在支持抗击疫情、恢复生产生活方面发挥了重要作用。5G 网络、大数据等技术的广泛应用,驱动医药供应链数字化改造与升级,促进行业企业"上线、上云、上平台"。

总体来看,在政策和市场的双轮驱动下,我国医药供应链发展形势向好,但仍面临挑战,诸如标准化程度有待进一步提高、降本增效有待进一步优化、医药供应链应急保障体系有待进一步建设等。"十四五"时期,提高医药流通效率,全面提升医药供应链现代化水平,促进行业高质量发展,构建创新引领、科技赋能、协同发展、安全便捷的现代医药供应链体系,共同探索医药供应链新生态成为未来的发展目标。

2. **鼓励现代化第三方物流建设** 第三方物流是指由独立于物流服务供需双方之外且以物流服务为主营业务的组织提供物流服务的模式。为推动药品现代物流规范发展,优化药品物流资源配置,我国海南、广东等多个省份在促进药品流通行业发展的政策文件中明确鼓励药品企业加强现代物流建设并开展第三方物流业务。总体来看,涉及的核心内容包括两方面:一是加快出台或推进实施药品现代物流标准,提升药品批发企业、经营企业、配送中心的药品物流水平;二是鼓励具备现代物流条件的相关主体提供第三方物流业务,建立健全第三方物流业务管理流程。通过传统药品商业与第三方物流体系的储运资源的有效整合和互补融合,发挥规模效应,优化重组药品物流资源,可有效提高行业医药物流运行效率,降低单位仓储、运输等成本,并科学优化采、销、存、运等供应链整体成本,降低药品供应链损耗,有利于药品生产要素实现更大程度的自由组合和顺畅流动,有助于推动现代药品物流产业的高质量发展。

药品第三方物流企业以其专业化和低成本的物流服务、高效协同的物流运营网络、高度信息化的物流追溯系统,依托企业物流专业功能和结构转型的强大动力,在市场配置资源力量的推动下,正在成为药品物流高质量发展和行业未来变革的大趋势。

三、我国药品流通行业新业态

后疫情时代,行业环境、消费需求发生显著改变,在电子处方流转、医保线上支付打通、"双通道"等政策推动下,加快了"互联网 + 药品流通"的模式升级,促进了医药流通行业与电商平台融合发展,衍生出医药电商、专业化药房等新业态。

(一)医药电商快速发展

随着线上问诊购药业务的不断发展和线上医保支付渠道的打通、医院处方外流逐步放开,实体药店将不断深化线上布局,通过线上商城、入驻第三方医药电商平台和 O2O 服务平台扩大服务半径;互联网企业也会持续加深与实体药店的合作或布局线下实体药店,为患者提供更优质的服务体验。面向患者及消费者需求的个性化、渠道的多样化以及大健康服务的升级发展,零售药店业态创新提速,互联网、大数据、云平台等科技手段助力企业拓宽业务范围和服务群体,延伸服务内容,服务大健康多元化发展趋势明显。依托零售药店专业药房、慢性病药房药学服务标准,专业药房模式快速发展,为顾客提供智能化、精准化、标准化的专业服务。大型药品流通企业联合医药工业、商业保险两大行业,积极构建"互联网 + 医 + 药 + 险"生态链模式。药品流通行业通过线上线下融合,不断提升全渠道、全场景服务能力,形成与医药电商融合、竞争发展的新格局。

由于药品直接影响人民群众生命健康,疗效与风险并存,因此我国药品监管部门对网络药品经营始终保持审慎的态度,对是否允许网络销售药品,国家药品监督管理部门的政策按照完全禁止、试点探索、有限度放开并实行许可制度直至取消经营许可审批的趋势演变。最早在立法中提到网络销售药品的是原国家药品监督管理局发布的《关于印发处方药与非处方药流通管理暂行规定的通知》(国药管市〔1999〕454 号),限于当时对互联网缺乏足够认识,该办法完全禁止网络销售药品,在第十四条规定处方药、非处方药暂不允许采用网络销售方式。随着互联网发展越来越快,药品监督管理部门于 2000 年制定《药品电子商务试点监督管理办法》(国药管办〔2000〕258 号),选择部分省市试点非处方药电子商务。2004 年起,药品监督管理部门逐步有条件放开非处方药网络销售,通过制定《互联网药品信息服务管理办法》《网络药品交易服务审批暂行规定》《药品流通监督管理办法》等,为互联网药品信息发布和交易服务规定了审批和监管法律框架。由于当时不具备网络审核处方的条件,因此不得通过网络面向个人消费者销售处方药,仅允许销售非处方药。近年来,在互联网医疗快速发展的影响下,公众对网络销售处方药的需求日益迫切,2019 年 12 月,新修订的《中华人民共和国药品管理法》正式实施,其第六十一条第二款明确规定"疫苗、血液制品、麻醉药品、精神药品、医疗用毒性药品、放射性药品、药品类易制毒化学品等国家实行特殊管理的药品不得在网络上销售",并在第六十二条对药品网络交易第三方平台应履行的义务和法律责任作出规定。

2022 年 8 月,《药品网络销售监督管理办法》正式发布,落实了《药品管理法》所明确的药品网络销售监管原则,具备保证网络销售药品安全能力的 MAH 或者药品经营企业可以从事药品网络销售;药品网络销售企业应当按照经过批准的经营方式和经营范围经营,药品网络销售企业为 MAH 的,仅能销售其取得药品注册证书的药品,未取得药品零售资质的,不得向个人销售药品;不得在网络上销售国家实行特殊管理的药品;药品网络销售企业应当确保处方来源真实、可靠,并实行实名制,同时需建立并实施药品质量安全管理、风险控制、药品追溯、储存配送管理、不良反应报告、投诉举报处理等制度;从事处方药销售的药品网络零售企业,应当在每个药品展示页面下突出显示"处方药须凭处方在药师指导下购买和使用"等风险警示信息。《药品网络销售监督管理办法》对药品网络销售进行更为细致的规定,为药品网络销售活动提供了直接的法规参照,结合一系列现行有效的法律法规文件,形成了相对完善的药品网络销售活动法律法规体系。

"互联网 + 医药"持续深度融合,医药产业链各环节纷纷进行线上线下整体布局谋篇,消费者线上购药习惯逐渐养成,加上互联网医疗不断发展、线上购药实时医保结算陆续试点、网售处方药政策逐步放开,促使医药电商交易规模持续发展。2022 年我国医药电商行业市场规模总额达 2 520 亿元,较 2021 年同比增长 36.14%(图 3-1-9)。随着线上问诊购药业务不断发展、医院处方外流逐步放开,加上新型冠状病毒感染疫情改变了人们问诊、购药习惯,互联网医疗在线问诊量猛增,医药电商业务快速增长,为助力抗疫发挥了积极的作用;且互联网企业将持续加深与实体药店的合作或布局线下实体药店,为患者提供更优质的服务体验,药品流通行业线上线下融合成大势所趋。

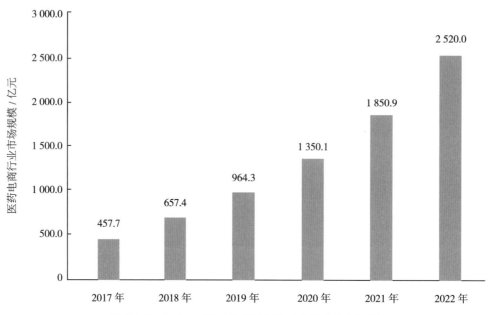

图 3-1-9　2017—2022 年我国医药电商行业市场规模

数据来源:网经社电子商务研究中心。

(二)零售药店专业化发展

近年来,提供专业服务和新特药品为主的 DTP(direct to patient)药房,成为药品零售企业在行业激烈竞争与洗牌中的一个重要增长引擎。DTP 药房又称专业药房或特药药房,指药店获得制药企业产品经销权,患者从医院获得处方之后,可以直接购买药品并获得专业用药指导的模式。区别于传统零售药房,专业药房主要销售治疗肿瘤、自身免疫性疾病等的高附加值新特药,以及需要长期服用的慢性病药物,具有规范化、药学服务专业化的优势,缩减了药品流通的中间环节,在患者用药供应保障方面起到了积极的作用。

销售模式上,与传统的冗长复杂、交易成本高、主要依赖医药商业公司连接制造商和销售终端的模式不同,专业药房可以绕过代理商、政府药品招标采购程序,缩短了药品流通链,有利于增加流通效率、降低流通成本和保障药品安全。

在服务方面,专业药房依托专业化、精细化的管理服务,销售新特药、处方药,以患者为中心,提供一对一用药指导等增值服务,实现了从传统零售药房"以产品为中心"到专业药房模式"以服务为中心"的理念转变(表 3-1-1)。专业药房可以与医药企业直接联系,从企业获得更多的专业服务资源,建立专业化的药学服务和患者教育体系,并拥有更强的话语权。

2021 年 4 月 22 日,国家医疗保障局、国家卫生健康委员会共同发布的《国家医保局 国家卫生健康委关于建立完善国家医保谈判药品"双通道"管理机制的指导意见》明确指出,对于临床价值高、患者急需、替代性不高的国家医保谈判药品,要及时纳入定点医疗机构和定点零售药店"双通道"管理,由"先进医院,后进医保",向"先进医保,再进医院"模式进行转变。"双通道"政策的实施对零售药店的发展带来重要影响。

表 3-1-1　专业药房与传统药房比较

项目	传统药房	专业药房
药品品种	非处方药和部分处方药	高端新特药和处方药
提供服务	以销售药品为中心,加以简单的用药咨询、测量血压等	以患者为中心,提供一对一的专业药学服务和不间断的健康管理服务
销售模式	渠道冗长复杂,交易成本高	精简高效
经营成本	相对较低	相对较高

　　在药房规模方面,随着医改以及"双通道"政策逐步落地,处方药向院外市场流通成为行业共识,专业药房的主营品种与"双通道"管理的药品品种有较大重合度,因其具备专业化药学服务、提供全病程管理和追踪服务等能力,在承接院内高值药品向外流转的过程中具备明显优势,成为"双通道"政策落地的重要选择,也进一步加快专业药房的快速发展。截至 2022 年 12 月底,我国零售连锁总部已有 6 650 家,零售连锁门店 360 023 家,单体药店 263 276 家。零售连锁总部数量于 2020 年大幅度降低后,自 2021 年开始恢复逐步增长;零售连锁门店数量以及单体药店数量继续保持增长状态(图 3-1-10),这与 2021 年施行的"双通道"管理政策存在一定联系。数据显示,2021 年我国专业药房门店数量也在不断增长(图 3-1-11)。2020 年中国 DTP 药房市场规模为 190 亿元,在"双通道"等多重政策背景下,以 19.2% 的年复合增长率快速增长,预计 2024 年中国 DTP 药房市场规模将达到 383 亿元。

　　在药学服务方面,因医疗机构无法及时将国家谈判药品引进医院,患者通过"双通道"政策在定点零售药店可以实现购买,大大提高了零售药店的患者流量。同时这也对零售药店的服务质量提出更高的要求,除了需要具备满足部分谈判药品对储存的特殊要求等硬件外,还需要配备专业人才对患者进行指导,提高药学服务专业性,能够提供更加专业的用药指导、用药监测、用药教育等服务,提高患者用药信息收集分析能力、全流程药品质量管理能力,确保临床用药安全,提升患者的用药依从性和满意度,反向推动零售药店的专业化发展。

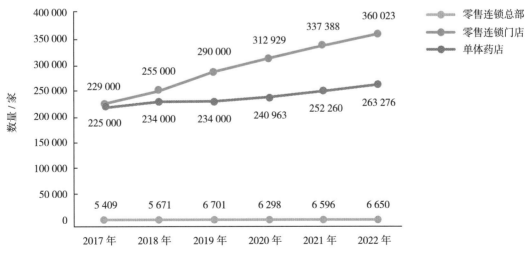

图 3-1-10　2017—2022 年我国药品经营非批发企业许可情况

数据来源:国家药品监督管理局。

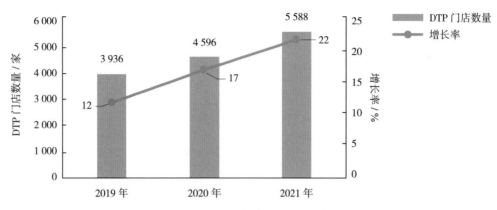

图 3-1-11　2019—2021 年我国 DTP 门店数量及增速

数据来源：中康 CMH、中康产业研究院整理。

在社会效益方面，"双通道"政策通过定点医疗机构和定点零售药店两个渠道，满足谈判药品供应保障、临床使用等广大参保患者的合理需求，提升其保障供应水平，最大限度地提升药品可及性。同时患者通过定点零售药店，购买符合"双通道"政策的药品可以享受与医院同样的医保报销待遇，有效提高了医疗资源利用率，进一步提高社会效益。国家谈判药品的尽快落地，也促进医药创新企业的健康发展。"双通道"政策使患者尽早享受到国家谈判药品结果的红利，享受更高的服务质量和福利待遇，不断提高社会公众健康福祉。

未来在国家加速新药审批、医保双通道、三保合一等政策驱动下，专业药房将迎来发展的重要机会，同时专业药房的快速发展也将助推国家谈判药品双通道供应模式落地，满足广大参保患者合理需求。由于"双通道"政策刚实施不久，仍处于探索阶段，在政策落地过程中存在许多需要进一步解决的问题，例如相关配套政策尚未出台、处方流转平台还未开通、进定点零售药店难、药品转递过程中药品质量安全保障等，对政府部门、医疗机构、定点零售药店等提出了更高要求，需要我们在今后的发展过程中进一步探索完善。

第二节　医疗机构药品采购

医疗机构药品采购是医疗机构药品供应的首要环节，也是保障临床用药的重要工作。目前，我国医疗机构药品采购包括招标采购、谈判采购、直接挂网采购、定点生产、特殊药品采购 5 种形式。药品集中带量采购是招标采购的一种形式，由某地区或全国公立医疗机构集中采购，采取带量采购、量价挂钩、以量换价的方式，与药品生产企业进行谈判，从而降低药品价格、减轻患者医药费用负担。经过多年发展，集中带量采购已成为公立医疗机构药品采购的主导模式，目前已形成国家组织药品集中采购和省级药品集中带量采购格局。

在医疗机构药品采购中，票、货、款一致是基本要求。药品采购发票具有业务和财务双重性质，既是确认收入实现的标志，也是抵扣税额的法定凭证。此外，药品采购发票可以记录药品的来源和流向，是药品流通监管的重要追溯线索。由于历史原因，我国药品流通领域"多、小、散、乱、差"的状况一直没有得到根本改观，药品流通链条长、流通秩序混乱，叠加违规的过票洗钱、带金销售等问题，推高了药品价格。故我国于 2016 年开始实施"两票制"以治理药品流通领域乱象，减少药品流通环节，防止过票洗钱和治理不正之风，降低虚高药价。

本节主要围绕药品分类采购、集中带量采购以及"两票制"进行介绍。因药品集中带量采购制度将在

第八章详细阐述,本节仅作简要概述。

一、医疗机构药品分类采购

(一)药品分类采购方式

公立医院的药品采购依据药品的临床用量及采购金额大小、产品特性、药品使用的安全性等作为分类标准,对不同类型的药品采取不同的采购方式。2015 年,国务院办公厅、国家卫生和计划生育委员会先后发布《国务院办公厅关于完善公立医院药品集中采购工作的指导意见》(国办发〔2015〕7 号)和《国家卫生计生委关于落实完善公立医院药品集中采购工作指导意见的通知》(卫药政发〔2015〕70 号),明确将公立医院药品采购分成了招标采购、谈判采购、直接挂网采购、定点生产、特殊药品采购 5 类,实行药品分类采购。

第一类是招标采购。对临床用量大、采购金额高、多家企业生产的基本药物和非专利药品,发挥省级集中批量采购优势,由省级药品采购机构采取双信封制公开招标采购,医院作为采购主体,按中标价格采购药品。主要有两个特点:一是招标对象是生产企业,而非流通企业;二是招采合一,量价挂钩,双信封制,用数量来换取比较低廉的价格。

第二类是谈判采购。对部分专利药品、独家生产的药品实行谈判采购,坚持政府主导、多方参与、公开透明、试点起步,实行国家和省级谈判联动。建立一个多方参与、公开透明的谈判机制,使专利药和独家生产的药品的价格能够降到一个合理的区间。

第三类是直接挂网采购。对妇儿科非专利药品、急(抢)救药品、基础输液、临床用量小的药品和常用低价药品等,实现集中挂网,由医院自行进行采购,具体范围和遴选规则由各省(自治区、直辖市)确定。

第四类是国家定点生产。对临床必需、用量小、市场供应短缺的药品,由国家招标定点生产,按照全国统一采购价格直接网上采购,不再议价。保证企业的合理利润,使临床必需的、用量小的低价药不因市场因素而退出市场。

第五类是特殊药品采购。对麻醉药品、精神药品、防治传染病和寄生虫病的免费用药、国家免疫规划疫苗、计划生育药品及中药饮片,按国家现行规定采购,确保公开透明。

(二)药品分类采购实施情况

药品分类采购政策发布后,各地、各有关部门相继出台本地区公立医院药品集中采购工作实施细则及配套制度,不断推进药品分类采购,分步启动招标、谈判、挂网、定点和其他类型药品集中采购工作。至 2018 年底,所有省份均已对妇儿专科非专利药品、急(抢)救药品、常用低价药品等启动直接挂网采购;21 个省份开展了双信封公开招标采购。一些地方注重发挥医疗、医保、医药联动优势,通过制定医保支付标准,改革医保支付方式,调动医院和医务人员降低药品不合理价格、控制不合理医药费用的积极性和主动性,引导医院带量自主采购或组团采购,通过直接谈判议价形成采购价格。据国家卫生健康委员会公布的数据,新一轮以省为单位的集中采购降价 15% 左右。

各省药品采购机构根据全省(自治区、直辖市)上一年度公立医院所有药品采购总金额,按照每个品规采购金额的百分比排序,将占比排序累计不低于 80%,且有 3 家及以上企业生产的基本药物和非专利药品纳入招标采购范围。对采购周期内新批准上市的药品,各地可根据疾病防治需要,经过药物经济学和循证医学评价,另行组织以省(自治区、直辖市)为单位的集中采购。如公立医疗机构提出采购需求,经过上述评价程序,将进入直接挂网采购环节,由公立医疗机构与药品生产企业直接议价采购。

2015年,国家进行了首次药品价格谈判试点工作。2016年5月,首批谈判结果向社会公布,经与专利药品相关企业进行多轮谈判,包括治疗慢性乙型肝炎(替诺福韦酯)和非小细胞肺癌(埃克替尼、吉非替尼)的专利药品,谈判价格降幅都在50%以上,与周边国家或地区趋同,回归到合理区间。

对于妇儿专科非专利药品、急(抢)救药品、常用低价药品、临床用量小的药品,不再进行招标,实行集中挂网,由医院直接采购,这部分直接挂网采购药品占到公立医院用药的80%以上。

对于临床必需、用量小或交易价格偏低、企业生产动力不足等因素造成市场供应易短缺的基本药物,可由政府搭建平台,在保障企业合理利润的同时,通过市场撮合确定合理采购价格、定点生产、统一配送、纳入储备等措施保证供应。2018年以来,各地医疗卫生机构通过国家短缺药品信息报告系统实现网络直报,监测范围还将向原料端和生产端延伸,为尽早发现短缺风险、分类应对提供预警信息。

2018年底,随着国家组织药品集中采购和使用试点的启动,逐步形成了包括省级招标、省际联盟、统筹地区联盟、医院联盟、药品集团采购组织(Group Purchasing Organization,GPO)等多种形式并存的公立医院药品采购模式,促进公立医院药品采购逐步走向公开、合理。当前医院使用的所有药品均通过省级药品集中采购平台采购。符合挂网条件的药品可按规定挂网、阳光采购,满足医疗机构和患者的临床需求,如包括国产创新药在内的医保谈判准入药品可在省级集中采购平台直接挂网采购。

二、药品集中带量采购

针对特定药品以量换价的采购制度,即为药品集中带量采购。药品集中带量采购分为国家组织药品集中采购和省级药品集中带量采购,国家组织药品集中采购以省为单位形成跨区域联盟,联合全国多地共同开展,并依据联盟区域全部公立医疗机构年度药品总用量对药品采购数量进行明确规定;省级药品集中带量采购依托省级药品集采平台,借鉴国家集采经验,采取单独或跨区域联盟等方式,由各省自行确定投标形式、采购数量、采购种类、评审规则等。

(一)药品集中带量采购开展背景

我国政府取消逐级调拨、统购包销等政策后,各级批发企业可以同时向医疗机构销售药品。1990—2000年,药品采购以医院自行采购为主,地方自发开展药品集中采购、联合采购的探索和试点。2000—2008年,卫生部等多部门联合下发《卫生部关于加强医疗机构药品集中招标采购试点管理工作的通知》(卫规财发〔2000〕148号)、《关于印发医疗机构药品集中招标采购试点工作若干规定的通知》(卫规财发〔2000〕232号)等一系列文件,明确提出开展药品集中采购试点工作,采购主体由地市级逐渐升至省级。

2009—2018年,根据《关于进一步规范医疗机构药品集中采购工作的意见》(卫规财发〔2009〕7号)、《国家卫生计生委关于落实完善公立医院药品集中采购工作指导意见的通知》(国卫药政发〔2015〕70号)等文件,我国形成政府主导、以省为单位的网上药品集中采购工作方式。但在药品集中采购中,量价脱钩的问题一直存在,普遍只招价格不带量,企业缺乏销量预期,难以实现药价明显下降。采购层级较低,力量分散,导致议价能力不足,同时区域政策差异影响了统一市场形成,弱化了市场竞争机制。此外,由于部分仿制药质量和疗效与原研药尚存在差异,难以与其在同一质量层次竞争,导致部分原研药品种价格长期明显高于周边国家和地区,"专利悬崖"迟迟未能形成。

在此背景下,2018年11月14日,中央全面深化改革委员会第五次会议审议通过《国家组织药品集中采购试点方案》,明确探索完善药品集中采购机制和以市场为主导的药价形成机制。此后,国家医疗保障局会同国家有关部门积极推进药品集中带量采购改革,目前已经进入常态化、制度化新阶段,采购力度和范围进一步加大,形成了国家、省级、地市级及地区集采分级展开、多层面共存互补的模式。

（二）国家组织药品集中采购

2018 年 11 月,上海阳光医药采购网发布《4+7 城市药品集中采购文件》,由药品联合采购办公室负责全国联盟省份的药品集中采购工作,对 33 个通过一致性评价的药品进行集中带量采购试点,明确提出实现药价明显降低、减轻患者药费负担并降低企业交易成本、引导医疗机构规范用药的目标,拉开了国家组织药品集中采购的序幕。截至 2023 年 7 月,国家组织药品集中采购工作由试点城市开始,在 4 年多的时间内已开展 8 批,在原有试点的基础上扩大了药品采购范围、完善了药品采购机制,国家组织药品集中采购逐渐走向常态化(图 3-2-1)。

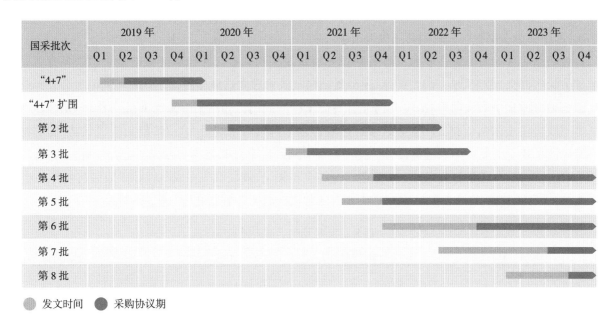

图 3-2-1 国家药品集中带量采购工作进程

自国家组织药品集中采购政策实施以来,共采购 8 批、覆盖 333 种药品,平均降价幅度超过 50%(表3-2-1)。此外,国家组织药品集中采购政策也在无形地提高药品流通行业集中度,促成实力、规模都具有国际竞争力的流通企业的出现。

表 3-2-1 8 批国家组织药品集中采购中选药品价格降幅

集中采购批次	中选药品数 / 种	平均降幅 /%
"4+7"	25	59
"4+7"扩围		
第 2 批	32	53
第 3 批	55	53
第 4 批	45	52
第 5 批	61	56
第 6 批	16	48
第 7 批	60	48
第 8 批	39	56

数据来源:上海阳光医药采购网。

（三）省级药品集中带量采购

2019 年 11 月,国务院深化医药卫生体制改革领导小组发布《国务院深化医药卫生体制改革领导小组关于以药品集中采购和使用为突破口进一步深化医药卫生体制改革若干政策措施的通知》(国医改发〔2019〕3 号),提出对未纳入国家组织集中采购和使用范围的药品,各地要依托省级药品集中采购平台,借鉴国家组织药品集中采购和使用经验,采取单独或跨区域联盟等方式,在采购药品范围、入围标准、集中采购形式等方面加大改革创新力度,形成国家和地方相互促进的工作格局。

2021 年 1 月《国务院办公厅关于推动药品集中带量采购工作常态化制度化开展的意见》(国办发〔2021〕2 号)明确提出分级开展集中带量采购,积极推进省级平台规范化、标准化建设,推动省际信息互联互通,加快形成全国统一开放的药品集采市场。

省级药品集中带量采购主要包括各省独立开展带量采购和省际联盟跨区域带量采购。各省独立开展带量采购除符合"带量"的一般特征外,还会紧扣国家政策导向选择品种,如 2019 年湖南省公立医疗机构抗菌药物专项集中采购项目、2019 年河北省高血压糖尿病门诊药品集中采购项目、2020 年山西注射剂药品组团联盟集中采购项目等。省际联盟跨区域带量采购具有采购量大、议价能力强等优势,能够将单一省份采购量较小的品种纳入进来,以量换价的成功率较高,并且联盟参与方统一进行带量采购,将大幅降低政府的行政成本和企业负担。多个联盟已开展多批集采,湖北牵头中成药省际联盟参与省份多达 19 个。此外,还有京津冀"3+N"联盟、重庆牵头 8 省区常用药联盟等省际联盟(表 3-2-2)。

表 3-2-2 部分省际联盟跨区域带量采购情况

联盟名称	联盟采购时间	采购品种	平均降幅 /%
四川牵头"六省二区"联盟	2020-09-29	17 个临床用量大的品种,其中 3 个口服常释剂型、14 个注射剂	58.05
重庆牵头 5 省常用药联盟	2020-10-14	15 个临床用量大、采购金额高且竞争较充分的品种	54.20
京津冀"3+N"联盟	2021-04-02	11 个品种,涉及 24 个品规,全部为口服固体制剂	71.46
黑龙江牵头"八省二区"联盟	2021-04-27	共 21 个临床常用品种,除 1 个口服常释剂型外,其余均为注射剂	66.71
重庆牵头 8 省区常用药联盟	2021-05-21	35 个常用药品,其中 25 个为注射剂	55.03
湖北牵头 19 省中成药省际联盟	2021-09-25	临床使用量大、采购金额高、多家企业生产的 17 个产品组 76 种中成药	42.27
河南牵头 14 省联盟	2021-12-17	阿替洛尔等 38 种药品	48.58

截至 2022 年 2 月底,各地开展 44 批省级药品集中带量采购工作,28 批为省级独立开展带量采购,16 批为省级联盟跨区域带量采购,每个省份平均开展 5 批药品集中采购工作,平均每省集采 50 种药品。

（四）国家药品集中带量采购接续

1. 接续工作原则 2021 年 11 月,《国家医疗保障局办公室关于做好国家组织药品集中带量采购协议期满后接续工作的通知》(医保办发〔2021〕44 号)首次提出接续工作的基本原则,即稳定市场预期、价格水平和临床用药。

2023年3月,《国家医疗保障局办公室关于做好2023年医药集中采购和价格管理工作的通知》(医保办函〔2023〕13号)中进一步提出规范接续工作相应要求,指导上海、江苏、河南、广东牵头开展联盟接续采购,鼓励多家中选、促进价差公允合理并统一采购周期。

2. 接续工作范围　原则上所有国家组织集采药品协议期满后均应继续开展集中带量采购,原研药、参比制剂、通过仿制药质量和疗效一致性评价的MAH均可参加。

3. 接续工作要求

(1)坚持带量采购,不得"只议价、不带量":应事先明确约定采购量分配规则,确保将约定采购量分配到每家中选企业和每家医疗机构。采购量由各地医疗保障部门在医疗机构需求总量的基础上结合带量比例确定,原则上不少于上一年度约定采购量。各医疗机构需结合上年度实际使用量、临床使用状况和医疗技术进步等因素报送拟采购药品的需求量。对于报送需求量明显低于上年度采购量的医疗机构,应要求其作出说明,并加大对其采购行为的监管。

(2)分类开展接续:着眼于维护市场和临床用药稳定,综合考量企业和产品的多方面因素,通过询价、竞价、综合评价等方式确定中选企业和中选价格。对上一轮集采时差额中选的品种,原则上在稳定价格水平和临床用药的基础上开展询价;对询价未成功,或者上一轮集采时等额产生中选结果,或者当前市场中已有非中选产品实际销售价明显低于上一轮集采本省最低中选价且有实际供应的,可通过竞价方式重新产生中选企业和中选价格。鼓励对企业的供应、履约情况及产品质量、临床反应等开展综合评价。

(3)强化信用和履约评价:加强信用评价和履约情况在企业申报资格、中选资格、中选顺位、供应地区选择等环节的作用。采用综合评价方式确定中选企业的,各省应将企业的信用评价和履约情况纳入综合评价因素,并给予较高的权重。暂未采用综合评价的,应将医药价格和招采信用评价情况作为企业入围的重要条件之一,同等情况下,信用评价较好的企业优先中选。

(4)完善配套政策:继续落实好医保基金预付,减轻医疗机构回款压力。完善集采品种挂网规则,进一步做好医保支付标准与中选价格协同,切实提升患者获得感。

(5)加强履约监督:有关部门要建立健全中选药品信息化追溯体系,保障中选药品在生产流通全过程可追溯。针对中选企业供应、信用等方面开展监测评估,并将评估结果应用于未来的集采工作。常态化监测医疗机构采购、使用和回款情况,确保医疗机构合理使用、优先使用中选产品和及时回款。

4. 接续工作现状　目前各地的国家药品集采接续按采购主体分为联盟接续和单独接续两大类。截至2022年8月,第一批、第三批国家药品集采接续形成广东联盟、长三角联盟、重庆联盟共3个省际联盟,覆盖21个省级行政区和新疆生产建设兵团(表3-2-3),分别以重新竞价、综合评分、询价方式开展接续工作,其中广东联盟、长三角联盟已公布中选结果。

表3-2-3　第一批、第三批国家药品集采接续省际联盟情况

联盟名称	覆盖地区	文件名称	发文日期
广东联盟(13)	广东、山西、江西、河南、湖南、广西、海南、贵州、甘肃、青海、宁夏、新疆、新疆生产建设兵团	《广东联盟阿莫西林等45个药品集团带量采购文件》(采购文件编号:GDYJYPDL 202102)	2021-11-04
长三角联盟(3)	上海、浙江、安徽	《长三角(沪浙皖)联盟地区药品集中采购文件》(采购文件编号:CSJ-YD2022-1)	2022-01-24
重庆联盟(8)	重庆、四川、内蒙古、湖北、云南、西藏、陕西、宁夏	《渝川蒙鄂滇藏陕宁联盟地区关于第一批和第三批国家组织集中带量采购协议期满药品接续采购工作实施方案》	2022-07-15

此外,江苏、山东、福建、黑龙江、吉林、辽宁、内蒙古7个省级行政区单独开展第一批、第三批国家药品集采期满接续工作。江苏、黑龙江、吉林等省份采用询价、竞价相结合方式开展集采接续工作,辽宁省采用询价、竞价、综合评分等方法确定中选企业。目前,江苏、黑龙江、吉林等省份已公布中选结果并落地执行。

三、药品购销"两票制"政策

医疗机构药品采购"两票制"是药品供应保障体系政策的要求,也是不断深化药品流通领域改革,压缩中间环节,降低虚高价格,净化流通环境,严厉打击"挂靠""走票"等药品购销中的违法违规行为的产物。"两票制"即药品从生产企业到流通企业开具一张发票,其后流通至终端医疗机构再次开具一张发票。"两票制"通过减少药品流通环节来减少药品的逐级加价,最终推进药品价格的透明化,保证药品供应的安全性。

(一)"两票制"政策发展历程

1."两票制"政策的提出　长期以来,在药品购销过程中需要经多级经销商多次开具发票才能使药品流转到医疗机构,存在药品价格虚高的隐患(图3-2-2)。2006年10月,广东省出台2007年度的药品挂网采购方案《广东省医疗机构药品网上限价竞价阳光采购实施方案(试行)》,首次采用了"两票制"模式。从药品生产企业到流通企业再到医疗机构,只开两次发票(图3-2-3)。但由于药品生产企业和药品经营企业大力反对,以及实行"两票制"的硬件条件和监管制度尚不具备,最终没有正式实施"两票制"。

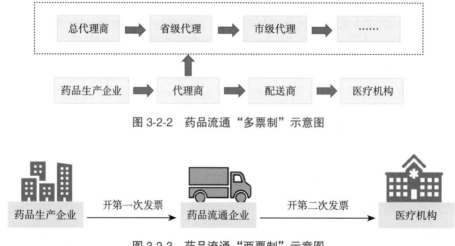

图3-2-2　药品流通"多票制"示意图

图3-2-3　药品流通"两票制"示意图

2.福建省"两票制"政策试点　2009年9月30日,福建省食品药品监督管理局出台的《药品集中采购生产企业投标资质认定及管理办法》《药品集中采购药品配送企业投标资质认定及管理办法》《药品集中采购药品配送监督管理办法》明确规定,生产企业必须提前选定配送企业,实行"两票制",不得转配送,生产企业自主报价投标。2010年5月,福建省在基本药物第七标全省集中采购中正式执行购销"两票制",成为全国第一个实施"两票制"的地方省(市)。

2013年6月,三明市人民政府颁布了《关于进一步深化公立医疗机构药品采购改革专题会议的纪要》,基本建立起公立医院药品集中采购、配送、结算和使用监管的政策体系,严格货票同行以及生产到配送、配送到医院各开一次发票。三明市不仅实行了"两票制",而且推行了与"两票制"相配套的政策,从而确保"两票制"推出、执行、显效、推广。

【案例分析 3-2-1】三明市首批集中采购实施效果

王忠海等以福建省三明市为例,通过实地调研对药品集中采购政策改革试点效果进行评析:三明市通过三医联动,基本建立起以医保机构为主体,以"两票制""招采合一"为特色的公立医疗机构药品采购政策体系;改革后公立医疗机构运行平稳,在降低药品价格与控制药品费用方面取得初步成效。三明市首批集中采购的品规中,按可统计同口径的 1 796 个品规计算,平均价格下降 8.02%(基药下降 8.75%,非基药下降 7.73%),价格下降最大幅度为 96.9%,有 129 个品规比省级招标价下降 50%以上,有 323 个品规下降 20% 以上,有 429 个品规下降 10% 以上;价格下降 10% 以上的 429 个品规中,按照生产厂家划分,仅 8.2% 属于合资、外资或进口品种。

3. 全国推行"两票制"政策 2016 年 4 月,国务院办公厅印发《深化医药卫生体制改革 2016 年重点工作任务》(国办发〔2016〕26 号),明确指出要全面推行公立医疗机构药品集中采购,综合医改试点省份要在全省范围内推行"两票制",积极鼓励公立医疗机构综合改革试点城市推行"两票制"。2016 年 12 月 26 日,国务院医改办等八部委联合印发了《关于在公立医疗机构药品采购中推行"两票制"的实施意见(试行)》(以下简称《实施意见》),提出在公立医疗机构药品采购中推行"两票制","两票制"试点工作正式拉开帷幕。

2017 年 2 月 9 日,国务院办公厅发布《国务院办公厅关于进一步改革完善药品生产流通使用政策的若干意见》(国办发〔2017〕13 号),要求综合医改试点省和公立医院改革试点城市要率先推行"两票制",鼓励其他地区实行"两票制",争取到 2018 年全国推开。至此"两票制"正式上升为药品流通领域的国家统一政策,并在全国统一推广执行。截至 2018 年年底,药品购销已全面实现"两票制",考虑到医疗器械与药品之间巨大的差别及其临床使用和售后服务的复杂性,医疗器械尚未正式开始要求实施。

(二)"两票制"政策实施要求

1. 实施政策出台情况 为贯彻落实改革意见,各省级行政区先后制订"两票制"具体实施方案、实施意见或实施细则等文件。至 2017 年年底,31 个省级行政区发布实施文件,11 个综合医改试点省份和 200 个公立医院改革试点城市率先推行"两票制",政策总体运行平稳。"两票制"各地开始执行时间、全面执行时间及实施对象见表 3-2-4。

表 3-2-4 部分省级行政区"两票制"实施政策出台情况

省级行政区	开始执行时间	全面执行时间	省级行政区	开始执行时间	全面执行时间
福建	2014 年 6 月	2014 年 6 月	内蒙古	2017 年 7 月	2017 年 11 月
安徽	2016 年 10 月	2016 年 11 月	江苏	与招采同步	2017 年 12 月
青海	2016 年 12 月	2016 年 12 月	上海	2017 年 6 月	2017 年 12 月
重庆	2016 年 12 月	2017 年 6 月	北京	2017 年 10 月	2017 年 12 月
陕西	2017 年 1 月	2017 年 7 月	江西	2017 年 4 月	2017 年 12 月
山西	2017 年 5 月	2017 年 8 月	贵州	最迟不得超过省级新一轮药品集中招标采购目录执行时间	
四川	2017 年 4 月	2017 年 9 月	广西	2017 年 9 月	2017 年 12 月
黑龙江	2017 年 5 月	2017 年 9 月	湖北	2017 年 6 月	2017 年 12 月
辽宁	2017 年 6 月	2017 年 9 月	宁夏	2017 年 6 月	2017 年 12 月

省级行政区	开始执行时间	全面执行时间	省级行政区	开始执行时间	全面执行时间
天津	2017年7月	2017年9月	西藏	2017年10月	2017年12月
湖南	2017年4月	2017年10月	河南	2017年8月	2018年6月
甘肃	2017年4月	2017年10月	山东	2017年11月	2018年6月
吉林	2017年6月	2017年10月	广东	2017年12月	2018年6月
浙江	2017年8月	2017年10月	新疆	2018年9月	2018年9月
海南	2017年5月	2017年11月	云南	2017年10月	2018年10月
河北	2017年5月	2017年11月			

数据来源：各省级行政区"两票制"政策文件整理。

2. 监管要求　整体来看，"两票制"的监管主体主要有市场监督管理、卫生行政、医疗保障、税务等政府有关部门（图3-2-4）。卫生行政部门负责监督医疗机构的行为；市场监督管理部门将"两票制"纳入药品生产、流通企业检查范围；税务部门管理发票；医疗保障部门规范招投标程序，违反"两票制"监管要求的企业不得投标，取缔配送资格，并列入药品采购不良记录。

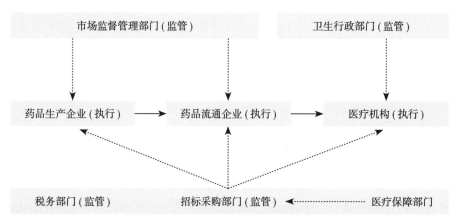

图 3-2-4　"两票制"监管体系图

3. 对生产企业的要求　《实施意见》充分考虑不同种类药企的情况，认为"药品生产企业或科工贸一体化的集团型企业设立的仅销售本企业（集团）药品的全资或控股商业公司（全国仅限1家商业公司）、境外药品国内总代理（全国仅限1家国内总代理）可视同生产企业"。

目前，其他省级行政区大多数沿用了国家版"两票制"政策中对生产企业的界定，部分省级行政区提出更具体的要求，如江苏省和广东省明确控股比例需超过50%，青海省要求商业公司和集团企业为同一法人。此外，部分省级行政区对生产企业的界定范围有所扩大：天津市、安徽省和重庆市等地在《实施意见》的基础上还规定了MAH委托药品生产企业或经营企业代为销售药品，可视为"生产企业"，考虑了与"药品上市许可持有人"制度的协同；浙江省在生产企业认定中增加了流通集团型企业在销售全资（控股）子公司生产的药品的情况。

4. 对流通环节的界定　《实施意见》规定流通环节开票情形：药品流通集团型企业内部向全资（控股）子公司或全资（控股）子公司之间进行药品调拨，可不视为一票，但最多允许开一次发票；为保证基层药物供应需求，打通乡村药品配送"最后一公里"，为特别偏远、交通不便地区，村医疗卫生机构配送药品，允许药品流通企业在"两票制"基础上再开一次药品购销发票。针对内部调拨，各省在这一点上方向一致，均规定企业内部调拨可不视为开一次发票,但仅限一次;针对偏远地区执行,江西等大部分地区)均明确允许加开一票。此外,对市场战略变化发生产权转移的情况,内蒙古、浙江等地设置相应的过渡期,在过渡期内可增开一票;对纳入省短缺药品定点储备的药品,且省内没有配送关系确需配送的情况,江苏省允许增开一次发票;对药品流通企业在省内进行零差率调拨,江苏省规定在"两票制"执行起半年内,也可不视为一票。

5. 对经营企业的要求　各省及《实施意见》"两票制"政策中对经营企业的要求基本相同,主要为以下三点:①药品流通集团型企业内部向子公司或子公司之间调拨药品可不视为一票,但最多允许开一次发票,鼓励大型流通企业兼并、重组;②药品流通企业购进药品,应主动向药品生产企业索要发票,发票必须由药品生产企业开具。到货验收时,应做到票、货、账相符;③药品经营企业将药品销售到公立医疗机构必须向公立医疗机构提供药品生产企业销售发票复印件(加盖药品经营企业公章原印章),通过对经营企业票据的严格规定和管理,保证流通环节的有序。

6. 对公立医疗机构的要求　《实施意见》中规定主要有两条:①公立医疗机构在药品验收入库时,必须验明票、货、账三者一致方可入库、使用,不仅要向配送药品的流通企业索要、验证发票,还应当要求流通企业出具加盖印章的由生产企业提供的进货发票复印件,两张发票的药品流通企业名称、药品批号等相关内容互相印证,且作为公立医疗机构支付药品货款凭证,纳入财务档案管理;②集中采购机构编制采购文件时,要将执行"两票制"作为必备条件,要求参与药品集中采购的企业作出执行"两票制"的承诺,否则投标无效。

陕西省对配送企业的数量和选择方式均作出了规定:①在选择方式方面,公立医疗机构应通过招标选择配送企业,生产企业需在公立医疗机构选定的配送企业范围内选择合作的配送企业;②在配送企业数量方面,三级医疗机构药品耗材配送企业数量不超过15家,二级医疗机构药品耗材配送企业不超过5家。

(三)"两票制"政策实施中存在的问题

1. 监管主体不明确　从各省级行政区来看,监管主体均呈现出多部门共同协作的特征。从发布"两票制"政策文件的部门来看,大部分省级行政区是多部门联合发布,涉及地方政府、医改部门、卫生健康主管部门、药品监督管理部门、发展改革部门、人力资源社会保障部门、工业和信息化管理部门、商务主管部门工商行政管理部门、税务机关、财政部门等,各省存在明显差异。其中,涉及最多的是卫生健康主管部门、药品监督管理部门、发展改革部门和税务机关,但多数省份未明确政策落实的主导部门。多个部门同时管理容易造成部门责任分担不明确,出现部门之间互相推诿、消极管理或者多部门你争我抢、积极重复监管的局面,无法形成完整监管流程,也有可能加深部门之间的矛盾,导致监管过程混乱、监管效率不断下滑,加大监管难度。此外,监管主体的缺失会影响"两票制"政策实施的整体性,导致监管的执法落实不够到位,一定程度上制约了"两票制"政策的健康和稳定发展。

2. 验票方法不统一　推行"两票制"的关键是公立医疗机构如何验票。《实施意见》及各地"两票制"的管理要求规定,医疗机构在验收药品时必须查验上游供货企业的票据是否符合"两票制"规定。2017年公立医疗机构取消加成,在药占比、控药等压力之下,药品由利润中心转化为成本中心已成为大多数医疗机构面临的现状。药品从生产端到流通端再到医疗机构整个链条中,医疗机构须验证由药品经营企业提供的生产企业到医疗机构的药品全流程购销票据,包括生产企业开到药品经营企业的发票及随货同行单复印件、药品经营企业开到医院的发票及随货同行单原件等。这对医院的验票能力要求较高,一定程度增加了药库工作人员的工作量,也间接增加医疗机构的支出费用,其验票动力与验票能力无法满足预期。

诸多医疗机构将验票压力转嫁至上游医药企业,药品经营企业需要耗费大量的人力进行相关资料的整合、打印,消耗大量的人力、财力成本,同时对药品票据的保存、查找和追溯也提出了更高的挑战。由于各地"两票制"实施细则有差异:部分地区允许在偏远地区实行三票制;部分地区的医疗机构要求配送企业建立一票查询数据库;也有部分地方监管部门要求企业上传发票至指定系统,下游要通过系统对比发票信息无误后才能进行后续开票业务。由于各地分公司在开票环节操作不统一,内部管理存在难度,导致医药企业疲于应对。

3. **虚开发票现象依然存在** 在"两票制"政策实施之前,大部分药品生产企业的销售模式主要是低开高走,即生产企业以低价将产品卖给经销商,然后经销商通过一系列处理方法,将价格提高到医院中标价格。"两票制"实施后,由于医院药品的价格通过竞标的方式确定,部分生产企业转为选择高价虚开出厂发票的方式来转嫁原有的流通环节成本(图3-2-5)。

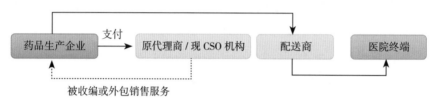

图 3-2-5 "低开"转"高开"药品供应链示意图

注:CSO,合同销售组织。

虽然目前从税务方面来说,随着营业税改增值税这一政策的推广和税务系统全面升级,各行各业上下游之间抵扣链条更加完整,使得"冲账"税票难以获得,在有效封堵"走票"行为的同时也有相关政府监管部门监管力度的加强,但是并不能杜绝这一行为的产生,只是提高了"走票"的成本,再加上17%的增值税和25%的企业所得税给药品生产企业所带来的税收负担,使得部分药品生产企业不惜铤而走险继续"走票",或者通过抬高生产、管理等人力资源成本来抬高药品成本。

"两票制"政策实施后,为达到避税及支付推广成本等其他目的,药品生产企业与合同销售组织(contract sales organization,CSO)公司的联系愈加密切。CSO公司成立形式有两种:一是由原医疗分销商或其他个人注册成立,且"一对多",以CSO公司的名义在医药产业园等地建立多家个人独资医药咨询公司,实质上继续为药品生产企业提供服务,这些CSO往往与医药企业存在很大的关联性,提供市场调研、学术推广、专业咨询、物流运输等外包服务,以相对合规的方式为医药企业提供费用的抵扣和扣除凭证;二是由药品生产企业创办,通过CSO虚开增值税专用发票为其列支销售费用,从而抵消"高开"模式下产生的中间环节成本,使药品仍可以较高价格销往终端。

【案例 3-2-2】药品生产企业虚高定价、套取资金

2017年至2021年5月,T公司等3家药品生产企业为规避"两票制"政策和监管,与下游50多家药品代理商相互串通,对注射用头孢硫脒等87种药品采取用虚高价格采购原料药的方式套现,并向下游药品代理商转移资金。涉及金额巨大,其中部分资金用于行贿医务人员或特定关系人,开展药品违规促销。

套现的主要操作方式是,药品生产企业与药品代理商签订合作协议,在原料药采购环节增加指定的"经销商",由"经销商"按正常价格购进原料药,提价数倍至十数倍再销售给药品生产企业。药品生产企业以"原料药涨价、生产成本高"的名义,将原料药的虚高价格进一步传导至出厂和投标挂网价格。原料药"经销商"受药品代理商实际控制,将低买高卖原料药获得的差价收入套现,转移至药品代理商,供其实施医药商业贿赂。以注射用头孢硫脒为例,A 公司(制剂厂)和 B 公司(原料厂)属同一集团,但 A 需要的头孢硫脒原料药不直接从本集团 B 公司采购,而是额外设置套现流程,由代理商控制的原料药"经销商"转手,低买高卖给制剂厂并套现。制剂厂以原料药成本高掩护注射用头孢硫脒的虚高价格,使得药品生产流通环节表面上符合"两票制"等政策规定,逃避监管。

T 公司等 3 家企业被要求在全国范围内对涉案的注射用头孢硫脒等 87 种药品进行价格整改,剔除现行价格中用于实施贿赂等虚高部分,降幅 50% 以上,部分品规被停止采购。3 家企业以及关联的其他企业被责令要求全面整改营销模式,停止相关违规操作。对其中涉嫌违纪、违法、犯罪的人员,有关部门依纪依法查处。

4. 特别偏远地区面临缺药风险 "两票制"虽然精简了药品流通环节,消除多余的加价因素,但是在特别偏远地区,由于高原、沙漠等环境异常恶劣,经济发展水平受限,"两票制"的实施难以执行。往往较发达的地区,配送企业网点较齐全,能够"一票"就配送到位。而在经济发展水平较低的地区,药品流通企业往往较多,小、散、乱情况更加严重,药品很难"一票"配送到位。比如新疆、西藏、青海等地,实施"两票制"比较困难。此外,由于部分低价、用量小药品的生产企业不愿零散销售,配送企业大量采购之后因销售量有限,面临过期失效、经济损失等问题,也可能会影响到供应。虽然政策中明确提出偏远地区可以实行"三票制",但是,由于我国药品流通成本高,耗时较长,对于西藏、新疆等交通极为不方便的地区,即使在"三票制"下,药品配送难度仍然较大,供应保障问题依然突出。

(四)"两票制"政策完善建议

1. 适时评估"两票制"政策实施成效,优化实施细则 "两票制"政策压缩流通环节、规范流通秩序的阶段性目标基本实现,2018 年国家医疗保障局负责制定药品招标采购政策并监督实施等工作,当前公立医疗机构药品采购形式已发生变化;集采药品由中标企业自己或委托流通企业配送至医疗机构,已经实现了"两票制"目标,有的甚至实现了"一票制"。因此,现有"两票制"政策及各省实施细则已不适用于当下情形,为适应新形势、新变化,国家有关部门应再次开展政策评估。各地方政府应根据评估结果确定政策走向,在国家出台的相关法律法规基础上,结合地方实际情况,通过完善规章制度来保障当地监管部门对"两票制"实施监管。明确监管主体,使其联合各监管部门构建更为专业的交流方式,形成完整的监管流程,让监管部门更好地履行监管责任,避免由于政府监管部门之间职责划分不明确而导致的监管重叠或空白问题。

2. 建设电子信息平台,统一验票规定 "两票制"电子信息平台是提高工作效率的技术支撑,也是监管"两票制"实施的必要手段。主管部门应从药品票据的传票、索票、验票、存票、院内签批、政府监管等方面考虑,加快建设行业主数据库,打造综合性行业监管平台,逐步实现药品生产流通企业、医疗机构和采购系统等多平台的互联互通、数据共享。药品流通企业应逐步运用全局供应链思维,打通物流、资金流和信息流的隔阂,与医疗机构、政府监管部门合作。医疗机构应探索验票优化措施,加快电子信息平台的建立,对接药品追溯系统和税务发票管理系统。利用网络平台进行货、票、账的核对,提高"两票制"的核票准确性和效率。同时,相关监管部门也可以借助平台追溯并了解药品流通全过程,及时掌握不同地区落实"两票制"的医院分布情况、医院药品执行"两票制"的比例、院内签批药品、票据查验情况等各项指标的变化情况,然后立足实际完善相关政策,出台有利于实施"两票制"的配套措施。

此外,各地方政府应推进票据上传,统一随货同行单格式,统一票据上传程序和要求,促进大型医药企业跨省经营;并统一数据交换标准,开展国家药品编码替换,实现数据共享。

3. 强化"两票制"查验,严查违规行为 建议完善跨区域协调办案机制,各省联合集中整治医疗购销领域腐败问题,积极检查企业的税务合规情况,加强案源情报研判,及时收集整理内外涉税信息,集中力量开展重点案源筛选、数据挖掘、线索匹配、疑点分析等案源分析工作,杜绝虚开发票、虚构交易、虚假合同等违法违规行为,防范税务风险。

同时,药品流通的乱象需要多方共同治理。征管部门可将曾经接受或对外虚开发票、销售额异常波动、用票量剧增、欠税走逃等作为虚开风控建模与监控的考虑因素,利用大数据手段定期筛选、发现和提取疑点企业,及时作出综合分析研判。合理增加公安部门涉税案件的查处力度和比例,提高基层经侦部门查处恶性案件的主动性和积极性。药品监管部门把"两票制"执行情况纳入监管内容,在日常检查、跟踪检查、飞行检查中,把药品流通的货、账、票、款、证的一致性作为重点检查内容。发现问题的,向当地省级招采部门通报情况;涉嫌违反药品有关规定的,依法严肃查处并予以曝光。医保部门也应根据企业整改落实情况以及相关部门认定的违法违规事实,做好医药价格和招采信用评价工作,将虚开增值税发票、帮助不法药商过票洗钱的企业记入"黑名单",并配合有关部门持续纠正医药购销领域不正之风。

4. 保障偏远地区低价、用量小药品供应 《实施意见》中规定,"为应对自然灾害、重大疫情、重大突发事件和病人急(抢)救等特殊情况,紧急采购药品或国家医药储备药品,可特殊处理;麻醉药品和第一类精神药品的流通经营仍按国家现行规定执行",可不实施"两票制"。江苏、浙江、广西等省级行政区在此基础上规定短缺药品以及临床必需但使用量较小的药品可不执行"两票制",但西藏、内蒙古、青海等相对来说更为偏远的地区并无此规定。为提高部分低价、用量小的药品在偏远地区的可及性,建议西藏、青海等地区在本地区实施方案中规定该类药品在此地区的环境异常恶劣、特别偏远地区可不实施"两票制"。

5. 各项政策措施协同,降低虚高药价 2018年以来,国家医疗保障局会同有关部门以带量采购为核心推进集中带量采购改革,从体制机制上重构了药品流通领域。集中带量采购有效净化了药品流通渠道,在集中带量采购所覆盖的品种中生产和配送企业更多地主动简化了流通环节和开票次数,降低药品购销费用。但是,目前尚有大量品种未被新的集采制度覆盖,还有些竞争不充分的创新品种、独家品种尚不能纳入集中带量采购,仅单独使用"两票制"并不能有效解决药品价格虚高的问题。还需进一步加强其他医疗卫生体制改革,强调"三医联动",各项措施协同配合才能形成有效合力。例如在推行"两票制"时,同步调整医疗服务价格,体现医务人员劳务技术价值,回归医疗服务的价值规律。加强临床药学服务和医院药学补偿机制建设,强化业务培训,注意防范药品供应保障可持续的风险。

第三节 药品价格管理

药品价格问题关乎国计民生,与国民健康需求、医疗卫生财政支出、医药产业健康发展休戚相关。科学、有效的药品价格管理机制既是一个国家医药卫生政策的重要组成部分,也是建立健全药品供应保障体系的重要保证。

我国药品价格管理的一个突出问题是药价"虚高"与"虚低"并存,药价虚高是指药品的实际售价比该药品在制药、运输、服务等方面成本高很多的现象。药价虚高不但消耗医保基金,更加剧了看病贵的问题,加重患者的经济负担。此外,我国容易发生短缺的药品大部分属于低价药、急(抢)救药、妇儿专科用药以及罕见病用药等小品种药,这些易短缺药品利润低、市场需求量小,药品生产企业研发和生产动力不足。只有药品价格回到合理区间,企业才能根据生产成本和市场供求状况组织生产、持续保障供应。因此,如何确保药品价格的合理性,确保药品供应和配送及时到位、临床安全有效,对完善药品供应保障制度有重要意义。

本节首先梳理药品价格管理发展历程,厘清我国药品价格管理发展脉络;其次,概括介绍药品定价方式、药品价格监测以及药品价格管理过程中存在的问题,并提出对策建议。因中药材生长、采摘、运输以及中药饮片和中成药的加工、生产有自身的特点,价格影响因素较多,故本节未展开介绍中药材、中药饮片以及中成药的价格管理。

一、我国药品价格管理发展历程

中华人民共和国成立初期,我国实行高度集中的计划经济体制,在此阶段实施以成本加成为核心的计划价格管理模式,对我国药品实施统一的定价、生产、调拨和管理。1984 年召开的十二届三中全会通过了《中共中央关于经济体制改革的决定》,逐步放开部分药品价格。1992—1996 年,我国在药品价格领域逐渐引入竞争机制。政府在药品定价的过程中主要负责一些原则和方法的制定,不直接干预。到 1996 年,我国绝大部分药物已基本实现了由市场进行定价。但由于绝大部分药品价格放开导致我国药品价格快速上涨,我国政府于 1996 年重新将药品价格纳入政府控制范围内。2000 年《药品政府定价办法》出台,标志着我国引导药品价格形成进入法制化、规范化、常态化阶段。2000—2015 年,政府规制的重点主要在药品招标采购和最高零售价格,且逐渐取消了对未列入政府定价目录药品流通差率的控制。

2015 年 5 月 4 日,国家发展和改革委员会等七部委联合发布《推进药品价格改革的意见》,开启了关于药品价格形成机制的新一轮改革,除麻醉药品和第一类精神药品外,取消原政府制定的药品价格,麻醉、第一类精神药品仍暂时由政府部门实行最高出厂价格和最高零售价格管理。随着医药卫生体制改革的不断深入,药品价格管理承担的主要任务已经从防止价格过快上涨转变为以现行药品价格政策为基础,坚持市场在资源配置中起决定性作用,更好发挥政府作用,围绕新时代医疗保障制度总体发展方向,持续健全以市场为主导的药品价格形成机制。当前我国坚持市场调节药品价格的总体方向,麻醉药品和第一类精神药品实行政府指导价,其他药品实行市场调节价。同时,发挥医保对药品价格引导作用。常态化、制度化开展药品集中带量采购,坚持"带量采购、量价挂钩、招采合一"的方向,促使药品价格回归合理水平。健全公开透明的医保药品目录准入谈判机制。探索实施按通用名制订医保药品支付标准并动态调整。此外,强化对医保基金支付药品的价格监管和信息披露,正面引导市场价格秩序;综合运用监测预警、函询约谈、提醒告诫、成本调查、信用评价、信息披露等手段,建立健全药品价格常态化监管机制,促进经营者加强价格自律。

二、我国药品价格管理发展现状

(一)我国药品价格形成方式

我国药品早期实行政府定价和政府指导价。2015 年 5 月 5 日,国家发展和改革委员会、国家卫生和计划生育委员会等 9 部委联合下发《发展改革委 卫生计生委 人力资源社会保障部 工业和信息化部 财政部 商务部 食品药品监管总局关于印发推进药品价格改革意见的通知》(发改价格〔2015〕904 号),取消了绝大部分药品的政府定价,调整为企业自主定价。目前我国采用市场调节价和政府指导价 2 种形式,药品定价的行政强制性逐渐淡化。从适用范围看,政府定价和政府指导价的适用药品逐渐减少,目前仅麻醉药品和第一类精神药品采用政府指导价(表 3-3-1)。

表 3-3-1　我国商品定价形式及药品价格适用情况

定价形式	定义	适用范围	药品适用
市场调节价	由经营者自主制定,通过市场竞争形成的价格	大多数商品	大部分药品
政府指导价	由政府价格主管部门或者其他有关部门,按照定价权限和范围规定基准价及其浮动幅度,指导经营者制定的价格	1. 与国民经济发展和人民生活关系重大的极少数商品价格; 2. 资源稀缺的少数商品价格; 3. 自然垄断经营的商品价格; 4. 重要的公用事业价格; 5. 重要的公益性服务价格	麻醉药品和第一类精神药品

1. 政府指导价

(1)适用范围:政府指导价仅适用于极少数的商品和服务采用,其范围由《中央定价目录》严格规定。国家仅对麻醉药品和第一类精神药品实行政府指导价,依法实行最高出厂(口岸)价格和最高零售价格管理。

(2)确定程序:政府指导价是一种具有双重定价主体的价格形式,政府通过制定基准价和浮动幅度,形成价格区间,以达到控制价格水平的目的,体现了国家行政定价强制性的一面,而经营者可以在政府规定的基准价和浮动幅度内灵活地调整价格,体现了经营者自主定价灵活性的一面。

根据 2020 年国家发展和改革委员会发布的《中央定价目录》,麻醉药品和第一类精神药品由国家医疗保障部门按照定价权限和范围规定基准价及其浮动幅度,指导经营者制定价格。政府价格主管部门制定和调整药品价格时,应当组织药学、医学、经济学等方面专家进行评审和论证;必要时,应当听取药品生产企业、药品经营企业、医疗机构、公民以及其他有关单位及人员的意见。依法实行政府指导价的药品价格制定后,应在指定的刊物上公布并明确该价格施行的日期。依法实行政府指导价的药品,应当依据其社会平均成本、市场供求状况、国民经济与社会发展要求以及社会承受能力制定价格,为消费者提供价格合理的药品。其中,对国家发展和改革委员会已按麻醉药品和第一类精神药品制定公布政府指导价的,暂以已制定价格为基础,综合考虑定价时间、相关价格指数的变化情况,以及麻醉药品和第一类精神药品通行的商业流通作价规则等因素,统一实施过渡性调整,作为临时价格执行。

2. 市场调节价　除麻醉药品和第一类精神药品外,药品实际交易价格主要由市场竞争形成。以现行药品价格政策为基础,坚持市场在资源配置中起的决定性作用,更好发挥政府作用。医疗保障部门负责管理价格的药品范围,包括化学药品、中成药、生化药品、中药饮片、医疗机构制剂等。总体上我国药品价格形成根据价格水平实施分类管理的模式,主要包括首发挂网价格形成、独家谈判药品、集中带量采购药品、常规挂网药品以及其他特殊药品。

(1)首发挂网价格形成:为鼓励创新发展,引导企业公开合理定价,完善全周期价格管理监督,国家医疗保障局探索开展创新药上市首发报价制度。以新型冠状病毒感染治疗药品为试点,2023 年 1 月 6 日,国家医疗保障局办公室发布了《新冠治疗药品价格形成指引(试行)》(医保办发〔2023〕2 号),指出在坚持市场决定价格、尊重企业自主定价的基础上,更好发挥政府作用,引入医疗机构和行业协会参与社会共治,引导企业公开透明合理制定新型冠状病毒感染治疗药品价格。同年 3 月,《国家医疗保障局办公室关于做好 2023 年医药集中采购和价格管理工作的通知》中提出将探索稳慎有序扩大新批准上市药品进入医药采购市场的首发价格形成机制覆盖范围。

新型冠状病毒感染治疗药品首发报价是指首次进入国内医药集中采购市场销售的产品,可以在北京等 6 个省(自治区、直辖市)医疗保障局进行首发价格申报,申报成功后其他省(自治区、直辖市)进行协同。

申报企业应对首发报价的原料成本、研发费用、期间费用、创新性和经济性等作出特别说明,目的在于打开价格构成要素,推动企业基于生产经营成本和市场供需状况等因素制定价格,也便于药品价格主管部门进行监督。受理单位接到首发报价申请后5个工作日内完成受理工作。首发价格信息经公示无异议的,受理单位及时通知医药采购机构快速挂网,其他省(自治区、直辖市)按首发价格开辟绿色通道直接挂网,保障群众及时用上新获批药品。此外,申报企业自新型冠状病毒感染治疗药品正式挂网之日起,每季度向首发价格受理单位提交全国累计销售数量、国际价格等信息,触发规定情形时,申报企业需要及时对首发价格进行再评估和动态调整,推动企业主动合理定价。且申报企业提交医疗机构出具的意见书和行业协会出具的推荐书,首发报价公示接受公众监督,推动社会各方共同参与价格治理。

(2)独家谈判药品:《国务院办公厅关于完善公立医院药品集中采购工作的指导意见》明确提出对部分专利药品、独家生产药品,建立公开透明、多方参与的药品价格谈判机制。2015年10月,国家卫生和计划生育委员会等16个部门组建谈判小组,开启首批国家药品价格谈判试点。鼓励各省积极探索谈判采购形式,根据各地区实际情况探索联合谈判的跨地区采购形式。各地谈判主体不统一,采购谈判中主体有药品集中采购机构、医疗机构、医保部门等,多数药品价格谈判为多部门联合进行。谈判方式多样,分别有面对面谈判、远程电话谈判、网上远程议价等谈判方式。各省(自治区、直辖市)进行药品价格谈判时谈判依据主要为药品质量、其他省(自治区、直辖市)参考价、采购数量等。谈判形成的价格即为采购价格,谈判药品在省级药品集中采购平台上公开挂网,医疗机构与企业签订采购合同,明确采购数量,按谈判价格直接网上采购。

为更好地实现基本医保价值购买战略,2017年7月,国家人力资源和社会保障部牵头进行首次医保谈判探索,最终36种药品谈判成功。虽然医保谈判确定的是医保支付标准,但目前实践中谈判药品终端价格与医保支付标准均保持一致,因此医保谈判已经成为独家药品价格形成的重要途径。截至2022年年底,我国顺利完成六轮独家药品医保谈判工作,已逐步建立并形成常态化、标准化、透明化医保谈判机制,在"申报—遴选—测算—谈判—执行"五个环节中,测算谈判底价是国家医保谈判工作的核心。国家医疗保障局在全国范围内抽取药物经济学和医保管理方面的权威专家和骨干力量分别组成药物经济学专家组和基金测算专家组,开展"背靠背"平行测算,比较方案;同时,借鉴国际先进经验,综合考虑药品的基金承受能力、国内外最低价格、中国患者数量、纳入目录后对基金的影响,经过科学、研究、规范计算,形成每个药品的谈判底价。兼顾产品价值、患者获益、医保支出等多个核心因素,最终筛选出最具"性价比"的药品。谈判环节即由医保方组织与企业方展开价格谈判,采用二次报价法,确定医保支付标准。谈判药品在协议期内按照"乙类药品"有关规定支付,谈判形成的价格即为医保支付标准,有效期内,如有同通用名药物(仿制药)上市,医保部门将根据仿制药价格水平调整该药品的支付标准。

(3)集中带量采购药品:药品集中带量采购采取"招采合一、量价挂钩"的市场价格形成机制,由企业自主参加、自主报价、医院报量,以合同的形式确定每个中选产品的采购量和价格。药品集中带量采购分为国家组织药品集中采购和省级药品集中带量采购。

国家组织药品集中采购以省为单位形成跨区域联盟,联合全国多地共同开展,并依据联盟区域全部公立医疗机构年度药品总用量对药品采购数量进行明确规定。国家组织药品集中带量采购在化学药、中成药、生物药三大板块全方位开展。

省级组织药品集中采购依托省级药品集采平台,借鉴国家集采经验,对未纳入国家组织集中采购范围的药品采取单独或跨区域联盟等方式,由各省自行确定投标形式、采购数量、采购种类、评审规则等。2023年3月,国家医疗保障局印发《国家医疗保障局办公室关于做好2023年医药集中采购和价格管理工作的通知》(医保办函〔2023〕13号),要求大力推动地方以省为单位从"填空"和"补缺"两个维度扩大集采覆盖范围,不排除挂网采购、备案采购、询价议价等分类采购模式,也不排除医疗机构联合体等其他集团采购形式,但是必须紧盯"量"这个核心要素,包括"柔性带量",实行弹性"量价挂钩"。

(4)常规挂网药品:药品挂网采购是指医药企业的药品在集中采购平台挂网,同时医疗机构根据药品信息和价格在平台上采购药品。《国务院办公厅关于推动药品集中带量采购工作常态化制度化开展的意见》(国办发〔2021〕2号)指出,省域范围内所有公立医疗机构应在本省(自治区、直辖市)药品集中采购平台上采购全部所需药品。绝大多数省(自治区、直辖市)实行全品种范围挂网,即境内上市销售的所有药品均可挂网,以满足临床用药需求;但部分省(自治区、直辖市)并未要求全品种挂网,仅要求医疗机构使用的药品纳入挂网范围。

目前各省(自治区、直辖市)出台的药品挂网采购做法大都沿用了分类采购的思路,但分类依据各有不同。部分省(自治区、直辖市)以挂网或采购方式作为分类依据,具体包括限价挂网、直接挂网、自主采购等方式;还有些省(自治区、直辖市)以药品维度作为分类依据,具体包括国家谈判相关药品、集中采购中选药品及相关药品、短缺药品等。挂网采购的药品价格形成主要有2种情形:一是企业产品在全国首次挂网或无其他省级平台现行价格;二是企业产品在其他省级平台已有挂网价。当企业产品在全国首次挂网或无其他省级平台现行价格时,部分省(自治区、直辖市)(如黑龙江)会参考医疗机构的议价结果挂网;当企业产品在其他省级平台已有挂网价时,绝大多数省(自治区、直辖市)采取"联动+限价"的方式形成挂网价,具体来讲,就是医药企业在申报产品挂网时,需要与本企业产品在全国其他省(自治区、直辖市)的价格进行联动,并将联动价作为挂网限价。

当某省(自治区、直辖市)已挂网品种的价格高于该品种在其他省(自治区、直辖市)的价格时,该省(自治区、直辖市)往往会下调该品种的价格,可通过企业自主申报、平台监测等方式作出调整;当已挂网品种的生产成本发生变化时,生产企业可能会申请上调药品价格,此时需提交相关资料,并经平台审核通过后方可调整。

(5)其他特殊药品:《关于做好当前药品价格管理工作的意见》规定,按照"保障药品供应优先、满足临床需要优先"的原则,采取鼓励短缺药品供应、防范短缺药品恶意涨价和非短缺药品"搭车涨价"的价格招采政策。对于国家和省级短缺药品供应保障工作会商联动机制办公室短缺药品清单所列品种,允许经营者自主报价、直接挂网,医疗机构按挂网价格采购或与经营者进一步谈判议价采购。省级药品集中采购平台上无企业挂网或没有列入本省(自治区、直辖市)集中采购目录的短缺药品,允许医疗机构自主备案采购,线下搜寻药品生产企业,并与药品供应企业直接议价,按照公平原则协商确定采购价格。

(二)药品价格监测

药品价格监测可发现价格垄断、价格欺诈、不正当竞争等违法行为,维护药品价格秩序,确保药品价格处于合理区间,保障药品供应。一直以来,药品价格监督检查主要手段有由价格主管部门开展成本调查的主动监测和由定点药品生产经营企业上报药品价格信息的被动监测两种方式。综合国家和地方立法文件规定,我国在现阶段已逐步形成以监测预警、函询约谈、提醒告诫、成本监审与调查、信用评价、信息披露、违法举报等手段为主的药品价格监管制度。

1.监测预警 价格监测是政府价格主管部门为适应价格调控和管理需要,对重要商品、服务价格和成本的变动进行监测分析及对价格政务信息的搜集活动。价格监测预警一直是药品价格管理中的监督检查手段。

2000年,国家计委颁发《药品价格监测办法》(计价格〔2000〕2185号),明确了原国家计委统一领导和部署价格监测工作,省级价格主管部门负责本区域的价格监测工作。由中国价格信息中心负责药品价格监测系统软件开发和价格数据收集、传输、汇总,省级价格信息机构负责本地区药品价格信息收集、上报。监测内容包括药品经营单位实际购进、销售价格及招标采购药品的实际中标价。在监测方案中规定了定点单位的数量、数据报送时间、报告格式等要求。2018年机构改革后,药品价格监测工作由医疗保障局统一领导,《关于做好当前药品价格管理工作的意见》中明确国家层面由医疗保障局组织开展,省级层面由省级医保部门联合药品招标采购机构负责,对药品价格、采购数量、配送率等情况进行监测预警。

2. 成本监审与调查 在《中华人民共和国价格法》(以下简称《价格法》)、《政府制定价格行为规则》和《政府制定价格成本监审办法》等针对所有类别商品的文件中,成本调查的对象为实行政府定价或政府指导价的商品。成本监审包括制定价格前监审和定期监审两种形式,需要遵循公正、公开、科学、规范、效率的原则,履行书面通知、资料初审、实地审核、意见告知、出具报告等程序,依据成本监审目录中商品和服务的监审形式以及定期监审的间隔周期进行监审,定期监审的间隔周期不得少于一年。

药品成本调查对象根据价格变动异常情况决定。调查范围包括但不限于价格异常变动、与同品种价格差异过大、流通环节加价明显超出合理水平,以及竞争不充分的品种,重点关注被函询约谈但不能说明正当理由或拒绝作出调整的情形。药品生产成本调查以书面调查为主,企业需要向国家或省级医疗保障部门提交药品生产(进口)成本及相关的生产、经营、财务、产品流向和价格等情况,作为分析其涨价合理性的重要依据。若书面调查形式不足以满足成本调查时,可采取实地调查方式。

3. 函询约谈 函询约谈工作由各级医疗保障部门负责,主要针对存在价格涨幅或频次异常、区域之间或线上线下之间价格差异较大、流通环节加价明显超出合理水平、配送不到位等情况的药品。其方式包括:①函询相关经营者,要求书面说明情况;②对情节严重、影响恶劣的,可约谈或跨区域联合约谈相关经营者,要求其说明变化原因,提供与药品价格成本构成相关的生产、经营、财务和产品流向等资料,并分类妥善处理。

4. 提醒告诫 提醒告诫作为一种药品价格日常管理手段,是向经营者宣传教育国家法律法规和政策,引导经营者开展自查整改、加强价格自律、进一步规范自身价格行为的重要举措。提醒告诫包括:针对性地向药品生产经营企业和医疗机构解读药品价格改革政策,宣传价格法律法规,提醒经营者自主定价应当依法合规,指导经营者把握自主定价应当遵循的原则和规范,自觉维护药品市场价格秩序;建立与相关行业协会的联系制度,充分发挥行业组织的作用,引导行业经营者加强价格行为自律,开展公平合法有序的市场竞争;对于检查中发现的共性、普遍性问题,重点进行提醒告诫。

《关于做好当前药品价格管理工作的意见》中指出对于涨价理由不合理、不充分的,如经营者自愿将价格调整到合理区间,应向医疗保障部门提交书面承诺函,并在承诺时间内调整到位;如拒不调整,可视情节采取提醒告诫、发布警示信息、降低信用评价、暂停挂网等措施。

5. 信用评价 建设企业信用体系,是建立健全贯穿市场主体全生命周期,进一步规范市场秩序,优化营商环境,推动高质量发展的新型监管机制。信用评价制度具体包括6方面内容:信用评价目录清单、医药企业主动承诺机制、采集记录失信信息、失信行为信用评级机制、失信行为分级处置机制和医药企业信用修复机制(表3-3-2)。

表3-3-2 医药价格和招采信用评价制度

项目	具体内容
适用对象	药品和医用耗材集中采购、平台挂网,以及公立医疗机构和医保定点的非公立医疗机构开展的备案采购
实施主体	省级集中采购机构,接受同级医疗保障部门的指导和监督
信用评价目录清单	①国家医疗保障局建立信用评价目录清单;②将医药商业贿赂、涉税违法、实施垄断行为、不正当价格行为、扰乱集中采购秩序、恶意违反合同约定等有悖诚实信用的行为纳入医药价格和招采信用评价范围

项目	具体内容
医药企业主动承诺机制	①适用范围:医药企业参加或受委托参加药品和医用耗材集中带量采购、平台挂网(含备案采购),向省级集中采购机构提交书面承诺;②承诺事项包括杜绝失信行为、承担失信责任、接受处置措施等
采集记录失信信息	通过企业报告和平台记录相结合的方式,及时全面、完整规范地采集医药企业失信行为信息,建立失信信息库
失信行为信用评级机制	①裁量基准:根据失信行为的性质、情节、时效,以及影响范围等因素,将医药企业在本地招标采购市场的失信情况评定为"一般""中等""严重""特别严重"四个等级;②评级方法:先评具体行为的信用等级,再根据各个行为的信用等级综合确定失信主体的信用等级
失信行为分级处置机制	省级集中采购机构根据医药企业信用评级,分别采取书面提醒告诫、依托集中采购平台向采购方提示风险信息、限制或中止相关药品或医用耗材投标挂网、向社会公开披露失信信息等处置措施
医药企业信用修复机制	①自动修复:失信行为时间超过3年的,失信信息保留但不再作为信用评级所依据的事实;因认定事实不清或认定事实错误,相关司法判决、行政处罚决定被依法撤销的,涉事企业可向省级集中采购机构申请,经逐级核实后重新评价评级;②主动修复:针对具体失信行为采取的纠正、弥补措施

医药企业在本地招标采购市场中的失信情况评定为一般、中等、严重和特别严重四个等级,每季度动态更新。集中采购机构根据医药企业信用评级,分别采取书面提醒告诫、依托集中采购平台向采购方提示风险信息、限制或中止相关药品挂网、限制或中止采购相关药品、披露失信信息等处置措施,落实医药企业失信违约责任(表3-3-3)。

表3-3-3　失信责任分级处置措施

失信评级	处置措施
一般	书面告诫提醒
中等	除提醒告诫外,应在医药企业或相关医药产品的平台信息中标注信用评级结果,并在医疗机构下单采购该企业生产、配送的药品或医用耗材时,自动提示采购对象的失信风险信息
严重	①除提醒告诫、提示风险外,应限制或中止该企业涉案药品或医用耗材挂网、投标或配送资格,限制或中止期限根据医药企业信用修复行为和结果及时调整;②定期向社会公开披露该企业评级结果和相关信息,接受社会监督
特别严重	①除提醒告诫、提示风险外,应限制或中止该企业全部药品和医用耗材挂网、投标或配送资格,限制或中止期限根据医药企业信用修复行为和结果及时调整;②定期向社会公开披露该企业评级结果和相关信息,接受社会监督

6.信息披露　信息披露是强化社会监督的重要手段。针对政府定价或政府指导价格商品,根据《政府制定价格成本监审办法》规定,定价机关应当逐步建立健全成本信息公开制度,经营者应当按照定价机关的规定公开成本,定价机关制定价格应当公开成本监审结论。《关于做好当前药品价格管理工作的意见》针对药品价格管理,明确由各地医疗保障部门做好信息披露工作,及时发布药品价格监测预警信息,披露函询约谈、价格成本调查结果,公开曝光各类严重影响药品价格和供应秩序的违规失信案例,鼓励社会各方参与监督,引导形成合理预期。同时配合价格招采信用评价制度建设,适时公开药品经营者的价格招采信用信息。

7. 价格违法举报　价格违法举报也是社会监督的重要措施。《价格法》第三十八条对价格违法行为的举报制度作了规定：政府价格主管部门应当建立对价格违法行为的举报制度；任何单位和个人均有权对价格违法行为进行举报；政府价格主管部门应当对举报者给予鼓励，并负责为举报者保密。《发展改革委 卫生计生委 人力资源社会保障部 工业和信息化部 财政部 商务部 食品药品监管总局关于印发推进药品价格改革意见的通知》要求充分发挥 12358 全国价格举报管理信息系统的作用，建立全方位、多层次的价格监督机制，正面引导市场价格秩序。

三、我国药品价格管理现存问题

虽然我国对药品价格形成机制进行了不断的探索，尤其近几年随着医药卫生体制改革不断深入、药品集中带量采购、医保药品目录动态调整等工作的持续开展，我国药品价格管理工作已经取得显著成效，但是在药品价格形成、药品价格衔接、药品价格监测等方面仍然存在很多问题。

(一)价格形成机制有待完善

目前我国除了麻醉药品和第一类精神药品采用政府定价，其余药品价格由企业进行自主定价。对于不同价格水平的药品进行分类价格管理，形成以市场为主导的药品价格形成机制。但是不同的价格形成方法存在一定问题或弊端，仍不完善，例如对于首发挂网价格管理主要针对的是首次进入国内医药集中采购市场销售的新型冠状病毒感染治疗药品，适用范围较小，大多数药品首发挂网价格未得到有效规范；独家谈判药品企业的合理价格较难确定，对于专利期内的药品定价需要平衡企业、政府、患者等多方主体权益，在降低医保基金压力、患者负担的同时还需要考虑企业的研发积极性；集中带量采购药品成本核算难度大，不同于一般商品，药品成本审核需要具备较强的专业性，政府部门没有足够的并能胜任的专业人员，缺少科学合理的评价机制来确定真实成本。

(二)价格衔接机制尚不成熟

当前我国药品价格管理以降价为主要基调，尤其近几年受到国家药品集中带量采购、国家医保药品谈判、"两票制"、医院零加成等政策影响，药品价格指数连续多年下降。随着药品生产企业人工成本、环保成本不断增加，原材料价格不断上涨，药品价格过低，可能导致企业无利可图，最后放弃生产供应，造成药品短缺。这体现出我国在药品价格管理的各项政策中，缺少相互的衔接与联动，缺乏价格管理的系统性。

(三)价格监测机制仍不健全

目前我国药品价格监测机制还处于发展阶段，在上层制度体系层面以规范性文件为主，缺少条例或者规章层次的法律文件作为法律和部门规范性文件的衔接，造成了药品价格监测法律法规体系的断层；当前价格监测的主体以医保部门为主，但是需要政府其他部门参与，例如在健全短缺药品、低价药品监测预警和分级应对机制方面，需要医保、卫生、工信、药监等多个职能部门密切协作，这种条块分割、多头管理的管理体制容易导致部门间管理权限不明，管理责任模糊；药品价格监测预警及时性有待提高，近几年在总体药价稳中有降的情况下，存在部分短缺的急(抢)救药价格上涨的事实，例如每逢流行性感冒高发季节奥司他韦都会涨价，部分公立医院、基层医疗机构和社会办医机构不参与药品价格监测，则会出现药品价格监测不全面、预警不及时的情况；此外，尚存在药品价格监测团队专业性建设不足、医疗保障局成立前我国药品价格监管机构缺乏独立监管职责、药价监测预警及时性有待提高、药价监管信息共享机制有待完善、药品价格成本调查不够深入以及药价行为日常监督管理有待加强等问题需要改进和完善。

四、药品价格管理经验与建议

结合我国药品价格管理的现状以及存在的问题,立足我国国情,从药品价格形成机制、药品价格管理体系、药品价格监测机制层面提出建议。

(一)建立科学的药品价格形成机制

持续健全以市场为主导的药品价格形成机制,发挥医保对药品价格引导作用,建立形成科学的分类药品价格形成机制,在独家药品、非独家药品、国家组织药品集中采购、特殊管理药品等要素分层之下,需要进一步细化包括药品质量等在内的药品价格形成要素,平衡企业、政府、患者等多方主体权益,遵循公平、合法和诚实信用、质价相符的原则,使药品价格反映成本变化和市场供求,维护价格合理稳定。同时推进形成合理的药品差价比价关系,同种药品在剂型、规格和包装等方面存在差异的,按照治疗费用相当的原则,综合考虑临床效果、成本价值、技术水平等因素,保持合理的差价比价关系。

(二)构建完善的药品价格管理体系

在法律层面上,制定立体化、系统化的药品价格管理的法律性文件,发挥上、下位法的衔接作用,统一近年来散乱在各个规范性文件中针对不同类型药品、不同监管内容的价格管理规定,健全药品价格管理的配套政策,形成立体化和系统化的药品价格管理体系。汲取实践中行之有效的药品价格管理措施,将其以法条的形式进一步明确、细化。同时考虑从上层制度体系层面,结合近年我国药品价格改革的多项措施,例如国家药品集中带量采购、国家医保药品谈判、两票制、医院零加成等,做好不同政策的有机衔接。厘清各监管主体职责及政府部门的权责,发挥政府在药品价格监督管理中的最大效能,以各部门三定方案为依据,通过立法规定细化各部门在药品价格管理中承担的职责,同时明确中央和地方的药品价格监管工作分配和管理权限。

(三)建立健全的药品价格监测机制

建立健全药品价格监测机制需要完善药品价格监测法律法规体系框架、细化药品价格行为规则、丰富药品价格监测手段。药品价格监测工作在厘清各相关主体职责前提下,需要形成国家与省级、地级市三级监测,政府与企业、医疗机构、社会等多方主体共同参与。国家医疗保障局负责组织和协调全国药品价格监测工作,省级医疗保障部门应定期、常态化监测药品实际购进价格、销售价格、招标采购药品的中标价格等异常变动情况。价格监测应以定点监测和周期性价格监测报表为基础,并开展专项调查、临时性调查、非定点监测等,主动监测和被动监测相结合,提高价格监测的时效性和准确性。各药品生产企业应提供该企业在全国各省公立医院药品集中采购价格,集中采购药品配送企业应将药品价格异常、供应量不足、供应不及时和不能足量满足医疗机构临床需求等情况及时报至省医疗保障局和所在地医疗保障局。定时常态化开展药品价格监测、实行药品价格异常预警报告制度、形成全面系统的日常管理措施、适时开展药品价格成本专项调查、建立药品价格信用评价制度、建立药品价格管理信息披露制度、建立公立医疗机构药品采购价格信息监测机制、交易价格信息共享机制,提升对药品价格异常变动的分析预警应对能力,从而助力药品价格监测工作有序开展。

邵 蓉

参考文献

［1］中华人民共和国商务部 . 2021 年药品流通行业运行统计分析报告［EB/OL］.（2022-09-06）［2022-09-13］. http://images.mofcom.gov.cn/scyxs/202209/20220906181153114.pdf.

［2］雪球 . 医药电商"搅局"、医保监管趋严,药店如何"破局"?［EB/OL］.（2022-10-06）［2023-08-14］. https: //xueqiu.com/3483303916/232166883.

［3］国家药品监督管理局 . 药品监督管理统计年度报告（2022 年）［EB/OL］.（2023-04-19）［2023-05-15］. https://www.nmpa.gov.cn/zwgk/tjxx/tjnb/20230419090931121.html.

［4］石天放,崔力,王月君,等 . 关于提高我国药品流通行业集中度的研究——以美国、日本为借鉴［J］. 中国食品药品监管,2022（4）:43-56.

［5］严羽,陶群山,魏骅 . 深化医疗保障制度改革背景下我国 DTP 药房发展模式探究［J］. 广东药科大学学报,2021,37（6）:35-40.

［6］张翼 . 我国 DTP 药房管理若干问题的思考［J］. 中外企业家,2020（14）:39-40.

［7］健康界 . 解读 2023 药品零售行业三大关键词:医保个账改革、ChatGPT 与医药电商、DTP 药房［EB/OL］.（2023-02-12）［2023-08-16］. https://www.cn-healthcare.com/articlewm/20230212/content-1509574.html.

［8］中国经济网 . 达嘉维康回复交易所关注函:澄清交易细节质疑 详解并购战略部署［EB/OL］.（2023-07-15）［2023-08-17］. https://baijiahao.baidu.com/s?id=1771450347781491741&wfr=spider&for=pc.

［9］罗雪燕,赖寒,王梦媛,等 . 省级药品集中带量采购模式对比研究［J］. 卫生经济研究,2022,39（5）:7-11.

［10］毛宗福,沈晓,王全 . 我国医疗机构药品集中采购工作回顾性研究［J］. 中国卫生政策研究,2014,7（10）:5-10.

［11］广西财政厅课题组 . 公益性医院:政府采购监管的虚化及其克服［J］. 经济研究参考,2020（22）:68-80.

［12］蒋昌松,祁鹏,郭丹 . 我国药品集中采购制度历史变迁及改革发展趋势［J］. 中国医疗保险,2022（4）:5-11.

［13］莫远洵 . 药品集中带量采购对我国医药产业集中度的影响——基于产业经济学视角的分析［J］. 经济研究导刊,2022,504（10）:34-36.

［14］陈珉惺,吴卿仪,徐源,等 . 国家药品集中带量采购接续政策的分析与建议［J］. 中国卫生资源,2022,25（3）:273-277.

［15］颜军 . 阳光作业 惠泽百姓——海南医院药品采购制度改革纪实［J］. 今日海南,2003（3）:18-19.

［16］王忠海,毛宗福,李滔,等 . 药品集中采购政策改革试点效果评析——以福建省三明市为例［J］. 中国卫生政策研究,2015,8（1）:21-26.

［17］徐谈春雯,邓夕 . "两票制"对中小医药生产企业的财税挑战及应对策略［J］. 现代商贸工业,2022,43（14）:91-93.

［18］刘家驹,孙利华 . "两票制"对药品流通领域的影响及问题分析［J］. 中国物流与采购,2018（2）:76-77.

［19］管延羡,管勇 . 药品价格形成机制改革的难点、焦点和对策［J］. 卫生经济研究,2017（3）:5-7.

［20］王智锦．"涨"声响起药店如何应对［J］.中国药店,2021(9):82-83.

［21］申俊龙,彭翔.中药价格形成机制探讨［J］.江苏商论,2015(1):21-23.

［22］郑朝臣,路云,常峰等.我国地方区域性药品挂网采购的做法分析与思考［J］.中国药房,2023,34(3):263-268.

［23］胡善联,陈文,程晓明.药物经济学与药品政策研究［M］.科技出版社,2000年版:40.

［24］俞平,朱菊艳,申俊龙.关于药品价格治理机制创新研究——纪念价格改革四十周年［J］.价格理论与实践,2018(9):33-36.

［25］李晓先.我国药品价格管理政策实施效果评价研究［D］.南昌:江西财经大学,2018.

第四章 | 临床使用

药品临床使用是指在医疗实践中将药物应用于患者的过程。医疗专业人员根据患者的疾病诊断和治疗需求,选择合适的药物并进行正确的用药,改善患者治疗结局,提高生存质量。药品临床使用与药事管理、药品综合评价以及药师服务相互关联,互为补充。药事管理是医疗机构以患者为中心,以临床药学为基础,对临床用药全过程进行有效的组织实施与管理,促进临床科学、合理用药的药学技术服务和相关的药品管理工作,是加强医疗卫生服务综合监管的重要举措。

2002 年国家发布《医疗机构药事管理暂行规定》以来,药事管理在医院药学服务实践中发挥着指挥棒的作用。药品综合评价指导药品使用,药品临床使用又为药品综合评价提供实践证据。2021 年,国家卫生健康委员会发布《国家卫生健康委关于开展药品使用监测和临床综合评价工作的通知》,建议参考《药品临床综合评价管理指南(2021 年版试行)》,利用真实世界数据和药品供应保障各环节信息开展以药品临床价值为导向的综合分析。药师在药品临床使用中提供专业的药物知识、监测、教育等方面的支持。药师服务模式从“以药品为中心”转向“以患者为中心”,促进药学工作更加贴近临床,努力提供优质、安全、人性化的药学专业技术服务。2018 年,国家卫生健康委员会发布《卫生健康委 中医药局关于加快药学服务高质量发展的意见》,为药学服务高质量发展指明了方向。药事管理、药品综合评价和药师服务共同确保药品临床使用的合理性、有效性和安全性。

本章分为三节,分别介绍药事管理与合理用药、药品综合评价、药学服务与药师价值的关键政策产生背景与目标,实施成效与面临的挑战,国际经验及政策建议,为优化我国药品临床使用制度提供参考。

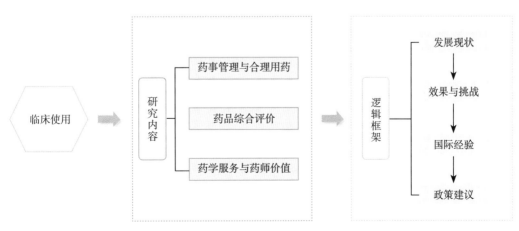

第四章 框架示意图

第一节　医疗机构药事管理与合理用药

医疗机构药事管理,是建立健全现代医院管理制度的重要内容,是加强医疗卫生服务综合监管的重要举措,关系到医院的总体医疗水平。医疗机构药事管理通过规范药物临床使用管理,推进临床合理用药,提升药学服务品质,保障医疗质量和医疗安全,极大地推动了药品领域改革,提升了医疗机构合理用药水平,保障人民健康。近年来,我国药事管理水平不断加强,合理用药水平逐步提升。

一、发展现状

(一)药事管理发展

中国是建立古代医药管理制度最早的国家之一,早在西周时期我国就建立了一整套医药行政管理制度,"医师"的职权是"掌众医之政令,聚毒药以供医事"。中华人民共和国成立后,我国的药事管理进入了崭新阶段。1953年,我国政府颁布了新中国第一部药典——《中华人民共和国药典》(1953年版),为药品的生产、检验、研究提供参考。1963年卫生部等部门下达了《关于药政管理的若干规定》,这是中华人民共和国成立后制定的第一个药政管理的综合性行政法规,其中专设药品新产品一章,对有关新药审批管理问题作出了规定。1978年,经国务院审批,成立了国家医药管理总局,负责管理中西药品及各种医疗器械,实现了医药事业统一管理。1984年9月,第六届全国人大常委会第七次会议通过了《中华人民共和国药品管理法》,这是新中国第一部药品管理法规,从药品采购、储存、供应、使用等方面作出法律规定。1995年,《医疗机构评审办法》发布实施,把医院药事管理纳入评审内容中。1998年,为了解决由管理机构重叠引起的职能交叉、权责不明的问题,国务院组建了国家药品监督管理局(SDA),统一行使药品监管权限。SDA成立后,颁布了一系列部门规章,如《药品生产质量管理规范》(GMP)等,使药品质量管理逐步走上规范化、法制化轨道。2001年,《药品管理法》进行了第一次修订,明确了互联网药品交易的管理方法,在保证药品质量、打击假劣药品方面发挥重要作用。2002年,《医疗机构药事管理暂行规定》发布实施,对医疗机构药事管理组织、药物临床应用管理等作出了具体规定。

2004年,卫生部制定了《处方管理办法(试行)》;2007年,发布了《处方管理办法》,对处方开具、调剂、使用、保存的管理提出要求。2011年,《医疗机构药事管理规定》发布实施,明确了药事管理与药物治疗学委员会的职责,要求三级医院设置药学部,开展以患者为中心,以合理用药为核心的临床药学工作。标志着医院药学工作模式从"以药品供应为中心"向"以患者为中心"转变,工作主体由"药剂为主体"向"临床药学为主体"转变。

2015年4月,十二届全国人大第十四次会议对《药品管理法》进行了修订,删除了药品价格管理中政府定价的规定,将价格交由市场供需情况来决定。同年2月发布《国务院办公厅关于完善公立医院药品集中采购工作的指导意见》,要求落实带量采购,加强医务人员合理用药培训和考核,发挥药师用药指导作用。同年6月,国家卫生和计划生育委员会发布了《国家卫生计生委关于落实完善公立医院药品集中采购工作指导意见的通知》,要求规范医院药品使用管理,推动公立医院优先配备基本药物。

2017年,深化医药卫生体制改革启动,作为改革措施之一,全面取消药品加成,实施药品阳光采购。政府要求各级医院药师借助信息化的手段,加强药品处方审核、点评,并且把其纳入绩效管理。同年7月,为贯彻落实《"健康中国2030"规划纲要》和《"十三五"卫生与健康规划》,《关于加强药事管理转变药学服务模式的通知》发布,要求高度重视药事管理,使药学服务从"以药品为中心"转变为"以患者为中心",从"以保障药品供应为中心"转变为"在保障药品供应的基础上,以重点加强药学专业技术服务、参与临床用药为中心",使药学工作更贴近临床。2018年6月,《关于印发医疗机构处方审核规范的通知》颁布,促进医疗机构处方审核工作规范化,促进临床合理用药。2019年《药品管理法》进行了第二次修订,创造性提出了建立药物警戒制度,对药品不良反应进行监测、评估,帮助临床合理用药。2020—2021年,两版《药事管理专业医疗质量控制指标》出台,提出了十五项药事管理质控指标。通过几十年发展,我国的药事管理体制逐步完善,药事管理法律、制度也逐步完善。

(二)医疗机构药事管理发展

医疗机构药事管理是医疗工作的重要组成部分。2002年,卫生部等部门发布《医疗机构药事管理暂行规定》(卫医发〔2002〕24号)(以下简称《暂行规定》),其规定了医疗机构药事管理的定义:医疗机构内以服务患者为中心,临床药学为基础,促进临床科学、合理用药的药学技术服务和相关的药品管理工作。这是首次在国家层面上明确药事管理的定义。随着我国医疗机构药事管理和合理用药水平的提高,2011年,卫生部等部门在总结各地《暂行规定》实施情况的基础上,结合当前国家药物政策以及医疗机构药事管理工作的新形势和新任务,发布《医疗机构药事管理规定》(卫医政发〔2011〕11号)(以下简称《规定》)。2011版《规定》对医疗机构药事管理的定义进行了更新,"指医疗机构以病人为中心,以临床药学为基础,对临床用药全过程进行有效的组织实施与管理,促进临床科学、合理用药的药学技术服务和相关的药品管理工作"。强调了医疗机构药事管理要对"临床用药全过程"进行组织实施与管理,医疗机构药事管理工作应定位于医疗机构临床用药的过程管理。《规定》从组织机构、药物临床应用管理、药剂管理、药学专业技术人员配置与管理、监督管理等方面规定了医疗机构药事管理,与2002年的《暂行规定》有较大不同。2020年,为积极推进药品集中采购和使用改革、完善药品价格形成机制、规范药品生产流通秩序,同时为进一步加强医疗机构药事管理和药学服务、加大药品使用改革力度、全链条推进药品领域改革、提升医疗机构管理水平、促进合理用药、更好地保障人民健康,国家卫生健康委员会联合医疗保障局等部门,发布《卫生健康委 教育部 财政部 人力资源社会保障部 医保局 药监局关于印发加强医疗机构药事管理促进合理用药的意见的通知》(国卫医发〔2020〕2号),其明确了药品集中采购在药品配备和合理使用的定位和重要作用。同时,明确了医疗机构要拓展药学服务范围,包括加强医疗机构药学服务、发展居家社区药学服务、规范"互联网+药学服务"。在完善行业监管中,要开展药品使用监测和临床综合评价、加强合理用药监管、规范药品推广和公立医疗机构药房管理。

2011年《规定》指出,二级以上医院应当设立药事管理与药物治疗学委员会(以下简称"药事会")组织实施开展药事管理工作。医疗机构负责人任药事会主任委员,药学和医务部门负责人任药事会副主任委员。药事会委员由具有高级技术职务任职资格的药学、临床医学、护理和医院感染管理、医疗行政管理等人员组成。药事会下可设药品遴选专业委员会、短缺药品管理工作组、不良反应与用药安全工作组、合理用药工作组等(图4-1-1)。药品遴选专业委员会保证医疗机构药品遴选过程的公正合理。不良事件与

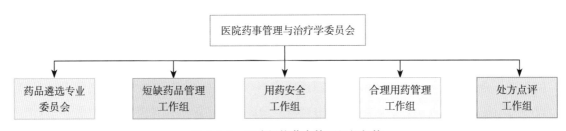

图 4-1-1 医疗机构药事管理组织架构

用药安全工作组负责医疗机构的不良事件和用药错误等的预警、监测、评估及上报。合理工作组的部分工作包括贯彻落实国家层面的规范性文件规定,对抗感染药物、抗肿瘤药物、质子泵抑制剂及其他重点监控药物等临床应用的合理性进行监督检查、分析,并提出建议。

二、实施成效与挑战

(一)实施成效

1. **医疗机构药事管理的建立** 为响应原卫生和计划生育委员会的要求,顺应医院药学发展的潮流,浙江、江苏、四川、北京等地先后建立药学质控中心,加强各省(自治区、直辖市)药事质量管理,提升全省(自治区、直辖市)药事质量管理水平,促进全省(自治区、直辖市)合理用药及全省(自治区、直辖市)医疗质量管理与评价的规范化与同质化。

在原卫生和计划生育委员会的组织下,由国家药事质量管理质控中心起草调研指标,利用"全国医疗质量数据抽样调查"网站收集 2014 年全国 31 个省(自治区、直辖市)的 302 家三级综合医院和 244 家二级综合医院的医院药学人员配置以及药品使用管理相关的指标数据。在二级、三级综合医院中,药学技术人员占比分别为 5.2% 和 4.4%,每百张病床临床药师数分别为 0.42 人和 0.44 人,门诊调剂药学人员日人均调剂处方数分别为 119 张和 173 张,临床药师重点患者药学监护率分别为 1.8% 和 6.9%,门诊患者静脉输液使用率分别为 12.8% 和 10.1%,住院患者静脉输液使用率分别为 93.1% 和 90.4%,住院患者抗菌药物静脉输液使用率分别为 51.8% 和 44.3%,中药静脉输液使用率分别为 34.7% 和 29.0%,形成了一定规模的医院药事管理体系,但是仍然存在药学人员不足、药学服务工作模式不健全等问题。此外,各医院的药事管理水平参差不齐。以《三级综合医院评审标准实施细则(2011 年版)》为依据,采用 ABCDE(其中E 级为卫生行政部门根据医院功能任务未批准的项或同意不设置的项目)五级评分,对全国 28 个省(自治区、直辖市)的 117 家三级综合医院的评价数据进行分析。其中涵盖了是否具备突发事件药事管理应急预案、药品召回管理制度、规范使用与管理肠外营养疗法制度、抗菌药物管理制度等项目,结果显示药事管理核心条款中评价结果为"A- 优秀"的医院比率为 9.40% ～ 61.54%。评价结果为"D- 不合格"的医院比率为 0 ～ 5.13%。各医院仍需对相关问题进行持续改进,建立健全相关的药事管理制度,保证促使药事管理工作从"以药品为中心"的保障供应型向"以服务患者为中心"转变。

2. **推进药物临床合理使用** 国家卫生健康委员会一直非常重视医院药事管理的发展,为此发布了一系列的法律条令,以规范和推动医院药事管理工作的实施。在 2023 年 2 月和 4 月分别发布了《三级公立医院绩效考核操作手册(2023 版)》和《二级公立医院绩效考核操作手册(2023 版)》,对二级、三级医院提出了针对性的医疗质量安全规范性的要求,其中对"合理用药"提出了相应的指标要求,三级医院的考核指标包括点评处方占处方总数的比例、限定日剂量(defined daily doses,DDD)、门诊患者基本药物处方占比、住院患者基本药物使用率、基本药物采购品种数占比、国家组织药品集中采购中标药品使用比例。二级医院的考核指标包括抗菌药物使用强度(采用 DDD 量化表示)、基本药物采购金额占比、国家组织药品集中采购中标药品金额占比、重点监控药品收入占比、重点监控高值医用耗材收入占比。为各级医院考核药事管理工作提供精准、有效的参考依据,促进临床药学的发展和医院药事管理工作的规范化和提升。

抗菌药物不合理使用导致的细菌耐药问题已成为当今世界公共卫生体系所面临的重大考验之一。抗菌药物的使用是相当普遍的,尤其是在外科手术中。2021 年,全国抗菌药物临床应用监测数据显示在核心数据医院中住院患者抗菌药物使用率达 34.86%,外科手术抗菌用药使用率达 48.40%。然而,高水平的抗菌药物使用也可能导致抗菌药物耐药性的增加,因此,合理使用抗菌药物对于防止抗菌药物耐药性的发展非常重要。2012年8月,卫生部出台的《抗菌药物临床应用管理办法》是我国目前级别最高、涉及面最广的抗菌药物管理政策,意在要求各医疗机构规范抗菌药物临床应用行为,控制医疗机构抗菌药物不合理使用,促进抗菌药物临床合理应用。2016年8月,国家卫生和计划生育委员会、发展和改革委员会等14个部门联合印发了《遏制细菌耐药国家行动计划(2016—2020)》,提出了九大方面细菌耐药防控工作措施,旨在从国家层面多个领域协作,建立抗菌药物管理的长效机制,有效遏制细菌耐药,维护人民群众身体健康。

各地质控中心在推荐药物临床合理使用中起到重要作用。浙江省医院药事管理质控中心起草《浙江省抗菌药物临床合理应用指导方案》《浙江省医疗机构使用外配注射药物的管理规范(试行)》等规范文件,对促进合理规范地使用抗菌药物、提高细菌性感染的抗菌治疗水平、减少细菌耐药性起到指导作用。2021年第一季度浙江省抗菌药物临床应用监测网234家医院上报情况显示,与2017年第一季度相比,DDD明显下降(45.2%比29.15%),Ⅰ类切口手术预防使用抗菌用药使用率明显下降(1月:36.3%比34.4%;2月:29.8%比38.9%;3月:34.6%比31.8%)。由此可见,在质控中心及各医院药事管理人员对抗菌药物临床应用的专项管理下,住院患者抗菌药物使用率、使用强度均呈下降趋势,体现出抗菌药物使用机制被充分落实,从而减少了经验用药现象,避免了抗菌药物滥用情况。

江苏省药事管理质控中心于2014年建立了"江苏省药事管理质控网报系统",各成员单位每月、每年通过网报系统上报本单位的药事管理情况。月报数据包括药品采供率、处方合格率、抗菌药物住院患者病原学送检率、DDD、开展药物咨询数量、参与临床会诊数量等共33项月报指标。年报指标包括抗菌药物分级管理合格情况、抗菌药物品种品规合格情况、专职临床药师数量等共7项。由江苏省人民医院对上报的数据进行审核和分析,对"出控"数据进行公示,督促和帮助成员单位整改"出控"的指标。一项对江苏省药事管理质控网报系统中2014年1月至2016年12月的61家样本医院的各项临床药学指标调查显示,与2014年1月比较,2016年12月各样本医院临床药师数量由平均4.72名增至5.86名;覆盖的专科数由4.21个增长到5.27个;临床药师覆盖床位数达289张;治疗药物监测品种数由7.38种增至7.87种,平均年监测数达1 293人次;药品不良反应月上报数由14.71件增至19.34件。江苏省药事管理质量控制体系的建立对于提高医院临床药学服务水平和能力起到了积极的推动作用。减少了用药错误的发生,促进了临床合理用药。

除了国家和省市层面对药事管理的推动作用,医院层面也做了一系列工作。以协和医院抗菌药物管理为例:1983年,北京协和医院在国内率先成立了医院药事会,遴选医院药品处方集、实施院内药政管理。1984年,药事会发布了《北京协和医院抗菌药物应用指南》,明确了抗菌药物的用药前提,根据感染的程度选择药物,规定了治疗时机。2003年,成立了医院感染管理办公室。2004年,成立医院抗菌药物管理委员会。2005年起对抗菌药物实行分级管理并分别在2007年、2011年、2013年、2016年、2017年和2018年对目录进行调整。2006年,加入卫生部全国抗菌药物临床应用监测网。2012年,医院通过HIS系统抗菌药物统计功能,同年建立了抗菌药物处方点评制度,经过"初评—审核—复评"的过程,提高抗菌药物合理用药水平。2013年开始每月对Ⅰ类切口全样本预防用药进行评估与分析,并在HIS系统上实现分级管理,增加了开具抗菌药物处方时"需要有感染相关诊断"的提示功能。2013年,通过医院感染管理办公室多重耐药菌监测系统,每天筛查耐药菌,集合检验科的报告,预警临床做好防控。2014年,请临床科室信息关键用户完善HIS中本科室抗菌药用法用量,减少开处方时的错误。2018年,实验室HIS实现自动推送当日全院多重耐药检出情况。经过一系列的努力,Ⅰ类切口手术预防用抗菌药物的使用率由管理前的38.21%(2012年平均值)降至管理后的24.34%(2013—2016年平均值);预防用抗菌药物24小时停药比例由管理前的61.42%升至管理后的89.55%。

（二）实施挑战

1. 落实程度待提高 虽然制订了药事管理规章制度,但是在实际执行过程中存在"打折扣"的现象。一项对 22 家医院药事管理制度进行的回顾性分析调查显示,药事管理制度完善并落实的医院占 27.27%,未完善且未落实率则高达 82.35%,药品质量管理中药品摆放不合格的医院占比为 36.36%,温度或湿度不符合率为 63.64%;22 家医院中有抗菌药物用法不合理存在的医院占比为 27.27%,用量不合理的为 13.64%,长期使用抗菌药物的医院占比最高,是 68.18%。抗菌药物使用与诊断不相符的医院占比为 18.18%,重复用药或未经病原菌检测试验就经验性使用抗菌药物率为 31.82%。此外,有的医院对评审标准理解和把握还存在差距,对药品质量与安全管理内涵的理解存在偏差,致使科室提供的工作制度、规范、流程等和实际工作脱节。部分药事管理人员只具备理论知识,缺乏管理经验,导致在实际工作过程中不能充分落实相关概念,最终使药事管理工作处于混乱状态,从而降低了药事管理的效果和效率。除此之外,部分医院即使已经建立了奖惩制度,但没有进一步总结原因和教训、提出解决措施,从根本上改善管理方法,以至于无法控制、积重难返。

2. 人才不足 随着医疗科学的发展和进步,药品也不断更新迭代,药事管理也需要跟紧时代步伐进行改变和发展,这就需要建设高素质药事管理人才队伍,为医院提供崭新、科学的管理方式。一项在 2015年 7 月到 8 月对中国大陆 31 个省级行政区的 317 家县级医院的抽样调查显示,临床药学部门覆盖率(中位数 =18.25%)和患者覆盖率(中位数 =15.38%)均未达到政府要求的 100%,23.4% 的样本医院没有临床药师管理制度,近一半的医院(43.1%)没有合理用药软件,大多数受访者(93.5%)拥有初级或中级职称。另外,我国药事管理学科建设相对滞后,1994 年起,中国药科大学等高校开始招收药事管理专业的硕士研究生;但历经 20 年,即 2004 年教育部才正式批准中国药科大学设置药事管理本科专业;截至 2012 年,仅有 10 所院校设置了药事管理本科专业。可见当下高素质药事管理专业人才稀缺,临床药师的专业水平不高,普遍缺乏向患者提供药学服务和参与临床药物治疗决策的能力,不利于药学服务模式转变,也无法凸显临床治疗的指导意义。

三、政策建议

（一）国际经验

1. 药事管理制度建设 《美国医疗机构国际联合委员会医院评审标准(第 7 版)》(简称"JCI 标准")2021 年 1 月 1 日起正式生效,是对美国以外医疗机构的评审依据,代表了较高水平的医院服务和管理标准,涉及包括国际患者安全目标(IPSG.3)及药物使用与管理(MMU)的药事管理相关条目,具体为组织管理、药品采购、储存、用药重整、药品调剂与制剂、处方管理、用药监测及高警示药品管理 8 项,每个涉及条目的表述均包括目的、含义与衡量要素,条目清晰简练、实施性较强、聚焦于反馈和改进,便于评估,所涵盖的管理模式和流程对我国药事管理具有借鉴意义。以用药监测为例,与我国《三级医院评审标准(2022年版)》相比,JCI 标准中除了对药物监测、用药错误处理和报告流程作出了规定,还强调医院应该通过用药错误及未遂信息对标治本,识别用药流程中的问题点和制订改进措施,以提高用药流程的质量和安全性,更具有实施价值,值得我国医疗机构制定药事管理相关制度时借鉴参考。

2. 药事管理委员会 医疗机构药事管理委员会在医疗机构药事管理中发挥重要作用。以获得 JCI 标准最高认证的以色列梅尔医学中心(Meir Medical Center,MMC)为例说明该体系下的药事会组织架构及运行模式。该医院药事会人员构成为 2 位常务会长,其中 1 位是分管药事的副院长,负责审核讨论议题的预算和后勤供给方面的决策;另1位是位业务精湛、资历深厚的临床医师(MMC中该常委为血液科医师);另外还有3位内科临床医师、药剂部门主任、4名临床药师,以及1位风险防控部门的护士为常务会员。每月均召开1次药事会,可以在1小时内讨论5~6个议题。议题包括新药进院、合理用药、超说明书用药审批、医院药事管理新规定等。每次会议依照不同的议题,药事会不定期邀请几名相关领域的专家参加,并邀请提出需求的科室列席及进行相关陈述。

3. **药事管理学科建设** 药事管理学科建设为医疗机构药事管理提供了理论根基。美国自20世纪初就重视药事管理专业人才培养建设和学科建设,先后经历了商业药学阶段、药事管理学阶段,现在发展到社会与管理学阶段。美国药学院协会(American Association of Colleges of Pharmacy,AACP)和美国药学教育认证委员会(Accreditation Council for PharmacyEducation,ACPE)是美国药学教育中的权威协会。美国药学院校必须加入AACP,并通过ACPE的认证才能开设药学博士(doctor of pharmacy,Pharm.D)学科点。根据AACP官方网站的信息,截至2016年秋,美国已有79个药学院校招收硕士及博士研究生,其中63个药学院校设置了药事管理相关专业的研究生学科点,并有40个院校网站上显示药事管理相关的研究生专业信息。此外,药学院校有专职从事药事管理学教学和科研工作的教师,该学科的教师人数与药化、药剂、药理等学科基本相同,药事管理学科建设取得了空前的进展。此外,美国深入研究药学科学与社会科学的相互关系,以扩展及完善药事管理学科的研究领域。药事管理是一门交叉性学科,它涉及了医药学、管理学、法学、经济学等多个学科的知识和理论。美国药学院校开设的药事管理类课程涵盖多层面,包括药房管理、医药市场营销、药事法律、药物经济学、药物流行病学、医院药事管理等,注重培养综合型药事管理人才,以解决医药领域中的各种层面、类型的管理和监管问题,推动医药卫生事业的发展和进步。

(二)政策建议

1. **健全医院药物监管制度** 建立药事管理制度体系是构建医院现代化管理内部治理体系与运行机制的重要环节,可推动医院高质量发展,促进患者安全、有效、经济地用药。医疗机构应该根据我国药事管理相关法律法规的要求,成立医院药事管理与治疗学委员会和管理小组,统领各项药事管理工作,完善医院各项管理制度,包括采购、验收、贮存、养护、召回、处方、调配全链条工作流程及管理制度,尤其细化特殊药物、抗菌药物的管理制度,在遵从法律法规标准等技术规范的前提下,充分运用PDCA这一有效的管理工具。

2. **培养药事管理人才队伍** 我国应加大对药事管理学科的建设,完善管理研究方法、统计学等理论工具研究课程及质量管理、经营管理、药事组织和人力资源管理等理论课程,培养高素质的药事管理硕士和博士,以促进学科建设和医院药学发展。同时,医院应该破除"重医轻药"的思维,加大资金投入,重视药学人才队伍的建设,对药师开展药学相关技能培训和考核,组织专职人员学习《药品管理法》《医疗机构药事管理规定》,完善人员配置及管理制度,保证医院药事管理团队的质量,为患者提供更优质的服务。

3. **强化临床药学服务理念** 根据国家药事管理政策,要求各医疗机构结合医学模式转变,推进药学服务形成"在保障药品供应的基础上,以重点加强药学专业技术服务、参与临床用药为中心"的服务模式。因此应该以发展的眼光重审和重视药事管理和合理用药工作,充分调动药师的工作热情,使其利用专业知识为医师提供药学支持和服务,协助医师为患者制订最优的个体化治疗方案;积极与患者沟通交流,建立良好的医患关系,重视药物浓度监测和不良反应监测,同时对患者的用药成本进行预算,保障患者用药有效、经济、合理、安全。通过树立科学的工作观来全面提升医院药事管理工作的效率,增加患者对医院的满意度。

4. **建立临床用药评价制度** 在我国医疗体系不断完善的背景下,提升医院药事管理的质量,专业人员应该在我国相关的法规制度下,结合医院自身的发展情况,制订合理用药制度和评价机制,对临床用药行为进行管理规范性评价,根据《国家卫生健康委办公厅关于规范开展药品临床综合评价工作的通知》,搭建本机构药品临床综合评价工作团队,开展优势病种用药的持续性综合评价,包括安全性、有效性、经济性、创新性、适宜性、可及性等多维度评价,不断优化证据和结果,制订评价结果应用转化可行路径,不断提升卫生健康资源配置效率,优化药品使用结构,使药事管理工作不仅具有形式上的意义,更具有实质化的内涵。

5. 建立我国第三方认证机构 2002 年,卫生部副部长率中国卫生代表团参与了亚太经济合作组织(Asia Pacific Economic Cooperation,APEC)通过评审提高医疗质量会议,并与 JCI 达成了翻译出版中文版《JCI 医院评审标准》的合作意向,JCI 是用于对美国以外的医疗机构进行医疗服务品质与质量评估认证的附属机构。2003 年,卫生部决定将 JCI 标准作为我国医院评审工作的主要参考标准,自此中国各地医院都陆续开启了 JCI 认证之路。另外美国还成立了美国医疗信息与管理系统协会(healthcare information and management systems society,HIMSS),其在 2006 年建立了电子病历应用模型,根据实现功能的不同划分 0 ~ 7 级,对临床系统信息处理功能进行评估。以 JCI 标准和 HIMSS 标准来指导医院药学管理,确实在一定程度上提高了医院药学服务管理的质量和效率,提高了患者的满意度。然而,我国也需要构建自己的认证机构,建立更适合本国国情的评审标准,不仅是为国家医药服务质量提供有力支撑、促进本国医院药学服务管理水平的提高,而且还能扩大我国在国际医药机构的影响力,取得国际互认协议集团成员国家或地区认可机构对认证机构能力的信任。

第二节 药品综合评价

药品临床综合评价是国家基本药物遴选和动态调整、药品采购、临床合理用药等工作的基础支撑,对健全药品供应保障制度的决策部署,及时准确掌握药品使用情况,不断提高药品规范科学使用管理水平,更高质量地保障人民健康具有重要意义。近年来随着医药费用上涨、医保资金压力增加、临床用药合理性有待提高等问题日益凸显,结合我国基本国情开展药品临床综合评价,并以此为抓手,促进药品回归临床价值,能让患者真正用上临床疗效显著、可及且可负担的药品十分必要。

本节主要从药品临床综合评价的相关政策、制度及指南的发展历程进行梳理,并分析其在药品遴选等工作中应用的成效及存在的挑战,借鉴国际经验,结合国内实际,为我国药品临床综合评价体系和运行机制提出建议,以期促进药品回归临床价值,为卫生健康部门提供参考依据。

一、发展现状

(一)发展历程

基于我国药品临床综合评价实施的不同阶段,可将其发展路径大致分为 3 个时期,即起步期、成长期和发展新时期。

1. 起步期 2014 年 5 月,由国家卫生和计划生育委员会等多部委联合发布的《关于保障儿童用药的若干意见》中提出"以基本药物为重点在全国范围内建立健全儿童临床用药综合评价体系"。此阶段,国家初步探索了药品临床综合评价应用于儿童用药的特定领域,并对评价的理论框架不断进行更新完善,为药品临床综合评价工作的起步做好了前期准备。2015 年 2 月,国务院办公厅发布的《国务院办公厅关于完善公立医院药品集中采购工作的指导意见》中提出"建立健全以基本药物为重点的临床用药综合评价体系,推进药品剂型、规格、包装标准化",再一次从国家层面提出"以基本药物为重点的药品临床综合评价"。

对药品临床综合评价进行系统性立项研究最早可以追溯到 2008 年中国药品综合评价指南项目组的组建。项目组最初由 30 多位国内资深临床药师共同发起,并在中国药学会医院药学专业委员会及人力资源社会保障部社会保障研究所专家指导下开展工作。当时期望将药品综合评价的结果应用于国家对药品相关目录和技术规范的修订,为基本药物、药品报销品种、药品定价、临床路径和招标采购等工作提供有效依据。2011 年,该项目组发布了《中国药品综合评价指南参考大纲(第一版)》,并在 2015 年更新为第二版,确定了从药品安全性、药品有效性、体内药学特性、药品质量、药品顺应性、临床药物经济性评估、药物临床价值综合评价、药品信息服务评价 8 个方面对药品进行综合评价。《中国药品综合评价指南参考大纲》搭建了我国药品临床综合评价的理论框架并为其奠定了重要基础。

2. 成长期 2016—2017 年,党中央、国务院先后颁布了《"健康中国 2030"规划纲要》《"十三五"卫生与健康规划》《"十三五"深化医药卫生体制改革规划》,正式提出"建立以基本药物为重点的临床综合评价体系",强调要巩固完善国家基本药物制度,推进特殊人群基本药物保障,进一步完善药品供应保障体系。将药品临床综合评价正式上升为国家健康战略规划。

随后,2017 年发布的《国务院办公厅关于进一步改革完善药品生产流通使用政策的若干意见》(国办发〔2017〕13 号)中亦明确提出"国家卫生和计划生育委员会要组织开展临床用药综合评价工作,探索将评价结果作为药品集中采购、制定临床用药指南的重要参考"。此外,国家卫生和计划生育委员会办公厅、国家中医药管理局办公室同年发布《关于加强药事管理转变药学服务模式的通知》,强调在破除以药补医机制为切入点和突破口的公立医院综合改革措施推进的重要时期,应进一步加强药事管理,促进药学服务模式转变,维护人民群众健康权益。

3. 发展新时期 2018 年 9 月,国务院办公厅发布了《国务院办公厅关于完善国家基本药物制度的意见》,该意见针对基本药物的临床使用与监测,提出"开展以基本药物为重点的药品临床综合评价,指导临床安全合理用药"的具体要求,旨在推进国家基本药物制度切实落地实施,强化基本药物"突出基本、防治必需、保障供应、优先使用、保证质量、降低负担"的功能定位,从基本药物的遴选、生产、流通、使用、支付、监测等环节完善政策,全面带动药品供应保障体系建设。自此,药品临床综合评价进入了发展新时期。2018 年年底,国家卫生和计划生育委员会联合 12 部委发布《关于印发加快落实仿制药供应保障及使用政策工作方案的通知》,进一步强调应"开展药品临床综合评价工作,重点围绕治疗效果、不良反应、用药方案、药物经济学等方面开展评价",以进一步提高我国仿制药供应保障能力,更好地满足人民群众对高质量仿制药的需求。

2019 年是药品临床综合评价工作迅速发展的一年。2019 年 1 月,国家卫生健康委员会发布《卫生健康委 中医药局关于进一步加强公立医疗机构基本药物配备使用管理的通知》,强调各地要充分认识药品临床综合评价对于基本药物遴选、药品采购、临床合理使用、国家药物政策完善等的重要意义,依托现有设施资源,主动开展工作,确立了以基本药物为重点,优先考虑对儿童用药、心血管病用药和抗肿瘤用药等重大疾病用药开展评价。同年 1 月国务院办公厅发布《国务院办公厅关于印发国家组织药品集中采购和使用试点方案的通知》明确目标任务、总体思路和基本原则,对于集采药品的使用与监测,提出医疗机构应"组织开展药品临床综合评价,促进科学合理用药,保障患者用药安全"。

2019 年 4 月,国家卫生健康委员会发布了《国家卫生健康委关于开展药品使用监测和临床综合评价工作的通知》,文件强调了在新时期下开展具有中国特色的药品临床综合评价工作,不仅需要不断完善相关政策,建立互联互通的组织体系,还应对评价过程进行质量控制,结合信息化和真实世界大数据,在评价结果的转化应用上下足功夫。该文件对加快建立健全药品临床综合评价标准规范和工作机制有着里程碑式的意义。

由上述发展历程可见,药品临床综合评价是促进药品回归临床价值的基础性工作,是巩固完善基本药物制度的重要措施,是健全药品供应保障制度的具体要求,加快建立健全药品使用监测与临床综合评价标准规范和工作机制,不断完善国家药物政策,提升药品供应保障能力,促进科学、合理、安全用药迫在眉睫。

(二)制度现状

在国家政策制度的指导下,药品临床综合评价体系也在不断完善。

1. 评价内容　药品临床综合评价是评价主体应用多种评价方法和工具开展的多维度、多层次证据的综合评价,其中评价维度是药品临床综合评价的基石。药品临床综合评价发展至今,评价维度也一直在发生转变。

从2011年中国药学会发布的《中国药品综合评价指南参考大纲(第一版)》,到2015年更新的第二版,再到2021年国家卫生健康委员会发布的《药品临床综合评价管理指南(2021年版试行)》,这三个关于药品临床综合评价的指南评价维度及其内容各不相同(表4-2-1)。由此可见,我国药品临床综合评价的维度数量虽然在减少,但其评价内容的覆盖面更广、科学性更高、实施性和应用性更强。

表 4-2-1　我国药品临床综合评价相关指南中维度及内容的变化

发布时间	发布主体	文件名称	评价维度数量/个	指南要点
2011年11月	中国药学会医院药学专业委员会	《中国药品综合评价指南参考大纲(第一版)》	9	安全性、有效性、药品质量、药品原料、药品工艺、药品包装材料、药品顺应性、药物经济性、药物临床价值
2015年4月	中国药学会医院药学专业委员会	《中国药品综合评价指南参考大纲(第二版)》	8	安全性、有效性、体内药学特性、药品质量、药品顺应性、临床药物经济性、药物临床价值、药品信息服务
2021年7月	国家卫生健康委办公厅	《药品临床综合评价管理指南(2021年版试行)》	6	安全性、有效性、经济性、创新性、适宜性、可及性

2. 评价方法　药品临床综合评价方法较多,不同的评价维度采取的评价方法也不尽相同,某一评价维度也可采取多种评价方法使评价更完整、科学。国内有学者研究认为,药品临床综合评价过程从本质上可分为证据收集和综合分析决策两个部分,其中证据收集过程是指收集药品内在价值因素的循证证据并确定证据等级,综合分析决策过程是指根据证据及证据等级确定价值因素的权重,从而完成综合决策。目前,药品临床综合评价常见的证据收集方法有文献分析、问卷调研和真实世界数据分析,综合分析决策方法有德尔菲法、层次分析法和多准则决策分析法,常用方法及其优缺点如表4-2-2所示。

表 4-2-2　药品临床综合评价常用方法的优缺点

分类	方法	优点	缺点
证据收集	文献分析	成本低、效率高	存在文献不全面、可信度低等问题
	问卷调研	效率高、简单易操作,具有一定客观性	缺乏一定弹性,同时需保证问卷回收率和有效率
	真实世界数据分析	普适性、真实性	数据指标不全或遗漏、随访信息不完整

续表

分类	方法	优点	缺点
综合分析决策	德尔菲法	准确性高、专业性强	存在主观片面性,易受组织者主观认知的影响
	层次分析法	系统性强且简洁实用	不能提供新解决方案,数据多时应用难度大
	多准则决策分析法	透明度高,具有一致性和合理性	工作量大、决策效率较低,评价成本较高

二、实施效果与挑战

(一)实施效果

1. **实施情况** 2019 年国家卫生健康委发布《国家卫生健康委关于开展药品使用监测和临床综合评价工作的通知》后,药品临床综合评价在国内部分试点省市积极推进,实施情况如下。

江苏省作为第一批的试点省级行政区,成立了一个由卫生技术评估、临床药学、临床医学、临床试验、行政管理等部门组成的 25 人的复合型专家委员会,建立了"3+N"综合评价工作体系。随后,积极开展试点工作,涵盖的重点领域包括儿童用药、心脑血管用药、抗肿瘤用药和公共医疗服务方面的用药。江苏省要求各级医疗卫生机构要根据自身功能定位和疾病诊疗需求,优先配备使用国家基本药物;要比对国家基本药物目录临床药理(功能)分类,在用药目录中同类别项目下至少配备一种国家基本药物;要逐步提升国家基本药物配备使用占比,不断优化用药结构,加快形成以基本药物为主导的"1+X"用药模式,促进科学、合理、安全用药。

此外,广东省近年来也逐步形成了具有自身特色的药品临床综合评价模式。首先,由广东省药事管理与药物治疗学委员会牵头,包括 6 个专委会、3 个中心,相继成立广东省药品临床综合评价中心、药品临床综合评价专家库、药品临床综合评价顾问委员会,指定 37 家医疗卫生机构作为药品临床综合评价基地,并组织相关部门和专家对评价思路、框架进行了论证。面向医疗机构、科研院所、行业协会人员举办培训班,线上线下培训了两万余人次的专业人员,评价基地已有专业评价人员 45 名。其次,广东全民健康信息平台设置了药事监测管理系统和药品临床综合评价模块,立足于真实世界数据开展评价。同时,广东建设了药品临床综合评价注册网站,2022 年 7 月上线使用,截至 2022 年 11 月已登记评价项目 104 个。在此基础上,广东组织全省 18 家医疗机构对 28 类药品品种开展快速综合评价,将评价结果用于 GPO 采购目录制订、合理用药、不合理费用支出控制等。目前,已先后发布《广东省重组人凝血因子Ⅷ药物评价与遴选专家共识》和《广东省原研低分子量肝素(LMWH)临床快速综合评价专家共识(2022 版)》等 13 项评价结果,涉及消化系统疾病、心血管循环系统疾病、呼吸系统疾病、肿瘤疾病、内分泌系统疾病用药,对临床合理用药起到很好的指导作用。此外,广东参与组织建立中南 6 省药品临床综合评价联盟,实现技术沟通协作,数据信息、评价结果共享互认,建立相对统一的数据来源分析和评价办法,统筹主题遴选,避免重复评价,节约资金。

由此可见,在国家政策指导下,我国药品临床综合评价已在部分地区试点推进,并形成了一定的经验和基础。

2. **指南建立** 2020 年 11 月 4 日,国家卫生健康委员会药政司发布《关于药品临床综合评价管理指南公开征求意见的公告》,并于 2021 年 7 月 28 日正式发布《国家卫生健康委办公厅关于规范开展药品临床综合评价工作的通知》,明确各地按照《药品临床综合评价管理指南(2021 年版试行)》(以下简称《指南》)的具体要求落地执行,以提升药事服务质量,保障临床基本用药的供应与合理使用。这是国家层面首次在药品临床使用中创新引入卫生技术评估方法,意味着我国药品临床应用管理进入新的阶段。《指南》从技术和政策两条主线,从主题遴选、评价实施和结果应用转化3个基本环节与安全性、有效性、经济性、创新性、适宜性、可及性6个维度等提出完整的评估流程及方法学体系,为科学规范开展药品临床综合评价提供了基础支撑、指明发展方向,评价流程详见图4-2-1。

随着指南的建立和不断更新发展,国家层面的相关配套措施也在不断完善。我国药品临床综合评价项目的实施主体主要是医疗机构、科研院所和相关学协会,政府部门主要通过制定相关政策对评价行为进行引导和规范。2011年,国家药品审评中心根据国家食品药品监督管理局的批复对自己的主要职责和内设机构进行了调整,为建立科学、合理的审评通道和评审机构奠定了基础。2017年7月,中国循证医学中心牵头建立了中国真实世界数据与研究联盟(ChinaREAL),希望通过高质量的真实世界数据和研究来推动医疗产品的进步、提高药品评价与决策的证据质量。2022年6月,为推动我国心血管、肿瘤和儿童领域药品临床综合评价工作的规范开展,受国家卫生健康委药政司委托,国家药物和卫生技术综合评估中心(挂靠国家卫生健康委卫生发展研究中心)会同有关单位制定了《心血管病药品临床综合评价技术指南(2022年版试行)》《抗肿瘤药品临床综合评价技术指南(2022年版试行)》《儿童药品临床综合评价技术指南(2022年版试行)》。三个技术评价指南严格遵循《药品临床综合评价管理指南(2021年版试行)》基本原则和内容要求,根据肿瘤、心血管病和儿科重点人群疾病特征分别研发,如《儿童药品临床综合评价技术指南(2022年版试行)》没有针对儿科某种疾病或疾病领域,而是以儿童人群用药需求为出发点,兼顾儿童生长发育特征研发制订符合儿童用药的安全有效性等六大维度评价指标与分析方法,为促进儿童保障用药提供循证证据;如抗肿瘤和心血管病药品临床综合评价技术指南主要针对肿瘤和心血管病领域通用术语设计安全性、有效性和经济性指标与评价方法。这三本指南在创新性上均重点关注药品解决临床未满足需求程度,着重评价药品填补临床用药空白的突破性创新,同时关注药品的服务创新和产业创新。三个技术指南的发布标志着药品临床综合评价工作从规范评价管理走向规范评价技术。

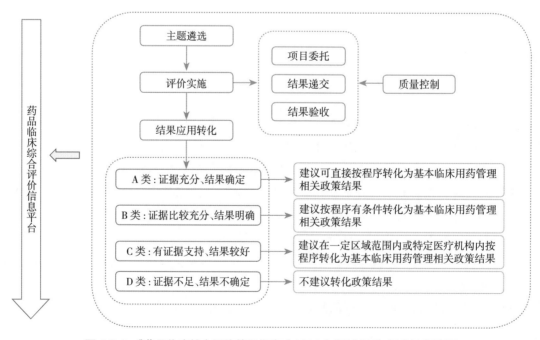

图4-2-1 《药品临床综合评价管理指南(2021年版试行)》评价流程简图

3. 结果应用 药品临床综合评价经过十余年的发展,已初具规模,并在国家药品目录遴选、定价、医保报销等多个卫生决策领域有所应用。

近年来,随着评价体系的不断健全和完善,药品临床综合评价在国家药物政策体系的构建和完善中发挥了重要作用。例如,在 2018 年发布的《国家基本药物目录管理办法(修订草案)》中提到,针对药品遴选,在"循证医学、药物经济学对纳入遴选范围的药品进行技术评价"基础上进一步强调了"药品使用监测和临床综合评价"在调整原则中的重要性。我国基本药物目录药品调入调出的调整原则归纳概括来说,主要是基于患者需求、医疗保障水平、药品临床综合评价与药物经济学评价。

以丙型肝炎治疗药物为例,丙型肝炎起病隐匿、慢性化率高,易发展为肝硬化和肝癌等终末期肝病,尚无疫苗进行预防。直接抗病毒药物(direct acting antivirals,DAA)转变了传统干扰素的治疗模式,但DAA 价格昂贵、种类繁多,患者的治疗决策和医保报销决策都受到较多因素的影响。相关研究从安全性、有效性、可及性、适宜性、经济性、创新性 6 个维度对 DDA 进行评估发现:安全性方面,DAA 的 3 级以上不良反应发生率低于 5%,其中索磷布韦维帕他韦等不良反应发生率相对更低;患者价值方面,DAA 的总体可负担性更好,患者对索磷布韦维帕他韦等治疗选择意愿更高;经济价值方面,基因 2 型患者中索磷布韦维帕他韦累积成本为 65 938 元、质量调整寿命年(quality-adjusted life year,QALY)13.09,最具成本效用;社会价值方面,DAA 提高了患者治疗率和治疗依从性,传染源得到控制、患者存量下降,降低了病毒传播风险,解决了未满足临床需求。考虑到抗病毒药物索磷布韦维帕他韦可直接治愈丙型肝炎,临床必需且疗效确切,《国家基本药物目录》于 2018 年将该药收录其中。

再比如,在儿童药品临床综合评价方面,2018 年 9 月,评估中心联合国家儿童医学中心启动儿童药品临床综合评价指南开发研究,委托北京儿童医院、上海市儿童医院、复旦大学附属儿科医院、山西省儿童医院、重庆医科大学附属儿童医院、青岛妇女儿童医院 6 家机构牵头承担上述领域用药的临床综合评价试点工作。试点医疗机构主要转化途径为临床药学服务改善及对临床用药决策指导,其中质子泵抑制剂形成了《儿童质子泵抑制剂合理使用专家共识》。全部试点结果均转化为研究文献,为支持药品临床综合评价方法学探索及相关用药领域评价研究深入提供证据。

此外,多个省(自治区、直辖市)医疗机构牵头开展了相关领域药品临床综合评价的研究,制定共识指南等,为药品临床综合评价工作的落地实施起到了很好的推动和引领作用。如:浙江大学医学院附属杭州市第一人民医院牵头,联合杭州市药事管理质控中心及杭州市 15 家市属医疗机构共同参与,通过广泛征求临床和药学专家建议,制定了《心血管慢病药品临床综合评价杭州专家共识》,并以降压药品和调脂药品为例进行了试点评价。北京协和医院罕见病多学科协作组联合中国罕见病联盟,组织相关领域专家制定了《多准则决策分析应用于罕见病药品临床综合评价的专家共识(2022)》,旨在为罕见病药品临床综合评价提供规范性的方法学指导。上海市卫生和健康发展研究中心以抗肿瘤药品为例,采用卫生技术评估(health technology assessment,HTA)与多准则决策分析(multi-criteria decision analysis,MCDA)相结合的方法,构建了包含 6 个维度、21 个评价指标的综合评价指标体系,探索我国抗肿瘤药品临床综合评价方法。首都医科大学附属北京儿童医院根据儿童用药特点,指出儿童用药综合评价应基于药品安全性、有效性、经济性、体内药学特性、顺应性 5 个维度进行评估比较。

(二)挑战

药品临床综合评价既是医改和公立医院高质量发展的要求,也是药品回归临床价值的要求,我国正处于医疗体制改革的攻坚阶段,国家层面强调建立适合中国国情的"中国药品综合评价体系",以有力地配合和支持国家医改工作的实施。基于现今循证药学的背景和人民对健康的追求,药品临床综合评价更快更好发展是必然的趋势。目前,我国药品临床综合评价仍然面临着诸多挑战。

1.**专业人才队伍缺乏** 应重点面向医疗机构、科研院所、行业协会人员,通过举办培训班等方式加强药品临床综合评价人才培养,提升专业水平。

2. **评估方法待完善** 建议树立标杆研究模板,形成科学易行的评估工具及方法体系。在实施过程中尽量形成可供参考分享的标杆模板及评估工具,以支撑药品临床综合评价的标准化、规范化、科学化及同质化。

3. **结果应用不清晰** 应推动评估结果关联治疗路径、临床指南,支撑医保支付方式改革。只有明确清晰的应用场景、真正与医疗机构医保支付相关联,药品临床综合评价才能发挥其应有价值。建议中央及各地基于评估结果的准确性及可靠性,将其整合纳入相关治疗路径、临床指南,以科学指导临床实践。在各地有序推进疾病诊断相关分组(diagnosis related groups,DRG)及按病种分值付费(Diagnosis-Intervention Packet,DIP)试点改革的情况下,药品临床综合评价结果对于医院采购及合理使用药品具有重要的数据支撑价值。

4. **数据系统待整合** 应加强基础信息平台建设,促进资源共享。尽管各地医疗资源及评估团队资源存在较大差异,但在实施过程中都存在一些共性的评价问题。建议针对共性问题加强区域联动机制建设,整合已有资源开展多中心研究,形成高质量评估证据。同时,尽量推进各地评估报告的共享,以促进评估交流和证据传播应用。

5. **质量管理体系不完善** 随着我国药品临床综合评价工作顶层设计的逐步完善,各省药品临床综合评价的实践探索得以快速推进,但还存在评价目的和认识不统一,评价实施机构和从业人员资质混乱,评价方法和组织流程尚需规范,数据来源真实可靠性难以保障,信息化程度、评价结果和报告规范性有待提高等问题,亟须建立质量控制体系,以保障药品临床综合评价标准化、规范化。

三、国际经验

(一)评估主体

研究发现,各国评价机构的组织模式和运行机制与国家医疗卫生服务体系相适应。如英国国家卫生与临床优化研究所(National Institute for Health and Care Excellence,NICE)、加拿大药品与卫生技术局(Canadian Agency for Drugs and Technologies in Health,CADTH)和澳大利亚药品福利咨询委员会(Pharmaceutical Benefits Advisory Committee,PBAC)等以公立医疗机构为主体的国家,其评价机构主要由政府支持或参与;而以非政府举办医疗机构为主体的国家,其评价机构也呈现非国有的情况,如美国有81%的卫生技术评价机构是非政府组织,但是这些卫生技术评价机构同时也接受政府部门的委托,开展卫生政策评估。

(二)评估维度

评估维度判断是基于某一项卫生技术评估产生的证据和相关政策评价结果,综合、全面、系统、科学地判断这项卫生技术的应用价值,以支持制定和完善相关政策。很多国家(地区/组织)基于自身卫生决策需求开发了相应的价值评估框架,如CADTH形成的价值评估框架维度包括安全性、疗效、质量、成本效果;美国临床和经济评论研究所(Institute for Clinical and Economic Review,ICER)形成的价值评估框架维度包括临床效果比较、增量成本效果、其他益处或不利、背景因素考量、预算影响分析;英国国家卫生与临床优化研究所(NICE)形成的价值评估框架维度包括临床有效性、成本效果比、疾病严重程度、未满足的诊疗需求、重大创新、更广泛的社会价值;澳大利亚PBAC形成的价值评估框架维度包括相对健康收益、相对成本效果、无药品福利计划(pharmaceutical benefits scheme,PBS)补贴情况下的患者支付压力、预算影响分析;欧洲卫生技术评估网络核心模型(HTA core model)形成的价值评估框架维度包括健康问题及其当前技术应用、技术描述及其特征、安全性、临床有效性、成本和经济评价、伦理、组织、患者和社会、相关法律等。

(三)评估方法

在评估方法研究上，各国采取的方法主要包括多准则决策分析方法（multi-criteria decision analysis，MCDA）、多重治疗比较（multiple treatment comparison，MTC）、风险-效益评估（benefit-risk assessment，BRA）、网络 Meta 分析、药物创新性评估、药物经济学评估等。其中，后几种方法在我国应用较多，相关研究日趋成熟，而 MCDA 在我国应用较少，具有较大的研究潜力。MCDA 是多利益相关者在具有相互冲突、面临取舍的方案中集中进行选择的决策分析方法。研究国外多维度决策分析方法在评估上的应用，借鉴国外评估方法经验，有助于我国药品临床综合评价工作的进一步开展。研究表明，MCDA 可以为医疗保健方面的决策提供依据，提高决策的透明度，决策者可以通过系统地确定最佳解决方案来改善决策。

(四)结果应用

各国根据国情、卫生保健体系、药品政策和制定者的不同，制定了不同的评估指南指导评估流程及结果的应用。如英国 NICE 受英国卫生部委托，对拟纳入英国国民卫生服务体系（National Health Service，NHS）的药品进行卫生技术评估，将性价比低的药品列入医保负目录，不给予报销。HTA 的总体流程为：由英国国立健康研究创新观察所（National institute for health research innovation observatory，NIHRIO）确定拟评价的系列药品，并委托英国国家卫生与临床优化研究所（NICE）进行卫生技术评估；NICE 将初步评估的审查报告递交给英国卫生部，由其决定是否批准对该药品进行全面系统的评估；完成评估后，形成完整评估报告交给英国卫生部，由其决定是否将药品纳入 NHS 医疗保健系统。澳大利亚政府通过的 PBS 是由公共财政出资补贴的药品保障计划，PBS 药品目录覆盖了澳大利亚 90% 以上的药品市场。药品在进入 PBS 药品目录前，要先向澳大利亚药品福利咨询委员会（Pharmaceutical Benefits Advisory Committee，PBAC）提出申请，PBAC 全面考虑药物临床效果、安全性和成本效果，对制药企业提交的包含经济学评估的资料进行评估。如果 PBAC 的评估结果是建议推荐，药品供应商将与澳大利亚药品保险定价机构（Pharmaceutical Benefits Pricing Authority，PBPA）进行价格谈判；随后，评估结果和价格谈判结果将提交澳大利亚卫生部，由卫生部决定是否接受该药品进入 PBS 药品目录和谈判价格。

(五)质量管理评价体系

我国药品临床综合评价工作以 HTA 的核心理念和实践经验为基础，英国、德国在 HTA 方面有着先进的理念、丰富的措施和成熟的经验，且质量管理体系建设较完善。第一，英国、德国均成立了相对独立的 HTA 机构，以负责有关 HTA 的重要战略、政策研究以及全国 HTA 质量管理标准研发和指南制定；同时，两国政府为之配套了相关的协同机制并设置了辅助部门，以协同 HTA 机构完成质量管理任务。第二，英、德两国均强调评估专家和评估人员的资质准入，邀请利益相关者参与评估工作，成立审查小组或评估专家委员会，加强对关键环节的审查审核并制定技术或管理指南，以确保评估工作的整体质量。第三，英国、德国在评价结果和报告方面的质量管理措施较为相似，其中在报告审查环节，英国 NICE 更为严谨规范，对报告评估采取报告计划审核、初步报告审核、最终报告审核的三阶段审查方式。最后，为确保评价质量管理工作规范有序执行，英国、德国探索建立了一系列保障机制，如 NICE 和德国卫生保健质量和效率研究所（Institute for Quality and Efficiency in Healthcare，IQWiG）均具有独立的财政预算和使用权限，其运营经费由卫生部门列支，用于评估工作的开展、人员的培养等。

四、政策建议

(一)发挥政府主导作用,加强部门间合作和政策的协同

在构建药品临床综合评价工作机制时,应坚持发挥政府主导作用,国家卫生健康委、国家药品监督管理局、国家医疗保障局等相关政府部门需加强部门间合作和政策的协同,加强顶层的设计和统筹的规划布局,统一规范指导以国家评价中心为核心的药品临床综合评价体系的构建、技术的规范和结果的应用。同时建议针对共性问题加强区域联动机制建设,整合已有资源开展多中心研究,形成高质量评估证据。同时,尽量推进各地评估报告的共享,以促进评估交流和证据传播应用。

(二)进一步明确发展目标和定位,形成科学易行的评估工具及方法体系

从国外经验来看,基于卫生技术评估的价值维度框架选择须与本国国情密切相关,需考虑当前医药卫生体系和社会保障体系的特点。聚焦我国卫生健康事业治理决策需求,药品临床综合评价可以从基本药物、短缺药、创新药、儿童用药、重点疾病用药、应急类药品等出发。在具体构建评价工作机制时,可以形成以基本药物为主导的"1+X"评价模式,围绕药品安全性、有效性、经济性、创新性、适宜性和可及性等维度开展评价。

(三)加强基础信息平台建设,优化已有信息平台指标

国家卫生健康委统计信息中心在全民健康保障信息化工程项目中,针对药品使用监测和临床综合评价,已建立国家药品使用监测平台。通过采集医疗卫生机构药品相关数据,利用数据标准化和规范性处理等手段控制数据质量,平台应用大数据存储、在线分析等新兴技术,设计数据采集范围、深度和数据处理方法,通过建立国内最大规模药品使用数据库对医疗卫生机构的合理用药情况、百姓用药负担和药品政策效果等进行全面监测。

药品临床综合评价的数据源主要是医院的临床数据。目前,各医院的数据系统相对独立、数据口径及标识有差异,一定程度上影响了工作进展。建议各地以区域为基础,形成相对统一的基础信息平台,以促进药品临床综合评价的实施。同时,很多医院 HIS 系统现有的效果指标并不能满足药品临床综合评价的需要,如在肿瘤领域,总生存期(overall survival,OS)、无进展生存期(progression free survival,PFS)、效用值等数据缺失;建议在信息系统中针对不同学科的评价需要,进一步完善数据收集系统,提升数据可得性。

(四)加强评价结果的转化应用,推动评估结果关联治疗路径、政策改革等

建议结合我国国情,将澳大利亚、英国、加拿大等国家的成功经验本土化,明确药品临床综合评价及其评价结果的应用方式,重视药品上市前评价与上市后评价的相互结合。并建议中央及各地基于评估结果的准确性及可靠性,将其整合纳入相关治疗路径、临床指南、基药目录、医保目录的遴选以及 DRG/DIP 支付方式改革、药品集中采购等工作中,为合理用药提供有力的数据支撑价值。

(五)建立完善的药品临床综合评价质量管理体系

有学者已对药品临床综合评价质量管理体系的国际经验进行了分析总结,并对我国药品临床综合评价质量管理体系构建提出了建议。建议从多个层面构建完善的药品临床综合评价质量管理体系,包括管

理流程、考核制度、监管平台等(图4-2-2)。首先,国家层面应由国家卫生健康委主导全面质量管理工作的开展,统筹相关规范、标准及指标的制定和发布。国家药物和卫生技术综合评估中心联合国家卫生健康委药具管理中心、国家医学中心共同组建国家药品临床综合评价质量控制专家委员会,后者承担开发质量控制规范/指标体系/执行标准、指导开展全国药品临床综合评价质量管理工作等具体任务。其次,省级层面,各省级卫生健康行政部门应指导省级药品临床综合评价技术中心(或评价项目的牵头机构)建立质量管理与持续改进联席会议制度,且省级药品临床综合评价技术中心应下设省级药品临床综合评价质量控制组,并分设质量控制专家组和质量控制办公室。最后,医疗机构层面,可成立内部质量控制工作组,主要负责落实各项药品临床综合评价规章制度,规范药品临床综合评价工作的开展,加强评价人员的质量教育和培训,定期组织开展质量控制活动,查找质量缺陷和隐患,制订和落实整改措施,促进医疗机构药品临床综合评价工作质量的持续改进。

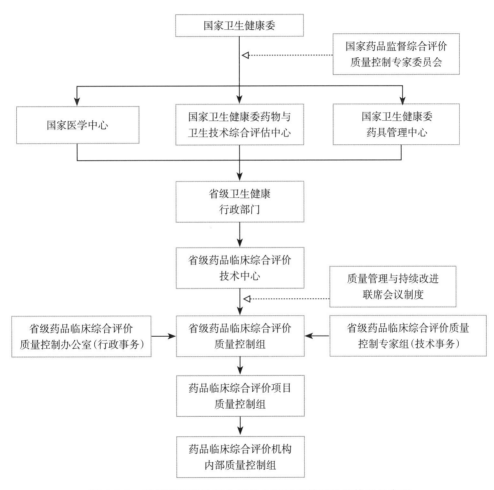

图 4-2-2　我国药品临床综合评价全面质量管理组织体系示意图

第三节　药学服务与药师价值

2017年,我国开始全面实行药品"零加成",这标志着传统的"以药补医"时代的结束。药师以"药品供应"为主的工作模式将逐渐淡化,"以患者为中心"的药学服务模式日趋成熟,服务内容和形式不断丰富和发展,药师的专业价值也逐步彰显。本节对我国药学服务的政策和制度进行梳理,阐述药师的定位与职责、药学服务的成效与面临的挑战,提出完善药学服务的政策建议,促进药学服务高质量发展。

一、发展现状

（一）概念与定位

1. 药学服务的内涵与定位

（1）国际药学服务的内涵与定位：药学服务（pharmaceutical care）的概念最早于 1990 年由美国学者 Hepler 与 Strand 提出，其含义是"药学服务是以改善患者生活质量为目标，通过与患者和其他医疗专业人员合作，负责任地为公众提供与药物治疗相关的服务"。20 世纪末，药师的工作更加强调以患者为中心，将药学实践的重点从药品转向确保最佳药物治疗和患者安全的药学服务，线上药店、居家护理等新形式大量出现，药学服务向更加多样化发展。2009 年，国际药学联合会（International Pharmaceutical Federation，FIP）在其发布的《关于社区和医院良好药学实践的参考指南》中将"药学服务"定义为"一种以患者为中心的实践，从业者提供与患者药物治疗相关的服务，并对此承担责任"。这一概念不仅将药品流通领域中的用药教育等形式的服务纳入药学服务范畴，同时还将居家药学监护、药品管理，甚至药品生产企业中的药品质量监督都纳入了药学服务的范围。

（2）我国药学服务的内涵与定位：20 世纪 80 年代至 2016 年，我国药学服务的概念还不是很明确。2011 年颁布的《医疗机构药事管理规定》将药学服务分为基础服务（药品管理）、优化服务（药学专业技术服务）和增强服务（药事管理工作）三个层次。基础服务是围绕药品的服务，优化服务是围绕药学专业技术的服务，而增强服务是围绕药事管理的服务。此阶段，临床药学一直被视为药学服务，卫生管理部门仅通过临床药师制对医疗机构的药学服务予以管理。自 2017 年我国药师队伍从"以药品为中心"向"以患者为中心"的药学服务模式转型，药师提供的药学服务内容不断丰富和发展，服务水平不断提高，服务的形式也更加多样化。此时我国药学服务的概念也越来越清晰。2021 年，国家卫生健康委员会在《对十三届全国人大三次会议第 7784 号建议的答复》中将药学服务概括为"药学服务是药师以药学为基础，对药品和患者用药全过程进行有效的组织实施与管理，促进科学合理用药的专业活动"。如此一来，药学服务的概念得以发展，不再将临床药学等同于药学服务，也不再区分医疗机构与药品零售领域。

新医改以来，我国医疗机构药学服务得到快速发展，服务范围逐渐拓展，服务内涵更加丰富。2019 年 12 月，中国医院协会药事专业委员会发布《医疗机构药学服务规范》，包括通则、药学门诊、处方审核、药物重整、用药咨询、用药教育、药学查房、用药监护、居家药学服务等 9 项内容，首次从国家级学术组织层面对医疗机构药学服务的定义进行了界定，通则规定"医疗机构药学服务是指由医疗机构药学专业技术人员（以下简称"药师"）为保障患者用药安全、优化患者治疗效果和节约治疗费用而进行的相关服务，旨在发现和解决与患者用药相关问题"。2021 年 10 月，国家卫生健康委办公厅印发医疗机构药学服务规范，包括药学门诊、药物重整、用药教育、药学监护和居家药学等 5 项规范，这是国家层面首次专门制定医疗机构药学服务规范。规范对药学人员给出了较为清晰的角色定位和药学服务范畴，为医疗机构药学发展提供了新机遇。

（3）药学服务的作用与目标：药学服务最基本的要素是"与药物有关"的"服务"，随着我国医改稳步推进，医疗机构的药师积极转变药学服务模式，从"药品调剂、药品供应"逐步转变到"以患者为中心"的药学服务中来。药学服务的范畴逐步拓展到处方前置审核、药品费用控制、药学查房、药师门诊、药学会诊、用药重整、药物治疗管理、血药浓度监测、精准用药等方面。

药学服务的作用是药师通过专业的药学知识和技能，为患者提供药物信息和教育、优化的药物治疗方案、全面的药学监护和管理支持，以提高治疗效果和减少不良反应的发生。药物服务的最终目的是保障患者用药安全、有效、经济,降低用药风险和医疗费用,促进合理用药。

2. 药师的职能与定位

(1)国际药师的职能与定位:发达国家对于药师的定位比较明确,药师是负责提供药物知识及药事服务的专业人员。FIP对药师的定义:药师是经过科学训练取得相关资格的健康保健专业人士,是涉及药品提供和使用整个领域的专家。药师应确保能够提供安全、效-价合理的品质药品,并确保其被需要的患者和健康保健系统合理使用。药师作为药学服务的主体,从主要作为药物"提供者"的传统药师,逐渐演变为侧重于临床实践的用药"服务者"和"管理者"。目前,世界卫生组织(WHO)和FIP共同提出"八星"药师的要求:①健康服务提供者;②健康服务沟通者;③健康服务管理者;④健康服务决策者;⑤健康服务引导者;⑥健康服务教育者;⑦健康服务研究者;⑧终身学习者(图4-3-1)。

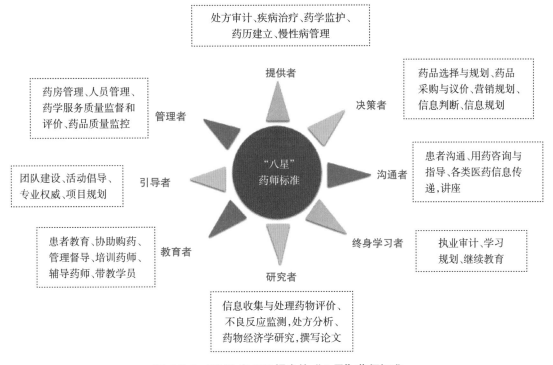

图 4-3-1 WHO 和 FIP 提出的"八星"药师标准

注:WHO,世界卫生组织;FIP,国际药学联合会。

(2)我国药师的职能与定位:2015年的《中华人民共和国职业分类大典》中,药师被归类为"药学技术人员"(图4-3-2)。药学技术人员指取得药学类专业学历,依法经过国家有关部门考试考核合格,取得专业技术职务证书或执业药师资格,遵循药事法规和职业道德规范,从事与药品的生产、经营、使用、科研、检验和管理有关实践活动的技术人员。我国《药品管理法》强调依法经过资格认定的药师或者其他药学技术人员,在药品生产、经营和使用环节从事药品管理、处方审核和调配、合理用药指导等药学服务工作。《中华人民共和国基本医疗卫生与健康促进法》论述了医疗卫生人员的责任义务,并在附则中指出本法中医疗卫生人员是指包括药师(士)在内的卫生专业人员。可以看出,直到2015年,我国对于药师的定位仍不太清晰。2019年,我国新修订的《药品管理法》首次提及"药师",并对医疗机构药事管理中药师的职责进行了明确规定,强调药师从事药品管理、处方审核和调配、合理用药指导等药学服务工作。为了从法律层面明确药师责任、权利和义务,2017年起,我国连续发布三次《中华人民共和国药师法》(以下简称《药师法》)草案征求意见稿。2021年药师法草案预备提请全国人大常委会审议。2023年,全国人大常委会立法工作计划中,再次将《药师法》列入预备审议项目。《药师法》(草案)首次将我国药师的双轨管理向统一管理转变,对全体药师的业务范围和权利义务作出了明确规定,药师的定位与职责更加清晰。药师是提供药物服务的专业人士,医疗机构药师的职责是依法履行本单位的药品质量管理、处方和用药医嘱审核、药品调剂、合理用药指导与教育、药物治疗管理、药学信息服务等;药品零售企业药师的职责是依法履行本企业药品质量管理、处方审核和调剂、用药指导、药品不良反应收集和报告等,确保公众合理用药。

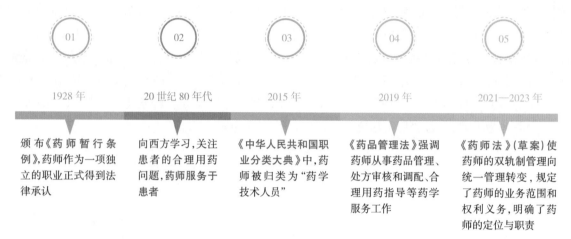

图 4-3-2 我国药师的职业定位溯源

(二)发展历程

药学服务的发展历程是由传统的调剂发药和药物咨询服务,逐渐发展为参与临床决策、药物治疗管理和全面监护的综合性服务。广义上的药学服务主要经历了 3 个阶段,随着发展阶段的不同,药学服务的对象、内容、方式也随之改变(图 4-3-3)。

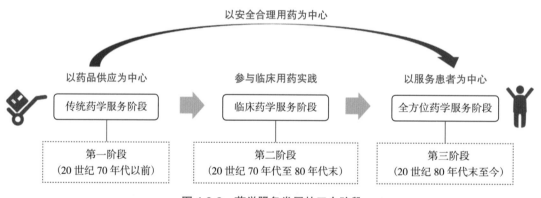

图 4-3-3 药学服务发展的三个阶段

第一阶段(20 世纪 70 年代以前) 是以药品供应为中心的传统阶段。此阶段药学服务对象主要是使用药物的患者及家属,以计价、审方、调剂、复核、发药为主(如煎药、使用药物管理系统),同时包含药师向特定的机构报告药物及其治疗相关问题,整体以药品为中心,保证药物的适当、安全存放,确保药品供应及时、安全、高效。

第二阶段(20 世纪 70 年代至 80 年代末) 是以参与临床用药实践、促进合理用药为主的临床药学阶段。此阶段药师开始参与用药方案的制订及患者的用药过程管理,所提供的药学服务开始贴近临床,并能够充分利用其专业知识实现临床用药指导。该阶段在第一阶段基础上,服务对象范围进一步扩大和细化。

第三阶段(20 世纪 80 年代末至今) 是以患者为中心、改善生命质量的全方位药学服务阶段。此阶段药师的服务对象进一步扩大,形成全方位为患者服务的格局。在这一阶段,药师运用药物及相关知识,为其他医护人员(医师、护士、其他药师)提供药物咨询及有关药物治疗的建议,也可为医疗机构相关活动提供服务,如帮助机构制定药物相关规则和方针(如药物使用标准等)。此时,药学服务内容不断丰富和发展,包括药品遴选与循证评价、药品调配与发药、处方审核、合理用药指导、药品储存与质量控制、特殊药品管理、药物安全监测与不良反应报告、药物信息咨询、药物治疗评估、药物重整、用药教育、药学门诊、药学查房、药师会诊、药学监护、药物治疗管理和居家药学服务等。

二、成效与挑战

(一)成效

1. 我国药学服务取得的成效　随着人民群众合理用药需求的不断增加以及医药卫生体制改革的逐步深化,我国医疗机构药学服务得到快速发展,服务范围逐渐拓展,服务内涵更加丰富。国家对药学服务发展高度重视,陆续出台多项政策和制度,鼓励落实药师权利和责任,充分发挥药师在合理用药方面的作用,促进药学服务高质量发展。2021 年,国家卫生健康委印发《医疗机构药学门诊服务规范》和《居家药学服务规范》等 5 项药学服务规范,进一步规范了我国药学服务的发展。

目前,我国药学服务体系框架已基本建立完成,药学服务的领域已经拓宽到药师门诊、精准治疗、互联网 + 药学服务、居家药学服务等领域,药师能够在促进临床合理用药、降低药品不良反应、节约医疗费用、提高患者用药依从性等方面发挥重要的作用。药学服务的价值得到基本认可,国家也出台了多项政策和制度鼓励药学服务的高质量发展。研究显示,我国药学服务的发展热点趋势为药学门诊、药物治疗管理(medication therapy management, MTM)、多学科诊疗、互联网 + 药学服务、补偿机制、医联体药学服务。我国药学服务已经取得初步成效,主要体现在临床药师队伍得到夯实、药学服务能力得到加强、药学服务模式创新、药学服务规范性提升、合理用药水平提升、药学服务价值得到初步认可、药师法提上审议日程和药学服务收费在部分地区试点成功。

2. 药学服务能力提升　药学门诊和居家药学服务是药学服务的重要形式,它不仅提升了药师的专业能力和影响力,也为患者提供了更全面、个性化的药学服务,进一步推动了我国药学服务的发展。我国药学门诊主要有两种形式:一种是与临床合作的医师 - 药师联合门诊;另一种是单独药师门诊。在药学门诊中,药师通过与患者的面对面交流,提供个性化的用药咨询和指导,帮助患者合理使用药物,提高患者的药物依从性和治疗效果;还可以通过用药评估和药物重整,帮助患者解决药物治疗相关问题,减少药物不良反应风险。此外,药师门诊还可以作为药物信息共享和交流的平台,促进医务人员之间的专业知识和经验的分享,提高药学服务的质量和水平。我国居家药学服务还处于服务模式的构建和实践探索阶段,目前各地区各机构服务开展的程度、方法及效果不同。下面就以北京地区的药学门诊和广东省佛山市居家药学服务为例说明我药学服务取得的成效。

【案例 4-3-1】药学门诊服务案例

　　开设药学门诊需要较强的药学服务能力和临床药师队伍储备,我国三级医院近些年培养了大批临床药师,夯实了药师队伍,提高了药学服务能力。2017 年以来,北京市医院管理中心借鉴美国药学门诊的药物治疗管理服务模式与内容,在国内首次引进国外教材并结合国内疾病治疗实践本土化,培养了 79 名认证药物治疗管理药师,为药学门诊规范统一化奠定了基础。2018 年起,个别医院试点开设药学门诊,探索药学门诊服务模式。2019 年 8 月,在北京市医院管理中心的指导下,北京 22 家市属医院全面开设药学门诊,共开设药学门诊 68 个,其中药师独立出诊的药学门诊有 48 个,药师医师联合门诊 20 个,共涉及专业近 30 个,基本覆盖综合诊疗范围,成为国内首个集团化的专业齐全的药学门诊。患者可通过微信公众号平台预约挂号、医院 app 挂号平台或现场自助机挂号,在 22 家医院进行药学门诊就诊。市属医院学科齐全,特色明显,每家医院根据自身特点开设了专科药学门诊,如安贞医院开设冠心病药物治疗管理门诊、积水潭医院开设骨质疏松药学门诊、佑安医院开设艾滋病药物治疗管理门诊、天坛医院开设癫痫医师药师联合门诊、友谊医院开设肾内科医师药师联合门诊等,患者可根据疾病选择去相应的医院药学门诊就诊。

北京市属医院参与药师门诊的药师共计 80 余人,均为临床经验丰富、具备药物治疗管理资质或国家认证的临床药师。截至 2020 年 8 月,市属医院药学门诊累计服务患者 4.2 万人次,提高了患者用药的依从性、精准性和疗效,避免了药物不良反应和药源性疾病对患者的伤害,减少了药品花费及未来疾病治疗费用。患者就诊前后用药成本明显降低,合并例均减少用药品种 0.5 种,精简药物最多者由原来的 23 种降低为 6 种;患者半年人均花费降低 178.9 元。在药物疗效方面,统计显示,降压方案调整后患者平均血压 133.5/67.2 mmHg(1mmHg=0.133 322kPa),较调整前降低 12.7/3.4 mmHg,患者血压达标率为 82.31%;降脂方案调整后,患者低密度脂蛋白胆固醇(LDL-C)平均为 2.73 mmol/L,较调整前降低 0.37 mmol/L,达标率为 68.53%。

【案例 4-3-2】居家药学服务案例

分级诊疗体系下,我国社区药学服务模式也在探索中初见成效。作为健康惠民工程,广东省佛山市南海区于 2017 年初率先在全国探索建立了首个由政府主导的家庭药师制度,采取统一资格准入、统一服务标准、统一工作平台、统一考核机制的一体化管理,因地制宜地蹚出了一条创新路,实现了多项零的突破。南海模式将慢性病用药健康管理从三级、二级公立医院,向下延伸到社区卫生服务中心、社区(村居)卫生服务站,渗透到医疗的各个层级,让南海区各个不同层级医疗机构内从事慢性病用药管理的药师加入慢性病医疗团队中,承担起对居家患者用药指导、用药疗效追踪、药物不良反应(ADR)监测以及健康饮食运动指导等全程健康管理的职责,同时让居民在家中就可以享受到最优质的药学资源。

2021 年委托清华大学进行了第三方绩效评估调查,结果显示,南海家庭药师服务的慢性病重点人群,其合理用药改善的整体指标得分 4.5 分(5 分制),其中用药安全性得分 4.27 分,有效性得分 4.23 分。此外,接受家庭药师签约服务患者的门诊费用下降了 15.26%,签约患者人均住院费用的降幅也在 70% 以上。2023 年 1 月,广东省佛山市南海区"基于慢性病全程健康管理的家庭药师制度"项目,经广东省药学会推荐、FIP 遴选,成功入选"世界卫生组织基本卫生保健药学计划全球经典案例"。

家庭药师制度实施 6 年来,南海区共培养家庭药师 300 余名,家庭药师签约慢性病患者达 6 万余人次,入户随访患者 2 万余人次,参与优化用药方案近 4 万例,制订用药指导书 4 万余份,科普宣教 7 万余人次,帮助清理家庭药箱近万次。家庭药师在帮助居家慢性病患者正确服药、发现药物不良反应、追踪疗效等方面取得明显成效。

3. 处方合格率提升 2018 年 7 月 14 日,国家卫生健康委员会等三部门联合印发《医疗机构处方审核规范》,指出药师是处方审核工作的第一责任人,所有处方均应经审核通过后方可进入划价收费和调配环节。该规范进一步明确了药师的职责和服务规范,也肯定了药师在处方审核中的重要作用。2022 年 7 月 27 日,国务院办公厅印发《关于进一步加强用药安全管理提升合理用药水平的通知》,强调药师应认真履行处方审核职责,所有处方和用药医嘱经审核合格后调配发放。这是国家层面对药师职业和药学服务价值的认可,对药学服务高质量发展起到积极的推动作用。对我国 143 所二级和三级医院处方审核与点评工作开展的情况调查显示,处方前置审核、处方审核和处方点评的开展率分别为 42.7%、84.6% 和 95.8%。研究数据和实践证实,以处方审核和处方点评为主要手段的药学服务的实施可以显著提高处方合格率。下面以北京地区的药学服务案例说明处方合格率提升成效。

【案例 4-3-3】药学服务提升处方合格率案例

北京市自 2014 年开始实行区域性处方点评,并将处方点评纳入市属医院绩效考核管理指标。研究结果显示,持续区域性处方点评工作促进了医疗机构对合理用药的重视,将不合理处方结果及其他参评医疗机构较好的处方合理化措施及时反馈给医疗机构能明显提升处方合理率。北京市 22 家医院参与处方点评,经处方点评和结果反馈后,总体处方合格率由 89.4% 上升至 97.1%。2 次处方点评中,不合理处方比例最高、同时改善最明显的均为适应证不合理项,占不合理处方的比例由 90.7% 下降至 44.2%。第 1 次处方点评结果反馈报告中,不合理发生率排在前 10 名的药物中,9 个药物均未出现在第 2 次处方点评中。由此可见,区域行政性的处方点评能够更有效地提高临床合理用药效果,对临床合理用药起到积极的推动作用。

北京天坛医院是北京 22 家市属医院之一,参与区域化处方点评。为提升处方合格率与临床合理用药水平,北京天坛医院药师成立处方管理工作小组,对医师处方实施前置审核+临床沟通+处方点评+点评反馈相结合的全方位管理,处方合格率从 95% 提升至 99% 以上。同时建立了良好的点评反馈机制,与临床医师有效沟通,真正实现了合理用药水平的提升(图 4-3-4 和图 4-3-5)。

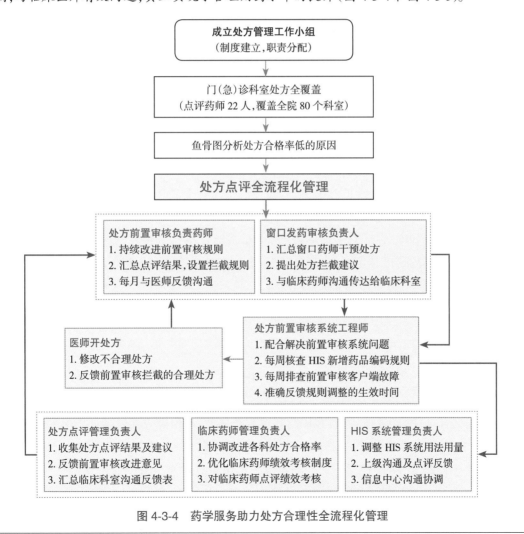

图 4-3-4 药学服务助力处方合理性全流程化管理

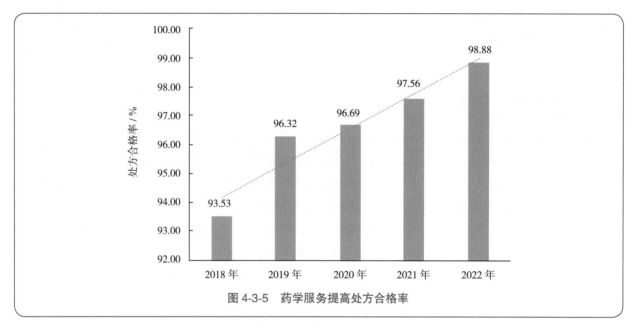

图 4-3-5　药学服务提高处方合格率

4. 患者用药依从性提升　随着药学服务内容的丰富和拓展,用药依从性干预成为药学服务关注的重要内容,提高患者用药依从性对提高疾病治疗效果、促进合理用药至关重要。药学服务通过用药指导和教育、用药监护和提醒、用药评估和调整以及不良反应识别和处理等方式,可以显著提高患者的用药依从性。系统综述研究发现,药学服务干预组的患者用药依从性提高了 15% ～ 20%,并且在长期随访中仍然保持较高的依从性。下面通过北京地区的调查结果展示药学服务对用药依从性的干预效果。

【案例 4-3-4】药学服务提高患者用药依从性

社区慢性病患者常合并多种疾病、服用多种药物,用药依从性的好坏直接影响治疗效果,提高患者用药依从性是保证治疗效果的关键。为了解北京地区慢性病患者治疗依从性现状和药学服务对依从性的影响,2020 年,北京药学会牵头开展了一项慢性病患者用药依从性前瞻性调查研究。结果显示,药学服务能显著提高患者的用药依从性,药师提供用药管理 3 个月后,高血压患者用药依从性从 67.66% 提升至 74.24%;2 型糖尿病患者的用药依从性从 67.50% 提升至 75.5%,血糖控制达标率大大提升(空腹血糖达标率从 42.33% 提高到 53.60%;餐后 2 小时血糖控制达标率从 41.68% 提高到 48.75%;糖化血红蛋白控制达标率从 24.12% 提高到 29.23%),说明加强药学服务干预有助于改善慢性病患者疾病控制效果、提高治疗依从性。

(二)挑战

1. 规范药师职权、责任和权益的法律未出台,药师难以充分发挥作用　作为开展药学服务的主体,明确规范药师的职权、责任和权益十分重要。目前我国药师管理仅局限在规范性文件的基础上,尚无更高位阶的法律依据。《药师法》的缺位,导致我国药师在职能分类、定位等方面长期处于模糊地带,药师在医疗体系内存在感弱,社会大众对药师的认知也不清晰。虽然《药师法》(草案)已经多次讨论并提请全国人大审议,但是始终未能落地,使得我国药师的职责权限定位始终没能上升成规范化的行业共识。药学服务的实施依赖于相关法律制度的保障,建立药师管理的专门法律制度已成为国际广泛的共识。目前,发达国家和地区普遍设有《药房法》和《药师法》等相关法律以明确药师在药学服务中的法律地位、行为规范、监督管理等。而我国现阶段对药师的责、权、利缺少法律的明确界定,药师作用难以完全发挥,加强完善相关立法迫在眉睫。

2. 药学服务缺乏有效补偿机制,药学人员数量不足 公立医院取消药品加成之后,我国药学服务还处于"免费服务"阶段,缺乏有效的补偿机制。药学服务及药品管理是有成本的,我国16家医院药事服务成本调研结果显示,药事服务的成本占药品销售额的3.71%(表4-3-1),有成本的服务理应获得相应的报酬。我国开展药学服务的人员多数为临床药师,能胜任临床药学工作的人员大多数需要硕士及以上高学历,药学服务是理应付费的专业性技术服务,但是临床药师开展的药学服务都未有相应的补偿机制。对我国143所二级及三级医疗机构的调查研究结果显示,用药咨询整体开展比率为91.6%,用药教育整体开展比率为74.1%,药物治疗管理服务开展的比例为43.0%,药学查房的平均开展率为68.5%,药物重整服务的开展率仅为18.2%,上述药学服务对药学人员的资质及专业要求较高,花费时间较长,具有较高的服务价值,但是目前均为免费服用,药师的价值得不到认可,亟待建立有效的补偿机制,以保障药学服务在国内良性持续发展。

补偿机制的缺乏影响了药师队伍的稳定,我国药学人员数量严重不足。2015年,对全国16家大型综合医院药学人员基本情况调研结果显示,我国大型综合医院药师人数仅为6.5人/100床,远远少于国家规定的8人。在西方国家,100个床位就要配6个临床药师。根据我国《医疗机构药事管理规定》,三级医院临床药师不少于5人/100床,二级医院临床药师不少于3人/100床;但目前,大部分医院100个床位都配不到1个临床药师。据《2020中国卫生健康统计年鉴》统计数据显示,我国每万人拥有的药师人数仅为7.73人,远远少于美国(22.47名药师/万人)和日本(24.48名药师/万人)。

表 4-3-1　我国 16 家医院药事服务成本调研结果

成本分类	金额 / 元	占销售额的比例 /%
直接成本	5.92 亿	2.65
间接成本	2.37 亿	1.06
总成本(不含静脉用药集中调配中心)	8.29 亿	3.71
药品销售额	223.5 亿	100.00

3. 缺乏统一标准,不同层级医疗机构药学服务不均衡 目前,我国药学服务处于服务模式的探索与实践阶段,服务模式及方法多样,服务评判标准处于经验探索中,尚缺乏统一的标准。虽然我国药学服务模式初见成效,但限于我国国情、不同地区间经济发展、医疗环境、医院的管理以及患者理念等因素的制约,药学服务的开展情况存在地区差异,药师的价值体现及受人尊重的程度也各不相同。从地区来看,东部地区开展相对较好,中西部地区开展相对较差。从医疗机构情况来看,我国医院药学服务发展存在明显等级差异:三级医院已基本形成"以患者为核心"的临床药学服务模式;二级医院在临床药师配置、工作范畴及医师、患者对药师的认知度等方面,缺乏完善的建设;而基层医疗机构尚处于药学服务的第一阶段,基层药师学历普遍较低、专业能力相对欠缺,尚无法大规模开展药学服务,目前社区药学服务仅在经济较发达地区开展。

三、国际经验

(一)制度保障

发达国家关于药师的法律制度比较健全,明确规定了药师的职业权利和责任。美国的药师法制度最早建立于 1869 年,20 世纪 70 年代制定了统一的《标准州药房法》,各州均制定了具体的州药房法,由各州的药学委员会管理。美国药师法规定了药师的执业要求和标准。此外,美国药典(USP)也对药师的职责和药学服务提供了指导。日本在 1960 年由国家最高立法机关修订并颁布了《药师法》,2007 年修订了1898 年颁布的《药剂师法》,由厚生省药物局计划处管理。英国药师法律制度最早建立于 1815 年,规定了药师的职责和权限,以及执业要求和标准,英国药政总局(General Pharmaceutical Council,GPhC)负责管理英国的药师法律。上述国家的药师实行执业准入制度,需要经过考试获得执照并注册才能从事药学工作,工作之后还要每年接受继续教育。我国至今仍未出台《药师法》,药师的权利义务得不到法律保障,队伍也一直无法壮大。

(二)补偿机制

发达国家的药学服务补偿机制比较健全。美国是药学服务补偿机制较为完善的国家,其药房服务分为分发性服务(收费较低)和非分发性服务(收费较高)。药师通过分发药物、药物咨询、标记药物获得补偿,每条处方 5 美元;患者还可选择个人药师计划,享受全面药物评估、处方咨询、患者依从性咨询、患者教育和监测等服务,不同项目具有各自的收费标准。在日本,药事服务费包括调剂服务费、药学信息费与药学监护费以及其他相关费用,具体收费标准根据患者病情不同略有调整。在英国,对患者进行特殊给药装置药品的用药教育可以收费,在药店开展收费46.36英镑,在患者家中开展收费89.4英镑。在加拿大,药事服务费是支付药店专业服务的费用,包括为患者提供咨询、配药、监测药物治疗,为医师提供药品信息等。

(三)评价标准

开展药学服务评价能够促进药学服务水平的提高、证实药师价值、促进药学服务体系的建设和完善。1993 年,FIP 提出了建立优良药房规范(Good Pharmacy Practice,GPP)国际指南,从药学服务基本原则、工作要求、工作核心及工作目标几个方面提出了药学服务的基本框架,需要各国依据合理的目标及本国的相关规定进一步制定自己的标准。美国医院药师协会在 1996 年提出了《药学服务标准化方式指导原则》,从 10 个方面简明地描述了临床药师的工作职责和要求。多数医院药房工作标准或指导原则是由美、英等国临床药学或医院药学协会组织制定、发布的。文献研究表明,20 世纪 90 年代以来,美国、英国等国的药学实践研究学者和工作者十分关注药学服务质量的评价,利用各种研究方法建立药学服务具体工作质量的评价标准及评价实施程序,并通过实施,对所确立的标准和程序进行验证和完善。如何建立一套包括工作模式、岗位职责、管理制度和相关政策等在内的、科学的质量标准和评价体系是我国药学服务所面临的最直接的问题。

四、政策建议

(一)加快推进药师法落地,明确药师职责与权利

药师法的出台是医疗发展的必然需求,是药师执业的重要保障。药师法将从法律层面明确药师的职责、权利和义务,进一步保障、规范和约束药师的执业行为,使药师执业有法可依。药师的职责、权利和义务有了明确的法律界定,能切实保证药师充分履行其法律义务,发挥其专业价值,进一步促进患者安全合理用药,为患者的健康保驾护航。建议加强药师协会等专业组织的建设和发展,提升药师的专业素质和社会声誉,为药师立法提供有力支持;与其他国家和地区的药师组织进行交流与合作,借鉴其经验和做

法,共同推动药师立法的发展;与相关政府部门沟通,争取政策支持,推动药师立法的进程。

(二)加强基层药学服务建设,构建上下贯通的药学服务体系

我国的药学服务起步较晚,与发达国家相比,总体上处于起步阶段。不同地域、不同等级医疗机构药学服务存在较大差异,目前我国的药学服务主要在三级医院开展,基层医疗机构开展药学服务的能力较薄弱,服务模式较单一,整体上还有很大的提升空间。基层药学服务是患者获得药学服务的第一线,需要加强基层药师队伍的建设和培养,提高他们的专业能力和服务水平。建议政府通过投入资金、加强培训和提供政策支持等方式,促进基层药学服务的均衡发展;政府应加强药学服务医联体建设,发挥三级医院医疗资源优势,提升基层药师服务水平,确定不同医疗机构药学服务定位,加强培训和指导,提高医联体药学服务整体能力和水平;各级卫生健康行政部门和各级各类医疗机构在构建医联体、推进分级诊疗工作中,要将药学服务统筹考虑,纳入整体工作安排。

(三)构建药学服务补偿机制,确保药学服务可持续发展

构建药学服务补偿机制是确保药学服务可持续发展和药师合理获得报酬的重要措施。我国药学服务迫切需要国家政策的大力支持和推动。美国、英国、日本等发达国家的药学服务发展较为成熟并且建立了完善的药学服务付费机制,药师的价值得到充分体现;我国管理部门、保险机构以及患者等对药师的认可度还普遍偏低,各项政策制度还不够完善,药学服务还缺乏法律的保障,药师的价值还未有国家层面的认可与支付标准。建议政府应该制定相关政策,明确药学服务的补偿范围、标准和机制。政策可以包括对药学服务的定义、报酬方式、服务项目和时间等方面的规定,以确保药师提供的服务能够得到合理的补偿;药学服务的补偿可以采用多种支付模式,如按项目支付、按时间支付、按病例支付等。不同的支付模式适用于不同类型的药学服务,可以根据具体情况进行选择和调整,以确保补偿的公平性和合理性。

(四)加强药学人才队伍建设,提升药学服务质量

药学服务转型升级需要加强专业化的药学服务人才队伍建设,高素质的人才是促进药学服务高质量发展的基础。高等医学院校的药学教育是培养各类药学人才的主要途径,要有目的、有计划地扩大药学教育的规模,如扩大药学相关专业招生人数、办学规模,加大对药学教育的投入,改善办学条件,保障教育质量等。此外,各医疗机构要增加药学人员岗位,增加临床药师数量,保证药学服务人员数量。同时,还要加强药学继续教育。药学继续教育是继高等医学院校基本教育和毕业后规范化专业培训之后,以学习新知识、新理论、新技术、新方法为主的一种终身性药学教育。这就需要我国重视并积极开展药学继续教育,完善健全药学继续教育管理制度,增强药学继续教育的考核管理,以确保药学继续教育的实施。

(五)统一药学服务评判标准

统一药学服务评判标准是确保药学服务质量提升的重要手段。首先,应该建立完整的评价指标体系,涵盖药师的专业能力、服务质量、服务效果、患者满意度等多个方面。评价指标应包括药师的教育背景、执业经验、专业技能、沟通能力以及药学服务的安全性、有效性、便捷性和可及性等。其次,对评价指标进行定期监测和追踪,以帮助发现问题和改进不足,提高药学服务的质量和效果。目前,国家卫生健康委已经发布了《医疗机构药学门诊服务规范》《医疗机构药物重整服务规范》《医疗机构用药教育服务规范》《医疗机构药学监护服务规范》和《居家药学服务规范》等 5 项药学服务规范,中国医院管理协会发布了 9 项医疗机构药事管理与药学服务团体标准。这是规范药学服务开展的文件,让药学服务具有了统一标准。今后应对药学服务的其他方面制定统一的标准规范,比如用药咨询服务规范、药物治疗管理服务规范、药

学查房服务规范等。这些标准应包括定义、目标、指标、评价方法和评价周期等,并应用于药学服务评价。另外,还应制订药学服务路径,提高药学服务的实操性,最终让患者能够享受到高质量的药学服务。

岳小林　张　波　赵志刚　闫素英　苏　甦　褚燕琦　唐筱婉　武明芬　伍诗琪

参考文献

[1] 林英.药剂科药事管理在医院管理工作中的重要性分析[J].中国现代药物应用,2020,14(10):230-232.

[2] 翁开源,廖瑞斌.药事管理学案例版.2版[M].北京:科学出版社,2017.

[3] 杨宏宇,常存库.中国古代药事管理撮要[J].中医药学报,2006(5):61-63.

[4] 田丽娟,黄泰康.我国近现代药事管理体制的演变与发展[J].中国药业,2005(12):14-15.

[5] 李少冬.对"十四五"期间医院药事管理高质量发展若干问题的思考[J].中国医疗管理科学,2022,12(1):1-6.

[6] 卫生部,国家中医药管理局.卫生部、国家中医药管理局关于印发《医疗机构药事管理暂行规定》的通知[EB/OL].(2002-01-21)[2022-09-15].http://www.nhc.gov.cn/wjw/gfxwj/201304/c94ba546e18e488b9a1831d04c28d511.shtml.

[7] 卫生部,国家中医药管理局,总后勤部卫生部.卫生部 国家中医药管理局 总后勤部卫生部关于印发《医疗机构药事管理规定》的通知[EB/OL].(2011-01-30)[2022-09-15].https://www.gov.cn/zwgk/2011-03/30/content_1834424.htm.

[8] 童志远,袁明勇,颜晓燕.基于《医疗机构药事管理规定》与《医疗机构药事管理暂行规定》的比较谈医院药学发展[J].中国医院药学杂志,2014,34(1):66-69.

[9] 国务院办公厅.国务院办公厅关于完善公立医院药品集中采购工作的指导意见[EB/OL].(2015-02-09)[2022-09-15].http://www.nhc.gov.cn/yaozs/s3577/201502/7d0741e719e249689ec12d62c7936513.shtml.

[10] 国家卫生计生委办公厅,国家中医药管理局办公室.关于加强药事管理转变药学服务模式的通知[EB/OL].(2017-07-05)[2022-09-15].http://www.nhc.gov.cn/yzygj/s7659/201707/b44339ebef924f038003e1b7dca492f2.shtml.

[11] 冯亚楠,刘欣欣,李永辉,等.新《药品管理法》下医疗机构药物警戒工作面临的挑战[J].中国药物警戒,2020,17(9):572-573.

[12] 左玮,刘莹,杨丽娟,等.2014年全国医院药事管理质量控制的调查与分析[J].中国药房,2017,28(31):4325-4329.

[13] 赵娜,张艳丽,王圣友,等.我国三级综合医院药事管理的亮点与不足[J].中国卫生质量管理,2017,24(02):14-17.

[14] 国家卫生健康委办公厅.国家卫生健康委办公厅关于印发国家三级公立医院绩效考核操作手册(2023版)的通知[EB/OL].(2023-02-27)[2023-08-16].http://www.nhc.gov.cn/yzygj/s3594q/202302/66bc281991da43c4a0e85eba4829530a.shtml.

[15] 国家卫生健康委办公厅.国家卫生健康委办公厅关于印发国家二级公立医院绩效考核操作手册(2023版)的通知[EB/OL].(2023-04-11)[2023-08-16].http://www.nhc.gov.cn/yzygj/s3594q/202304/924

9d294e36b41c38ee89ac153965582.shtml.

［16］浙江省医院药事管理质控中心.浙江省医院药事管理质控中心简介［EB/OL］.（2022-09-18）［2022-09-18］.http://zjyszk.com/ZXGK/ShowContent_8594.htm.

［17］浙江省医院药事管理质控中心.2021年一季度浙江省抗菌药物临床应用监测网上报情况总结［EB/OL］.（2021-07-26）［2022-09-15］.http://zjyszk.com/ZXDT/ShowContent_11721.htm.

［18］浙江省医院药事管理质控中心.2017年上半年浙江省抗菌药物临床应用监测网上报情况总结［EB/OL］.（2017-11-06）［2022-09-15］.http://zjyszk.com/TZGG/ShowContent_11347.htm.

［19］房文通,潘祺琦,罗璨,等.省级药事管理质控体系的建立与江苏省61家医院临床药学发展现状［J］.中国药房,2018,29（1）:94-97.

［20］全国抗菌药物临床应用监测网.2021年全国抗菌药物临床应用监测数据［EB/OL］.（2023-01-10）［2023-08-16］.https://mp.weixin.qq.com/s/nhcjUzMejdsXU-hRpYuk_g.

［21］中华人民共和国卫生部.抗菌药物临床应用管理办法［EB/OL］.（2012-04-24）［2022-09-15］.http://www.gov.cn/zhengce/2012-05/08/content_2603456.htm.

［22］国务院办公厅.关于印发遏制细菌耐药国家行动计划（2016-2020年）的通知［EB/OL］.（2016-08-05）［2022-09-15］.https://www.gov.cn/xinwen/2016-08/25/content_5102348.htm.

［23］梅丹,胡扬,杨阳.临床抗菌药物综合管理:从协和经验到全国规范［J］.协和医学杂志,2019,10（5）:531-538.

［24］焦蕾,胡扬,张占杰,等.北京协和医院Ⅰ类切口手术预防用抗菌药物的管理模式和成效［J］.临床药物治疗杂志,2017,15（11）:69-73.

［25］杨青霞.药事管理与合理用药现状分析及应对思考［J］.中医药管理杂志,2021,29（7）:111-112.

［26］赵继红.医院药事管理中存在的问题及优化路径［J］.兵团医学,2021,19（3）:66-68.

［27］岳豪祥.医院药事管理与合理用药现状及应对思考［J］.名医,2019（10）:296.

［28］YAO D,XI X,HUANG Y,et al.A national survey of clinical pharmacy services in county hospitals in China［J］.PLoS One,2017,12（11）:e188354.

［29］杨洁心,杨世民.药事管理专业及方向学生培养现状及发展建议［J］.中国药事,2014,28（10）:1066-1072.

［30］INTERNATIONAL J C.Joint commission international accreditation standards for hospitals.7th ed［EB/OL］.（2021-01-01）［2023-08-16］.https://www.jointcommissioninternational.org/.

［31］国家卫生健康委.国家卫生健康委关于印发《三级医院评审标准（2022年版）》及其实施细则的通知［EB/OL］.（2023-08-16）［2022-12-06］.http://www.nhc.gov.cn/yzygj/s3585/202212/cf89d8a82a68421cbb9953ec610fb861.shtml.

［32］王静,李文佳,胡明,等.美国药事管理学科发展现状及对我国的启示［C］//中国药学会药事管理专业委员会.2018年中国药学会药事管理专业委员会年会暨学术研讨会论文集.中国山东济南,［出版者不详］,2018:936-956.

［33］张筱笑,潘捷,陶辉红.医院药事管理和合理用药现状与应对策略［J］.中医药管理杂志,2020,28（7）:140-142.

［34］陈艳,宗强,陈爱民,等.PDCA循环管理法在医院药事与药物使用管理工作中的应用［J］.安徽医药,2014,18（2）:365-368.

［35］潘锦珍.医院药剂科药事管理工作在新医改政策下的探讨［J］.中国处方药,2016,14（7）:30-31.

［36］邓有生.医院药事管理存在的主要问题和发展走向分析［J］.北方药学,2020,17（11）:164-165.

［37］国家卫生健康委办公厅.国家卫生健康委办公厅关于规范开展药品临床综合评价工作的通知[EB/OL].(2021-07-28)[2022-09-15].http://www.nhc.gov.cn/yaozs/s2908/202107/532e20800a47415d84adf3797b0f4869.shtml.

［38］张文红,陈斯蕾,赵亚普,等.合法性视角下标准的跨国扩散——基于AACSB和JCI的双案例研究[J].管理评论,2022,34(3):325-337.

［39］张玲,王忠,王蕾,等.国内外JCI评审体系对比与我国JCI认证现状[J].科技通报,2016,32(1):220-223.

［40］董军,李军,刘东洋.HIMSS评审促进医院信息化建设[J].中国卫生质量管理,2016,23(3):1-3.

［41］王广飞,卢金森,李智平.JCI与HIMSS-EMRAM-6级双重标准下的医院药学管理[J].中国医院用药评价与分析,2018,18(4):561-563.

［42］石秀园,赵锐,李璠,等.构建我国药品临床综合评价工作机制的思考[J].中国药房,2020,31(23):2828-2833.

［43］国家卫生计生委,国家发展改革委,工业和信息化部,等.关于保障儿童用药的若干意见[EB/OL].(2014-5-21)[2022-8-23].http://www.nhc.gov.cn/yaozs/s3581/201405/e51354d631944fa68aac0c4d9585f291.shtml.

［44］国务院办公厅.国务院办公厅关于完善公立医院药品集中采购工作的指导意见[EB/OL].(2015-2-9)[2022-8-23].http://www.gov.cn/zhengce/content/2015-02/28/content_9502.htm.

［45］中国药品综合评价指南项目组.中国药品综合评价指南参考大纲[J].药品评价,2011,8(18):6-23.

［46］中国药品综合评价指南项目组.中国药品综合评价指南参考大纲:第二版[J].药品评价,2015,12(8):6-25.

［47］中共中央,国务院.中共中央 国务院印发《"健康中国2030"规划纲要》[EB/OL].(2016-10-25)[2022-8-23].http://www.gov.cn/xinwen/2016-10/25/content_5124174.htm.

［48］国务院.国务院关于印发"十三五"卫生与健康规划的通知[EB/OL].(2017-1-10)[2022-8-23].http://www.gov.cn/zhengce/content/2017-01/10/content_5158488.htm.

［49］国务院.国务院关于印发"十三五"深化医药卫生体制改革规划的通知[EB/OL].(2017-1-9)[2022-8-23].http://www.gov.cn/zhengce/content/2017-01/09/content_5158053.htm.

［50］国务院办公厅.国务院办公厅关于进一步改革完善药品生产流通使用政策的若干意见[EB/OL].(2017-2-9)[2022-8-23].http://www.gov.cn/zhengce/content/2017-02/09/content_5166743.htm.

［51］国家卫生计生委办公厅,国家中医药管理局办公室.关于加强药事管理转变药学服务模式的通知[EB/OL].(2017-7-12)[2022-8-23].http://www.nhc.gov.cn/cms-search/xxgk/getManuscriptXxgk.htm?id=b44339ebef924f038003e1b7dca492f2.

［52］国务院办公厅.国务院办公厅关于完善国家基本药物制度的意见[EB/OL].(2018-9-19)[2022-8-23].http://www.gov.cn/zhengce/content/2018-09/19/content_5323459.htm.

［53］国家卫生健康委,国家发展改革委,教育部.关于印发加快落实仿制药供应保障及使用政策工作方案的通知[EB/OL].(2018-12-18)[2022-8-23].http://www.gov.cn/zhengce/zhengceku/2018-12/31/content_5436937.htm.

［54］国家卫生健康委,国家中医药局.卫生健康委 中医药局关于进一步加强公立医疗机构基本药物配备使用管理的通知[EB/OL].(2019-1-17)[2022-8-23].http://www.nhc.gov.cn/cms-search/xxgk/getManuscriptXxgk.htm?id=b3f6fb3f55314a7faff97386908bd4f4.

［55］国务院办公厅.国务院办公厅关于印发国家组织药品集中采购和使用试点方案的通知[EB/OL].

（2019-1-17）[2022-8-23].http://www.gov.cn/zhengce/content/2019-01/17/content_5358604.htm.

[56] 国家卫生健康委.国家卫生健康委关于开展药品使用监测和临床综合评价工作的通知[EB/OL].（2019-4-9）[2022-8-23].http://www.nhc.gov.cn/cms-search/xxgk/getManuscriptXxgk.htm?id=31149bb1845e4c019a04f30c0d69c2c9.

[57] 董名扬,王舒,菅凌燕.药品临床综合评价方法的应用现状[J].中国药房,2021,32（22）:2813-2816.

[58] 国家卫生健康委办公厅.国家卫生健康委办公厅关于规范开展药品临床综合评价工作的通知[EB/OL].（2021-7-28）[2022-8-23].http://www.nhc.gov.cn/yaozs/s2908/202107/532e20800a47415d84adf3797b0f4869.shtml.

[59] 崔林.积极履行药品临床综合评价职能,江苏探索构建"大评价+小评价"模式[J].中国卫生,2022,2:108-109.

[60] 刘也良.药品临床综合评价用规范的评价带来权威的结果[J].中国卫生,2022,11:77-80.

[61] 广东省药学会.关于发布《广东省重组人凝血因子Ⅷ药物评价与遴选专家共识》的通知[EB/OL].（2023-02-17）[2023-08-11].http://www.sinopharmacy.com.cn/notification/2674.html.

[62] 广东省药学会.关于发布《广东省原研低分子量肝素（LMWH）临床快速综合评价专家共识（2022版）》的通知[EB/OL].（2022-12-27）[2023-08-11].http://www.sinopharmacy.com.cn/notification/2643.html.

[63] 国家卫生健康委药政司.关于药品临床综合评价管理指南公开征求意见的公告[EB/OL].（2020-11-4）[2022-8-23].http://www.nhc.gov.cn/yaozs/s7656/202011/d11ddc32fae84121a0dfca36b015a31d.shtml.

[64] 王海银,符雨嫣,覃肖潇,等.药品临床综合评价:保障临床基本用药合理使用[J].中国卫生,2021,8:72-73.

[65] 岳小林,鲁松,张兰.药品临床综合评价体系建设研究[J].中国药物警戒,2023,20（5）:530-535.

[66] 国家卫生健康委卫生发展研究中心.国家药物和卫生技术综合评估中心关于发布心血管病、抗肿瘤、儿童药品临床综合评价技术指南的通知[EB/OL].（2022-06-29）[2023-8-11].http://www.nhei.cn/nhei/znfb/202206/c01d87a290664b01bf42a9dad769d69f.shtml.

[67] 国家卫生健康委卫生发展研究中心.我国药品临床综合评价从管理走向技术规范[EB/OL].（2022-06-29）[2023-8-11].http://www.nhei.cn/nhei/zjjd/202206/6e0d77e998264af4adef187ac0f45b54.shtml.

[68] 戴泽琦,景城阳,吴雪,等.国内外药品临床综合评价指标体系研究的系统评价[J].中国循证医学杂志,2023,23（7）:776-782.

[69] 闫伟,何梦娇,常峰.基本药物目录更新触发机制探讨[J].中国药物评价,2021,38（2）:96-99.

[70] 魏霞.丙型肝炎直接抗病毒药物价值评估研究[D].北京:北京大学,2021.

[71] 国家卫生健康委员会,国家中医药管理局.关于印发国家基本药物目录（2018年版）的通知（国卫药政发〔2018〕31号）[EB/OL].（2018-10-25）[2023-05-13].http://www.nhc.gov.cn/yaozs/s7656/201810/c18533e22a3940d08d996b588d941631.shtml.

[72] 王刚,李在玲,谢晓丽,等.儿童质子泵抑制剂合理使用专家共识（2019年版）[J].中国实用儿科杂志,2019,34（12）:977-981.

[73] 肖月,倪鑫,王天有,等.儿童药品临床综合评价技术指南的研究与应用[J].中国药物评价,2021,38（6）:479-483.

[74] 杭州市药事管理质控中心药品评价专家组.心血管慢病药品临床综合评价杭州专家共识[J].中国药房,2022,33（9）:1025-1030.

[75] 北京协和医院罕见病多学科协作组,中国罕见病联盟.多准则决策分析应用于罕见病药品临床综合

评价的专家共识（2022）[J].罕见病研究,2022,1(2):158-177.

[76] 符雨嫣,孙辉,王昊德,等.抗肿瘤药品临床综合评价方法研究[J].中国卫生质量管理,2022,29(6):4-8.

[77] 贾露露,孟瑶,刘亦韦,等.基于层次分析法开展儿童用药循证综合评价[J].药物流行病学杂志,2016,25(10):601-605.

[78] 杨萍,鲁松,董宪喆,等.药品综合评价方法研究进展[J].中国药物警戒,2022,19(7):803-806.

[79] 徐文煜,薛迪.美国、加拿大与澳大利亚的卫生技术评估[J].中国卫生质量管理,2011,18(1):8-10.

[80] 郭祖德,周萍,夏志远,等.加拿大卫生技术评估机构研究:以加拿大药物和卫生技术局为例[J].中国卫生资源,2016,19(3):187-190.

[81] PEARSON S D.The ICER value framework:integrating cost effectiveness and affordability in the assessment of health care value [J].Value Health,2018,21(3):258-265.

[82] 谢金平,邵蓉.英国NICE药品卫生技术评估和决策框架体系研究及启示[J].中国卫生经济,2020,39(12):114-119.

[83] 茅艺伟,陈英耀,唐檬,等.澳大利亚卫生技术评估的应用[J].中国卫生资源,2014,17(6):484-486.

[84] 李艳博,陈校云,余中光,等.欧洲卫生技术评估网络的核心评估模型及应用[J].中国卫生信息管理杂志,2016,13(4):370-375.

[85] 赵锐,胡若飞,石秀园,等.我国药品临床综合评价全面质量管理体系的构建[J].中国药房,2022,33(12):1409-1429.

[86] 陆建成,申远,王晶,等.国家药品使用监测平台体系架构设计与实施[J].中国卫生信息管理杂志,2020,17(2):163-167.

[87] STEEB D R,JOYNER P U,THAKKER D R.Exploring the role of the pharmacist in global health [J].J Am Pharm Assoc,2014,54(5):552-555.

[88] HEPLER C D,STRAND L M.Opportunities and responsibilities in pharmaceutical care [J].Am J Hosp Pharm,1990,47(3):533-543.

[89] 田塬,唐贵菊,王继婷,等.药学服务发展历程及价值体现[J].中国药房,2021,32(23):2924-2929.

[90] 卫生部、国家中医药管理局,总后勤部卫生部.医疗机构药事管理规定[J].药物不良反应杂志,2011,13(2):105-108.

[91] 中国药师协会.药师药学服务胜任力评价标准(试行)[J].中国合理用药探索,2017,14(9):1-2.

[92] 吴晓玲,赵志刚,于国超.家庭药师服务标准与路径专家共识[J].临床药物治疗杂志,2018,16(7):1-6.

[93] 编写组中国医院协会药事专业委员会医疗机构药学服务规范.医疗机构药学服务规范[J].医药导报,2019,38(12):1535-1556.

[94] 韩容,赵志刚.中国药学服务标准与收费专家共识[J].药品评价,2016,13(14):8-15,24.

[95] 吴晓玲,谢奕丹,邱宇翔,等.家庭药师制度的构建与实践探索[J].今日药学,2018,28(5):340-343.

[96] 福建省医疗保障局.福建省医疗保障局关于在省属公立医院试行药学服务收费政策的通知[EB/OL].(2022-04-08)[2023-03-09].http://ybj.fujian.gov.cn/zfxxgkzl/fdzdgknr/zcwj/202204/t20220414_5891649.htm.

[97] 中国健康促进基金会,中国药学会,中国药师协会推进药学服务体系建设和医疗保障协同发展专家共识[J].医药导报,2022,41(6):755-761.

[98] 徐春花,孙银香.国内药学服务研究热点与发展趋势的可视化分析[J].医药导报,2022,41(6):879-

885.

［99］卞婧,魏丽艳,邵晓楠,等.国内医院处方审核与点评开展情况及分析［J］.中国医院,2020,24（2）:
8-11.

［100］甄健存,边宝生,孔繁翠,等.区域性处方点评对临床合理用药的效果评估［J］.中华医院管理杂志,
2015（7）:531-533.

［101］武明芬,朱斌,徐晓涵,等.北京地区高血压患者用药依从性及影响因素调查与研究［J］.中国医院
药学杂志,2021,41（21）:2255-2260.

［102］WU M,XU X,ZHAO R,et al.Effect of pharmacist-led interventions on medication adherence and glycemic
control in type 2 diabetic patients:a study from the Chinese population［J］.Patient Prefer Adherence,
2023,17:119-129.

［103］杨烁,邵晓楠,吴岢非,等.国内外药物重整服务现状及补偿机制探讨［J］.中国医院,2020,24（5）:
60-62.

［104］林平,杨丽娟,邵晓楠,等.我国用药咨询和用药教育现状调研及补偿机制探讨［J］.中国医院,
2020,24（2）:12-15.

［105］李全志,朱思源,邵晓楠等.我国药物治疗管理服务现状及补偿机制研究［J］.中国医院,2020,24
（02）:1-4.

［106］杨雅麟,杨丽娟,刘思彤,等.国内外药学查房现状及补偿机制探讨［J］.中国医院,2020,24（2）:
20-23.

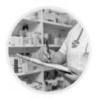

第五章 支付报销

医疗保障是减轻群众就医负担、增进民生福祉、维护社会和谐稳定的重大制度安排。随着全民医疗保障制度改革的持续推进，我国在破解看病难、看病贵问题上取得了突破性进展。为进一步解决医疗保障发展不平衡、不充分的问题，2020年3月，《中共中央 国务院关于深化医疗保障制度改革的意见》明确提出：到2030年，全面建成以基本医疗保险为主体，医疗救助为托底，补充医疗保险、商业健康保险、慈善捐赠、医疗互助共同发展的医疗保障制度体系，待遇保障公平适度，基金运行稳健持续，管理服务优化便捷，医保治理现代化水平显著提升，实现更好保障病有所医的目标。

在此基础上，2021年9月，《国务院办公厅关于印发"十四五"全民医疗保障规划的通知》（国办发〔2021〕36号）进一步明晰我国"十四五"全民医疗保障的规划目标和重点任务。建立管用高效的医保支付机制是其中重要内容。医保支付是保障群众获得优质医药服务、提高基金使用效率的关键机制。要聚焦临床需要、合理诊治、适宜技术，完善医保目录管理，实施更有效率的医保支付，更好保障参保人员权益，增强医保对医药服务领域的激励约束作用。

本章分为三节，分别介绍医保支付政策、医保药品目录管理及医保药品目录在定点医疗机构的管理和多层次保障内容，遵循"制度发展—国际经验—改革成效及优化建议"的逻辑主线，梳理我国医保支付的政策及实践进展，结合国际经验探讨符合我国国情的医保支付优化措施，以期推进医疗保障高质量发展，保证群众获得高质量、有效率、能负担的医药服务。

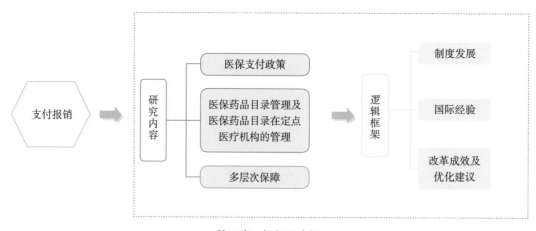

第五章 框架示意图

第一节　医保支付政策

医保支付是基本医疗保险管理的重要环节，是调节医疗服务行为、引导医疗资源配置的重要杠杆。支付方式改革作为建立健全我国基本医疗保险制度的重要内容，2009年新医改以来不断深入探索，基本形成了以总额控制为基础，多种支付方式逐步推进的整体框架，在保障参保人员权益、控制医保基金不合理支出等方面取得积极成效。医保药品支付作为医保支付政策的重要内容之一，也是药品价格形成机制的重要工具。国际上医保支付方式已经历了4代演变，医保支付逐渐从后付转向预付，呈现从投入向单一产出、复合产出以及以结果为基础的支付制度发展趋势。同时，在新药品、新技术不断涌现，医疗费用快速增长的背景下，开始对新药品、新技术开展基于绩效的支付改革。

本节聚焦医保支付政策，首先梳理我国医保支付方式改革实践，其次提炼国际医保支付改革经验，并分类探讨对药物的创新支付方案。最后，结合我国医保支付改革的成效进一步提出优化建议。

一、我国医保支付方式改革实践

（一）支付方式改革进展

传统的按项目付费已与医保制度改革发展不相适应，在各地探索实践的基础上，我国逐步提出由单一支付方式向多元复合式支付方式转变。2009年，《中共中央、国务院关于深化医药卫生体制改革的意见》提出要积极探索医疗收费方式的改革，强化医疗保障对医疗服务的监控作用，完善支付制度，积极探索实行按人头付费、按病种付费、总额预付等方式。随后的配套文件鼓励地方积极探索建立医保经办机构与医药服务提供方的谈判机制和付费方式改革，合理确定药品、医疗服务和医用材料支付标准，控制成本费用。

2011年5月，人力资源和社会保障部出台《人力资源社会保障部关于进一步推进医疗保险付费方式改革的意见》（人社部发〔2011〕63号），明确了医保支付方式改革的目标，即探索总额预付制改革，在此基础上结合门诊统筹，探索按人头付费；结合住院、门诊大病的保障，探索按病种付费。2012年，国务院印发《"十二五"期间深化医药卫生体制改革规划暨实施方案》，从国家政策层面规划改革完善医保支付制度。同年，人力资源和社会保障部下发《人力资源社会保障部 财政部 卫生部关于开展基本医疗保险付费总额控制的意见》（人社部发〔2012〕70号），要求用两年左右的时间，在所有统筹地区范围内开展总额控制。

为进一步提高医疗保险支付方式的引导作用，提高医疗保险基金的使用效率，《人力资源社会保障部关于积极推动医疗、医保、医药联动改革的指导意见》（人社部发〔2016〕56号）提出要全面推进付费总额控制，加快推进按病种、按人头等付费方式，推动DRG应用，探索总额控制与点数法的结合应用，建立复合式付费方式。2017年7月发布的《国务院办公厅关于进一步深化基本医疗保险支付方式改革的指导意见》（国办发〔2017〕55号），要求各地推进医保支付方式分类改革，加强医保基金预算管理，积极探索将点数法与预算管理、按病种付费等结合应用；各地应选择一定数量的病种实施按病种付费，选择部分地区开展DRG付费试点。同年，原国家卫生和计划生育委员会在深圳市、克拉玛依市和三明市开展DRG收付费改革试点。

2018年，国家医疗保障局的组建为支付方式改革的进一步深化奠定了组织管理基础，按病种付费方式改革也加快了进程。国家医疗保障局发布《关于申报按疾病诊断相关分组付费国家试点的通知》（医保办发〔2018〕23号),提出加快推进按疾病诊断相关分组付费国家试点,探索建立 DRG 付费体系。2019 年 6 月,国家医疗保障局公布了全国按疾病诊断相关分组付费的试点城市名单,确定北京、天津、上海等 30 个城市作为 DRG 试点地区。

2020 年 3 月,《中共中央 国务院关于深化医疗保障制度改革的意见》提出新时代医疗保障制度体系的发展目标,要求建立管用高效的医保支付机制。同年 10 月,《国家医疗保障局办公室关于印发区域点数法总额预算和按病种分值付费试点工作方案的通知》(医保办发〔2020〕45 号)发布,随后国家医疗保障局印发了 71 个实施区域点数法总额预算和按病种分值付费试点城市名单。2021 年 11 月,《国家医疗保障局关于印发 DRG/DIP 支付方式改革三年行动计划的通知》(医保发〔2021〕48 号)提出,到 2025 年底,DRG/DIP 支付方式覆盖所有符合条件的开展住院服务的医疗机构,基本实现病种、医保基金全覆盖;完善工作机制,全面完成以 DRG/DIP 为重点的支付方式改革任务,建立全国统一、上下联动、内外协同、标准规范、管用高效的医保支付新机制。

在上述政策指导和推动下,医保支付方式基本上形成了"以总额控制为基础,以门诊按人头付费、门诊慢病大病和住院按病种付费为特点,病种分值和 DRG 付费正在逐步推进"的总体框架。除了按项目付费,我国并没有单独的针对药品的其他支付手段,《中共中央 国务院关于深化医疗保障制度改革的意见》也只是提出了"探索医疗服务与药品分开支付"的方向。

(二)药品支付实践探索

目前我国的药品支付改革仍处于探索阶段,从各地实践经验来看,仍以传统的按项目付费为主,逐渐呈现打包支付的创新实践。

按项目支付广泛应用于门诊慢特病、国家医保谈判药品等。例如《广西壮族自治区医疗保障局关于部分特殊医保药品单列门诊统筹支付的通知》(桂医保规〔2022〕1 号)指出,对在门诊治疗使用的部分特殊医保药品实行单列门诊统筹支付,费用不设起付线。其包含 3 类共 33 种药品:一是适用病种未纳入广西门诊特殊慢性病保障范围,但符合纳入基本原则的协议期内国家医保谈判药品;二是退出协议期两年内,现已调整为常规医保药品目录的原国家医保谈判药品;三是符合法律法规和省级及以上医疗保障行政部门规定的其他药品。对国家医保谈判药品中的某种药品实行单独支付的保障机制,不纳入定点医疗机构总额范围。这类药品一般具有使用周期长、疗程费用高、不可替代性强的特性,一般用于罕见病、肿瘤、精神疾病、传染病等的治疗,疗效肯定。2023 年 8 月,《广东省医疗保障局关于做好医保药品单独支付保障工作的通知》提出,参保患者就医期间使用国家医保谈判药品时,药品费用由医保基金与定点医疗机构单列结算,不纳入相关额度。湖北省医疗保障局发布的《湖北省医保谈判药品"双通道"管理及"单独支付"药品经办服务规程(试行)》(鄂医保发〔2023〕35 号)同样有类似规定。

同时,国家医保谈判药品还纳入"双通道"药店的管理。上海、云南、西藏、青海、宁夏将所有国家医保谈判药品纳入"双通道"药品目录,浙江、河北和山东在此基础上增加了竞价药,广东在二者基础上另外纳入部分常规目录的药品;安徽、福建、江苏、河南、海南、江西将部分国家医保谈判药品纳入"双通道"药品目录,吉林、湖南和新疆同时纳入了部分常规目录药品;内蒙古的"双通道"药品目录是国家医保谈判药品中符合门诊慢性病、特殊病范围的品种。

打包支付的探索体现在住院服务的 DRG 支付及部分地区的门诊支付中。DRG 作为一种打包支付方式,通过测算各病组的历史费用,包括药品费、医疗服务项目费、耗材费等,形成支付标准。从地方实践来看,2022 年 3 月,《浙江省全面推进医保支付方式改革三年行动计划》(浙医保发〔2022〕14 号)提出,在住院费用 DRG 支付方式改革全覆盖基础上,推动门诊按人头包干结合门诊病例分组(ambulatory patient group,APG)支付方式改革。其将以内科药物治疗为主的病例分入内科服务 APG,其中内科药物治疗相关费用作为内科服务入组费用。全国各地也在积极探索将定点零售药店纳入门诊统筹,其中浙江、河北、内蒙古、湖北、四川、江西等已实施药店门诊统筹政策,其药品目录为医保目录内的药品。

除此之外,药品支付改革在中成药领域也有相应进展。例如,2023年7月,山东省政府举办新闻发布会,提出"改革中医药价格和医保政策"是《山东省国家中医药综合改革示范区建设方案》中的一项重点任务,为此需要完善医保支付政策,将1 381种中成药、892种中药饮片、符合条件的中药配方颗粒、中药制剂纳入医保支付。在继续保留中药饮片25%加成的基础上,全省统一取消医保目录内中药饮片个人先行自付;同时将70个国家谈判中成药纳入医院、药店"双通道"管理,进一步提高中药供应的可及性。

药品支付标准方面,目前仅有国家医保谈判药品和国家集采药品有明确的医保支付标准。谈判药品支付标准为针对独家品种谈判确定的价格,实行"一品一价",且全国执行统一标准;集采药品支付标准则为中选价格,同通用名品种均以此为标准支付,但在当前允许多家企业同时中选的规则设计下,同一品种在不同省(自治区、直辖市)的支付标准并不相同。据报道,重庆市已按国家要求在2年内完成调整,国家/省级中选产品按中选价格确定医保支付标准,未中选产品按最高中选价格统一执行医保支付标准。

总体来看,我国药品支付方式改革处于积极探索阶段,总结各地实践经验可发现,慢性病药品、特殊疾病药品及国家医保谈判药品仍以传统的按项目付费为主;以DRG/DIP为代表的打包支付在不断完善,是医保支付改革的重点。同时药品覆盖范围扩大至中成药等,有利于进一步保障参保患者的用药需求。此外,已有部分省(自治区、直辖市)完成国家医保谈判和集采药品的医保支付标准调整,其余省(自治区、直辖市)也在积极实践中。

二、国际医保支付改革实践

(一)医保支付方式演变

国际上,支付方式逐渐从后付转向预付,从投入向单一产出、复合产出,逐渐向以结果为基础的支付制度演变。从最初使用分项预算到现在的按绩效支付,支付方式已经历了4代(表5-1-1)。其中,按绩效支付是医疗保险支付方式发展到较高阶段的产物,它使用一系列过程和结果评估指标,针对个人、团队和机构进行支付或奖励。它将对供方的支付与需方获得医疗卫生服务后受益的结果相联系,从而能确保有限的资源投入能产生较好结果的服务和产品中。

表5-1-1　国际支付方式的演变

阶段	投入	产出/活动	结果
第一代	分项预算		
第二代	总额预算(以投入为基础); 按项目支付(项目无固定价格,未打包,以成本为基础)	按项目支付(项目固定价格,小打包,以产出为基础); 按人头支付; 按病种支付(单病种支付,DRG等); 按床日支付; 总额预算(以产出为基础)	
第三代		以产出或活动为基础的多种支付方式的组合,例如: 住院服务中DRG+总额预算; 门诊服务、初级保健中按人头支付+按项目支付	
第四代			按绩效支付

第一代支付方式是以投入为基础的分项预算,它的支付标准和拨付提前确定,对供方管理有严格控制。一些规定会限制供方在明细项目间进行资金转移,因此不会对医疗服务达到最佳组合产生激励作用。一旦预算拨给供方,支付方对供方服务的质量和数量都欠缺约束力。

直到二十世纪六七十年代,人口老龄化、疾病谱的改变、高科技和新技术的涌现,造成医疗费用不断上涨。为了控制费用,才逐渐出现了按项目支付、按床日支付、按人头支付、按病种支付(包括单病种支付、DRG 等)、总额预算等不同支付方式。因为按床日支付的管理相对简单,容易收集信息并可以逐步将规范和标准予以落实,德国、法国等国家从按床日支付逐步过渡到 DRG。在另外一些国家和地区,在单病种基础上,逐渐扩展到复杂单病种,按照临床相似性和资源消耗的相似性进行分组,就容易转向 DRG。

在权衡医疗费用和道德风险时,混合支付方式成为一项更优选择,这样就形成了第三代支付方式。在住院服务中,按项目支付可以和按床日支付、按病种支付(单病种、DRG)、总额预算混合进行支付,但每一种混合的形式不一定一致。既可能是针对不同的服务类型进行混合,也可能以某种支付方式为主。在该主体支付方式不能覆盖的范围之外,可以采取另外一种支付方式进行。

通过循证制订临床诊疗规范或者标准治疗方案,以此来评估是否达到某些好的结果,对好的结果予以奖励,这就是第四代支付方式:按绩效支付。学者 Kimberly J. Wilson 提出了一个更易于理解的定义,是指为了实现合同规定的结构、过程、结果目标,由医疗保险支付方向卫生服务提供者支付的财政激励措施。这种措施具有意义的关键假设是按绩效支付能够控制费用,并且提高卫生服务质量、安全和可及性,从而改善患者的预后,所以与传统的付费方式相比具有更好的激励效果。以美国为例,医疗保险和医疗补助服务中心(Centers for Medicare and Medicaid Services,CMS)使家庭、医院和医师之间相互协作,为慢性病患者提供更好的服务。从 2008 年 10 月起,美国 CMS 规定对医院发生以下 8 种可预防的严重事故:手术过程中在患者体内遗留物品、输血不良反应、静脉血栓、坠床、纵隔炎、插管造成的泌尿道感染和脓毒症、压迫溃疡等导致损伤、疾病或死亡等不良诊疗结果减少支付。医疗保险按绩效支付的方案设计既可以是针对医疗服务提供者的,也可以是针对医疗产品提供者的(如药品、医疗器械生产厂商),因此,它既可以成为一种单独的支付方式,也可以与其他支付方式合并使用。

(二)对药物的创新支付方式

在新药品、新技术不断涌现,医疗费用快速增长的背景下,近年来发达国家医疗保险开始引入对于新药品、新技术基于绩效的支付改革。保险方与药品生产厂商之间通过协议约定药品对于目标人群治疗的预期目标,对治疗结果的不确定性进行风险分担。风险分担方案可以被分为如下两类。

1. 以财务为基础的方案　量价协议(price-volume agreement,PVA)或预算影响方案(budget impact scheme)重点控制财务支出,在超出预算的情况下,制药企业退款给医保支付方。

患者药品获得计划(patient access scheme)通常涉及在约定期限内提供免费药物或折扣,来提高新药的价值或者医保纳入报销范围的可能性;也包括价格上限计划(price-capping scheme),从患者的角度来控制预算影响。一般来说,一旦患者超出协定的利用限制,就对其免费提供药品。

2. 以绩效或结果为基础的方案　在这类方案中,如果没有实现所要求的治疗效果,那么制药企业退还约定的部分款项或者免费提供药品;或者,如果新药在实践中无法带来预期的健康增益,则制药企业应当降价。而事实上,新药很可能无法在更广泛的人群中获得和临床试验相同的预期效益,实际的净效益降低。学者 Josh J. Carlson 等人归纳了按绩效支付的风险分担方案的分类(图 5-1-1)。

(1)有条件的报销(conditional coverage):指为收集数据而建立一个项目,根据医疗产品在人群中的使用情况而有条件地确定其是否报销的方案。有条件的报销又可以进一步划分为两种。

1)根据证据实施报销(coverage with evidence development,CED):指根据收集到更多人群水平的数据,确定是继续、扩展补偿还是不予补偿。补偿可以是基于患者个人对研究的参与（仅对参与研究的人员给予补偿，only in research，OIR），也可以是在所有患者人群中选取一部分人参与研究，但是对所有患者都给予补偿（only with research，OWR）。例如，法国在精神分裂症治疗的补偿上，原卫生部同意对某厂商的药品（利培酮）支付其所要求的价格，前提是通过对患者用药的研究表明该药品有助于提高患者用药的依从性。如果研究显示出相反的结果，则制药厂商将向原卫生部返回一部分药品支出。

2）有条件的持续治疗（conditional treatment continuation，CTC）：指患者个体满足短期治疗目标时，可以继续享受医保报销。如意大利对于老年痴呆症治疗的补偿方面，前3个月的药品由制药厂商免费提供，3个月后评价药品治疗的短期效果。若达到目标效果，则使用该药品的治疗最多可持续2年，其间的药品费用由国家卫生服务体系支付。

（2）与绩效关联的报销（performance-linked reimbursement，PLR）：指医保覆盖产品的报销水平，如每单位支付的价格与临床结果相挂钩。与绩效关联的报销可以细分成两类。

1）结果保证（outcomes guarantee）：当药品的治疗效果没有达到目标时，制药厂商给予折扣、退款或价格的调整。

2）治疗方式或过程（pattern or process of care）：补偿与临床决策或治疗模式的影响相关联。例如，美国的商业保险公司对于乳腺癌检测费用的偿付上，商业保险公司将支付18个月的乳腺癌21基因检测（Oncotype Dx）费用，并与生产厂商一同监测结果。如果患者进行21基因检测后接受的化疗超过了之前协议的阈值，保险公司将同厂商协商，支付一个更低的价格。

以上对按绩效支付的风险分担方案的分类相互之间是独立的，但现实中的方案往往并不完全符合某一个单纯类型，而是同时吸取了不同类型的特质。所以，当决策者在制订/协商药品风险分担协议或方案时，也完全可以组合使用上述按绩效支付的风险分担类型。

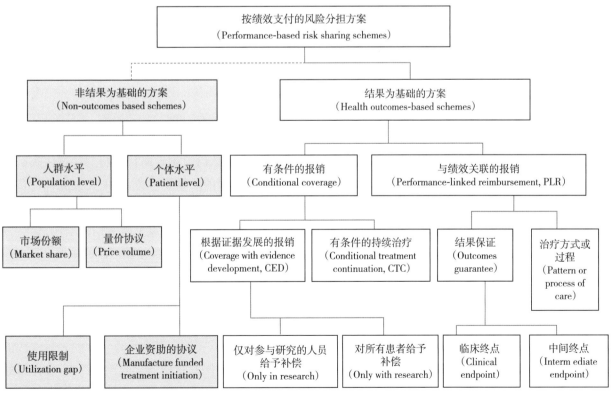

图 5-1-1 按绩效支付的风险分担方案分类

资料来源：2010 年，Josh J. Carlson 等人。

三、我国医保支付改革的成效与建议

(一)医保支付改革的成效

在全民医保的条件下,医保支付方式关乎医保基金的安全与效率,更关乎患者与医疗机构的切身利益。因此,深化医保支付方式改革构成了医疗保障系统的重要任务之一,近年来取得显著进展。

1. **稳妥推进 DRG 付费国家试点工作** 根据国家医疗保障局印发的 DRG 付费国家试点工作方案,2019 年,启动 30 个 DRG 付费国家试点城市,同时形成了全国统一的 DRG 技术标准规范,建立了智能监控指标体系,为下一步全面推开 DRG 工作打下了基础。到 2020 年 6 月,国家进一步发布 CHS-DRG 细分组方案。2021 年底,各试点启动 DRG 实际付费。

2. **建立完善多元复合式医保支付方式** 基于大数据的病种分值付费的规则、标准,完善绩效考核指标体系,指导部分地区探索开展按病种分值付费(diagnosis-intervention packet,DIP),并从部分病种升级到病种全覆盖。目前,总额预算管理下的多元复合式付费框架基本形成。截至 2019 年年底,全国 97.5% 的统筹区实行了医保付费总额控制,86.3% 的统筹区开展了按病种付费;30 个城市纳入了国家 CHS-DRG 付费试点范围,60% 以上的统筹区开展对长期、慢性病住院医疗服务按床日付费,并探索对基层医疗服务按人头付费与慢性病管理相结合。医保支付方式改革成效逐步显现,在保障患者医保权益的同时,促使医保管理科学化、规范化和医疗机构管理精细化程度进一步提升。截至 2021 年 12 月底,全国 30 个 DRG 试点城市和 71 个 DIP 试点城市已经全部进入实际付费阶段。

3. **通过支付改革,提升医疗服务效率** 支付方式改革有利于改变长期以来医保被动买单、医院粗放发展、患者看病负担重的弊端,实现医保基金、医院与医师、患者多方共赢。多元复合式医保支付能够激励医院和医师主动规范医疗服务,加强成本管理,通过积极开展日间手术等,降低平均住院日,减少资源浪费。同时还会引导医疗机构提高疾病诊治能力,用高质量的服务和技术水平吸引患者就医。从试点城市来看,支付方式改革带来医疗机构服务效率的提升。

(二)医保支付改革的优化建议

1. **实施分类改革,建立相对统一的复合型支付体系** 根据国内外实践经验,要针对不同医疗服务特点,全面推行以按病种付费为主的多元复合式医保支付方式,实现从后付制走向预付制。针对住院医疗服务,主要以按病种分值付费或 DRG 付费为主,提高对病历和数据的质量要求,不断扩大按病种付费的实施范围,细化病种数量;针对长期的、慢性病住院医疗服务可采用按床日付费;针对基层医疗服务,可实行按人头付费,探索将按人头付费与慢性病管理相结合;对不宜打包付费的复杂病例和门诊费用,保持按项目付费;还要探索符合中医药服务特点的支付方式,鼓励有条件的地区提供和使用适宜的中医药服务。

在实践中,由于按病种分组或分值付费方式对信息技术、管理水平、医疗和药物等专业能力要求较高,而经济落后地区的医疗水平有限,医院设备和信息建设不到位,按病种、病组付费在短期内难以实现。为此,可以探索循序渐进、分阶段改革方式。

2. **实行总额控制,建立科学的预算管理机制** 总额预算付费方式将医保基金预算分配到统筹地区内的所有医疗机构,涵盖住院和门诊等在内的所有医疗服务,以实现对医疗费用增长的整体控制,确保医保基金的可持续发展,从而为支付制度的进一步改革和细化创造条件。要不断提升总额预算管理的科学性,将总额预算管理与其他支付方式更好地结合起来。具体措施包括以下几个方面:①建立付费标准动态调整机制,增强总额预算的弹性,为总额预算留存一定的调整空间,减少医疗机构年底突击控费而造成被保险人利益受损的现象;②建立年终结算合理的分担机制,按照"结余奖励、超支分担"的原则实行弹性结算,以此作为季度或年度最终结算的依据;③实行适合医联体发展的支付方式,对紧密型医联体和医共体实行医保总额付费。医保部门与医联体内的医疗机构共同确定本年度医疗保险支付总额,实行"总额预付、结余留用、超支分担"的年终清算原则,提高定点医疗机构加强管理、控制成本和提高质量的积极性和主动性。

3. 构建价值导向的医保药品动态准入及其支付体系 在设计、实施与推进医保药品支付标准的过程中,既要着眼于国家层面的医保支付体系框架,也要兼顾各地医保支付体系的现实差别,解决好医保药品支付标准在现行医保支付体系的嵌入与有效衔接,以真正发挥医保药品支付标准在药品价格形成机制中的核心作用。在这一过程中,随着医保支付标准的引入与实施,将对相关利益方产生不同影响,因此,更需要稳妥部署,逐步推进。通过构建医保药品目录准入与支付标准的联动机制,引入新的药品相对价值基准,理顺不同品种间、类别间现被扭曲的药品相对价值,并成为基于药品价值的医保药品目录动态调整的新机制。要探索医疗服务与药品分开支付。

4. 强化医保与医疗机构的协商谈判机制 协商谈判机制是支付方式改革顺利推进的重要条件,必须调动医师和医疗机构主动控制医疗费用的积极性,给予医疗机构更多自主权,进行自我管理,促进医疗机构经营模式从扩张式发展向内涵式发展转变。尤其针对较为复杂的按病种分值付费或按疾病诊断相关分组付费改革,有大量需要医保机构和医疗机构协商的环节。在改革的过程中,医保机构首先应树立"契约管理"的观念,及时主动与医疗机构协商沟通,建立医保协商谈判的制度性规范,将谈判中达成的共识尽快落实到相关规范或协议中,用契约的形式来约束彼此的行为。

第二节 医保药品目录管理

为保障参保人员基本医疗需求,规范基本医疗保险用药、诊疗等方面的管理,国家规定了基本医疗保险药品目录、耗材目录和医疗服务项目支付范围。基本医疗保险支付范围是我国医保政策执行和报销的基本准则,根据相关规定,参保人员在定点医疗机构发生的符合支付范围的相关医疗费用,医疗保险基金按照规定予以支付。其中,基本医疗保险药品目录作为医保目录的重要组成部分,是医疗、工伤、生育保险支付药品费用的政策依据和标准。纳入基本医疗保险支付范围内的药品包括甲类和乙类两种。

2011 年实施的《中华人民共和国社会保险法》(以下简称《社会保险法》)第二十八条规定"符合基本医疗保险药品目录、诊疗项目、医疗服务设施以及急诊、抢救的医疗费用,按照国家规定从基本医疗保险基金中支付",明确了医保药品目录在基本医疗保障中的法律地位。随着医保药品目录管理工作的稳步推进,国家明确提出要建立完善医保目录动态调整机制。基本医疗保险药品目录将进一步成为保障广大参保人员基本医疗权益、保证临床用药实际需求、规范医疗服务行为、促进医药技术创新发展、调配卫生资源合理使用的重要政策工具。

本节主要梳理我国医保药品目录管理的发展历程和当前医保药品目录在定点医疗机构的管理,在总结医保目录管理国际经验的基础上,结合我国医保药品目录管理的成效提出优化建议。

一、医保药品目录的形成及发展历程

(一)医保药品目录制度建立与发展(1998—2017 年)

根据《国务院关于建立城镇职工基本医疗保险制度的决定》(国发〔1998〕44 号),原劳动和社会保障部会同原国家发展计划委员会、原国家经济贸易委员会、财政部、原卫生部等多部门于1999年印发了《城镇职工基本医疗保险用药范围管理暂行办法》(劳社部发〔1999〕15号),并于2000年正式制定了第一版《国家基本医疗保险药品目录》(以下简称《国家药品目录》)。

《国家药品目录》分"甲类目录"和"乙类目录"。"甲类目录"的药品是临床治疗必需,使用广泛,疗效好,同类药品中价格低的药品。"乙类目录"的药品是可供临床治疗选择使用,疗效好,同类药品中比"甲类目录"药品价格略高的药品。"甲类目录"由国家统一制定,各地不得调整。"乙类目录"由国家制定,各省(自治区、直辖市)可根据当地经济水平、医疗需求和用药习惯,适当进行调整,增加和减少的品种数之和不得超过国家制定的"乙类目录"药品总数的15%。使用"甲类目录"的药品所发生的费用,按基本医疗保险的规定支付。使用"乙类目录"的药品所发生的费用,先由参保人员自付一定比例,再按基本医疗保险的规定支付。2000—2022年版医保药品目录基本情况如表5-2-1所示。

表5-2-1　各版医保药品目录基本信息

分类	2000年版	2004年版	2009年版	2017年版	2019年版	2020年版	2021年版	2022年版
西药/种	913	1 027	1 140	1 345	1 322	1 264	1 273	1 293
中成药/种	575	823	987	1 243	1 321	1 315	1 312	1 311
民族药/种	47	47	45	88	—	—	—	—
中药饮片/种	28	—	—	—	892	892	892	892
谈判药/种	—	—	—	44	128	221	275	363

注:2000年版中药饮片部分包括28种和1个类别的单方或复方使用都自费的药品以及101种在单方使用情况下自费的药品(该类药品实行排除法,凡列入目录内的均自费);2004年版医疗保险、工伤保险基金不予支付费用的中药饮片127种及1个类别。

第二版《国家药品目录》于2004年发布,在第一版的基础上进行了以下调整:①险种适用范围从基本医疗保险扩大到工伤保险;②在保持用药水平相对稳定与连续的基础上,增加了新的品种;③调整了《国家药品目录》的分类,对部分剂型进行了归并,明确了部分药品准予支付费用的限定范围;④增加"凡例",对《国家药品目录》进行解释和说明。

第三版《国家药品目录》于2009年发布。在保持参保人员用药政策相对稳定连续的基础上,根据临床医药科技进步与参保人员用药需求变化,适当扩大了用药范围、提高了用药水平。《国家药品目录》内的治疗性药品已全部列入"甲类药品"。各省(自治区、直辖市)调整"乙类药品"时,对国家基本药物和仅限工伤保险的品种,不得将其从目录中调出;对《国家药品目录》规定的药品限定支付范围,可以进行调整但不得取消。各省(自治区、直辖市)"乙类药品"调整品种应按规定报人力资源和社会保障部备案,调整品种总数(含调入、调出和调整限定支付范围的药品品种)不得超过243个。

2017年2月,第四版《国家药品目录》新增加药品339个,同时可适用于工伤保险和生育保险参保人员。调整目录中给予儿童用药、创新药、癌症等重大疾病治疗药物更多的侧重,提出探索建立医保药品谈判准入机制,由人力资源和社会保障部对经专家评审确定的拟谈判药品按相关规则进行谈判。

(二)医保药品目录动态调整机制建立(2018年至今)

自2018年国家医疗保障局成立,我国已连续5年开展医保药品目录调整工作。2018年9月,根据《国家医疗保障局关于将17种抗癌药纳入国家基本医疗保险、工伤保险和生育保险药品目录乙类范围的通知》(医保发〔2018〕17号),将阿扎胞苷等17种药品(以下统称"谈判药品")纳入《国家药品目录》乙类范围,并确定了医保支付标准。

2019年8月,第五版《国家药品目录》发布,为2000年第一版《国家药品目录》实施以来调整力度最大的一版目录。此版方案将中药饮片由原有的淘汰式管理(负目录)变更为准入式管理(正目录)。此外,还明确了地方权限,各地应严格执行《国家药品目录》,不得自行制定目录或用变通的方法增加目录内药品,也不得自行调整目录内药品的限定支付范围。鉴于清退省级增补目录工作的复杂性,国家医疗保障局安排了3年的过渡期。从2020年开始,各省在3年内按照第1年40%、第2年40%、第3年20%的比例逐步调出原省级药品目录内按规定调增的"乙类药品",其中监控辅助药先行移出目录。按照国家医疗保障局的要求,为期3年的医保地方增补目录消化应于2022年6月30日收官,半年过渡期之后,我国在2023年1月1日实现全国医保用药范围基本统一。

于2020年9月1日正式施行的《基本医疗保险用药管理暂行办法》(国家医疗保障局令第1号)明确提出建立完善医保目录动态调整机制,原则上《国家药品目录》每年调整一次。次年11月,第七版《国家药品目录》发布,于2022年1月1日正式实施。共计74种药品新增进入目录,11种药品被调出目录。从谈判情况看,67种目录外独家药品谈判成功,平均降价61.71%。调整后,《国家药品目录》内药品总数为2 860种,其中西药1 486种,中成药1 374种,中药饮片仍为892种。

根据《国家医保局 人力资源社会保障部关于印发〈国家基本医疗保险、工伤保险和生育保险药品目录(2022年)〉的通知》(医保发〔2023〕5号),2022年版《国家药品目录》自2023年3月1日起正式执行。

二、医保药品目录在定点医疗机构的管理

(一)目录的调整与维护

依据定点医疗机构医疗保险服务协议的要求,定点医疗机构应设专人负责系统维护,按要求进行基本医疗保障药品库的维护,确保药品维护的准确性。

目录的调整与维护工作是指国家和省(自治区、直辖市)基本医疗保险药品目录公布后,医疗机构对照目录进行梳理,筛选出发生变化、需要调整的目录,经双人核对无误后予以确认和做系统维护。

(二)医保服务协议的药品管理

定点医疗机构应严格落实药品集中采购工作要求,通过阳光采购等平台实行网上采购,确保应采尽采、有迹可查。且采购销售药品价格应符合集中采购价格要求。

定点医疗机构应严格执行国家和省(自治区、直辖市)基本医疗保障药品及医院制剂目录的有关规定,按照《处方管理办法》等法律、法规以及本地区卫生和医疗保障管理部门有关药品开药量的规定执行。不符合规定的医疗费用,医保基金将不予支付。

定点医疗机构购入药品,应按《中华人民共和国药品管理法实施条例》和《关于印发〈医疗机构药品监督管理办法(试行)〉的通知》及其他相关要求保存真实完整的药品购进记录,建立相应购销存台账,并留存销售凭证(电子材料及书面材料)。未按规定留存或不能提供相关资料的,涉及的费用医保基金不予支付。

定点医疗机构应做好中药饮片的管理工作,建立并执行进货检查验收制度,做到票、账、物相符。以实际购进价(扣除各种折扣后的价格)为基础,中药饮片加价率不超过购进价的25%。

对于基本医疗保障药品目录范围内同类药品的使用,定点医疗机构应选择安全有效、价格合理的品种。应按照医疗服务开展情况合理配备基本医疗保障药品及医院制剂,保障参保人员的正常治疗用药。

其中,基本医疗保障药品及医院制剂备药品种在乙类药品品种所占比例,三级定点医疗机构不低于 75%、二级定点医疗机构不低于 80%、一级及以下定点医疗机构不低于 85%。

(三)药学服务

近年来,我国不合理用药管理问题仍亟待改进,现阶段侧重于行政监管的医保管理方式(如发布相关政策法规及考核标准),缺乏对医师诊疗过程的专业化引导,对临床不合理用药监管不到位,不能制约处方者的不合理用药行为。2020 年 2 月,国家卫生健康委员会、国家医疗保障局等六部委联合发布《卫生健康委 教育部 财政部 人力资源社会保障部 医保局 药监局关于印发加强医疗机构药事管理促进合理用药的意见的通知》(国卫医发〔2020〕2 号),要求"支持药学服务发展,激励药学人员在促进合理用药、减少资源浪费等方面发挥积极作用。医保部门将药师审核处方情况纳入医保定点医疗机构绩效考核体系"。药学服务作为医疗服务的一种,可以协助临床医师优化医保患者治疗方案,在经济的治疗方案中让患者得到较好的治疗效果,尽量让患者住院期间处于高效住院日,有效地降低医疗服务成本。药学服务体系可以包含如下几个层面:①药师进行处方 / 医嘱的实时审核;②处方 / 医嘱的点评和分析;③药品使用的动态监测;④通过医院 app 实现在线用药指导;⑤送药到家服务;⑥电子处方流转服务;⑦制订医院重点监控药品目录;⑧制订管理制度及考核方案;⑨建立住院医保病历过程化审核程序,医师开具药品医嘱时按程序中设置好的医保适应证点选公费自费;⑩建立家属代开药政策,对参保人员病情稳定需要长期服用同类药品,但因患有精神类疾病或行动不便、长期卧床等原因,不能到定点医疗机构就医的参保人员,可由参保人员家属持患者有效身份证明(身份证和社保卡)、确诊医院的门诊病历(或出院诊断证明),到定点医疗机构代开药品,医疗机构在参保人员家属代开药时,需要认真进行身份和证件识别,认真查验基本医疗保障就医凭证,并进行代开药信息登记。如诊疗过程中发现冒名就医等违反医保规定的行为应及时给予制止。

(四)基金申报

定点医疗机构需按要求将全部已结算的医疗费用数据信息(含非医保患者)及时进行传送,并应配备专人负责直接结算数据的按时上传及申报,确保传送数据与实际发生费用数据的一致性和录入的准确性,为基金申报做好前期准备工作。

对于参保人员门诊及住院类费用结算数据,应按规定及时、准确、完整地申报参保人员门诊、住院类医疗费用(含自费费用),并提供相关资料,且均需在完成结算后通过网络或报盘方式上传到医疗保障信息系统。定点医疗机构应将相关结算费用进行申报,因特殊情况需缓期申报医疗费用的,应按照医疗保障有关规定申报审批。

(五)基金监管

严厉打击欺诈骗保、维护医保基金完整安全、确保基金合理高效使用,始终是医保制度改革建设发展的中心环节和首要任务。针对医保基金涉及范围广、管理链条长、环节多,医疗服务信息不对称等运行特性,医疗机构需要基于实际工作有的放矢地开展医保基金监管工作,深入贯彻落实《医疗保障基金使用监督管理条例》,以压实和履行基金监管的主体责任、搭建好基金监管体系为总体思路,实现医保和医院同向发力,全力维护好基金监管条例的不可侵犯的法律尊严,严守基金监管红线,维护好看病钱、救命钱。医疗保险药品的基金监管措施可以包含以下几个方面。

1. 依托医院管理委员会,成立医保基金监管工作小组　医保基金监管工作小组负责制定医保基金监管总方针,研究审定医保基金监管体系建设相关制度及流程,决策、协调、处置医保基金监管中出现的各类问题,并对执行工作进行监督和监测。

2. **建立医保基金监管工作例会制度** 为充分体现医保基金监管的科学合理性,定期召开医保基金工作例会集体决策工作方案。

3. **加强宣传培训和业务指导** 通过培训、宣传,提高全院医务工作者的基金监管认识,把责任意识和风险意识传递到每位医务人员,全院上下同心,主动作为、主动纠错,对发现的问题进行细致研判和系统整改。

4. **建立医保基金监管专项检查制度与流程** 为提升医保基金监管水平,维护基金安全,坚持以检查促进管理质量提升,以整改促进流程优化,以发现问题和预见风险持续织密医保基金监管安全网。

5. **建立复杂病历追踪审核制度与流程** 对费用较高、住院时间长的复杂病历进行逐条核查和精细化分析。

6. **推进信息平台建设,完善信息系统设置,提高医保管理水平**

(1)通过医师工作站增加药品适应证、药量、家属代开药、累计开药提前、诊断不能为空等多项智能化提示,提升事前管理质量和效率。

(2)通过处方审核前置程序提升事中管理质量效率。按药品适应证要求严格实施对每张处方的审核把关,不合格处方一律返回修改。

(3)通过医保病历过程化审核程序提高住院费用监管质量和效率。

7. **加强拒付管理** 通过对药品拒付问题系统地进行根因分析,查找薄弱环节,补齐短板,推动医保拒付管理,促进药品医保基金监管质量和效率提升。

8. **多科联动机制提高药品医保基金监管绩效** 协助临床科室提高医保住院病历自查能力和质量;定期分析药品医保支付范围内用药情况;自下而上,自操作和问题中发现需求;自上而下设计信息提示规则,通过信息系统内嵌信息提示拦截,助力医保基金监管工作质量和效率提升。

9. **建立医保考核机制** 以医保病案管理和医保拒付率作为药品医保考核量化指标,建立约束机制,促进药品的医保基金监管工作质量提升。

(六)推动谈判药品落地

国家医保谈判药品纳入医院优先遴选药品范畴,并体现在医疗机构药事管理相关药品遴选与采购制度中。

1. **及时召开医院药品遴选会议** 国家医保谈判药品目录公示后,为了使医保患者能够在该目录正式实施后尽早用到纳入医保报销目录内的国家医保谈判药品,收集临床科室提交的新药引进申请表,依据医院药事管理与药物治疗学委员会相关制度,进行药学评估,完成审核流程后提交医院药事管理与药物治疗学委员会,进行会议审议,通过后纳入医院药品目录。之后通过药品阳光采购平台正常采购入库、发放和处方使用。

2. **临时采购流程保证临床需求** 在药事管理与药物治疗学委员会召开审议国家医保谈判药品申请专项会议之前或之后,临床科室若有国家医保谈判目录内药品治疗需要,可以通过临时购药审批流程予以满足:临床科室提交临时购药审批表,临床药师评估。临时采购药品审批情况及时提交医院药事管理与药物治疗学委员会审议。

(七)带量采购药品的使用与管理

药品的集中带量采购工作是深化医疗保障制度改革的重要举措之一,2019年4月,第一批国家组织药品集中带量采购陆续在11个试点城市实施。之后,经过试点地区和带量采购品种的"双扩围",国家药品集采工作快速推进。2021 年 1 月 22 日,《国务院办公厅关于推动药品集中带量采购工作常态化制度化开展的意见》发布,自此国家药品集采工作进入了常态化发展阶段。为贯彻落实国家药品集采政策,各医疗机构均积极探索药品集采工作方案,包括形成多部门齐抓共管的工作模式、适时调整医院药品目录、建立中选药品使用监管和考核机制、开展非中选药品和未集采同类药品的使用管理、对医院信息系统进行升级改造等,这些措施为药品集采政策的落地实施提供了切实保障。

国家药品集采是一种全新的药品采购模式,医院必须建立一套与之相适应的、和以往管理方式不同的药品管理流程,保障药品集采政策的贯彻落实,主要包括以下几个重点。

1. 组织学习集采药品相关政策 围绕国家药品集中采购相关政策,医疗机构内部应开展多维度、多频次的培训。比如:①开展药品使用管理流程的培训,针对临床医护及患者集采药品问询开展专项培训;②对集采药品的管理进行流程优化并组织相关培训;③集采药品结算流程培训等。通过培训,不同部门和岗位的员工了解药品集采政策的常识,熟悉和自己工作相关的工作流程和任务时间节点,有效保障流程的顺利进行。

2. 建立集采药品工作流程

(1)数据的测算与预填报:结合上年度采购量、实际使用量、临床使用情况等因素报送预采购量,原则上不少于上年度采购量的 80%。如有同一通用名药品多种规格同时使用,根据临床实际使用情况,进行规格折算、合并为单一规格进行报量。对需大幅度调整采购需求量的情况,在报量的同时说明原因,如:①受新型冠状病毒感染疫情的影响;②受国家政策影响较大的药品;③临床指南变化;④其他情况。

(2)集采药品的系统规则维护:药品集采执行前维护集采中选药品基本资料、医保药品编码等医嘱开立所需的必要信息,确保集采执行日医师可以明确地识别集采中选药品,患者可以顺利使用中选药品。

(3)集采药品各科室任务分配:为确保按时完成集采中选药品任务量,结合临床诊疗的具体情况对任务量进行合理地分配与下发。保证临床合理用药,不搞"一刀切",可以按照既往销量将带量任务分解到科室,月度监测完成情况并及时通报。通过临床药师的日常网格化管理渠道,与临床科室沟通集采药品使用情况,作为每个月的固定工作项目,便于临床科室及时进行工作部署,推动药品集采工作的落实。

(4)集采药品使用数据动态监测分析:建立药品集采工作常态化动态监测机制,定期监测任务完成情况、临床使用情况、中选药品与同类药品使用比例等相关数据,分析使用量异常的情况并干预。

3. 优化集采工作常态化流程 随着药品集采工作进入常态化,一方面,集采药品的品种数量急剧增加,大量烦冗复杂的工作给医院的运营管理和临床医疗工作带来很大的挑战;另一方面,常态化阶段下药品集采工作投入的人力物力相对有限。因此,适时优化管理流程就显得尤为重要。建立医院集采药品使用数据平台,可以及时地提取集采药品使用数据。

综上,医疗机构在完成中选药品年度约定采购和使用量的情况下,最大限度地减少因药品管控、暂停使用等干预手段对临床科室用药的影响,减少患者投诉事件发生、提升患者满意度。同时,将集采药品使用情况监测数据用于药品采购量数据测算与预报量工作、临床科室集采药品约定量指标下达、药品费用控制分析评价等,切实提升医院药品保障供应精细化管理水平和技术水平。随着药品集采工作的持续推进,新的问题和挑战还会不断出现,流程动态优化和信息化建设作为有效的工作措施,不仅可以用于集采药品的日常工作管理,还可应用于其他工作范畴,保障药品集采工作的长期顺利推进。

此外,为扎实推动目录药品落地,在药店管理方面,发布《国家药品目录》的文件中明确提出鼓励各地积极探索通过"双通道"渠道提升罕见病用药供应保障水平的有效模式,通过规范"双通道"药店准入程序,进一步提升农村地区、偏远地区和经济欠发达地区"双通道"药店的覆盖率。

三、医保药品目录管理的国际经验

（一）医保药品目录概况

医保药品目录是国际上不同医疗保险制度下常见的管理工具,用于确定参保者享有特定药品的保障待遇。医保药品目录主要有三种形式,包括正目录（允许报销目录）、负目录（不允许报销目录）以及正负组合目录。部分国家可能还有特殊药品的灰目录以及限定目录。各国选择不同目录形式与其医保目录形成的历史沿革、医保基金承受能力以及临床用药情况、药品供给等多种因素相关。

不同目录形式各有利弊。通过正目录形式纳入报销的药品一般数量有限,可能会对满足临床需求的多样性、多层次和可选择性产生影响,而负目录则可能将实际并不满足临床治疗要求或临床综合价值较低的药品纳入报销,医保基金支出可能面临较大压力。从国际上来看,越来越多的国家建立了正负目录结合的目录动态调整机制,如以正目录为主,同时把在药品上市 5 年或一定时间范围内不满足纳入要求的药品予以剔除,或对特殊药品采用不同的目录调整形式等。无论各国目录类型有多大差别,对于医保药品目录覆盖范围、患者医保待遇与基金安全等问题的考量均是目录调整需关注的重点。

（二）医保药品目录调整

从经济合作与发展组织（Organization for Economic Cooperation and Development,OECD）成员国经验来看,各国遵循"补缺、选优、支持创新、鼓励竞争、决策循证"的动态调整思路,实现目录调整的"有进有出",即将临床价值低、不符合经济性的药品调出,以疾病谱和临床需求为依据,对治疗重大疾病、慢性病等有较好作用的药品调入目录。目录范围的科学性和适宜性关系到需方、供方、医保方以及药品厂商的利益,在目录调整决策环节中需予以关注。表 5-2-2 列出了各国医保药品目录动态调整的决策框架及其代表性国家。

表 5-2-2　医保药品目录动态调整决策框架

类别	正目录	负目录	正负目录组合
评审专家委员会	√	√	√
临床证据	√	√	√
经济学证据	√	√	√
市场信息	√	√	√
药品调入	√	上市后直接进入	√
药品调出	较少	√	√
价格调整	√	√	√
评审指南	√	√	√
药品选择范围	所有上市药品或仅上市处方药品	所有上市药品	所有上市药品或仅上市处方药品
代表性国家	澳大利亚、日本、法国、加拿大	英国	德国、韩国

1.医保药品目录调整的发起　从多数国家的经验来看,当药品获得市场准入后,由制药商（MAH）发起进入目录的申请,随后进入遴选与评审环节。也可由政府部门或相关机构直接发起遴选与评审程序,如英国、爱尔兰、西班牙、美国（退伍军人事务部）;或允许患者发起程序,如以色列与爱沙尼亚;美国

Medicare 计划中,所有通过 FDA 认证的药品均纳入报销,因此无目录调整程序。

2. 评审专家委员会组成及职能 大多数国家医保药品目录调整决策过程都有相应的专家委员会,成员人数从 3 人(冰岛)到 30 人(英国)不等,但人员组成不同。如澳大利亚、加拿大、以色列、日本、瑞典和瑞士的评审专家委员会包括社会成员代表;奥地利、比利时、英国、法国和瑞士包括制药商代表;日本、新西兰和英国对公众开放;以色列公众不能出席会议,但记者可以参加会议,并将会议记录发布在网上。

专家委员会的工作内容基本相似,多数国家(日本、挪威除外)的委员会负责向决策机构(通常为卫生部或其他政府机构)提供决策依据和建议,极少出现建议被否决的情况,但委员会的药品目录建议的效力在各国表现不同,在英国、法国、意大利、卢森堡、西班牙、瑞典、土耳其和美国(退伍军人事务部),专家委员会确定的药品目录清单具有法律约束力,而在挪威,委员会仅负责对提交的材料证据进行评估,不提供建议。

3. 调整依据

(1)对临床证据的要求:除日本、卢森堡、美国 Medicare 外,多数国家的评审均需要药品临床证据(如新药与已有目录内药品的比较)。日本报销几乎所有上市药品(在对临床证据进行监管评估之后),卢森堡在药物纳入医保目录时不需要考虑临床证据,美国 Medicare 中大多数药物在没有进一步考虑临床证据的情况下即可获得补偿(将新药临床数据与安慰剂相比是 FDA 注册环节考虑的内容)。

临床证据的来源不同。多数国家采用药品制造商提供的证据信息,部分国家采用第三方如欧洲药品管理局或其他机构提供的信息。对于临床证据的评估,多数国家由药品目录决策机构完成,而有的国家则由第三方独立评估机构负责(匈牙利、加拿大);同时,部分国家通过多评估程序完成相关工作,如澳大利亚。

(2)对经济学证据的要求:在药物报销决策过程中,多数国家需要考虑成本和成本效果信息,需要提交相应的评估报告,而希腊、日本、卢森堡和美国 Medicare 则不考虑成本。奥地利、丹麦、法国、德国、意大利、韩国、西班牙、瑞士和土耳其认为药物的成本相关信息是决策过程需考虑的内容,但并未强制要求提交成本效果证据。

多数国家已开发并公布关于经济学评估提交 / 准备工作的指南,包括无强制提供成本效果评估证据的国家(丹麦、德国和西班牙),冰岛尽管考虑成本效果但并未公布指南。部分国家在指南中提供更为详细的信息要求,规定每个 QALY 的成本,如英格兰每 QALY 成本高于 30 000 英镑的药物需要提供支持该药物有效的证据和案例;爱尔兰规定阈值为 20 000 英镑 /QALY;斯洛伐克共和国的阈值设定为每 QALY 平均月薪(欧元)的 24 ~ 35 倍,每 QALY 成本高于国内生产总值 3 倍的药物通常不被认为具有成本效果,因此不会列入报销范围。

4. 目录调整决策的透明度 对于评审流程中的建议、决策等内容,各国间信息公开程度不同。透明度最高的国家将所有建议及其决策理由、证据等全部公开发布,包括澳大利亚、比利时、加拿大、英国、法国、德国、爱尔兰、荷兰、新西兰、挪威、波兰、葡萄牙、斯洛伐克共和国、斯洛文尼亚和美国退伍军人事务部;透明度最低的国家未对信息进行公开,如匈牙利、冰岛和土耳其。其他国家则为部分信息公开,如公开目录决定,公开建议(或仅积极建议部分)或简要概述建议的原因等。

5. 价格谈判与医保药品目录调整的关系 在部分国家,价格谈判为目录制定和决策的环节之一。专家委员会负责相关的价格谈判工作,如澳大利亚、奥地利、比利时、英格兰、爱沙尼亚、以色列、意大利、新西兰、挪威、波兰和美国退伍军人事务部等。日本由于几乎所有处方药均包含在医保目录内,委员会的作用仅为决定药品的价格,药品制造商有权拒绝接受。

6. 医保药品目录调整的决策效力 专家委员会的评估结果可作为卫生行政部门(目录制定部门)的决策依据(或提供决策建议),或者将专家委员会的最终建议直接赋予法律效力予以实施。在奥地利、比利时、捷克、芬兰、希腊、匈牙利、爱尔兰、卢森堡、墨西哥、挪威、葡萄牙、斯洛伐克、斯洛文尼亚、瑞典等国，可对结果提出上诉，进而启动听证会等后续程序。

（三）典型国家医保药品目录调整

对不同医疗保险类型重点国家（澳大利亚、日本、德国、韩国、法国、英国、加拿大）的目录动态调整决策流程和标准进行分析和比较，各国在责任机构、目录调整范围、调整标准与程序、提交材料等方面存在异同，可结合我国医保药品目录调整的目标对国际经验进行辨析与参考。具体内容见附表1。

四、我国医保药品目录管理的成效与建议

（一）医保药品目录管理成效

自国家医疗保障局组建以来，以常态化、制度化措施持续推进医保药品目录的动态调整工作，稳步推进药品改革措施实施落地，巩固医保药品政策改革成效。

1. 医保药品目录动态调整效果凸显

（1）《国家药品目录》内药品使用占比持续优化：2019年版《国家药品目录》实施后，2020年医保药品使用量占比上升至92.5%，使用金额占比上升至85.8%。患者使用医保药品增加，获得基本医疗保障提升，个人负担进一步减轻。此外，至2021年，全球销售金额排名前20的药品中，已有60%的药品纳入我国《国家药品目录》，其他药品可能陆续纳入后续的医保准入谈判范围。

（2）医疗机构用药结构持续优化：2019年版《国家药品目录》将第一批国家重点监控品种目录的20个品种调出后用量明显下降，到2021年第一季度，重点监控品种已经不在排名前20种药品中。

（3）持续支持促进创新药发展：创新药进入医保速度加快，患者可及性明显提高。截至2020年年底，2016—2020年国家重大新药创制项目支持的34种药品中有26种进入医保目录（占5年内国家重大新药创制项目支持的全部34种药品的76.5%）。国家重大新药创制项目支持药品从上市到进入医保的时间明显缩短，到2020年版《国家药品目录》准入平均时间下降至21.1个月，这些创新药进入目录后用量也迅速增加。

（4）开展医保药品准入谈判，降低药品价格：自2018年国家医疗保障局成立，连续5次开展医保药品目录准入谈判，累计将250种药品通过谈判新增进入目录，价格平均降幅超过50%。2021年通过医保准入谈判，67种目录外独家药品谈判成功，平均降价61.71%，降价最多的药品降幅超过90%。协议期内221种谈判药报销1.4亿人次，通过谈判降价和医保报销，年内累计为患者减负1 494.9亿元。2022年，147个目录外药品参与谈判和竞价（含原目录内药品续约谈判），121个药品谈判或竞价成功，总体成功率达82.3%，谈判和竞价新准入的药品价格平均降幅达60.1%。

2. 重点疾病治疗药物负担降低 心血管疾病、糖尿病等重点疾病患病人数多、病程长、医疗费用负担重。《中国心血管健康与疾病报告.2020》显示，中国心血管病患病率处于持续上升阶段，推算心血管病现有患者3.3亿人，其中高血压患者2.45亿人，2018年心血管病死亡为中国城乡居民总死亡原因的首位（农村为46.7%、城市为43.8%）。最新流行病学调查数据显示：我国2型糖尿病患病率11.2%，现约有1.3亿糖尿病患者。心血管疾病、糖尿病等重点疾病治疗药物纳入医保药品目录以及医保集中带量采购，医保药品用量增加，可及性显著改善，平均费用大幅下降，基金使用效率明显提升。

抗肿瘤药物一直是医保药品准入谈判与医保目录调整的关注重点。2021年谈判新增的肿瘤药品，平均费用降幅为64.88%，超过平均水平。新型抗肿瘤药持续进入医保，部分替代了传统化疗药物，药品保障

水平提高,抗肿瘤药物在医保目录内的使用金额占比持续提升,从 2017 年第四季度的 12.0% 上升到 2021 年第一季度的 21.7%。

3. 特殊人群用药保障持续受关注 罕见病用药保障持续提高。近年来的医保药品目录调整重点关注了罕见病用药,纳入目录的药品数量增加、覆盖的罕见病病种扩大。2020 年版《国家药品目录》罕见病用药品种已达到 45 个,覆盖了 22 种罕见病病种;与 2009 年版《国家药品目录》相比,罕见病用药数量增加了 105%,覆盖的罕见病病种数增加了 69%。2021 年国家医保药品目录调整中,通过谈判方式新增 7 种罕见病用药,覆盖多发性硬化症、B 型血友病、遗传性血管性水肿等多项罕见病适应证,进一步提高了罕见病患者用药的可及性。2021 年版《国家药品目录》调整后,已有涉及 28 种罕见病的 58 种药品纳入医保目录。在 2022 年《国家药品目录》申报工作中,对罕见病用药的申报条件没有设置"2017 年 1 月 1 日后批准上市"的时间限制。

儿童用药保障不断提升。随着医保药品目录动态调整工作的稳步推进,儿童可用药物纳入医保数量增加,2019 年版《国家药品目录》实施后,儿童可用药物占医保药品品种数的比例在 2020 年第一季度上升至 73.3%。为破解临床上儿童用药困局,国家药品监督管理局多措并举,鼓励和促进儿童用药的研发创新。2022 年 1 月至 4 月,国家药品监督管理局药品审评中心已完成 30 件儿童用药技术审评任务,共计 21 个品种,包含 8 个优先审评审批品种和 3 个《鼓励研发申报儿童药品清单》品种。同时为鼓励引导儿童药品研发,纳入《鼓励研发申报儿童药品清单》的药品在申报《国家药品目录》时不设置获批时间的限制条件。

(二)医保药品目录管理的优化建议

我国建立医保药品目录动态调整机制的时间还不长,需要在实践中不断完善发展,并与其他相关药品政策措施形成联动效应,以不断提高药品保障水平、促进药物合理使用、降低药品费用负担。

1. 完善医保药品目录动态调整的相关制度建设 《基本医疗保险用药管理暂行办法》对医保药品目录的制定和调整以及基本医疗保险用药的支付、管理和监督等进行了原则性规定,但还需要在实践中不断完善和补充相关规定及其操作细则,如谈判药品续约规则、目录内药品调出医保药品目录的条件及其谈判机制、医保药品目录内非谈判准入的专利药和独家生产药的价格管理等。

2. 完善医保药品目录动态调整的相关技术标准和程序 经过多轮医保药品目录调整,"企业申报—专家遴选—提交证据—专家测算—准入谈判—落地实施"的医保药品目录调整程序业已成形,其间由不同领域专家参与的分类遴选、价格测算与谈判的环节需要可操作、规范化、适宜的专业技术支持,也需要在实践中不断丰富和完善,包括创新药品的综合价值评定、综合评审与价格测算规则、目录调整的基金预算影响分析、目录内药品再评价机制与方法、企业递交申请材料的规则与技术标准等。

3. 完善医保药品目录管理与其他相关政策措施的联动 医保药品目录只是医保管理的一种手段和工具,需要与医保和其他部门政策措施联动以发挥综合效应,如医保药品目录管理与支付方式改革的联动,医保药品目录管理与药品集采、药品价格管理的联动,医保药品目录管理与医疗机构临床用药管理的联动等。

第三节　多层次保障

我国已建立了覆盖全民的基本医疗保障制度,医保改革持续推进。推动中国特色医疗保障制度更加成熟定型是全民医疗保障改革和发展的方向,多层次医疗保障制度体系的建设作为改革推进的重点需要进一步完善。就药品保障而言,国际上不同医保制度已形成差异化的药品补充保障方案。我国近年来也逐渐兴起普惠型商业医疗保险,在基本医疗保障的基础上为患者提供特药保障和海外药保障。

本节围绕多层次保障主题,首先对我国多层次医疗保障体系的政策内容进行梳理,明晰多层次医疗保障体系的框架。其次,对药品补充保障的国内外实践进行总结。最后,结合我国多层次医疗保障的实践进展和成效,提出多层次医疗保障的优化建议。

一、我国多层次医疗保障体系

《中共中央 国务院关于深化医药卫生体制改革的意见》强调要"加快建立和完善以基本医疗保障为主体,其他多种形式补充医疗保险和商业健康保险为补充,覆盖城乡居民的多层次医疗保障体系""城镇职工基本医疗保险、城镇居民基本医疗保险、新型农村合作医疗和城乡医疗救助共同组成基本医疗保障体系""鼓励工会等社会团体开展多种形式的医疗互助活动。鼓励和引导各类组织和个人发展社会慈善医疗救助""积极发展商业健康保险,鼓励企业和个人通过参加商业保险及多种形式的补充保险解决基本医疗保障之外的需求"。随后,《国务院关于印发卫生事业发展"十二五"规划》的通知(国发〔2012〕57号)提出"以基本医疗保障为主体、其他多种形式补充医疗保险和商业健康保险为补充、覆盖城乡居民的多层次医疗保障体系基本建立,个人医药费用负担进一步减轻"。

《中共中央 国务院关于深化医疗保障制度改革的意见》指出"到2025年,医疗保障制度更加成熟定型,基本完成待遇保障、筹资运行、医保支付、基金监管等重要机制和医药服务供给、医保管理服务等关键领域的改革任务。到2030年,全面建成以基本医疗保险为主体,医疗救助为托底,补充医疗保险、商业健康保险、慈善捐赠、医疗互助共同发展的医疗保障制度体系,待遇保障公平适度,基金运行稳健持续,管理服务优化便捷,医保治理现代化水平显著提升,实现更好保障病有所医的目标"。2021年,《国家医疗保障局 财政部关于建立医疗保障待遇清单制度的意见》(医保发〔2021〕5号)指出坚持权利和义务对等,完善风险分担机制,鼓励发展多层次医疗保障体系。上述政策逐步奠定了我国多层次医疗保障体系的框架与内容(图5-3-1)。

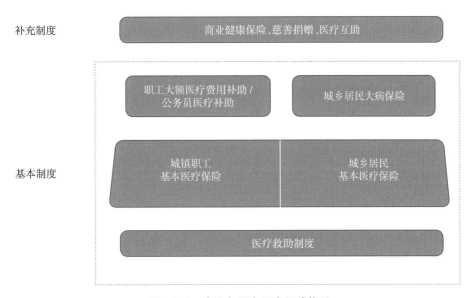

图 5-3-1 我国多层次医疗保障体系

相对于基本医疗保险和补充医疗保险,医疗救助是由政府主导、保障少数困难群体基本医疗服务需要的制度安排,旨在解决医疗保险由于制度性质和基金能力限制无法解决的问题。医疗救助帮助困难群众获得基本医疗保险服务并减轻其医疗费用负担,在整个医疗保障体系中起到"托底"的作用,即对于满足少数困难群体的医疗服务需求,缓解困难群众"看病难、看病贵"具有重要作用。

近年来,我国商业保险公司独立承办了许多具有中国特色的新型商业健康保险产品类型,如普惠型商业医疗保险、重大疾病保险以及百万医疗险等,为广大居民提供更高赔付和更高质量的健康保险服务,助力多层次医疗保障体系建设。2020年,《中共中央 国务院关于深化医疗保障制度改革的意见》的发布使我国社会医疗保险和商业健康保险的融合发展进入新阶段,商业健康保险通过与社会医疗保险的合作、共享、共生,起到提升效率、深化保障、强化医保体系稳定性的作用,主要形成了承办型(委托模式)、合作型(风险模式)和补充型(参与模式)三类社商合作型商业健康保险。

此外,作为多层次医疗保障体系的重要组成部分,慈善力量可以通过动员社会资源,为困难群众提供形式多样的医疗援助和健康帮扶,与基本医疗保障、商业健康保险共同织就健康安全网。我国当前慈善资源的汇聚和使用尚处于自发成长阶段,参与主体呈现多元化特点,各地红十字会、慈善会、基金会以及其他社会组织发挥各自优势,积极开展多样化慈善医疗救助项目。除公益慈善外,医疗互助也是我国多层次医疗保障制度中的一部分,如我国大部分地区都已建立的职工医疗互助计划、职工重大疾病(特种重病)医疗互助保障计划等。作为一种较为典型的"相互保险",互助保障在一定程度上填补了基本医疗保险与商业健康保险之间的空白。

二、我国药品的补充保障

《国家药品目录》是基本医疗保障制度在药品领域的待遇范围,其实际保障水平由各统筹地区依据筹资水平分别确定。在药品的补充保障方面,近年来兴起的普惠型商业医疗保险所提供的特药保障和海外特药保障是其主要形式,其他补充保障制度尚没有形成有效模式。

(一)普惠型商业医疗保险的内涵

2020年以来,普惠型商业医疗保险(以下简称"普惠型商保")在我国迅速发展。普惠型商保是指由商业保险公司主办、基本医疗保险的参保者自愿缴费参加,针对特定区域的人群所设计、参保前置条件较少、保费较低、与当地基本医疗保险的保障范围相衔接,对参保者获得基本医疗保险范围内自付费用和/或范围外自费费用提供补偿的保险。

(二)普惠型商保的覆盖情况

截至2022年6月30日,全国有27个省(自治区、直辖市)实施了141种普惠型商保、167款保险方案。其中,省级保险方案36款,覆盖20个省;市级保险方案131款,覆盖102个城市。2022年,全国普惠型商保覆盖参保人数超过1亿。

(三)普惠型商保对特定高额药品的保障范围

普惠型商保的特定高额药品保障是对参保者使用基本医保药品目录范围之外、价格较为昂贵的药品给予报销。一般通过设定特定高额药品目录(以下简称"特药目录")的方式确定保障范围。

1. 特药目录的地区分布　2022年,全国有143款商保方案(85.63%)包含了特药目录,覆盖27个省(自治区、直辖市)、90个城市(表5-3-1)。其中,广东省普惠型商保中包含特药目录的方案数最多,共30款;其次是山东省和四川省,均为16款。

表 5-3-1　各省（自治区、直辖市）包含特药目录的普惠型商保方案

省（自治区、直辖市）	有特药目录的商业医疗保险方案 / 款
广东	30
山东、四川	16
浙江	13
福建、江苏	9
湖南	6
河北	5
吉林、陕西	4
广西、云南、天津	3
湖北、江西、辽宁、内蒙古、山西、北京	2
安徽、甘肃、海南、河南、黑龙江、宁夏、上海、重庆	1

2. 特药目录包含的药品数量和类别

（1）药品数量：对特药目录包含药品的数量进行分析，特药目录平均包括 28 种特药，中位数为 25 种，最少为 1 种，最多为 109 种（图 5-3-2）。

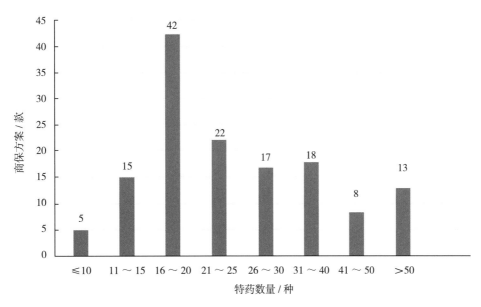

图 5-3-2　2022 年普惠型商保特药目录包含药品的数量分布

（2）药品类别：普惠型商保纳入特药目录的药品主要为抗肿瘤药，且多数为医保目录外的药品（表 5-3-2），特药目录覆盖最多的前 10 种药品均为抗肿瘤药，适应证涵盖我国总人群发病率最高的十种癌症中的肺癌、胃癌、乳腺癌、肝癌、食管癌和结直肠癌。78 款（66%）商保方案覆盖罕见病用药，排名前五的罕见病用药涉及的适应证包括黏多糖贮积症ⅣA 型、黏多糖贮积症Ⅱ型、肺动脉高压等。

表 5-3-2　2022 年度普惠型商保覆盖最多的 10 种抗肿瘤药和 5 种罕见病用药

药品通用名	适应证	商保方案数 / 款	占比 /%
抗肿瘤药			
纳武利尤单抗	非小细胞肺癌、头颈部鳞癌、胃癌、食管胃交界部癌、食管腺癌、胃或胃食管连接部腺癌、弥漫性恶性胸膜间皮瘤	111	77.62
阿替利珠单抗	小细胞肺癌、肝细胞癌、非小细胞肺癌	103	72.03
度伐利尤单抗	非小细胞肺癌	102	71.33
哌柏西利	乳腺癌	99	69.23
恩美曲妥珠单抗	乳腺癌	97	67.83
帕博利珠单抗	非小细胞肺癌、食管癌、头颈部鳞癌、结直肠癌	85	59.44
达雷妥尤单抗 *	多发性骨髓瘤	80	55.94
维布妥昔单抗	淋巴瘤	75	52.45
维奈克拉	白血病	73	51.05
瑞派替尼	胃肠道间质瘤	70	48.95
罕见病用药			
依洛硫酸酯酶 α	黏多糖贮积症Ⅳ A 型	37	25.87
艾度硫酸酯酶 β	黏多糖贮积症Ⅱ型	35	24.48
曲前列尼尔	肺动脉高压	24	16.78
拉罗尼酶	黏多糖贮积症Ⅰ型	22	15.38
诺西那生钠 *	脊髓性肌萎缩	22	15.38

注：*达雷妥尤单抗和诺西那生钠已纳入 2021 年国家医保药品目录。

(四)普惠型商保对特定高额药品的保障水平

1.起付线　2022 年度有 119 款商保方案(83.22%)对国内特药保障单独设定了起付线,其中有 65 款商保方案(54.62%)特药的起付线为 0,即无起付线;部分商保方案特药起付线与其他保障责任共用,多设定为 2 万元(表 5-3-3)。

表 5-3-3　2022 年度普惠型商保国内特药保障水平

保障水平	商保方案 / 款	占比 /%
起付线		
0	65	54.62
0～1 万元	16	13.45
1 万～2 万元	37	31.09
>2 万元	1	0.84
报销比例		
>90%	8	5.59

续表

保障水平	商保方案/款	占比/%
70%～90%	78	54.55
50%～70%	47	32.87
≤50%	10	6.99
封顶线		
＞200万元	2	1.54
100万～200万元	36	27.69
≤100万元	92	70.77

注：此处起付线和封顶线仅计入单设的情况；起付线和报销比例仅纳入抗肿瘤药，封顶线则纳入抗肿瘤药和罕见病用药的合计封顶线；分段包含上限，不包含下限。

2. 报销比例　2022年度普惠型商保特药报销比例的均数为74%，中位数为80%。其中，报销比例最低为45%，最高达100%。

3. 封顶线　2022年度有130款商保方案对国内特药保障单独设定了封顶线，占当年普惠型商保总数的90.91%。其中，92款商保方案（70.77%）特药的封顶线不超过100万元；36款商保方案（27.69%）的特药封顶线在100万元（不含）至200万元之间；2款商保方案（1.54%）在200万元以上。部分商保对于罕见病用药封顶线的设定低于抗肿瘤药。

(五)普惠型商保对海外特药和CAR-T保障情况

2022年度普惠型商保中共有14款方案已纳入海外特药，占比达10%。其中，2款方案涵盖的海外特药数达到75种，所保障的特药总数超百种，普惠型商保的保障范围进一步拓宽。

大部分保险方案中海外特药的保障待遇与国内特药相同。在14款保险方案中，10款未针对海外特药单独设置保障方案，1款未公开具体保障水平，仅3款单列海外特药保障计划。且在3款普惠型商保方案中，1款海外特药的保障水平与国内特药相同，1款海外特药和国内恶性肿瘤特药共用封顶线。

嵌合抗原受体T细胞免疫治疗（chimeric antigen receptor T cell immunotherapy，CAR-T）是近年来受到关注的新型肿瘤精准靶向疗法。目前，我国共有2种CAR-T治疗药品上市，包括阿基仑赛注射液和瑞基奥仑赛注射液。2022年共有31款（21.68%）普惠型商保特药目录纳入了CAR-T药品。其中，16款保险将2种CAR-T药品均纳入特药目录，15款保险仅将1种CAR-T药品纳入特药目录。

大多数商保方案（80.65%）的CAR-T药品包含在特药清单内，与其他特药共用起付线和封顶线。有6款商保（19.35%）单设CAR-T药品保障计划，其中5款商保CAR-T药品的起付线为0元，5款商保CAR-T药品的报销比例为80%，4款商保CAR-T药品的封顶线为100万元。

三、药品补充保障的国际经验

(一)美国处方药计划(Part D)

联邦老人医疗保险（Medicare）是美国最主要的公共医疗保险，为65岁以上老年人及残疾人提供医疗保障，由美国联邦老人医疗保险和穷人医疗保险服务中心（Centers for Medicare and Medicaid Services，

CMS）运行和管理。2015 年，美国约有 14% 的人口被 Medicare 所覆盖。Medicare 分为 Part A、Part B 和 Part D 三个部分，符合条件的参保者登记后即可获得 Part A 和 Part B 的保障。Part A 为住院保险，主要覆盖住院、护理、检验、手术、临终关怀和家庭保健服务；Part B 为医师服务保险，主要覆盖医师服务和门诊服务，以及 Part A 未覆盖的理疗、家庭保健服务。Part D 主要覆盖处方药，大部分的参保者通过额外缴费获得了此项保障。

1. Part D 发展历史　美国的处方药计划（prescription drug plan）是美国国会于 2003 年通过《医疗照顾保险处方用药改善及现代化法案》（*Medicare Prescription Drug, Improvement, and Modernization Act*）后确立的医疗保险计划，2006 年 1 月 1 日起执行，是美国政府为参加医疗保险（Medicare）前两部分的受益人进行处方药补贴的社会保障措施。该计划完全由参保者自行决定是否加入，类型较多，缴费标准变化也较大。与 Part A 和 Part B 不同，该计划由私营健康保险机构实际执行和运营管理，但 CMS 对发生的费用在限定标准内予以报销。

2. Part D 参保及筹资　Medicare Part D 计划是美国政府向私人保险公司购买的处方药福利计划，是一项参保人自愿选择购买的门诊处方药报销计划，2021 年 6 307 万左右的美国人加入该计划。作为医疗照顾保险的延伸类保险，Part D 采取"自愿参加、额外缴费"的原则，为拥有 Part A 或 Part B 的参保人负担处方药费用。

虽然 Part D 属于自愿参加的保险计划，但是联邦政府规定符合加入 Part D 要求的人群如果推迟加入即非第一时间加入，需要缴纳罚款，罚款随推迟加入的时间延长而增加，这体现了 Part D 的隐性强制性。

作为需要额外筹资的保险计划，Part D 的经费来源于参保人每月缴纳的保费、商业保险机构的出资以及联邦综合税收，近十年的支出与收入规模均在扩大，收支基本平衡。按照药物清单范围的不同，参保者缴纳的保费不同，从 16 美元到 120 美元不等。2021 年 Part D 的月均保费为 42 美元。

3. Part D 保障范围及水平　运营 Part D 的商业保险公司通常会自行成立药物治疗委员会（Pharmacy and Therapeutics Committee，P&T Committee），委员会由医疗机构的药师和医师组成，负责审查药品的临床效用及安全性，设计 Part D 的药品目录。为保证控费工作的专业性，药房福利管理机构与 P&T Committee 进行合作，协助制定药品目录。制定药品目录旨在降低成本，鼓励患者使用最有效的药品，同时有助于向医师和患者提供成本效益较高的替代药品。

目前，Part D 覆盖抗肿瘤药、抗抑郁药、抗癫痫药、抗精神病药、抗艾滋病药和免疫抑制剂等。如果某种药品为某一疾病的唯一治疗药，通常也会被 Part D 覆盖。Part D 建立了"甜甜圈式（doughnut hole）"的药品报销模式，即存在保险的保障缺口。2024 年 Part D 计划规定，各药品计划的最高起付线为 545 美元，部分药品可在未达起付线时获得报销；同时有部分计划未设起付线。在药品费用达到起付线后，参保者将最高自付 25% 的药品费用。当参保者自付费用达 8 000 美元后将无需自付计划中的药品费用。

（二）英国 NHS 癌症药物基金（Cancer Drugs Fund，CDF）

2011 年，NHS 牵头成立了 CDF，致力于帮助癌症患者更快获得并使用创新药，即在 NHS 已有基础保障的前提下针对癌症用药的创新做法，是基本医疗保障的进一步延伸和拓展。该基金的成立大大缩短了癌症患者获得创新药治疗的等待时间，也极大降低了患者负担，使大量患者受益，在提高癌症创新药品及创新技术可及性方面发挥了积极作用。

1. CDF 覆盖药物的条件　CDF 初始资金约 2 亿英镑，主要针对部分在 NICE 评估中未获得推荐纳入 NHS 支付的癌症创新药。部分癌症创新药证据不充分或增量成本 - 效果（incremental cost-effectiveness ratio，ICER）在可接受支付阈值之外，但疗效预期较好、临床急需，或者没有更好的替代药物，为了满足部分患者尽快使用创新药物、减轻经济负担的需求，临时被纳入 CDF 进行支付，经过进一步使用评估后，再决定是否纳入 NHS 支付。

2. CDF 覆盖药物的准入和退出程序　根据 CDF 的评估指南,评估流程包括以下几个环节:主题遴选、证据提交与预案发布、证据提交、证据审查和评审过程。

(1)主题遴选:从 2016 年 4 月 1 日起,提交 NICE 评估的抗肿瘤药物要遵循加速评估时间表,目的是在药物适应证获得上市许可后 90 天内获得 NICE 的指导建议。评估对象优先考虑以下情况:①是否对 NHS 有重大健康收益;②是否对相关健康政策有重大影响;③是否对 NHS 资源配置有重大影响;④在全国范围内使用是否违背相关法律规定;⑤ NICE 是否可以通过发布国家指南来增加药品价值;⑥利用现有临床、卫生经济学证据得到的结论是否充分,能够不引起争议。

(2)证据提交与预案发布:确定评估主题以后,NICE 会根据该项技术特征列出证据提交预案,用以指导评估证据提交,内容包括技术适用人群、参比对象、潜在患者亚组、健康结局、特殊问题(如伦理问题、公平性)等。预案完成后,NICE 会确定并组织相关方举行专题研讨会,共同商议修改或调整预案内容,明确细节,形成证据提交预案终版。

(3)评估过程

1)证据提交:在开始评估前,厂商能够与 NICE 沟通预案细节,明确证据提交的具体要求,并获得协议签订的官方建议。所有证据需要按照 NICE 公布的证据提交预案进行组织,如果厂商准备提交卫生经济学模型作为支持材料,则应告知相应的操作软件,并允许该模型能够进行验证和调试。

2)证据审查:NICE 内部将组建证据审查小组和技术小组。证据审查小组分析厂商递交的证据,测试材料中模型的稳健性和结果的准确性,完成该技术的临床效果和成本效果的分析报告。其后技术小组会参考这份报告,同时征询相关专家意见,形成一份技术报告,内容包括证据审核结果、技术概括性评论、技术改善建议、NICE 决策建议等。报告会反馈给厂商,指导降低证据材料中的不确定性,同时与其他文件一起作为评审参考材料。

(4)评审过程:评审过程以评审会议方式进行,包括两部分。第一部分为公开会议,由 NICE 组建的评审委员会和相关方共同参与。NICE 以技术报告为基础向评审专家和其他与会人员介绍待评审技术,并鼓励临床专家、NHS 专员、患者等相关方提问和质询,厂商代表做解答。第一部分不会讨论涉密内容,其后会要求公众、媒体以及包括临床专家、NHS 专员在内的相关方离场,举行第二部分闭门会,会上将审议保密商业信息并形成推荐建议。推荐建议及结果将在 7 日后向公众发布,并同时发布在 NICE 的官方网站上。

(5)退出条件:当收集到足够的数据解决药物最初不确定的成本效果时,其将退出 CDF。NICE 对该药物进行重新评估,评估内容为最初评估以来的数据和厂商提议的新价格。

3. CDF 实施效果

(1)覆盖药物:截至 2021 年 1 月,经过改革后的 CDF 共纳入抗肿瘤药 34 个,涉及 68 个癌症适应证,其领域多集中于肺癌、淋巴瘤和卵巢癌、输卵管癌和腹膜癌、多发性骨髓瘤、乳腺癌等。CDF 纳入补偿的抗肿瘤药与英国癌症发病率的流行病学趋势吻合。同时 CDF 纳入的药物多超过 NHS 准入阈值,即 ICER 高于 30 000 英镑/QALY。NICE 委托的证据审查小组测算结果显示,仅有 7.3%(n=3)的药品 ICER 低于 30 000 英镑/QALY,大多数药品的 ICER 均高于阈值。

(2)实施成效:根据 NICE 指南公布的价格与治疗剂量的信息,排除价格保密等因素统计 11 个药品的治疗费用,分析 CDF 对英国卫生支出负担的影响。研究发现,纳入 CDF 的抗肿瘤药品,其日治疗费用、疗程费用均超过了英国国民日均(74.3 英镑)、月均(2 259.7 英镑)可支配收入。部分药品的日治疗费用甚至是其每日可支配收入的 6.7 倍,CDF 补偿机制的建立在一定程度上改善了居民的用药负担。

四、我国多层次医疗保障的成效与建议

(一)我国多层次医疗保障的成效

1. **基本医疗保险的公平性明显提升** 全面深化改革以来,基本医疗保险市级统筹取得了明显的实质性进展,省级统筹在稳健推进,这使得市域范围乃至省域范围内的参保人员能够在统一的制度安排下参保并享受平等的医疗保障待遇,同时也大幅度地减少了统筹层次低的情形下异地就医现象。而随着医保待遇清单制度的逐步建立,不同地区间的医保待遇不平等问题也必定随之弱化,医保待遇定制权上升到国家层级,意味着法定医疗保障待遇将走向全国统一。因此,我国医疗保障制度的公平性正在深化改革中得到明显提升,进而使待遇较低的地区或群体能够逐步享受到平等待遇,从而使整个医保制度的保障水平提升,这无疑是深化改革促使法定医疗保障制度稳步走向成熟、定型的重要标志。

2. **城乡医疗救助发挥托底作用** 我国医疗救助制度通过资助保费帮助贫困群众参保和直接救助门诊/住院医疗费用两种方式,着力提升救助水平。在扶贫方面取得了巨大成就,具体体现在以下四方面:①全国医疗救助基金支出不断增加。2020年,全国医疗救助基金支出546.84亿元,较上年增加44.64亿元,同比增长8.89%。②资助参保人数逐年增多。2020年资助参加医疗保险人数达9 984万人,较上年增加1 233万人,同比增长14.09%。③全国门诊和住院医疗救助人次数逐年增加。2020年全国门诊和住院医疗救助8 404万人次,较上年增加1 354万人次,同比增长19.21%。④政府还设立了专项资金支持深度贫困地区。2020年中央财政投入医疗救助补助资金260亿元,比上年增长6%,另外安排40亿元补助资金专门用于提高"三区三州"等深度贫困地区农村贫困人口医疗保障水平,安排15亿元特殊转移支付医疗救助补助资金。

由政府出资的城乡医疗救助制度,作为医保制度体系的兜底部分,为贫困群众提供兜底保障,并将最贫困的群众纳入基本医疗保险和大病保险的保障范围,从而弥补医疗保障网的漏洞。2020年,贫困人口经基本医疗保险、大病保险、医疗救助三重制度保障后住院和门诊慢特病费用实际报销比例稳定在80%左右。

3. **中国特色的"惠民保"发挥补充保障作用** "惠民保"在全国范围内的快速发展,表明在法定医疗保障还不能全面解决城乡居民重特大疾病医疗后顾之忧的情形下,公众对通过市场机制化解重特大疾病风险具有内在需求。实践证明,各地推出的"惠民保"确实为化解参保人群的重特大疾病后顾之忧起到了直接作用。

(二)我国多层次医疗保障的优化建议

我国的基本医疗保障制度建设已取得较大成效,但要进一步解除群众健康风险的后顾之忧并满足人们提升健康水准的需求,除继续优化基本医疗保障并使之成为公平、普惠的制度安排外,还应实现多层次医疗保障的有序协同。在全面建成小康社会的新起点上,伴随国民经济持续发展、居民收入水平不断提升以及城乡居民对医疗保障与健康管理需求的持续高涨,在实现基本医疗保险全民覆盖的基础上,借助市场力量加快推进以商业健康保险为主的多层次医疗保障体系建设成为我国医疗保障事业发展的重要方向。

1. **完善基本医疗保障制度建设,巩固多层次医疗保障的发展基石** 由国家举办的基本医疗保障制度包括基本医疗保险、大病保险和医疗救助,是多层次医疗保障体系结构中的主体,应当遵循强制性、普惠性、公平性三大原则。其中,基本医疗保险应真正覆盖全民,保证待遇保障的公平适度;医疗救助应平等

面向低收入困难群体,发挥多层次医疗保障的托底作用。只有全面建成健全的基本医疗保障制度,同步提升医疗救助对低收入困难群体的救助能力,才能筑牢多层次医疗保障的发展基石。

2.促进普惠型商保与基本医疗保险协同发展　商业医疗保险是我国多层次医疗保障体系的重要组成部分,是基本医疗保险制度的有力补充,对于提升人民健康福祉、减少因病致贫、促进生物医药产业创新发展具有积极作用。其与基本医疗保险衔接互补,为夯实多层次医疗保障体系发挥合力。普惠型商保的保障范围、保障水平与基本医疗保险紧密关联,应促进两者的协同发展。

陈　文　冷家骅　刘　稳　翁冰冰　刘　忆　陈治水　张丽成　林钊名

参考文献

[1] Langenbrunner J L.Designing and implementing health care provider payment systems-how to manuals[M]. Washington:The World Bank,2009.

[2] 江芹,张振忠,赵颖旭,等.国际供方支付制度改革的经验及对我国未来支付制度改革的启示[J].中国全科医学,2012,31:3634-3638.

[3] 江芹,张振忠,Langenbrunner J,等.论供方支付制度改革与临床质量管理之间的关系[J].中国卫生质量管理,2011,18(5):27-30.

[4] CARLSON JJ,SULLIVAN SD,GARRISON LP,et al.Linking payment to health outcomes:A taxonomy and examination of performance-based reimbursement schemes between healthcare payers and manufacturers[J]. Health Policy,2010,96:179-190.

[5] 国家医疗保障局.2021年全国医疗保障事业发展统计快报[EB/OL].(2022-03-04)[2022-09-17].http:// www.nhsa.gov.cn/art/2022/3/4/art_7_7927.html.

[6] 国家医疗保障局.2019年全国医疗保障事业发展统计公报[EB/OL].(2020-03-03)[2022-09-17].http:// www.nhsa.gov.cn/art/2020/3/30/art_7_2930.html.

[7] 郑功成,申曙光.医疗保障蓝皮书:中国医疗保障发展报告(2020)[M].北京:中国社会科学文献出版社,2020.

[8] 郑功成,申曙光.医疗保障蓝皮书:中国医疗保障发展报告(2021)[M].北京:中国社会科学文献出版社,2021.

[9] 中国药学会科技开发中心.医保药品管理改革进展与成效蓝皮书[M].北京:中国药学会科技开发中心,2021.

[10] Thomson S,Sagan A,Evans RG.Private health insurance history,politics and performance[R].Geneva: WHO,2020.

[11] 李超民.Medicare的四大部分[J].中国医院院长,2014(6):80.

[12] 段冲.美国医疗照顾制度研究[D].大连:东北财经大学,2010.

[13] Medicare.gov.Costs for Medicare drug coverage[EB/OL].(2023-01-01)[2023-09-17].https://www.medicare. gov/drug-coverage-part-d/costs-for-medicare-drug-coverage.

[14] 刘跃华,刘昭,张萌,等.英国癌症药物基金改革及对医保创新药支付政策的启示[J].中国卫生政策研究,2020,13(7):6.

［15］NHS.Cancer Drugs Fund list［EB/OL］.（2021-01-12）［2022-09-18］.https://www.england.nhs.uk/cancer/cdf/cancer-drugs-fund-list/.

［16］NHS.National Cancer Drugs Fund list［EB/OL］.（2017-04-11）［2022-09-17］.https://www. england. nhs.uk/publication/national-cancer-drugs-fund-list.

［17］李伟,施慧,丁锦希,等.英国癌症药物基金补偿品种的特征分析及启示[J].中国医院药学杂志,2021,41（14）:1379-1384.

［18］郑功成.多层次社会保障体系建设:现状评估与政策思路[J].社会保障评论,2019,3（1）:3-29.

［19］董克用,郭珉江,赵斌."健康中国"目标下完善我国多层次医疗保障体系的探讨[J].中国卫生政策研究,2019,12（1）:2-8.

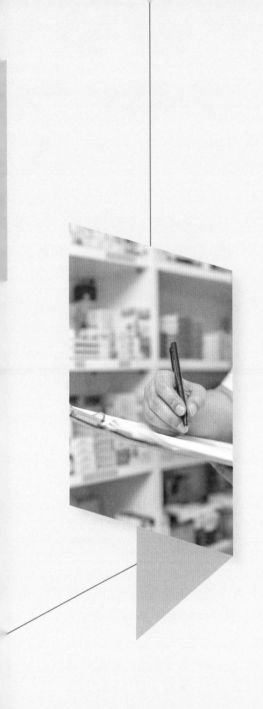
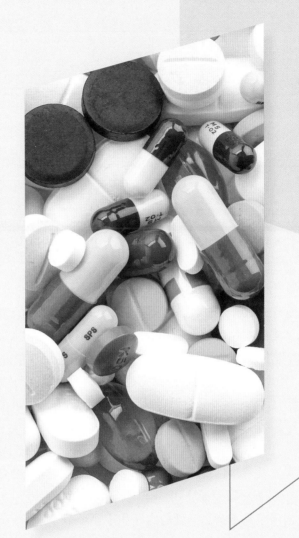

下 篇

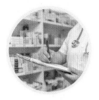

第六章
基本药物制度

WHO 将基本药物（essential medicines）定义为"基本药物是满足人类优先健康需求的药品"。基本药物制度是国家药物政策的核心，即根据确定的临床指南，使用有限数量的经过仔细遴选的药品，从而得到更好的药品供应、更加合理的处方及更低的成本。

自 2009 年我国建立基本药物制度，《国家基本药物目录》已经进行了 3 次调整。在这期间，明确了《国家基本药物目录管理办法》，并对《国家基本药物目录》进行不断地优化调整。2018 年 9 月，《国务院办公厅关于完善国家基本药物制度的意见》发布，标志我国基本药物制度建设进入新阶段。该文件强调要强化基本药物"突出基本、防治必需、保障供应、优先使用、保证质量、降低负担"的功能定位，从基本药物的遴选、生产、流通、使用、支付、监测等环节完善政策。通过基本药物政策的不断完善，全面带动药品供应保障体系建设，着力保障药品安全有效、价格合理、供应充分，促进上下级医疗机构用药衔接，推动医药产业转型升级和供给侧结构性改革。

由此可以看出，国家基本药物制度是药品供应保障体系的基础，是医疗卫生领域基本公共服务的重要内容。新一轮医改以来，国家基本药物制度的建立和实施，对健全药品供应保障体系、保障群众基本用药、减轻患者用药负担发挥了重要作用。

本章根据我国国家基本药物制度的内涵和主要环节，将内容分为三节，按照国家基本药物的目录遴选、供应保障、招标采购和配备使用几个大的内容部分展开，即"目录遴选、调整、管理—招标采购与供应保障—配备使用"。

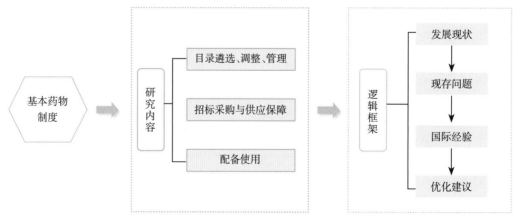

第六章　框架示意图

第一节　基本药物目录的遴选、调整、管理

《国家基本药物目录》是国家基本药物制度的基础性内容，只有进入《国家基本药物目录》的药品才是国家基本药物。新医改方案要求，由中央政府统一制定和发布《国家基本药物目录》，确定《国家基本药物目录》遴选和管理办法，实现基本药物目录定期调整和更新。

本节主要对我国《国家基本药物目录》的历史发展沿革与现状进行梳理、对目录的改革成效与现存问题进行分析、对国际基本药物目录调整和药物遴选的经验进行介绍，以期为未来我国《国家基本药物目录》的完善和更新提供一定的建议和参考。

一、目录沿革与发展

1979 年，中国引入了基本药物的概念，并开始了基本药物的遴选工作。截至 2004 年，中国先后发布了 6 版《国家基本药物目录》，但期间未出台与之配套的生产、流通、使用、定价、报销等方面的政策，没有明确提出建立国家基本药物制度。2009 年新医改前《国家基本药物目录》的发布情况见表 6-1-1。

表 6-1-1　新医改前《国家基本药物目录》的出台情况

年份	目录情况
1982 年	西药 278 种，中药和组方未遴选
1996 年	西药 2 511 种，中药和组方 699 种
1998 年	西药 2 307 种，中药和组方 740 种
2000 年	西药 2 019 种，中药和组方 770 种
2002 年	西药 2 001 种，中药和组方 759 种
2004 年	西药 2 033 种，中药和组方 773 种

2002 年，WHO 执行委员会第 109 届会议的报告中，对基本药物做了完整的描述，即"基本药物是满足人类优先健康需求的药品。基本药物的遴选原则应该主要考量 3 个方面：①药品适用于与人类健康相关的疾病；②药物的有效性和安全性依据；③药物的成本 - 效益数据比较。在现有卫生体系内，基本药物应确保在任何时候都有充足的数量、合适的剂型、确定的质量和充足的信息，以及个人和社会可以负担的价格。但对基本药物概念的实施具有一定的灵活性，适用于各种不同的情形，具体确定哪些药物是基本药物仍然是各国自身的职责"。

在此基础上，结合我国截至 2004 年（包含 2004 年版）的 6 版国家基本药物的遴选经验，2009 年，正式提出建立我国国家基本药物制度。国家基本药物制度建立后，我国先后发布了 2009 年版《国家基本药物目录》、2012 年版《国家基本药物目录》和 2018 年版《国家基本药物目录》，同时 2009 年、2012 年、2018 年每一版的《国家基本药物目录》发布后，卫生部 / 国家卫生和计划生育委员会 / 国家卫生健康委都会发布相应版本基本药物目录配套的《国家基本药物临床应用指南》和《国家基本药物处方集》。

（一）2009 年版《国家基本药物目录》

2009 年 8 月，卫生部、国家发展和改革委员会等九部门联合印发了《关于建立国家基本药物制度的实施意见》（本节内简称《实施意见》）和《国家基本药物目录管理办法（暂行）》（本节内简称《管理办法》）。《实施意见》阐释了国家基本药物的内涵，指出基本药物是适应基本医疗卫生需求，剂型适宜，价格合理，能够保障供应，公众可公平获得的药品，并就基本药物的各环节工作作出了安排。《管理办法》确立了国家基本药物目录遴选和调整的原则、范围、程序和工作方案。

《国家基本药物目录（基层医疗卫生机构配备使用部分）》（2009 版）于 2009 年 8 月发布，主要面向基层医疗卫生机构，目录中的药品包括化学药品、生物制品、中成药三类。遴选原则是防治必需、安全有效、价格合理、使用方便、中西药并重、基本保障、临床首选和基层能够配备。化学药品和生物制品主要依据临床药理学分类，共 205 种；中成药主要依据功能分类，共 102 种；中药饮片不列具体品种，用文字表述。2009 年版《国家基本药物目录》的配备使用结合零差率销售政策的实施，对于促进合理用药、减轻群众用药负担、建立基层运行新机制发挥了重要作用。

2009 年版《国家基本药物目录》品种及特点，见图 6-1-1。

 2009 年深化医改将建立基本药物制度作为五项重点改革任务之一，明确了基本药物定义及国家基本药物制度内涵
2009 年 8 月 18 日，《国家基本药物目录（基层医疗卫生机构配备使用部分）》（2009 版）发布

 目录品种

➢ 包含化学药品、生物制品、中成药，共 307 种
　➢ 化学药品和生物制品 205 种
　➢ 中成药 102 种

 主要特点

✓ **目录遴选**：防治必需、安全有效、价格合理、使用方便、中西药并重、基本保障、临床首选和基层能够配备
✓ **配备使用**：主要面向基层医疗卫生机构
✓ 2009 年版目录药品的配备使用结合零差率销售政策的实施，对于促进合理用药、减轻群众用药负担、建立基层运行新机制发挥了重要作用

图 6-1-1　2009 年版《国家基本药物目录》品种及特点

（二）2012 年版《国家基本药物目录》

2012 年 4 月，国务院办公厅发布了《深化医药卫生体制改革 2012 年主要工作安排》，为巩固完善基本药物制度和基层医疗卫生机构运行新机制，明确了扩大实施范围、规范采购机制、完善基本药物目录、加强质量监管四项重点措施。2013 年 3 月，2012 年版《国家基本药物目录》发布。同月，卫生部等三部门联合发布《关于做好 2012 年版〈国家基本药物目录〉实施工作的通知》，制订了基本药物配备、采购、供应、监管等多方面的工作原则。

2012 年版《国家基本药物目录》面向各级医疗卫生机构，分为化学药品和生物制品、中成药、中药饮片三个部分，其中：化学药品和生物制品 317 种，中成药 203 种，共计 520 种。2012 年版目录是对 2009 年版目录的调整和完善，其增加了品种数量，优化了结构，补充了抗肿瘤药和血液病用药等类别，注重与常见病、多发病特别是重大疾病以及妇女、儿童用药的衔接；规范了剂型、规格，初步实现标准化。2012 年版目录注重与世界卫生组织基本药物示范目录、医保（新农合）支付能力、常见病/多发病以及妇女/儿童/重大疾病保障用药的衔接，要求部分药品在具备相应处方资质的医师或在专科医师指导下使用。

2012 年版《国家基本药物目录》品种及特点，见图 6-1-2。

2013 年 3 月 13 日，2012 年版《国家基本药物目录》发布

同月，原卫生部（现国家卫生健康委）等三部门联合发布《关于做好 2012 年版〈国家基本药物目录〉实施工作的通知》，制定了基本药物配备、采购、供应、监管等多方面的工作原则

 目录品种增加

> 2009 年：共计 307 种
  - 化学药品和生物制品 205 种
  - 中成药 102 种
> 2012 年：共计 520 种
  - 化学药品和生物制品 317 种
  - 中成药 203 种
> 注重特殊人群及重大疾病用药
> 注重与其他目录衔接

调整变化特点

✓ **目录遴选**：增加品种数量，增加了用药类别（抗肿瘤和血液病用药等），注重与常见病、多发病、重大疾病以及特殊人群用药的衔接；进一步细化规范了剂型、规格

✓ **配备使用**：从基层医疗机构调整为面向各级医疗卫生机构；要求部分药品在具备相应处方资质的医师或在专科医师指导下使用

✓ **降低负担**：注重与医保（新农合）支付能力衔接，确保了基本药物高比例报销

图 6-1-2　2012 年版《国家基本药物目录》品种及特点

（三）2018 年版《国家基本药物目录》

2018 年 9 月发布的《国务院办公厅关于完善国家基本药物制度的意见》（国办发〔2018〕88 号，以下简称《意见》），明确了动态调整优化目录、切实保障生产供应、全面配备优先使用、降低群众药费负担、提升质量安全水平、强化组织保障六项重点政策措施，标志着国家基本药物制度的进一步巩固完善。2018 年 10 月国家卫生健康委员会发布《关于印发国家基本药物目录（2018 年版）的通知》，确定了基本药物目录动态调整优化、发挥基本药物和基本医保联动作用等原则。

2018 年版《国家基本药物目录》共调入药品 187 种，调出 22 种，目录总品种数量由原来的 520 种增加到 685 种，其中西药 417 种、中成药 268 种。目录突出常见病、慢性病以及负担重、危害大疾病和公共卫生等方面的基本用药需求，注重儿童等特殊人群用药，新增品种包括了抗肿瘤用药 12 种、临床急需儿童用药 22 种等，进一步规范了剂型、规格，继续坚持中西药并重，增加了功能主治范围。

2018 年版《国家基本药物目录》品种及特点，见图 6-1-3。

2018 年 10 月 25 日
国家卫生健康委正式发布 2018 年版《国家基本药物目录》

 药品"大扩容"

2009 版：307 种
2012 版：520 种

2018 版：685 种

✓ 调入：187 种
  - 包括抗肿瘤用药 12 种
  - 包括临床急需儿童用药 22 种
✓ 调出：22 种

 调整变化特点

✓ **目录遴选**：更加注重突出药品的临床价值
✓ **保障供应**：更加注重发挥好政府和市场两个方面的作用
✓ **配备使用**：更加注重基层和二级以上的医疗机构用药的衔接，助力推进分级诊疗
✓ **保障质量**：更加注重与仿制药一致性评价的联动
✓ **降低负担**：更加注重与医保支付报销政策做好衔接

图 6-1-3　2018 年版《国家基本药物目录》品种及特点

二、改革成效与现存问题

(一)改革成效

经过 2009 年版、2012 年版、2018 年版《国家基本药物目录》在品种、剂型、规格等方面不断调整优化，基本药物更好地适应了临床疾病防治基本用药需求，同时也有利于加强上下级医疗机构用药衔接，适应分级诊疗制度建设需求，推进市(县)域内公立医疗机构药品集中带量采购。具体的改革成效有以下几个方面。

1. **目录内药品质量保障水平有所提升** 按照《国务院办公厅关于完善国家基本药物制度的意见》，要求通过一致性评价的药品品种(以下简称"过评仿制药")将被优先纳入基本药物目录，而未过评的基本药物品种将被逐步移出目录。

基本药物目录所含过评仿制药在不断增加，2012 年版《国家基本药物目录》中的过评品种占化学药品总数的比例仅有 1.58%，2018 年版《国家基本药物目录》中的过评品种占化学药品总数的比例已超过 40%。相较于 2012 年版，2018 年版《国家基本药物目录》调入了化学药品和生物制品品种 128 个，其中 39 个品种(30.47%)为过评仿制药，调出化学药品和生物制品品种 20 个，仅有 1 个品种(5.00%)为过评仿制药。

2. **目录内药品使用合理性有所提高** 2019 年，中国药学会发布《2019 年中国药学会医院用药监测报告》，报告显示，2014—2018 年，基本药物使用金额及频度占比略有下降。2018 年版《国家基本药物目录》发布后，以 2019 年上半年数据为基础，对 2012 年版《国家基本药物目录》与 2018 年版《国家基本药物目录》进行对比分析后发现，基本药物使用品规数由 783 个增长至 1 052 个，金额占比由 12.1% 增长至 27.2%，使用频度占比由 31.3% 增长至 47.1%，日均费用由 5 元增长至 7.5 元。基本药物整体药品品规数增幅 34.4%，整体金额增幅 124.7%，整体使用频度增幅 50.8%。

《2020 年上半年中国药学会医院用药监测报告》数据显示，自 2018 年目录调整后，各级医院基本药物使用金额、频度占比均有所上升。其中，2020 年上半年，基本药物使用品规数为 1 119 种，使用金额占比为 27.63%，使用频度占比为 51.58%。

3. **目录内药品的保障水平逐渐提高** 目前我国基本药物目录中的绝大多数药物均在医保目录范围内，且由于基本药物"突出基本、优先使用"的特点，其目录药品的保障力度相对较大，表现在报销力度、配备比例、优先使用等方面。

2018 年，国务院办公厅发布了《国务院办公厅关于完善国家基本药物制度的意见》的要求，按程序优先将基本药物纳入医保目录范围，逐步提高实际保障水平。2019 年，《国务院办公厅关于印发深化医药卫生体制改革 2019 年重点工作任务的通知》再次强调，将基本药物目录内符合条件的治疗性药品按程序优先纳入医保目录范围。国家医疗保障局也多次发文强调基本药物可以优先纳入国家医保目录。

此外，基本药物制度实施后，部分地区针对部分慢性病人群需求，将基本药物作为公共产品以全额保障的形式向居民免费提供，真正实现基本药物公平可及、人人享有，赋予基本药物制度新内涵。广州市花都区的"一元看病、免费用药"试点始于 2008 年。自 2012 年 4 月起，安徽省合肥市庐阳区依托基层医疗卫生机构，对辖区户籍糖尿病、高血压患者实行基本药物全额保障治疗，政策实施后，该区 2 型糖尿病、高血压患者的规范管理率从 15%、25%，分别提高到 75.7% 和 56.5%。截至 2021 年 8 月，全国有 17 个省(自治区、直辖市)的 45 个市(区、县)通过财政全额拨款、医保全额报销或"医保报销 + 财政兜底"等多种方式，对高血压、糖尿病等慢性病患者在基层实行部分基本药物全额保障，试点地区慢性病患者规范服药率、血压血糖控制率大幅提升。

（二）现存问题

中国《国家基本药物目录》遴选初步具备了一定的原则,但尚缺乏高质量的循证遴选依据和透明的科学决策模式,部分入选的药物缺乏科学证据支撑,甚至存在安全隐患。

1. 基本药物遴选和退出标准尚需进一步完善　目前我国公布的基本药物遴选标准较为宽泛,其执行中自由裁量空间和主观性较大,尚未实现以本国国情为基础细化各项遴选标准,对于遴选标准的解释说明仍不清晰。国际上基本药物遴选多以疾病特征为导向,但我国基本药物遴选标准和流程中未明确如何从疾病谱出发遴选基本药物。同时我国系统的疾病谱研究的常用指标主要是对疾病和死亡的描述性指标,与综合性疾病负担有关的指标较少且仅公布排名靠前的部分数据,也不能满足引导基本药物遴选的需求。

此外,我国基本药物的退出标准也比较单薄,评价维度较为局限,仅关注市场准入资格、安全性、同类优势三方面情况,并未在退出标准中考虑基本药物的临床适用性的变化。

因此,从遴选和退出标准来看,我国仍然需要完善与基本国情相匹配的决策方法、工具,设计出一套标准固定、过程客观、结果科学的基本药物遴选机制。

2. 目录管理不够细化,可操作性有待提高　在 2021 年公布的《国家基本药物目录管理办法（修订草案）》中明确了基本药物目录的调整周期原则上不超过 3 年,对新审批上市、疗效较已上市药品有显著改善且价格合理的药品,可适时启动调入程序。但是具体如何调整、周期是否能够确定为 3 年,到目前为止仍然没有定论。按照以往的惯例来看,除了 2012 年版《国家基本药物目录》与 2009 年版《国家基本药物目录》做到了 3 年调整,2018 年版《国家基本药物目录》与 2012 年版《国家基本药物目录》相差 6 年,而 2018 年版《国家基本药物目录》至今尚未调整。目前中国基本药物目录调整仍然存在时效性较低、透明性较差且缺乏科学系统的药物评估体系、各项原则没有细化、可操作性不强的问题。

3. 基本药物与临床应用存在脱节现象　现行的 2018 年版《国家基本药物目录》中,不同专科药品数量存在不均衡性。很多临床一线用药尚未纳入基本药物目录,即使目前目录内药品全部配备使用,也很难满足临床用药需求以及全国二级和三级公立医院绩效考核的要求。有调查发现,基本药物目录并不能满足基层医疗机构一些患者常见病以及多发病的用药,尤其是一些侧重于专科的乡镇卫生院,很多常见病的治疗药品都没有包含在其中。

李春晓等人搜集并分析了 2018 年版《国家基本药物目录》中 268 个中成药品种不同剂型的 465 份说明书,发现 2018 年版《国家基本药物目录》的中成药说明书项目存在表述不规范、不完整等问题,主要表现在不良反应、药动学、禁忌、药物相互作用、临床试验、药理毒理、药理作用标注率很低;说明书成分项表述不完善,功能主治项和规格项表述不统一、不规范,用法用量项标注不明确,药物相互作用、不良反应、注意事项、禁忌项表述不全面等。

4. 儿童用药目录如何制定仍需探索　2018 年版《国家基本药物目录》的 417 种西药（化学药品和生物制品）仅覆盖了 290 多个病种,相对我国人口总数,基本药物目录药品仍然存在可完善空间。尤其是儿童用药需求方面,2018 年版《国家基本药物目录》没有针对儿童的专项药品目录,无法满足临床儿童用药需求。

2021 年 9 月,《中国儿童发展纲要（2021—2030 年）》提出,扩大国家基本药物目录中儿科用药品种和剂型范围,探索制定国家儿童基本药物目录,及时更新儿童禁用药品目录。同年 11 月,《国家基本药物目录管理办法（修订草案）》明确了国家基本药物类别增添儿童药品目录。儿童药品主要依据儿童专用适用药分类,但是儿童专用适用药目前在我国没有明确的官方标准,甚至很多药品都没有针对儿童用药的详细说明,因此如何真正落实儿童用药目录,切实保障儿童用药安全和用药需求,仍需要在实践中认真探索。

三、国际经验借鉴

(一)WHO

WHO 制定《WHO 基本药物示范目录》的目的是在运行良好的卫生系统范围内,能够以适宜的剂型、有保证的质量以及个人和社会可负担的价格随时提供给人民群众优先的药物。《WHO 基本药物示范目录》又称为 WHO 基本药物目录,包含基本药物清单(model list of essential medicines)和儿童基本药物清单(model list of essential medicines for children),分为核心目录(core list)和补充目录(complementary list)。核心目录列入的是最基本的药物,这些药物最有效、最安全、成本效果最高;补充目录列入的是需要优先诊断或监测的重要疾病的基本药物,可能成本较高。

1. 负责部门　目录的遴选与调整由 WHO 基本药物应用专家委员会负责,委员会成员由世界卫生组织总干事从 WHO 专家顾问团中挑选,专家覆盖了临床药理学、临床医学、国际公共卫生学、指南开发方法学、文献系统检索方法学、风险评估学和成本效益评估学等医药各个领域,可以有效保障基本药物目录制定与调整的准确性与科学性。

2. 调整流程与标准　《WHO 基本药物示范目录》每两年调整一次,遵循主动申请、集体评审、结果公示的基本操作原则。其中药品动态调整评估流程为:①任意个人或组织都可以提出基本药物调整申请,调整申请包括调入申请、调出申请以及药品变动申请。申请者需要以证据质量分级和 GRADE 表格形式提交证据(GRADE 表格可以较好展现出所得效果的准确程度,具有较强的科学性和权威性);② WHO 秘书组审核申请材料是否齐全,格式是否正确,并交由适合的外审专家审核;③外审专家对申请材料展开"系统性评价",并提出该药品进入或剔除出目录的建议;④评价结果全球公示,接受监督;⑤ WHO 专家委员会进行复合评审;⑥会评通过的交由 WHO 总干事审核并批准出版,未通过的遗留问题进入下一评审周期。

GRADE 标准明确定义了证据质量和推荐强度,将推荐意见分为强、弱两级,当明确显示干预措施利大于弊或弊大于利时,专家委员会将其列为强推荐。当利弊不确定或无论质量高低的证据均显示利弊相当时,则视为弱推荐。

WHO 对基本药物的调入申请评价的原则是循证理念,所有药物的调入申请都要基于当前最佳的证据。WHO 明确指出,申请应至少提供一个全面的检索策略以识别相关的临床证据,并应提交所有已发表的证据或对证据的排除理由进行详细说明。申请材料提交的截止时间为专家委员会召开正式会议前 4 个月。

WHO 专家委员会及外审专家的审评遵循以下标准:①有效性标准,根据临床指南推荐、有效性试验核心结局指标测量(core outcome measures in effectiveness trials,COMET)中收录相关研究或临床医师经验确定关键指标;②安全性标准,通过检索美国、加拿大、英国、欧盟、中国不良反应监测网站或咨询临床医师,确定可能与药物使用相关的重要不良反应;③经济学标准,成本分析(治疗费用)和成本效益;④其他标准,使用该药需要的特殊要求或培训,相关注册监管信息(新注册、新适应证、超说明书使用),临床指南推荐意见等。

3. 发展趋势　1977 年,WHO 发布了第 1 版基本药物目录。至 2021 年底,WHO 的基本药物示范目录已更新至第 22 版,共收录 479 种药物,覆盖目前全球优先医疗所需的各类药物。整体来看,2021 版的《基本药物标准清单》在遴选药品时体现的主要变化趋势为:①遴选的是基本卫生保健系统的最低药物需求清单,相关药物是用于重点疾病的最有效、安全和最具成本 - 效益的药物;②遴选优先条件的选择是基于当前和估计的未来公共卫生相关性,以及安全且具有成本效益的治疗的潜力;③纳入"新药"一直是《标准清单》更新的趋势;④牙科药物单独成为一个大类;⑤精准治疗与联合治疗药物伴行;⑥长效胰岛素类似物的纳入,提示长疗程药物的开发是以后慢性病药物开发的重点方向之一。WHO 提供在线版《WHO 基本药物示范目录》,是一个全面的、可免费访问的在线数据库,其中包含有关基本药物的详细药物信息以供公众查询。

(二)澳大利亚

澳大利亚制订的药品津贴计划(pharmaceutical benefits scheme,PBS)是将部分药品作为基本药物,形成 PBS 目录,与基本药物目录性质类似。

1. 负责部门 制定与更新 PBS 目录的主要工作由 PBS 咨询委员会(Pharmaceutical Benefits Advisory Committee,PBAC)及其秘书处负责,一般每年更新 1 次。PBS 目录遴选工作由 PBAC 和基本药品价格管理局(Pharmaceutical Benefits Pricing Authority,PBPA)负责,两个机构由药品津贴相关专家和利益集团组成,是独立于政府的参与基本药物目录制定和调整的机构。

2. 调整流程与标准 PBAC 更新 PBS 目录有严格的程序和要求,且程序公开、透明。目前澳大利亚遵照《药物福利计划的药物上市程序指南》(*Procedure guidance for listing medicines on the Pharmaceutical Benefits Scheme*,Version 1.4,2019 年 2 月)进行 PBS 目录更新。指南中明确了 PBAC、PBPA 等机构的职责、工作程序;明确告知申请者如何申请、准备证据、提交证据等。

针对新药的调入申请,每年召开 3 次会议(3 月、7 月、11 月)讨论决定是否将新药纳入目录。PBAC 执行委员会在每次 PBAC 会议之前召开会议,审查较不复杂的提交材料,包括次要的重新提交,并考虑其他事项。

PBS 目录的遴选标准为药品要具有足够的证据证明其疗效、安全性和成本 - 效益。药品只有在疗效、安全性或成本 - 效益上被当前足够证据证明其有优势时才可能被考虑调入目录。

批准列入澳大利亚 PBS 目录的药品将会在网站上公布。其官方网站会及时公布申请情况、证据提交情况、证据评价情况、专家委员会专家名单及专家单位等信息,遴选过程和证据等可免费查询,以接受社会监督。

(三)南非

南非基本药物制度的实施基础是南非《标准治疗指南和基本药物目录》(*Standard Treatment Guidelines and Essential Drugs List*,STG/EDL)。STG/EDL 是其国家初级卫生保健的基础,在基本药物采购使用、标准治疗指南和合理处方培训、为医护服务提供者提供药物信息、支持国家医药产业发展等方面都具有重要的指导作用。南非 STG/EDL 由 STG 和 EDL 两部分组成,其中 STG 包括各类疾病的推荐治疗方案(包括药物治疗和非药物治疗),EDL 则囊括了 STG 中推荐的所有药物。此外,针对三级 / 四级医院治疗特定疾病或特殊临床护理等医疗保健活动,南非还会动态发布基本药物补充目录,列出了推荐使用的药物或在某些情况下不推荐使用的药物。

1. 负责部门 南非各级药物治疗委员会(Pharmaceutical and Therapeutics Committees,PTCs)在遴选过程中负责收集 STG/EDL 的相关申请或反馈,同时负责确保医疗机构按照目录要求提供基本药物;省级 PTCs 有权根据当地情况,如流行病学调研情况等,合理地调整 STG/EDL。南非国家合理选择小组(Rational Selection Group,RSG)则在遴选过程中对拟调整 STG/EDL 的申请进行初步筛选,并负责对当前的治疗费用进行评估。

南非国家基本药物目录委员会(National Essential Drugs List Committee,NEDLC)负责基本药物目录遴选、制定及修订最主要的决策。NEDLC是一个非法定的咨询委员会,其主席由南非卫生部的高级官员担任,其他主要成员包括医学和药学领域的专家、省级基本药物目录委员会的代表等。NEDLC每两年更新一次基本药物目录,负有技术职能和决策职能两方面职责,其技术职能由初级卫生保健、二级/三级成人医院、二级/三级儿童医院和三级/四级医院级别技术专家组成的审查委员会4个技术小组委员会(technical subcommittee)承担。技术小组委员会负责文件审查、证据评估等工作,包括审查STG/EDL的相应章节以及经RSG筛选通过的申请,为NEDLC的最终决策提供建议。

2.调整流程与标准　南非STG/EDL的动态调整采用申请制,所有用户都可以通过医院、区级或省级PTCs逐级提出STG/EDL调整申请,申请时需提交STG/EDL申请表。南非STG/EDL申请表分为正文和附表两大部分。正文由药物信息、申请者信息、疗效信息、具有相同适应证的现有STG/EDL药物信息以及NEDLC填写信息5部分组成。另外,南非NEDLC要求申请者在提交申请时将所有药物相关证据进行汇总并作为附表提交。南非STG/EDL申请表一直在不断调整完善,当前版本的申请表关注临床效益、基于证据的决策、证据的推荐等级以及成本等因素。

STG/EDL申请由其所在机构、区级和省级PTCs逐级评估并批准后,交由RSG进行初步筛选并评估其治疗成本,审核通过后提交给相关的技术小组委员会。技术小组委员会将申请材料分配给审查专家,由审查专家给出技术审查报告。技术审查报告主要包括申请药物的安全性、有效性、实践环境(与当前STG/EDL中药物疗效对比情况)以及药物经济学评估结果4个方面的内容;此外,技术小组委员会还可要求申请人提供更多信息,并进行文献检索等。之后,技术小组委员会向NEDLC提出建议,以供其做出批准或拒绝的审定结果。如果NEDLC认为需要进一步审查,则将申请退回技术小组委员会重新审查。

南非基本药物遴选主要参考WHO的基本药物遴选标准,以STG为依据进行遴选。在审查过程中重点关注科学的证据及证据等级,并建立了自下而上的常态化用户反馈机制,形成了较为完善的遴选模式。

(四)泰国

泰国设有国家公务员医疗保障、社会保障、全民保障三大医疗保险计划,并将《国家基本药物目录》(*National List of Essential Medicines*,NLEM)作为三大医疗保险体系的报销目录。

1.负责部门　泰国由内阁成立了国家药物体系发展委员会,由副总理担任委员会主席。委员会设多个小组委员会,卫生部常务秘书等相关组织领导担任小组委员会主席,分别负责NLEM、药物合理使用、药物参考价格、药物政策、类固醇监测等工作。其中基本药物遴选由NLEM小组委员会负责,其下包括NLEM协调工作组、卫生经济工作组(Health Economics Working Group,HEWG)和价格谈判工作组。HEWG全面负责卫生经济工作,包括工作流程机制设立、质量审核、结果提交等,该工作组包括卫生经济学家、学者、医保部门的代表、卫生干预和技术评估项目中心(Health Intervention and Technology Assessment Program,HITAP)和秘书处。

2.调整流程与标准　泰国NLEM的调整是由制药公司、医疗保健提供者、患者或患者组织等利益相关者申请,通过专家遴选与HTA相结合的方式进行基本药物遴选。

泰国建立了以信息(information)、安全(safety)、用药限制和服药频率(administration restriction and frequency of drug administration)、疗效(efficacy)为评价标准的ISafE评价体系和基本药物价格指数(essential medicine cost index,EMCI),并将HTA纳入NLEM调整过程,形成了泰国NLEM调整的循证决策体系。在NLEM调整中根据药品的经济性和临床需求分类,大部分药品采用专家遴选制,少部分价格昂贵但临床必需的药品进行HTA。

泰国基本药物遴选首先由NLEM小组委员会对药品申请进行筛选,根据药品疗效和经济性区分确定采用专家遴选制还是 HTA。

专家遴选制由多个专家组(每个专家组由不同医药领域专家组成)分别开展遴选工作。NELM 协调工作组对多个专家组的遴选意见进行协调,综合确定统一结果,提交给 NLEM 小组委员会审议。NLEM 小组委员会在审议过程中需要与泰国三大保险计划的部门(财政部、劳动和社会福利部、卫生部)进行协商,考虑保险基金的预算影响和支付能力,而后经泰国 FDA 秘书处、卫生部部长、国家药物政策发展委员会逐层审批,发布最终 NLEM。

经筛选决定开展 HTA 的药品由 HEWG 和价格谈判工作组负责具体工作。根据 NLEM 小组委员会筛选出的高价格但临床必需药品清单,首先由 HEWG 在 6 周内依据疾病负担与生命危及程度进行优先级排序。其次,HEWG 对不同优先级药品分别安排评估机构。高优先级药品由 HEWG 指定的非营利组织(一般为 HITAP)进行经济评估,低优先级药品由其他感兴趣的组织进行经济评估,包括制药公司等营利组织。若低优先级药品没有组织愿意开展评估,则该药品等待下一轮遴选时再次进行优先级排序。各组织遵循 HTA 指南的相关要求,在 24 周内完成相关经济评估,主要进行成本效果评估和预算影响分析研究。评估完成后提交 HEWG,HEWG 与外审专家进行研究质量审核评估。而后 HEWG 形成政策建议提交 NLEM 小组委员会。最终,NLEM 小组委员会根据评估建议确定直接纳入 NLEM 或者进行价格谈判进入 NLEM。值得注意的是,此前已纳入 NLEM 的药品也可能进行 HTA,一旦评估结果认为不适宜纳入 NLEM,该药品将被及时调出。

(五)瑞典

1. 负责部门　瑞典在 1996 年颁布基本药物制度法律,要求各省议会必须成立至少一个药品委员会(drug and therapeutics committee,DTC),各省 DTC 结合管辖区域的具体情况,在参考《WHO 基本药物示范目录》的基础上,遴选出本省独立的《合理使用药品目录》。省级目录每年更新一次,并无强制性,即使医师不选择使用目录药物,也不会有任何惩罚措施。但医师和患者对目录的信赖度很高,遵循"目录推荐药物作为诊疗首选用药"的比例很高,此外 DTC 还会开展多种培训来支持医师优化治疗方案。

2. 调整流程与标准　瑞典的基本药物遴选标准严格,所有在册药品都由值得信赖的医务人员、药学专家、临床医师、药剂师、护理人员以及行政人员以透明严格的标准,审慎评估药品的效用、安全性、适用性、成本 - 效果等依据后作出推荐。一般来说,成本 - 效果好的常用药品通常作为目录的首选药品。

2003 年,瑞典基本药物目录引入了"明智建议(wise pieces of advice)"概念。明智建议是指每年提出 10 条左右关于药品或诊疗的简短建议,以期改善有潜在提高空间的药品使用方法,包括药物的选择、过度治疗、接受治疗以及与药物合理使用相关的任何其他类型的一般建议等内容。

(六)其他国家

印度以《WHO 基本药物示范目录》为基础,遴选原则从安全性、有效性入手,还从经济性、合理使用、卫生需求、供应充足、剂型合适、质量保证、药品信息丰富、个人和社区能负担等方面考虑,根据不同群体的健康需求和不同区域的疾病特点,制定适宜的基本药物目录。其基本药物目录的制定授权于基本药物目录遴选委员会,委员会成员包括技术人员、药剂师、微生物学家、外科医师及其他方面的专家。基本药物目录可以在初级保健领域及其他医药卫生领域使用,其中门诊和住院部分别使用不同基本药物目录。基本药物目录每年修改一次。在德里,只有基本药物目录中的药品才可以参加集中招标,而且药品的采购、贮存和批发由管理中心统一完成。

巴西于 1998 年开始实行国家药物政策,制定并使用国家基本药物目录。截至 2017 年,确定了 189 种基本药物,包括糖尿病和高血压等常见病所需药品,免费向公民提供。

津巴布韦自 1986 年起实施基本药物制度,其国家基本药物目录含 600 余种药物。津巴布韦根据药品用量和临床重要性选择常用和急救基本药物作为保证供应的优先项目,另外设置特殊专用药物和补充药物。

(七)小结

将基本药物目录调整工作分为启动阶段、材料收集汇总阶段、评估阶段、结果公示阶段、申诉阶段和应用推广阶段,总结对比 WHO 和各国基本药物目录调整各个阶段的特点。启动阶段典型国家和地区特点见表 6-1-2。

表 6-1-2 典型国家 / 地区基本药物目录启动阶段情况对比

对比项目	类型	特点	典型国家 / 地区
参与主体	多主体参与	参与主体非常广泛,政府机构、医疗机构、企业、行业协会及其他组织和个人等多种类型的主体都可提交基本药物申请	WHO、泰国
	单一主体参与	参与主体较为单一,一般要求政府有较高的协调相关主体间利益冲突的能力	南非、澳大利亚
启动方式	申请制	企业等主体提出申请,需要按照官方要求的材料清单或预设模板提交所需材料	WHO、泰国、阿富汗
	推荐制	由基于不同地区、背景、专业的专家推荐遴选药品,并按照特定标准对遴选药品进行评审	印度、南非
调整周期	定期	固定周期调整,1 ～ 3 年	WHO、巴西、澳大利亚
	不定期	未按照固定周期调整	沙特、缅甸、马尔代夫

材料收集汇总阶段典型国家和地区特点见表 6-1-3。

表 6-1-3 典型国家 / 地区基本药物目录材料收集汇总阶段情况对比

对比项目	类型	特点	典型国家 / 地区
材料收集部门	专设的相关机构	专设的基本药物专家委员会下属的行政部门负责基本药物相关材料的收集汇总	WHO、巴西、印度
	未专设机构	直接由行政部门进行收集	阿富汗
材料收集方式	政府主动收集	政府相关部门收集汇总不同机构已有的官方信息,并将其作为后期评估的主要材料	印度
	企业提交	完全由企业提供材料、企业与政府共同提供材料两种情况	南非
材料清单	未要求提交在其他目录指南等的收录情况	一般包括药品基础信息、药物申请进入基本药物目录的证据信息、市场推荐情况、参考文献等	WHO
	要求提交在其他目录指南等的收录情况	额外提供该药品在相关处方集、临床指南、WHO 及特定国家基本药物目录中的收录情况,并将其作为评估材料之一	肯尼亚

评估阶段典型国家和地区特点见表 6-1-4。

表 6-1-4　典型国家／地区基本药物目录评估阶段情况对比

对比项目	类型／阶段	特点	典型国家／地区
初步评估	有	进行材料的形式审核,对品种范围进行初筛,并分配给相应的评估专家	泰国、阿富汗
	无	直接由行政部门进行收集	阿富汗
正式评估	专家组对药品进行技术评价	重点评估药品的安全性、有效性、经济性等技术证据	泰国
	监管部门进行综合评审	综合考量多重因素(如前一阶段的反馈建议、国家的负担能力等)并作出决策	
评估标准	多维度评估标准	普遍采用多维度的评估标准,根据自身特点,对药品的评估有不同的侧重点,积极探索引入或改进目录遴选方法和决策工具	印度、泰国
沟通机制	定期会议	固定机构在固定时间组织召开的会议	泰国、WHO
	不定期会议	视情况而定的会议,会议时间可灵活掌握,必要时随时召开	印度
	其他沟通方式	征求公共评论、建议、批评或召开听证会	巴西

结果公示阶段典型国家和地区特点见表 6-1-5。

表 6-1-5　典型国家／地区基本药物目录结果公示阶段情况对比

对比项目	特点	典型国家／地区
公示结果	将评估后得到的基本药物目录发布并在政府公报中公示	巴西、泰国
公布评估证据和决策过程	公布基本药物目录调整结果以及专家委员会的总结报告及相关信息	WHO

申诉阶段,巴西、南非等国允许参与主体在目录公示后的规定时间内通过申诉、重新申请等方式进行补救。其中南非卫生部专门制订了基本药物目录的申诉指南,指南介绍了申诉理由、申诉委员会的组成、申诉程序、申诉处理考虑以及申诉结果沟通等细节,还提供了标准化模板。

应用推广阶段,很多国家和地区都采取了不同的措施来推广新的基本药物目录,典型国家和地区特点见表 6-1-6。

表 6-1-6　典型国家／地区基本药物目录应用推广阶段情况对比

国家／地区	应用推广方式
WHO	在技术报告丛书中出版完整的基本药物专家委员会会议报告及报告译本;与WHO各区域办事处合作促进WHO基本药物示范目录的宣传与推广;推出免费的基本药物示范目录电子检索数据库
泰国	目录中所有药品纳入 3 个公共医疗保障计划报销目录
巴西	基本药物目录公布后 180 天内向社会提供目录中的药品
印度	基本药物目录作为《药品价格控制条例》的第一附表,设定最高价格

四、优化建议

结合国内基本药物目录的历史沿革与国际上对基本药物目录的管理经验,分析目前国内基本药物目录的改革成效与问题,为我国基本药物目录的调整与优化提供建议。

(一)科学设置调整周期

基本药物目录调整周期的长短会影响目录与疾病谱变化、药品科技发展变化的匹配程度,调整周期过长不利于满足民众的临床用药需求。我国虽然明确基本药物目录的调整周期原则上不超过 3 年,但仍长于 WHO 建议的 2 年周期,并且 2018 年版《国家基本药物目录》公布已超过 5 年,需要在以后的目录调整工作中缩短实际调整期限。

(二)优化目录调整启动方式

我国规定目录调整采用时间触发机制,按现有规定原则上每三年进行一次目录调整。时间触发机制的灵活性较差,无法及时纳入新药或者将发生严重不良反应的药品调出基本药物目录。建议综合考虑时间触发与事件触发两种方式启动目录调整程序。事件触发方式是指:在还未达到规定的基本药物目录更新周期时间内,医药相关行业协会或者医务工作者结合实际的临床需求和药品的使用情况,可以向国家基本药物工作委员会提出药品调入调出申请,并提交相关基础资料和信息,国家基本药物工作委员会收到相关申请累计到一定数量后可以考虑启动目录更新工作。

(三)借鉴目录调整多主体参与方式

当前国家基本药物工作委员会由国家卫生健康委、国家发展和改革委员会、科学技术部、工业和信息化部、财政部、商务部、国家市场监督管理总局、国家医疗保障局、国家中医药局、国家药品监督管理局、国家疾病预防控制局和中央军委后勤保障部卫生局等组成。建议借鉴 WHO、泰国等组织或国家的多主体参与方式,鼓励医疗机构、企业、行业协会及其他组织和个人等多种类型的主体参与到基本药物目录调整中来,并建立自下而上的常态化反馈机制,以保障目录调整的公平性和合理性。

(四)明确规范化的材料收集流程

借鉴 WHO、巴西等的做法,在基本药物专家委员会下设专门机构负责材料收集工作,建立规范化的材料收集流程,可采取企业与政府共同提供材料方式收集材料,并向企业等申报主体提供申请材料的清单模板。该专门机构在收集材料后配合完成初步审核以及数据汇总等工作。

(五)规范基本药物遴选方法与退出标准

在遴选过程中突出临床首选、药品市场覆盖较大的特点,围绕临床指南等循证证据来反映临床疾病的需求,以疾病谱为导向进行遴选;推进我国基本药物遴选逐步由专家经验法向循证医学法、药物经济学方法转变,采用药物经济学评价、经典测算模型、药品临床综合评价、药物使用监测等手段,实现循证标准准确化,采用证据分级、基于临床指南进行基本药物遴选,建设有效性、安全性、质量稳定性和经济性的证据库,明确药物经济学评价的产出指标和方法,切实保证评价结果的真实准确。

结合现有的药品上市后风险管理机制,建立与完善多维度的、基于临床应用的基本药物目录退出标准,保持基本药物目录的先进性和在临床的适用性。

(六)设定儿童专属基本药物遴选标准

针对当前基本药物目录中儿童专项药品目录缺失的情况,以我国基本药物目录遴选方法为基础,适当参考国外儿童基本药物目录遴选经验,逐步建立我国儿童专属版基本药物目录遴选标准。

(七)建立调整结果公布制度

提高我国基本药物目录调整的公开度和透明度,将技术评价报告和综合评审结果等内容公开发布,使公众、医院、医药企业、保险机构、政府机构等能通过方便的途径详细了解基本药物目录调整的依据、指标和过程。同时建立健全对基本药物目录调整的监督机制,为调整中发现的问题建立反馈渠道。

(八)出台目录调整配套指南与技术细则

出台基本药物目录调整配套的指南与技术细则,明确目录调整各个阶段的参与主体、实施流程、技术要求等,提高调整程序的透明度。对于基本药物专家委员会的组成和下设部门,明确规定其工作范围和具体职责;对国家基本药物专家库成员,明确其遴选标准、调整方式和随机抽取方案;对基本药物调入、调出的申请和评审设置规范化的程序指导;对遴选审评的指标体系和权重设置进行详细设置,加强对药物的循证医学和经济学评价,提供有力的证据来证明药物的治疗效果和经济性。

第二节 基本药物的招标采购与供应保障

自 2009 年起,国家陆续出台并持续优化细化基本药物的招标采购和供应保障相关措施,具体内容包括公开招标采购、统一配送;通过推动医药企业提高自主创新能力和医药产业结构优化升级,招标定点生产,完善国家药品储备制度,提高基本药物生产供应能力;建立短缺药品信息平台,实施短缺药品预警;发展药品现代物流和连锁经营,鼓励零售药店发展连锁经营;加强对基本药物的监管,全面实施电子监管等措施保证基本药物的生产供应。2019 年,新修订的《中华人民共和国药品管理法》和《中华人民共和国基本医疗卫生与健康促进法》颁布,从法律层面明确国家实行基本药物制度,遴选适当数量的基本药物品种,加强组织生产和储备,提高基本药物的供给能力,强化基本药物质量监管,确保基本药物公平可及、合理使用,满足疾病防治基本用药需求。

为进一步优化我国基本药物的生产供应,保障药品质量,降低药品价格,国家相关管理部门先后出台多项政策要求,对基本药物的招标配送进行了明确规定;同时各地也在积极探索,形成了各具特色的基本药物生产供应和招标采购模式。

一、政策沿革

2009 年,中共中央、国务院、卫生部等多个国家部委发布多项文件,强调针对基本药物需要进行公开招标采购、统一配送和供应保障。《中共中央 国务院关于深化医药卫生体制改革的意见》指出,建立基本药物的生产供应保障体系,在政府宏观调控下充分发挥市场机制的作用,基本药物实行公开招标采购,统一配送,减少中间环节,保障群众基本用药。同年,《国务院关于印发医药卫生体制改革近期重点实施方案(2009—2011 年)的通知》要求,初步建立基本药物供应保障体系,充分发挥市场机制作用,政府举办的医疗卫生机构使用的基本药物,由省级人民政府指定的机构公开招标采购,并由招标选择的配送企业统一配送。

2009 年,卫生部等部门发布《关于印发〈关于建立国家基本药物制度的实施意见〉的通知》(卫药政发〔2009〕78 号),要求政府举办的医疗卫生机构使用的基本药物,由省级人民政府指定以政府为主导的药品集中采购相关机构按《招标投标法》和《政府采购法》的有关规定,实行省级集中网上公开招标采购。同年,卫生部等部门发布《关于印发药品安全专项整治工作方案的通知》(国食药监办〔2009〕342 号),要求建立国家基本药物生产供应和质量保障机制,各地根据国家建立基本药物制度的部署和安排,强化对基本药物生产供应、流通、配备、使用、定价报销和监管工作。

2010 年,国务院办公厅在《国务院办公厅关于印发医药卫生体制五项重点改革 2010 年度主要工作安排的通知》(国办函〔2010〕67 号)中进一步强调规范基本药物以省(自治区、直辖市)为单位招品种规格、招数量、招价格、招厂家,逐步实现基本药物全省(自治区、直辖市)统一价,保障基本药物的质量和供应。同年,又在《国务院办公厅关于印发建立和规范政府办基层医疗卫生机构基本药物采购机制指导意见的通知》中强调,对实施基本药物制度的政府办基层医疗卫生机构使用的基本药物实行以省(自治区、直辖市)为单位集中采购、统一配送。

2012 年,国务院印发《"十二五"期间深化医药卫生体制改革规划暨实施方案》,要求规范基本药物采购机制。坚持基本药物以省为单位网上集中采购,落实招采合一、量价挂钩、双信封制、集中支付、全程监控等采购政策。

2013 年,国务院办公厅发布《国务院办公厅关于巩固完善基本药物制度和基层运行新机制的意见》,指出对独家品种可以探索以省(自治区、直辖市)为单位,根据采购数量、区域配送条件等,直接与生产企业议定采购数量和采购价格。

2014 年,国家卫生和计划生育委员会发布《关于进一步加强基层医疗卫生机构药品配备使用管理工作的意见》,要求加强基层药品配送监管,各地可结合地方实际,探索在本区域内实行医院与基层药品配送一体化,满足各级医疗卫生机构用药需求。

2015 年,国务院办公厅发布《国务院办公厅关于完善公立医院药品集中采购工作的指导意见》(国办发〔2015〕7 号),再次明确对临床必需、用量小、市场供应短缺的药品,由国家招标定点生产、议价采购。随后,国家卫生和计划生育委员会印发《国家卫生计生委关于落实完善公立医院药品集中采购工作指导意见的通知》,要求完善药品供应配送管理,指出公立医院药品配送要兼顾基层供应,特别是向广大农村地区倾斜,重点保障偏远、交通不便地区药品供应。

2018 年,国务院办公厅发布了《国务院办公厅关于完善国家基本药物制度的意见》,要求切实保障基本药物生产供应,提高有效供给能力。把实施基本药物制度作为完善医药产业政策和行业发展规划的重要内容,鼓励企业技术进步和技术改造,推动优势企业建设与国际先进水平接轨的生产质量体系,增强基本药物生产供应能力。

2018 年年底开始,国家组织药品集中带量采购和使用,进一步落实药品分类采购,采取集中招标、带量采购,此后进入国家集中带量采购的基药品种基本以国家集中带量采购为主要形式进行招标采购和供应。

2019 年,国家卫生健康委与国家中医药局发布《卫生健康委 中医药局关于进一步加强公立医疗机构基本药物配备使用管理的通知》,要求强化医疗机构基本药物供应管理责任,推进建立医联体内统一的药品管理平台,形成用药目录衔接、采购数据共享、处方自由流动、药品一体化配送等机制。同年,新修订的《药品管理法》将基本药物制度上升到法律层面,明确提出国家实行基本药物制度,遴选适当数量的基本药物品种,加强组织生产和储备,提高基本药物的供给能力,满足疾病防治基本用药需求。

2020 年 6 月,《中华人民共和国基本医疗卫生与健康促进法》正式实施,再次从法律层面强调:国家实施基本药物制度,基本药物按照规定优先纳入基本医疗保险药品目录;国家提高基本药物的供给能力,强化基本药物质量监管,保基本药物公平可及,合理使用。

2022 年 5 月,《国务院办公厅关于印发"十四五"国民健康规划的通知》发布,要求完善药品供应保障体系,扩大药品和高值医用耗材集中采购范围,完善短缺药品监测网络和信息直报制度,保障儿童等特殊人群用药;深化医疗服务价格改革,建立灵敏有度的价格动态调整机制。

二、招标采购与供应保障概况

本部分主要介绍我国基本药物招标采购与供应保障的发展现状。

(一)各地基本药物招标采购概况

本部分主要根据管晓东、郭志刚等人于 2014 年进行的研究,介绍自 2009 年基本药物制度提出以来,我国各地对基本药物招标采购的整体概况,目前实际情况可能有变化。

1. 采购机构　30 个省(自治区、直辖市)都成立了直接由省政府领导或由卫生、医保、财政等其他部门专门负责基本药物集中招标采购的机构,搭建了省级基本药物招标平台。具体招标工作则由专门的机构如采购中心、采购事务管理所、招投标中心、药品交易所等负责。

2. 招标采购范围与采购周期　各省(自治区、直辖市)基本药物集中招标采购范围分为国家基本药物目录和各省增补目录,其中国家基本药物目录全部纳入 30 个省(自治区、直辖市)招标采购的范围,天津、黑龙江、福建、山东、四川和宁夏共 6 个省(自治区、直辖市)增补药物目录招标采购另有文件规定。各省基本药物的采购周期差别较大,从 1 个月到 3 年不等,见表 6-2-1。

表 6-2-1　各省(自治区、直辖市)基本药物采购周期

采购周期	涉及省(自治区、直辖市)
1 个月	广东
1 年	天津、山西、内蒙古、辽宁、黑龙江、浙江、安徽、山东、河南、广西、四川、云南
不少于 1 年	北京、吉林、江苏、江西、湖南、贵州
1 年 6 个月	海南、福建
2 年	青海、新疆、宁夏
2～3 年	甘肃
不限定	重庆

注:广东和重庆的招采方式比较特殊,其他省(自治区、直辖市)的招标周期均在 1 年及以上。

3. 招标采购的方式

各省基本药物招标采购方式主要包括"双信封"公开招标、单独议价、邀请招标、询价采购、直接挂网、替代剂型规格重新采购、定点生产等。其中,27 省(自治区、直辖市)在招标品种有三家企业以上投标时按"双信封"公开招标;16 省(自治区、直辖市)对独家投标或只有两家投标企业的基本药物或者独家生产的基本药物采取单独议价;14 省(自治区、直辖市)对基层必需但用量小的特殊、急救、列入限价挂网药品采购目录以及临床常用且价格低廉或稳定的基本药物采用邀请招标和询价采购;6 省(自治区、直辖市)对于短缺、廉价药品或其他方式采购不到的药品进行直接挂网;10 省(自治区、直辖市)对采购不到的药

品选择替代剂型、规格进行重新招标采购或者补充采购;16省(自治区、直辖市)对以上所有方式都采购不到的药品或基层必需但用量小的特殊、急救用药使用定点生产的方式,见表6-2-2。

表 6-2-2　各地招标采购方式

省(自治区、直辖市)	"双信封"公开招标	单独议价	邀请招标	询价采购	直接挂网	替代剂型规格重新采购	定点生产
北京	√				√		
天津	√	√	√	√		√	√
河北	√		√	√		√	
山西	√	√	√	√		√	√
内蒙古	√	√				√	√
辽宁	√	√					√
吉林	√	√					
黑龙江	√	√					√
上海	√						
江苏	√	√	√	√	√	√	√
浙江	√	√			√		
安徽	√						
福建		√			√		
江西	√	√	√	√			
山东	√					√	√
河南	√						
湖北	√					√	√
湖南	√				√		√
广东	√						
广西	√	√					
海南	√	√				√	√
重庆							
四川	√	√	√	√			
贵州	√	√	√	√			√
云南	√	√				√	√
陕西							
甘肃	√		√	√	√		√
青海	√	√		√			
宁夏	√	√		√			√
新疆	√		√	√			√

4.评标专家组成　天津、上海、山东、宁夏、新疆、广东和重庆7省(自治区、直辖市)文件中没有评标

专家组成信息,其他 23 个省(自治区、直辖市)的评标专家组成一般包括:①管理人员,包括药监、药检、物价、医保、卫生和采购管理等部门人员,部分省(自治区、直辖市)也包括医院管理人员;②技术人员,包括临床医学、护理人员、(中)药师等;③部分省(自治区、直辖市)还要求医学院校相关专业专家以及人大代表、政协委员中的医药卫生界人士加入。

专家组中不同专业专家之间的比例在各省不尽相同,如湖北要求药学和医学专家原则上按 3 ∶ 2 的比例确定,浙江规定每个专家组由医学专家 3 人、药学专家 5 人和医院管理专家 1 人组成。在兼顾不同专业专家的同时,23 个省(自治区、直辖市)还要求兼顾基层医疗机构的相关专家比例,其中江苏要求基层医疗卫生机构医务人员不少于 2/3,比例最高;辽宁和吉林等地要求政府办基层医疗卫生机构的专家占50% 以上;比例最低的河北也要求基层医疗机构专家占比达到 30%。

5. 配送与回款 除山西、福建和陕西 3 省文件中未提及基本药物的配送问题外,其他各省(自治区、直辖市)基本药物的配送分为两种情况:①北京、天津、宁夏和青海规定政府部门负责遴选配送商统一配送,相关配送方案由政府制订实施;② 23 省(自治区、直辖市)规定由中标生产企业自行委托资质符合条件的经营企业进行配送或直接配送,部分省(自治区、直辖市)配送企业需要招标产生,中标企业只能在确定的范围内选择配送企业。回款方面,河北、山西、上海、吉林、福建和陕西 6 省未做规定,安徽、广东、重庆和甘肃 4 省要求原则上从交货验收合格到付款时间不超过 60 天,其他 20 个省(自治区、直辖市)按 56号文件要求不超过 30 天。

(二)基本药物的供应保障概况

根据《国家药品抽检年报(2021)》,2021 年国家药品抽检共抽检基本药物(不含中药饮片)44 个品种、6 186 批次,在生产、经营和使用环节各抽取样品 1 193 批次、4 562 批次和 431 批次。经检验,不符合规定6 批次,分别在生产与经营环节检出不符合规定产品 1 批次和 5 批次,涉及 4 个剂型。抽检结果显示,国家基本药物整体质量状况较好(图 6-2-1)。

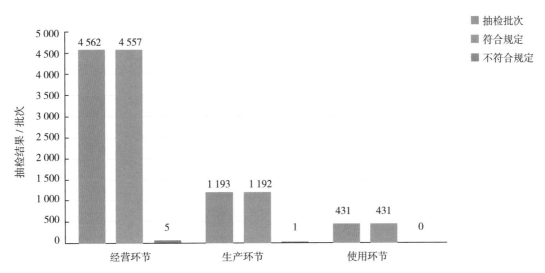

图 6-2-1　国家基本药物各抽样环节检验信息示意图

数量保障方面,按照国家及各省(自治区、直辖市)短缺药品清单分析,基本药物仍然是我国短缺药品的主要品种。基本药物供应短缺主要表现在生产环节短缺、配送环节短缺以及药品自身需求下降导致的短缺。生产环节主要体现为企业对价格偏低利润的药品生产积极性不高、原料药短缺造成的药品无法生产等。配送环节存在供应链不能及时、足量、保质供应的现象,尤其是药品有效期短和药品储存条件严格的品种,经营企业配送困难导致部分基层医疗机构基本药物短缺。药品自身因素主要是"临床需求量",

当前我国基本药物存在与临床应用脱节现象,部分基本药物目录内产品不在治疗指南中或者患者规模很小、实际临床应用需求量小、企业停产从而导致短缺。

随着我国《国家基本药物目录》的品种结构数量的优化完善,目录中廉价药物占比逐渐减小,一定程度上降低了生产企业因利润过低放弃生产而造成的基本药品短缺风险,其数量在短缺品种中的占比逐渐有所下降,见表6-2-3。

表 6-2-3　2020—2021 年国家及各省(自治区、直辖市)短缺药品基本药物统计表

短缺清单	总量/种	基本药物数量/种	占比/%	变化趋势
国家清单	139	104	74.82	—
吉林	8	8	100.00	↑
辽宁	8	8	100.00	↑
贵州	6	5	83.33	↑
四川	6	5	83.33	↑
江苏	5	4	80.00	↑
天津	14	10	71.43	↓
宁夏	25	17	68.00	↓
海南	2	1	50.00	↓
山西	4	2	50.00	↓
江西	3	1	33.33	↓
陕西	5	0	0.00	↓

三、国际经验借鉴

(一)招标采购

从国际经验上来看,基本药物的招标采购主要分为卫生部门引导的集中采购模式、医疗机构主导的自主采购模式和第三方主导的谈判采购模式三种经典模式。

1. 卫生部门引导的集中采购模式　该种采购模式主要由卫生部门主导,对基本药物进行集中采购。采购主体为各级卫生服务机构或间接/直接受其控制的部门。该模式为发展中国家最为常用的模式,目前比较有代表性的国家是印度、南非、津巴布韦和多哥等国。该模式最大优势是由政府主导,强制力较高,因法律法规的严格约束,采购过程相对规范化,具有较为成熟的采购流程。但该采购模式由于采购与监管基本来自卫生部门,对药品企业来说存在寻租空间,可能引发腐败性采购,对监察部门的要求比较高;同时该模式需要政府相关部门设立一定的激励机制和规则,充分发挥市场的竞争作用,才能实现采购效益的最大化,促进药品市场健康运行。

(1)印度德里:专门设置药品集中采购局(Centralized Procurement Agency,CPA)和特别采购委员会(Special Purchase Committee),前者主要负责收集各医疗机构的药品采购数量,后者则具体执行基本药物的采购和配送;特别采购委员会的主席由非政府官员担任,其成员包括 7 名政府人员(其中一人为卫生部秘书长)和 3 名非政府人员。德里采购模式使用了"双信封"法,即竞标者用两个信封分别放置本产品的技术参数和报价来竞争投标。开标时,技术标先开,只有当技术参数合格之后,才有资格进入下一轮的报

价竞争。

（2）南非：通过公共部门药品采购联合体在全国进行，由各级卫生部统一进行基本药物采购。

（3）津巴布韦：在卫生部下设一个国有的商业公司（NatPharm），并由政府设立一个委员会来管理其运行，由该公司负责为全国 1 300 家公立医疗机构采购药品。

（4）多哥：由卫生部下属的国家药品采购中心（CAMEL）通过网上招标方式进行，负责为医院和诊所采购基本药物。采购一般每 3 年进行一次，个别品种每年调整一次供货厂家。

2. 医疗机构主导的自主采购模式　该模式主要为各级医疗机构自身、其附属机构或代理医疗机构根据自己的药品需求情况在需要的时间从供应商处采购需要的药品，具有灵活度高和自主性强的特点。主要代表国家有德国、日本、泰国等。医疗机构主导药品采购必须对供应商或厂家有一定的了解，才能挑选合适的供应商、保证药品质量。

（1）德国：根据医疗机构是否有自己的独立药房，采用不同的采购形式，如果有自己独立药房的，一般直接从药品生产企业购买药物，不经过任何中间商；如果没有独立药房，则一般向其他医院的药房购买药品或向药品批发商购买药品；还有部分医院直接组成联盟进行集中带量采购，与药品生产企业谈判定价。德国医疗机构采购时主要使用邀请投标的方式，不公开进行招标。邀请投标的标准一般由医疗机构自主确定，通常会组织专人到药企进行实地考察，核实其是否符合国家生产标准和 ISO 9001 标准，对相关药品进行检测和试用；如果药品和企业生产标准确实完全达标，才会进行邀标采购。

（2）日本：医疗机构一般是根据自身的药品需求定期向批发商采购基本药品，采购方式不限，形式多样；与德国一样，采用医疗机构联盟的带量集中采购与药企谈判时可以获得更高的折扣。

（3）泰国：93% 的府内医疗机构采购药品时都采用以府为单位的集体议价制。各府根据专家建议及卫生技术评估结果制定需要的基本药物目录，再由各个医疗机构根据此目录提交当年所需的用药种类，邀请符合要求的医药公司对所需的药品进行报价，报价最低的医药公司获得中标资格，医院可直接向中标公司采购。

3. 第三方主导的谈判采购模式　该模式为具有大量购买能力的第三方组织获取零售药房和医院药房的基本药物处方需求，然后同药品生产和批发企业进行谈判购买。该模式主要存在于市场经济高度发达的国家及地区，最典型的代表是美国，主要为药品福利管理机构（pharmacy benefit management，PBM）模式和团购组织（group purchase organization，GPO）模式。该模式相较于医疗机构自主采购，有效缓解了医疗机构与药品生产企业之间信息不对称的问题，减少采购成本、合理降低药品价格，更能发挥市场主体的作用，效率更高，对促进资源的有效配置具有积极作用。但该模式也有一定的利益寻租空间，如通过与制药企业之间达成更低的折扣，赚取中间差价，使合作方不能获得最大的优惠。

（1）PBM 模式：美国的 PBM 主要周旋于药企、医院及保险部门间，医院和保险部门一般为 PBM 的雇主，由 PBM 与药企进行谈判购买药品。目前美国大约有 60 家大型 PBM。一般采购流程为 PBM 提前与医疗机构和保险部门雇主进行商谈，确定采购药品的目录；目录确定后由 PBM 与制药厂商对采购药品价格进行谈判；谈判协调到双方均认可的价格，帮助雇主完成与制药企业的交易。PBM 通过收取该过程的中介费用和折扣营利。

（2）GPO 模式：GPO 收集各种医疗机构或其他医疗服务提供商的采购需求（涉及医院使用的所有产品，包括药品、医疗设备、手术用品、办公用品和餐饮），并利用组织成员的集体购买力与生产商、分销商和其他卖主议价。与 PBM 模式不同的是，GPO 不会实际购买任何产品，只是邀请供应商出价，具体的购买流程需要会员自行与中标人购买或找供应商。其采购流程与 PBM 类似，首先与其成员（主要为医院）商定购买合同，之后再与药品生产商、分销商以及其他供应者协商合同，最后由医院根据反馈回来的信息确定最优化采购目录。

（二）供应保障

近年来,随着人均寿命增长,各国都面临着人口老龄化、患病人数增加的问题,给各国老年人口和贫困人口带来一定的经济负担。为解决该问题,越来越多的国家,特别是较为发达的国家及地区,开始探索基本药品的免费供应。WHO研究表明,在中上收入水平的国家中,74.1%的国家有基本药物免费供应政策。

实施基本药物免费供应的国家中,发达国家中较为典型的例子为澳大利亚。澳大利亚实施的药物福利计划通过药品津贴或政府报销的方式为门诊及住院患者免费提供药品。该福利计划覆盖的基本药品仅包含处方药,但涵盖了临床主要用药品种,且会定时进行更新。发展中国家中较为典型的例子为巴西。2004年,巴西开展了"公众药房计划"（farmácia popular program,FPP）,该计划制定了基本药物清单,由政府为清单范围内的药物提供补助,便于群众在药房购买药物。2017年,该计划进一步扩大范围,形成公立-私立药品企业和药店的合作网络,保障了患者从多种渠道获取免费或低价药品的可行性。

四、优化建议

我国基本药物采购方式经过多年调整完善,从最初的"双信封"招标采购转变为现在实行的挂网集中带量采购。通过调整招采方式,保障基本药物充足供应,满足群众需求。尽管当前采购方式较先前模式已有优化,但仍然有进一步完善的空间。因此未来仍然需要从各个环节上来不断完善基本药物的招标采购与供应保障。

（一）招标采购

我国药品集中采购的发展经过了分散采购、地市招标、省级招标、省级挂网以及国家集中带量采购阶段。2018年12月起,国家药品集中采购由专门的招采办公室负责,有效解决了招采中政府部门协同、政策衔接中的问题;采购定价规则不断完善,可以缩小同品种之间的中选价差、减少各省间的药价差异;增强企业招采信用评价,切实降低断供风险;明确了配送和回款等要求,规范药品流通秩序,降低企业经营成本;规范医疗机构采购和使用行为,真正实现带量挂钩、招采合一。

国家组织药品集中采购有利于实现医保、医疗、行业等多方共赢,未来可以通过部门合作将基本药物采购与国家药品集采相结合,直接将符合国家集采条件的基本药物全部纳入国家集采范围,或者开展针对基本药物的专项国家集采。基本药物招标评标应采取综合评议法,注重对药品质量、企业信誉和服务、药品价格等指标的综合评议。

同时低价、临床用量少的易短缺基本药物,可灵活采取直接挂网,医疗机构议价采购;还可采用医疗机构或者区域集中打包向药品生产、批发企业采购,或定点生产、询价采购、邀请招标等方式。

（二）供应保障

根据国际趋势来看,建立基本药物免费供应制度是普遍且有效的做法。我国虽有部分区域试行了基本药物免费供应制度,但也仅限于高血压、糖尿病、重症精神病的部分药品,在供应范围、品种选择方面都有扩大的空间。

未来,我国可参考国际经验,进一步探索施行国家基本药物免费目录,遴选常见病、多发病、慢性病的基本药物并纳入该目录,由国家财政负担此目录内药品的全部或大部分费用。

由于我国各个省（自治区、直辖市）用药结构、经济水平存在一定差异,未来在拓展基本用药供应保障时可以考虑在国家基本药物免费目录基础上,根据各地经济、卫生保健水平、疾病谱等实际情况,设定省级基本药物免费目录。

针对当前基本药物配送环节存在的不能及时、足量、保质供应的问题,建立健全信息网络平台,保持和生产配送企业、医疗机构间的联系,确保药品配送及时齐全;充分利用邮政部门物流平台和电商平台,提升药品配送和投递能力,为基层和边远地区提供稳定的药品配送支撑;加强对基本药物配送的监管,甄选符合条件的药品配送企业,对其配送能力和执行合同情况监督到位,探索建立药品配送诚信积分制度,约束配送企业行为。

对于比较容易短缺的品种,参考现行做法,进一步加强监测和预警,完善监测预警体系,建立健全短缺药品信息监测预警网络和信息沟通机制,及时发现生产、经营、储备、使用各环节短缺预警信号,实时发布更新区域短缺药品和临床必需易短缺药品名单。强化基本药物供应保障联动会商机制,将涉及药品保供稳价任务的相关部门纳入会商联动机制,定期召开部门会议,根据短缺原因具体调整相关细节措施,对药品短缺现象及时确定解决方案,确保基本药物的供应。

第三节　基本药物的配备使用

国家基本药物配备使用内容比较庞杂,按照国际概况来看主要包括基本药物的临床应用指南、基本药物处方集和临床使用管理。国内近年来的政策导向则主要集中于强化各级医疗机构按照规定配备使用基本药物、规范临床使用基本药物的剂型和规格、将基本药物使用情况纳入公立医院绩效考核,以促进基本药物目录、生产、标识、价格、配送、配备使用等方面政策统一。

一、政策沿革

自 2009 年提出基本药物的概念,我国就发布了多项相关文件强调基层医疗机构应该全部配备使用基本药物。2009 年,《中共中央 国务院关于深化医药卫生体制改革的意见》指出,城乡基层医疗卫生机构应全部配备、使用基本药物,其他各类医疗机构也要将基本药物作为首选药物并确定使用比例。同年,卫生部牵头相关国家部委发布《关于印发〈关于建立国家基本药物制度的实施意见〉的通知》(卫药政发〔2009〕78 号),进一步细化了基本药物临床配备使用的相关细则;卫生部等九部委印发《国家基本药物目录管理办法(暂行)》,要求政府举办的基层医疗卫生机构全部配备和使用基本药物,其他各类医疗机构也都必须按规定使用基本药物。

2010 年,国务院办公厅发布《国务院办公厅关于印发医药卫生体制五项重点改革 2010 年度主要工作安排的通知》(国办函〔2010〕67 号),明确发展和改革委员会负责继续扩大基本药物制度实施范围,在不少于 60% 的政府办城市社区卫生服务机构和县(基层医疗卫生机构)实施国家基本药物制度。

2013 年,卫生部等部门发布《关于做好 2012 年版〈国家基本药物目录〉实施工作的通知》,要求推动各级医疗卫生机构全面配备并优先使用基本药物,明确政府举办的基层医疗卫生机构应当严格按照规定,坚持从目录中合理选择配备和使用基本药物并实行零差率销售;明确二级、三级医疗卫生机构基本药物使用金额比例。

2014 年,国家卫生和计划生育委员会发布《关于进一步加强基层医疗卫生机构药品配备使用管理工作的意见》,要求坚持政府办基层医疗卫生机构全部配备使用基本药物,所有政府办基层医疗卫生机构应当依据自身功能定位和服务能力,合理选择配备使用基本药物。2014 年,国家卫生和计划生育委员会等部门发布《关于印发〈村卫生室管理办法(试行)〉的通知》,再次强调纳入基本药物制度实施范围内的村卫生室按照规定配备和使用基本药物,实施基本药物集中采购和零差率销售。

2015年,国家卫生和计划生育委员会印发《国家卫生计生委关于落实完善公立医院药品集中采购工作指导意见的通知》(国办发〔2015〕7号),要求各省(自治区、直辖市)药政管理部门落实责任,继续推动公立医院优先配备使用基本药物,并达到一定使用比例。

2016年,国务院印发《"十三五"深化医药卫生体制改革规划》,要求推动各级各类医疗机构全面配备、优先使用基本药物。要求推动基本药物在目录、标识、价格、配送、配备使用等方面实行统一政策,完善基本药物优先和合理使用制度,坚持基本药物主导地位。

2017年,国务院办公厅印发《国务院办公厅关于进一步改革完善药品生产流通使用政策的若干意见》,其要求促进合理用药,优化调整基本药物目录,强调公立医院要全面配备、优先使用基本药物。

2018年,国务院办公厅发布了《国务院办公厅关于完善国家基本药物制度的意见》,要求全面配备优先使用基本药物,加强部门间信息互联互通,对基本药物从原料供应到生产、流通、使用、价格、报销等实行全过程动态监测。同年,国家卫生健康委和国家中医药管理局发布了《卫生健康委 中医药局关于加快药学服务高质量发展的意见》,要求加强药品供应目录衔接,做好基本药物供应保障工作,以全面配备和优先使用基本药物为基础,推进实行统一的药品供应目录,实施统一采购、统一配送。

2019年,随着2018年版《国家基本药物目录》的正式启用,相关政策文件更加集中于基本药物的配备使用:①国家卫生健康委与国家中医药管理局发布《卫生健康委 中医药局关于进一步加强公立医疗机构基本药物配备使用管理的通知》,要求落实基本药物全面配备,确保基本药物主导地位,公立医疗机构制定药品处方集和用药目录时,应当首选国家基本药物;鼓励其他医疗机构配备使用基本药物。②国务院办公厅发布《国务院办公厅关于加强三级公立医院绩效考核工作的意见》,将门诊患者基本药物处方占比、住院患者基本药物使用量和基本药物采购品种数占比等纳入三级公立医院绩效考核指标。③国务院办公厅发布《国务院办公厅关于进一步做好短缺药品保供稳价工作的意见》,要求促进基本药物优先配备使用和合理用药。促进基本药物优先配备使用,提升基本药物使用占比,并及时调整《国家基本药物目录》,逐步实现政府办基层医疗卫生机构、二级公立医院、三级公立医院基本药物配备品种数量占比原则上分别不低于90%、80%、60%,推动各级医疗机构形成以基本药物为主导的"1+X"("1"为国家基本药物目录、"X"为非基本药物,由各地根据实际确定)用药模式,优化和规范用药结构。④《中华人民共和国基本医疗卫生与健康促进法》颁布,明确国家提高基本药物的供给能力,强化基本药物质量监管,确保基本药物公平可及、合理使用。⑤印发《国务院深化医药卫生体制改革领导小组关于以药品集中采购和使用为突破口进一步深化医药卫生体制改革若干政策措施的通知》,提出要坚持基本药物主导地位,推动优化用药结构。

2020年,国家卫生健康委员会等六部委联合发布《关于加强医疗机构药事管理促进合理用药的意见》,要求加强医疗机构药品配备管理,各地要加大力度促进基本药物优先配备使用,推动各级医疗机构形成以基本药物为主导的"1+X"用药模式。

2021年,国家卫生健康委办公厅和国家医疗保障局办公室发布《关于印发长期处方管理规范(试行)的通知》,明确医疗机构开具长期处方,鼓励优先选择国家基本药物、国家组织集中采购中选药品以及国家医保目录药品。

二、配备使用现状与存在问题

本部分主要介绍目前基本药物的配备使用现状以及存在的主要问题。

(一)配备使用现状

1. **基本药物使用率逐年提升** 自 2009 年起,每一版《国家基本药物目录》发布后,国家卫生管理部门都会牵头组织发布《国家基本药物临床应用指南》和《国家基本药物处方集》,并印发各地贯彻执行,同时要求各地做好培训和推广使用工作,以提高各地医务人员对基本药物配备使用的能力。自 2019 年起,我国明确发文推动各级医疗机构形成以基本药物为主导的"1+X"用药模式,指导各地确定公立医疗机构基本药物配备使用比例,同时将基本药物使用占比纳入国家二级和三级公立医院绩效考核管理指标,促进基本药物优先配备使用。目前 31 个省级行政区都对本地公立医疗机构的基本药品配备使用比例作出了明确规定。

2022 年 7 月,《国家卫生健康委办公厅关于 2020 年度全国三级公立医院绩效考核国家监测分析情况的通报》发布,门诊患者基本药物处方占比和住院患者基本药物使用率较 2019 年都有所提升。据《2020 年上半年中国药学会医院用药监测报告》显示,我国各级医疗机构中基本药物的使用金额和频度占比自 2018 年起呈上升趋势,二级医疗机构在基本药物的使用金额、频度占比方面均超过三级医疗机构。2020 年上半年,各级医疗机构基本药物使用金额占比达到 27.63%,使用频度占比为 51.58%。其中,二级医疗机构使用金额、频度占比分别达到 33.90% 和 56.09%,三级医疗机构分别为 27.11% 和 50.90%。

2. **基本药物严重不良反应在总体药品不良反应中占比超过 10%** 根据《全国临床安全用药监测网年度报告(2021)》,2021 年共收到基本药物(按照 2018 年版《国家基本药物目录》统计)不良反应/事件报告 94.6 万份,化学药品和生物制品不良反应/事件占 88.6%,中成药占 11.4%。严重报告方面,2021 年基本药物严重不良反应占同期报告总数 11.9%,化学药品和生物制品严重不良反应报告占比为 15%,中药为 5.2%;而全国总体情况中严重药品不良反应/事件占同期报告总数的 11.0%。

(二)存在问题

1. **配备使用率尚未达到国家目标要求** 当前医疗机构基本药物配备使用率虽然呈上升趋势,但尚未达到国家的目标要求。2021 年 3 月,2019 年度全国三级公立医院绩效考核结果显示,三级公立医院基本药物门诊处方占比仍未超过 60%,与国家对基本药物配备品种数量占比的目标还存在一定差距。(图 6-3-1)。

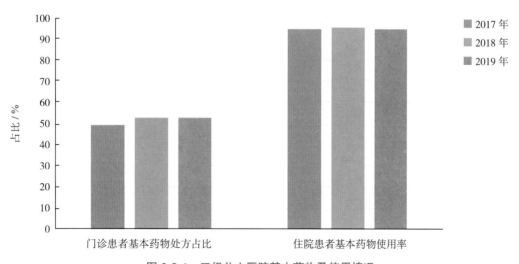

图 6-3-1 三级公立医院基本药物及使用情况

2022 年 1 月,《国家卫生健康委办公厅关于 2019 年度全国二级公立医院绩效考核国家监测分析有关情况的通报》显示 2019 年二级公立医院国家组织药品集中采购中标药品金额占比约为 70%,基本药物采购金额占比为 41.49%。

2. 基本药物在实际配备中还存在很多限制　采购方面,生产企业对非处方药(over-the-counter drug,OTC)、辅助治疗药物、利润空间小的药物兴趣不大,导致在采购中部分基本药物流标;还有基本药物生产厂家以低价中标后,会因利润空间较小而减产或停产。

调研显示,2016 年下半年,25 省(自治区、直辖市)监测点共上报 3 547 条基本药物短缺条目,涉及 329 种(按照通用名计)基本药物,包括化学药 236 种、中成药 66 种。2016—2019 年山东省基本药物的总体到货率呈现不断降低的趋势,2016—2018 年基本药物总到货率一直保持在 95% 以上,而 2019 年降低至 87.87%。

基本药物配送环节存在不能及时、足量、保质供应的问题,导致部分基层医疗机构难以配齐足够的基本药物。此外,由于居民长期以来的用药习惯不容易在短时间内改变,造成基层医疗机构基本药物配备不能满足民众基本用药需求,基本药物使用率较低。彭博等人于 2021 年 2 月到 3 月抽样调查发现,基层医疗卫生机构慢性阻塞性肺疾病(chronic obstructive pulmonary disease,COPD)基本药物配备不足且不平衡,配备的药物以口服制剂为主,16 种 COPD 基本药物在基层医疗卫生机构的平均可获得率为 33.30%;6 种吸入平喘药在社区卫生服务中心、乡镇卫生院的平均可获得率分别为 28.31%、4.81%,2 种长效吸入平喘药在社区卫生服务中心、乡镇卫生院的平均可获得率分别为 16.18%、5.12%。按照国际通识,可获得率 50% 以下表示可获得性差,因此上述数据显示,抽样中的基层医疗卫生机构 COPD 基本药物的可获得性较差;且可获得率在社区卫生服务中心和乡镇卫生院存在较大差异,社区卫生服务中心可获得性明显优于乡镇卫生院,配备不均衡问题突出。

3. 基层医务人员对基本药物相关知识掌握的及时性和准确性有待提高　锁驰等人调研了昆明市基层医务人员对国家基本药物制度的认知情况,发现受访医务人员对基本药物制度的总体知晓率为 89%,认知得分按照最大值 10 分、最小值 2 分计算,平均认知情况得分为(7.87 ± 1.67)分,有 40% 的受访医务人员不知道基本药物目录包含药品数量,33% 的受访医务人员不知道基本药物遴选原则或知道不全等,需要卫生健康部门加强对基层医务人员的基本药物制度相关培训,提高基本药物制度的执行力度。

三、国际经验借鉴

(一)印度

1. 标准化治疗处方集与动态管理评估　在鼓励基本药物配备使用方面,印度"德里模式"具有以下特点:①完善的基本药物制度推行机构,在基本药物制度推行的各个环节,都建立了相应的组织机构,包括负责"治疗处方集"制定的处方集委员会,负责将药品信息传播的药品信息中心,负责基本药物制度实施监督与评价基本药物推行情况的卫生部;②高度的强制性,明确规定各类医疗机构基本药物使用占比,只有 10% 的药品支出可以超出基本药物目录,但在专科医院可达 25%,保证医师人手一册处方集;③重视基本药物相关培训,制定标准化的治疗指南,对医务人员开展连续性的合理用药培训,将基本药物的概念引入医学和护理课程;④准确传播基本药物信息,采用多种方式将药品信息提供给医务人员、药品流通企业、患者及群众;⑤开展基本药物与合理用药的动态管理与评估,监控医疗机构用药情况并及时配送,委托专家对政策执行情况进行评价以便及时调整;⑥规范管理药品广告和促销等。

2. 全民免费用药保障　印度推行"全民免费药物计划",患者在公共医疗机构就诊时无须支付药费。

免费药品品种出自印度 NLEM,由印度各邦负担免费药品费用的 25%,中央财政负责剩余的 75%。

(二)泰国

1.**临床使用分级分类管理** 泰国按照药品使用限制将 NLEM 中的药品分为六类。A 类药品为常见病的一线用药,可供各级医疗机构使用;B 类为二线用药,在一线用药治疗无效时使用;C 类为处方用药,由专科医师开具处方;D 类药品主要包括部分严重疾病患者的救命药,是限制适应证或限制使用的专科用药,此类药品比相同适应证用药价格高,医师在处方前要做相关诊断,使用时要求开展相关评价;E1 类药品为政府特殊疾病治疗项目用药,使用时该治疗项目要负责进行使用情况跟踪和评价;E2 类药品适用于特定适应证,价格昂贵,使用前需要通过批准,此类药品在国家层面统一监测可及性。针对 E2 类药品,国家公务员医疗保障、社会保障、全民保障分别建立了自己的筹资渠道,主要筹资来源是各种形式的政府税收。

2.**个人定额支付——"30 泰铢计划"** 泰国实施"30 泰铢计划",患者每次在定点医疗机构就诊时,门诊、住院以及使用基本药物等医疗服务的相关费用只需要支付 30 泰铢,其余部分由国家通过按人头付费或按病种付费(DRG)的形式直接支付给医疗机构。60 岁以上老年人、贫困人口等还可以免交 30 泰铢,直接接受免费治疗和免费基本药物。

(三)南非

1.**基本药物进行仓库信息化管理** 配备方面,南非建立了药品仓库信息系统,要求所有医疗机构必须在指定的药品仓库购买基本药物,同时所有的医疗机构都要建立电子药品存货清单,并与药品仓库信息系统对接,以便监控医疗机构用药情况。

2.**标准治疗指南与药师合理用药** 在促进合理用药方面,南非采取以下措施:①对医务人员进行系统的教育和培训,在普通公众的基础教育中加入卫生保健药物相关知识;②定期更新标准治疗操作指南,制定基本药物年度国家处方,向执业医师、药师和社区群众提供及时、准确、科学、有效的药品信息;③建立医院治疗委员会,确保医疗机构合理配备使用基本药物;④协调药师与其他医务人员的合作,优化药师获取知识的渠道,发挥药师在合理用药方面的作用。

(四)澳大利亚

1.**仿制药替代与经济激励** 澳大利亚基本药物通过 PBS 目录进行规定与实施。早在 1994 年,澳大利亚便开始尝试将 PBS 中部分基本药品替换为效果相同的仿制药品,通过将仿制药品纳入 PBS 目录,有效降低目录中基本药物的价格,保障患者用药。为鼓励仿制药品在临床的使用,澳大利亚政府做出多项努力,包括:①发布《配药和咨询标准》和《药师替换 PBS 药品品牌指南》等文件规范配药工作;②开发计算机处方程序,建立原研药与可相互替换仿制药组合列表,默认允许 PBS 处方中仿制药替代原研药并提醒药师进行仿制药替换;③设置经济激励制度,鼓励药师在配方时使用仿制药;④要求处方医师说明处方中是否禁止进行仿制药替代;⑤加强对消费者的教育,提高消费者对仿制药的认知;⑥通过加强药品一致性审查,增强患者对仿制药品牌的认可度。

2010 年,澳大利亚的一项对治疗高血脂、高血压、抗抑郁常用药物的仿制药替代研究表明,尽管医师和患者在实施仿制药替代 PBS 内基本药物的前期曾对转换使用仿制药品表示担忧,但在鼓励仿制药使用的大环境下,现在患者对品牌转换总体接受度已逐渐提高,部分患者开始将 PBS 目录内原有的基本药物替换为仿制药品牌。

2.**限制使用与分级分类治疗管理** 2005 年,澳大利亚的一项针对老年护理机构不合理用药的研究表明,医护人员在选择药品时更倾向于使用纳入 PBS 目录的药品。因此,通过对 PBS 目录内药品种类进行规范及限制,可降低不合理用药发生概率。

2006 年,澳大利亚对 PBS 制度进行改革,将 PBS 目录中的药品分为 F1 和 F2 两类,其中 F1 类药品以无替换药品、专利药为主,F2 类药品则是以可替换性较高的品种、仿制药为主的药品。另外,F2 类药品还按价格竞争激烈程度进一步分为 F2A(不同品牌药品间价格竞争较小)和 F2T(不同品牌药品间价格竞争较大)两类。

对于 F1 类的专利药等高值药品,澳大利亚实施限制使用原则,将药品分为不限制使用状况的"无限制补贴"、在特定医疗领域使用才可获得补贴的"限制补贴"、只有缺少其他治疗方法或其他治疗方法无效时使用才能获得补贴的"最后防线治疗"3 类。此外还设置了"高度专业化的药品计划",此类药品只能在特殊批准的医院或研究机构使用。2008 年,澳大利亚对可替换性较强的 F2 类药品进行了强制价格控制,其中 F2A 类药品降价幅度为 2%,F2T 类降价幅度为 25%,同时,政府强制要求 F2 类药品的生产企业披露药品的实际市场价格,用于评估药品价格降幅。

(五)其他国家

瑞典为了鼓励基本药物使用,对实施"明智目录"的初级医疗卫生机构实行奖金制度来提升医务人员使用基本药物的积极性。

美国主要通过医疗保险计划来确定基本药物的报销目录和报销比例,并通过药品福利管理公司来制定相关处方集,实施药物利用评价,监督处方行为。

肯尼亚定期向医院、农村卫生所推广更新的诊疗标准指南,统一不同医疗机构的处方水平,将基本药物概念渗透到所有与医疗有关的培训中,在大型卫生机构建立药学和治疗委员会,建立国家药品信息体系,鼓励处方者用通用名开处方并运用基本药物的概念等。

津巴布韦的《基本药物目录》将药品按照使用单位划分为 5 类:A 类药品供中央与省级医疗机构使用;B 类药品供区级及以上医疗机构使用;C 类药品供乡村卫生中心及以上医疗机构使用;此外还有特殊专用药和补充药物。津巴布韦的《基本药物目录》为口袋书版本,内容还包括临床诊疗指南。同时,津巴布韦保证所有医务人员人手一本《基本药物目录》;要求所有临床及护理培训都参照《基本药物目录》开展并在培训后进行考核;对参加境外培训的医务人员设立《基本药物目录概论》和合理处方的课程。

四、优化建议

(一)强化医疗机构基本药物合理使用机制

针对我国当前基本药物使用率不能达到目标的现状,可以采用定期更新《国家基本药物处方集》、建立以基本药物为首选药品的标准治疗方案或临床路径并向医务工作者免费发布等方式,进一步推进基本药物的知识传播及临床使用;同时在医药专业的学校教育中增加基本药物相关课程,继续教育中组织开展系统化规模化的合理用药培训并考核,提高医务人员对基本药物的认知;在处方软件中将基本药物放在同通用名药品前列,设置基本药物替代使用提醒功能,切实提升基本药物使用率;加大处方点评力度,在处方点评中重点关注不首选国家基本药物的情况,提高医疗机构合理用药水平。

(二)提高基本药物配备使用的监管力度

当前我国各省都已经对公立医疗机构的基本药物配备使用数量提出了明确要求,但是各地的目标值差异较大,而且具体指标各不相同,可以由国家明确具体指标和计算方式,同时对各地制定的目标进行指导调整。

建立基本药物管理电子信息系统,要求各级医疗机构接入系统,实时监测医疗机构基本药物采购配送情况,及时发现配送不力的配送企业和使用不足的医疗机构。增加财政投入,完善对医疗机构基本药物使用的激励制度,维持基层医疗机构的运行,可以考虑建立医务人员使用基本药物的激励机制,提高医务人员使用基本药物的积极性。

(三)建立基本药物全额保障制度和独立的筹资体系

率先对我国贫困人群、老人、儿童、慢性病患者等开展基本药物全额保障制度,逐步向全民扩展。同时由于我国目前尚未建立独立的基本药物筹资机制,可以参考国际经验,建立以税收为主的混合形式的独立筹资体系,实施基金预算管理,专款用于基本药物保障。

此外,需要做好基本药物全额保障制度与医保支付改革、基层医疗卫生体制改革及药品供应保障制度的联动和衔接,保证医疗机构的平稳运行,保障医务人员的收入水平以及避免基本药物浪费和过度医疗。

(四)加大基本药物宣传教育力度

对基本药物制度和合理用药的认知程度会影响群众对基本药物的信赖度。我国部分公众对基本药物的认知存在误区,认为基本药物属于廉价低档药品。应通过电视、广播、新媒体、印刷品、民间组织、咨询热线等多种渠道,加强对基本药物相关知识的宣传,开展基本药物制度教育活动。同时可以参考印度德里模式的经验,定期向社会发布最新的药物信息,提高公众对基本药物制度的认识和接受度。

史录文　管晓东　林芳卉　郑丽英　张珺怿

参考文献

[1] DANIEL P,JALPA A D,MARK S B,et al.Glick,clinical trial-based cost-effectiveness analyses of antipsychotic use[J].Am J Psychiatry,2006,163:2047-2056.

[2] 中华人民共和国中央人民政府.国家基本药物目录(2012年版)相关政策问答[EB/OL].(2013-03-15)[2022-05-26].http://www.gov.cn/gzdt/2013-03/15/content_2355146.htm.

[3] 药物政策与基本药物制度司.国家基本药物目录(2018年版)解读[EB/OL].(2018-10-25)[2022-05-24].http://www.nhc.gov.cn/yaozs/s3582/201810/de12303b26a046e49d725f375fb31315.shtml.

[4] 中华人民共和国国家卫生健康委员会.对十三届全国人大四次会议第9689号建议的答复[EB/OL].(2021-11-01)[2022-05-30].http://www.nhc.gov.cn/wjw/jiany/202111/7a7f15704c9e4575b7fa5db2a6132c94.shtml.

[5] 张焕,徐诺,徐敢,等.药品可及性视角下415种过评仿制药与基药、医保、集采目录的联动情况分析[J].中国药房,2022,33(06):661-665.

[6] 中国药学会.2019年中国药学会医院用药监测报告发布[EB/OL].(2019-11-02)[2022-05-30].https://www.cpa.org.cn//?do=info&cid=75104.

［7］中国药学会.2020年上半年中国药学会医院用药监测报告发布［EB/OL］.(2020-11-29)［2022-05-30］. https://www.cpa.org.cn//?do=info&cid=75541.

［8］药物政策与基本药物制度司.［健康报］基本药物全额保障已经上路［EB/OL］.(2016-06-06)［2022-05-25］.http://www.nhc.gov.cn/yaozs/s2909/201606/43299f98b6d34438aa501d4d1359c126.shtml.

［9］中华人民共和国国家卫生健康委员会.关于政协十三届全国委员会第四次会议第4768号（医疗体育类600号）提案答复的函［EB/OL］.(2021-12-07)［2022-05-24］.http://www.nhc.gov.cn/wjw/tia/202112/255a02a3db1e414e91e6d9259f3dcbd5.shtml.

［10］颜建周,丁瑞琳,邵蓉.WHO和部分国家基本药物遴选与退出标准对我国的启示［J］.中国卫生政策研究,2022,15（4）:59-66.

［11］中国卫生杂志.［中卫沙龙］基本药物目录如何不"偏科"［EB/OL］.(2022-06-08)［2022-06-21］. https://mp.weixin.qq.com/s?__biz=MzA5OTgxODAzOA==&mid=2650619135&idx=1&sn=d87d8cfa28f8df9b93d09148f99359af&chksm=88f513a6bf829ab0c369f9548b4f8917d8eba766f5540d9be1c40e4168c5d69f3595ad55a5c0&scene=27.

［12］楼文雅,厉兴昌.国家基本药物制度实施中面临的问题［J］.中国社区医师,2021,37（12）:187-188.

［13］陈彬.徐自强委员:给基层医疗机构增加基本药物［N］.湘声报,2022-03-11（004）.

［14］李春晓,孙静雅,凌霄,等.《国家基本药物目录》中的中成药说明书项目若干问题探讨［J］.中国药房,2021,32（13）:1616-1622.

［15］中华人民共和国国家卫生健康委员会.国务院关于印发中国妇女发展纲要和中国儿童发展纲要的通知［EB/OL］.(2021-09-27)［2022-05-30］.http://www.nhc.gov.cn/wjw/mtbd/202109/8a657d8a53ff468f85cb8c3e6da06bf0.shtml.

［16］WHO.Selection of essential medicines at country level［EB/OL］.(2020-02-12)［2021-12-12］.https://apps.who.int/iris/bitstream/handle/10665/330898/9789241515443-eng.pdf?se-quence=1&isAllowed=y）.

［17］王莉,冯婉玉.典型国家药物制度和基本药物目录实施简介［J］.中国合理用药探索,2021,18（12）:1-5.

［18］陈晶,聂青,刘妍.《WHO基本药物示范目录》与我国《国家基本药物目录》动态调整程序比较与借鉴［J］.中国药房,2015,26（3）:289-293.

［19］何达,陈盛新,储藏.WHO基本药物示范目录遴选方法对我国的启示［EB/OL］.(2016-06-24)［2022-06-21］.https://mp.weixin.qq.com/s/-i6OF2pLQ5-nNsz9mAU0Xg.

［20］刘欣宇,赵志刚.WHO基本药物示范目录变化情况介绍及对中国的借鉴与启示［J］.药品评价,2017,14（10）:8-12.

［21］WHO.WHO model list of essential medicines-22nd list,2021［EB/OL］.(2021-09-30)［2021-12-12］. https://www.who.int/publications/i/item/WHO-MHP-HPS-EML-2021.02.

［22］赵飞,赵紫楠,金鹏飞,等.《世界卫生组织基本药物标准清单》2021版与2019版收录药品变化［J］.临床药物治疗杂志,2021,19（11）:69-72.

［23］刘扬.澳大利亚药品津贴计划及其对完善我国基本药物监管方式的启示［J］.卫生软科学,2013,27（12）:756-759.

［24］闫伟,何梦娇,常峰.基本药物目录更新触发机制探讨［J］.中国药物评价,2021,38（2）:96-99.

［25］张晓宇,颜建周,邵蓉.南非基本药物遴选模式及其对我国的启示［J］.中国药房,2020,31（20）:2433-2438.

［26］药物政策与监管科学.泰国卫生技术评估在基本药物目录遴选中的应用及对我国的启示（一）［EB/

OL].(2022-03-07)[2022-06-25].https://mp.weixin.qq.com/s/aFvgH_jrNu9iwV_JUBkbkA.

[27] 中国卫生.中小卫带您了解WTO、印度和瑞典的基本药物制度[EB/OL].(2018-11-02)[2022-05-12].
https://mp.weixin.qq.com/s/Ac6ahaIG9skPk_Y_00frlQ.

[28] 裴婕,路云,周萍,等.瑞典基本药物目录的发展及启示[J].卫生经济研究,2018(8):46-48.

[29] 王丹平.印度"德里模式"对实现我国基本药物制度总体目标的启示[J].中国新药杂志,2015,24
(10):1093-1095.

[30] 刘佳,钱丽萍,张新平.德里模式与基本药物推广[J].国外医学(社会医学分册),2003,20(2):76-80.

[31] 韦鞯,王思滢,王春晓,等.脱贫人口基本药物全额保障的实践探索与经验启示[J].卫生经济研究,
2021,38(11):33-35.

[32] 武瑞雪,刘宝,丁敬芳,等.基本药物制度实施的国际经验[J].中国药房,2007,18(17):1283-1285.

[33] 颜建周,姚雯,程鲁燕,等.基本药物目录调整程序的国际经验综述[J].中国药房,2022,33(2):251-
256.

[34] 杜雯雯,徐伟,经天宇.国家基本药物目录药品备选库形成机制设计与路径模拟[J].医药导报,
2022,41(7):1059-1064.

[35] 王莉,周帮旻,宋佳佳,等.25国基本药物目录循证评价[J].中国循证医学杂志,2009,9(7):754-764.

[36] Republic of South Africa National Department of Health. National policy for lodging and appeal against a
medicine-related decision of the national essential medicines list committee[EB/OL].(2021-07-17)[2022-
08-29].
https://knowledgehub.health.gov.za/system/files/elibdownloads/2023-04/National%2520Appeals%2520Policy%
2520for%2520Selection%2520of%2520Essential%2520Medicines%2520July%25202021.pdf.

[37] 庞文渊,翟利杰,刘依琳,等.《世界卫生组织基本药物标准清单》《国家基本药物目录(2018年版)》
对比分析与思考[J].中国药业,2022,31(16):6-10.

[38] 聂青,陈晶.完善我国基本药物目录动态调整程序的思考[J].中国药业,2014,23(16):3-5.

[39] 中华人民共和国中央人民政府.中华人民共和国药品管理法[EB/OL].(2019-08-26)[2022-05-12].
http://www.gov.cn/xinwen/2019-08/26/content_5424780.htm.

[40] 中华人民共和国中央人民政府.中华人民共和国基本医疗卫生与健康促进法[EB/OL].(2019-12-29)
[2022-05-13].http://www.gov.cn/xinwen/2019-12/29/content_5464861.htm.

[41] 中华人民共和国中央人民政府.中共中央 国务院关于深化医药卫生体制改革的意见[EB/OL].
(2009-04-08)[2022-05-12].http://www.gov.cn/test/2009-04/08/content_1280069.htm.

[42] 中华人民共和国中央人民政府.国务院关于印发医药卫生体制改革近期重点实施方案(2009-2011
年)的通知[EB/OL].(2009-04-07)[2022-05-12].http://www.gov.cn/zwgk/2009-04/07/content_1279256.
htm.

[43] 国家药品监督管理局.关于印发《关于建立国家基本药物制度的实施意见》的通知[EB/OL].
(2009-08-18)[2022-05-12]. https://www.nmpa.gov.cn/directory/web/nmpa/zhuanti/lshzht/
shhwshgg/20090818151301303.html.

[44] 国家药品监督管理局.关于印发药品安全专项整治工作方案的通知[EB/OL].(2009-07-07)[2022-
05-12]. https://www.nmpa.gov.cn/xxgk/fgwj/gzwj/gzwjyp/20090707115201143.html.

[45] 中华人民共和国中央人民政府.国务院办公厅关于印发医药卫生体制五项重点改革2010年度主
要工作安排的通知[EB/OL].(2010-04-06)[2022-05-12].http://www.gov.cn/gongbao/content/2010/
content_1593327.htm.

［46］中华人民共和国国家卫生健康委员会.关于印发建立和规范政府办基层医疗卫生机构基本药物采购机制指导意见的通知［EB/OL］.（2010-12-08）［2022-05-12］.http：//www.gov.cn/zhengce/content/2010-12/08/content_6200.htm.

［47］中华人民共和国中央人民政府."十二五"期间深化医药卫生体制改革规划暨实施方案［EB/OL］.（2012-03-21）［2022-05-12］.http：//www.gov.cn/zwgk/2012-03/21/content_2096671.htm.

［48］中华人民共和国国家卫生健康委员会.关于巩固完善基本药物制度和基层运行新机制的意见［EB/OL］.（2013-02-20）［2022-05-12］.http：//www.gov.cn/zhengce/content/2013-02/20/content_6109.htm.

［49］中华人民共和国国家卫生健康委员会.关于进一步加强基层医疗卫生机构药品配备使用管理工作的意见［EB/OL］.（2014-09-05）［2022-05-12］.http：//www.nhc.gov.cn/cms-search/xxgk/getManuscriptXxgk.htm?id=0806fb2f25654abc976670d795e792da.

［50］中华人民共和国国家卫生健康委员会.国务院办公厅关于完善公立医院药品集中采购工作的指导意见［EB/OL］.（2015-02-28）［2022-05-13］.http：//www.nhc.gov.cn/cms-search/xxgk/getManuscriptXxgk.htm?id=7d0741e719e249689ec12d62c7936513.

［51］中华人民共和国国家卫生健康委员会.国家卫生计生委关于落实完善公立医院药品集中采购工作指导意见的通知［EB/OL］.（2015-06-19）［2022-05-13］.http：//www.nhc.gov.cn/yaozs/s3573/201506/36a74780403d4eed96ca93b665620941.shtml.

［52］中华人民共和国国家卫生健康委员会.国务院办公厅关于完善国家基本药物制度的意见［EB/OL］.（2018-09-19）［2022-05-12］http：//www.nhc.gov.cn/cms-search/xxgk/getManuscriptXxgk.htm?id=feb1852027a949f7894b03394784dd3f.

［53］中华人民共和国国家卫生健康委员会.卫生健康委 中医药局关于进一步加强公立医疗机构基本药物配备使用管理的通知［EB/OL］.（2019-01-17）［2022-05-12］.http：//www.nhc.gov.cn/cms-search/xxgk/getManuscriptXxgk.htm?id=b3f6fb3f55314a7faff97386908bd4f4.

［54］中华人民共和国中央人民政府.国务院办公厅关于印发"十四五"国民健康规划的通知［EB/OL］.（2022-05-20）［2022-05-24］.http：//www.gov.cn/zhengce/zhengceku/2022-05/20/content_5691424.htm.

［55］管晓东,郭志刚,信枭雄,等.中国各省基本药物集中招标采购方式比较分析［J］.中国卫生政策研究,2014,7（11）:19-23.

［56］中国食品药品检定研究院.国家药品抽检年报（2021）［EB/OL］.（2022-03-18）［2022-05-25］.https：//www.nifdc.org.cn//nifdc/bshff/gjchj/gjchjtzgg/20220318150022228792.html.

［57］王万仓,洪方正.基层医疗卫生机构药品供应现状及短缺因素分析［J］.基层医学论坛,2020,24（7）:996-998.

［58］李晓荷,陈震.1989—2021年6月国内药品短缺研究可视化分析［J］.中国现代应用药学,2022,39（23）:3142-3147.

［59］庞岩,丁锦希,王秀.基本药物配备政策对药品短缺的影响分析［J］.中国处方药,2022,20（9）:52-54.

［60］刘庆婧.我国基本药物集中采购制度分析［D］.天津:天津大学,2010.

［61］张海涛.我国基本药物制度研究［D］.苏州:苏州大学,2018.

［62］OTTINO G,LEBEL D,BUSSIERES J F,et al.Managing drug supply disruptions:Perspectives in France,the United States and Canada［J］.Canadian Journal of Hospital Pharmacy,2012,65（1）:37-42.

［63］South Africa Department of Health,National drug policy for South Africa,Pretoria:South Africa Department of Health.（EB/OL）.（2014-09）［2023-12-28］.https：//www.gov.za/sites/default/files/gcis_document/201409/drugpol0.pdf.

［64］CHAUDHURY R，PARAMESWAR R，GUPTA U，et al. Quality medicines for the poor：Experience of the Delhi program on rational use of drugs［J］.Health Policy and Planning，2005，20（2）：124-136.

［65］WHO. Annual report 2002：Essential drugs and medicines policy，Geneva：World Health Organization［EB/OL］.（2003-11-29）［2023-12-28］. https://iris.who.int/handle/10665/67912.

［66］TCHAMDJA E，KULO A E，AKODA K，et al.Drug quality analysis through high performance liquid chromatography of isometamidium chloridehydrodrochloride and diminazenediaceturate purchased from official and unofficial sources in Northern Togo［J］.Preventive Veterinary Medicine，2016，126：151.

［67］陈文玲 . 各国药品流通模式初探［N］. 中国医药报，2005-08-03（B04）.

［68］Danish Ministry of Health and Prevention，Analysis of hospital pharmaceuticals country report-Germany：Danish Ministry of Health and Prevention.［EB/OL］.（2009-03-29）［2023-12-28］. https://sum.dk/Media/6/4/landerapport%20Tyskland%20sygehusmedicin.pdf.

［69］罗赛男，马爱霞 . 美国和日本药品采购管理模式及对我国的启示［J］. 上海医药，2008（6）：258-260.

［70］Management sciences for health（MSH），WHO. Managing Drug Supply［M］. 2nd ed .west Hartford：Kumarian press：1997.

［71］MONGKOL N S，PHUSIT P.Good drugs at low cost：Thailand's provincial collective bargaining system for drug procurement［J］.Essential Drug Monitor，1998（25-26）：5-6.

［72］HU Q，SCHWARZ L B，UHAN N A.The Impact of Group Purchasing Organizations on Healthcare-Product Supply Chains［J］.Manufacturing&Service Operations Management，2012，14（1）：7-23.

［73］李晓春，侯艳红 . 国家基本药物制度的完善及走向［J］. 卫生经济研究，2018（12）：34-36.

［74］赵静，邱家学 . 国外基本药物政策解析及借鉴［J］. 中国药业，2010，19（12）：1-2.

［75］EMMERICK I C M，DO NASCIMENTO J M，PEREIRA M A，et al.Farmácia Popular Program：changes in geographic accessibility of medicines during ten years of a medicine subsidy policy in Brazil［J］.J of Pharm Policy and Pract，2015，8（1）：1-10.

［76］SILVA M E L E，ALMEIDA A T C，ARAÚJO J I T.Equity analysis of resource distribution for the Popular Pharmacy Program［J］.Rev Saude Publica，2019，53：50.

［77］蒋昌松，李熹阳，唐菲 . 医用耗材集采模式历史变迁及展望［J］. 中国医疗器械信息，2021，27（11）：165-167.

［78］蒋昌松，祁鹏，郭丹 . 我国药品集中采购制度历史变迁及改革发展趋势［J］. 中国医疗保险，2022（4）：5-11.

［79］中华人民共和国中央人民政府 . 卫生部 发展改革委 工业和信息化部 监察部 财政部 人力资源社会保障部 商务部 食品药品监管局 中医药局 关于印发《国家基本药物目录管理办法（暂行）》的通知［EB/OL］.（2009-08-18）［2022-05-17］.http://www.gov.cn/gongbao/content/2009/content_1439295.htm.

［80］国家药品监督管理局 . 关于做好 2012 年版《国家基本药物目录》实施工作的通知［EB/OL］.（2013-03-13）［2022-05-12］.https://www.nmpa.gov.cn/directory/web/nmpa/xxgk/fgwj/gzwj/gzwjyp/20130313120001944.html.

［81］国家卫生计生委 . 关于进一步加强基层医疗卫生机构药品配备使用管理工作的意见［J］. 中国全科医学，2014，17（28）：3300.

［82］中华人民共和国中央人民政府 . "十三五"深化医药卫生体制改革规划［EB/OL］.（2017-01-09）［2022-05-12］.http://www.gov.cn/zhengce/content/2017-01/09/content_5158053.htm.

［83］中华人民共和国国家卫生健康委员会 . 国务院办公厅关于印发深化医药卫生体制改革 2016 年

重点工作任务的通知[EB/OL].(2016-04-26)[2022-05-17].http://www.nhc.gov.cn/cms-search/xxgk/getManuscriptXxgk.htm?id=ede9ab7526aa4222a56c7b906ae334af.

[84] 中华人民共和国中央人民政府.国务院办公厅关于进一步改革完善药品生产流通使用政策的若干意见[EB/OL].(2017-02-09)[2022-05-12].https://www.gov.cn/zhengce/content/2017-02-09/content_5166743.htm.

[85] 中华人民共和国中央人民政府.关于改革完善短缺药品供应保障机制的实施意见[EB/OL].(2017-06-29)[2022-05-13].http://www.gov.cn/xinwen/2017-06/29/content_5206573.htm.

[86] 国务院办公厅.国务院办公厅关于完善国家基本药物制度的意见[J].中华人民共和国国务院公报,2018(27):16-18.

[87] 中华人民共和国中央人民政府.卫生健康委 中医药局关于加快药学服务高质量发展的意见[EB/OL].(2018-11-21)[2022-08-18].http://www.gov.cn/zhengce/zhengceku/2018-12/31/content_5436829.htm.

[88] 中华人民共和国国家卫生健康委员会.国务院办公厅关于加强三级公立医院绩效考核工作的意见[EB/OL].(2019-01-30)[2022-05-17].http://www.nhc.gov.cn/yzygj/s7653/201901/5da6e59268b04e659574e3006c3b6615.shtml.

[89] 国家药品监督管理局.国务院办公厅关于进一步做好短缺药品保供稳价工作的意见[EB/OL].(2019-10-15)[2022-05-12].https://www.nmpa.gov.cn/xxgk/fgwj/qita/20191015174701701.html.

[90] 中华人民共和国国家卫生健康委员会.国务院深化医药卫生体制改革领导小组印发关于以药品集中采购和使用为突破口进一步深化医药卫生体制改革若干政策措施的通知[EB/OL].(2019-11-29)[2022-05-17].http://www.nhc.gov.cn/cms-search/xxgk/getManuscriptXxgk.htm?id=9afbf28f5ed04547a3bd9bf9074c2815.

[91] 中华人民共和国国家卫生健康委员会.卫生健康委 教育部 财政部 人力资源社会保障部 医保局 药监局关于印发加强医疗机构药事管理促进合理用药的意见的通知[EB/OL].(2020-02-26)[2022-05-17].http://www.nhc.gov.cn/yzygj/s7659/202002/ea3b96d1ac094c47a1fc39cf00f3960e.shtml.

[92] 国家医疗保障局.国家卫生健康委办公厅国家医保局办公室发关于印发长期处方管理规范(试行)的通知[EB/OL].(2021-08-13)[2022-05-17].http://www.nhsa.gov.cn/art/2021/8/13/art_37_5778.html.

[93] 医药企业联盟.最新,截至6月9日:各省基本药物配备使用管理规定[EB/OL].(2020-06-10)[2022-08-18].https://mp.weixin.qq.com/s/MKrDWpCFNodE1oK5HGC30g.

[94] 西藏自治区卫生健康委员会.西藏自治区深化医药卫生体制改革领导小组关于印发《西藏自治区2021年深化医药卫生体制改革重点工作任务》的通知[EB/OL].(2021-11-29)[2022-08-18].http://wjw.xizang.gov.cn/zwgk/zcjd/202111/t20211129_271990.html.

[95] 河北省人民政府.河北省卫生健康委员会等六部门关于印发《关于加强全省医疗机构药事管理促进合理用药的实施意见》的通知[EB/OL].(2020-05-22)[2022-08-18].http://info.hebei.gov.cn/hbszfxxgk/329975/329988/330156/6924063/index.html.

[96] 医政医管局.国家卫生健康委办公厅关于2020年度全国三级公立医院绩效考核国家监测分析情况的通报[EB/OL].(2022-07-04)[2022-08-29].http://www.nhc.gov.cn/yzygj/s3594q/202207/04928bbf79e64bc3a49b2248f1f97978.shtml.

[97] 国家药品监督管理局.国家药品不良反应监测年度报告(2021年)[EB/OL].(2022-03-30)[2022-08-17].https://www.nmpa.gov.cn/xxgk/yjjsh/ypblfytb/20220329161925106.html.

[98] 张青霞,王雅葳,李晓玲,等.全国临床安全用药监测网年度报告(2021)[J].药物不良反应杂志,2022,24(5):225-232.

［99］ 医政医管局.国家卫生健康委办公厅关于 2019 年度全国三级公立医院绩效考核国家监测分析有关情况的通报［EB/OL］.（2021-03-30）［2022-05-25］.http://www.nhc.gov.cn/yzygj/s3594q/202103/559684cae3e6485fb309976b081ac3f0.shtml.

［100］ 医政医管局.国家卫生健康委办公厅关于 2019 年度全国二级公立医院绩效考核国家监测分析有关情况的通报［EB/OL］.（2022-01-04）［2022-05-24］. http://www.nhc.gov.cn/yzygj/s3593g/202201/00cb616b2a2c47c8aeb752ea377fcd41.shtml.

［101］ 吴玉霞,徐伟,蔡功杰,等.基本药物可获得性影响因素研究——基于 25 省监测点数据的实证分析［J］.卫生经济研究,2018（12）:37-40.

［102］ 王婷.山东省医疗机构基本药物采购变化趋势分析［D］.济南:山东大学,2021.

［103］ 彭博,张小娟,姜骁桐,等.基层医疗卫生机构慢性阻塞性肺疾病基本药物与诊断设备可获得性调查研究［J］.中国全科医学,2022,25（7）:771-781.

［104］ 锁驰,杨露,韩程铖,等.昆明市基层医务人员对国家基本药物制度认知情况调查分析［J］.中国药物评价,2022,39（1）:96-100.

［105］ 刘皓,武志昂,杨舒杰.印度基本药物模式评价及借鉴［J］.中国药事,2013,27（6）:568-570.

［106］ 郭莹.国外部分发展中国家基本药物制度的经验借鉴［J］.中国药物警戒,2014,11（1）:12-14.

［107］ 余同笑.国家基本药物全额保障政策研究［D］.南京:南京中医药大学,2018.

［108］ 林洁.基于 S-CAD 方法的国家基本药物全额保障制度的政策要素研究［D］.北京:北京中医药大学,2021.

［109］ 孙静,蒋锋,赵琪,等.一个发展中国家实现高值救命药全民可及的成功经验及对我国的启示［J］.中国药房,2017,28（3）:289-294.

［110］ 裴婕,常峰,路云,等.老年人基本药物全额保障的经验及启示［J］.卫生经济研究,2017,（9）:44-47.

［111］ 李颖.南非基本药物制度介绍:定价,遴选与合理用药［J］.医院院长论坛,2012,9（1）:59-63.

［112］ Australian Government Department of Health and Aged Care:Therapeutic Goods Administration. Prescription medicines:registration of new generic medicines and biosimilar medicines,2022 ［EB/OL］.（2022-05-24）［2023-12-28］https://www.tga.gov.au/prescription-medicines-registration-new-generic-medicines-and-biosimilar-medicines.

［113］ 高龙,杨宏昕.澳大利亚仿制药政策对我国的启示［J］.中国新药杂志,2019,28（12）:1418-1422.

［114］ ORTIZ M,SIMONS L A,CALCINO G.Generic substitution of commonly used medications:Australia-wide experience,2007-2008 ［J］.Med J Aust,2010,192（7）:370-373.

［115］ KING M A,ROBERTS M S.The influence of the Pharmaceutical Benefits Scheme（PBS）on inappropriate prescribing in Australian nursing homes ［J］.Pharm World Sci,2007,29（1）:39-42.

［116］ 伍琳,陈永法.澳大利亚专利药价格谈判管理经验及其对我国的启示［J］.价格理论与实践,2017（3）:89-92.

［117］ 任昉,颜建周,邵蓉.澳大利亚高值药物医保准入机制简介及对我国罕用药医保准入的启示［J］.中国药房,2017,28（4）:462-465.

［118］ Parliament of Australia. The Government's administration of the Pharmaceutircal Benefits Scheme:Chapter 2 ［EB/OL］.（2022-05-24）［2023-12-28］. https://www.aph.gov.au/Parliamentary_Business/Committees/Senate/Finance_and_Public_Administration/Completed_inquiries/2010-13/pharmabenefitsscheme/report/c02.

［119］ DE BOER R.PBS reform - a missed opportunity? ［J］.Aust Health Rev,2009,33（2）:176-85.

［120］韩晗,秦侃,范鲁雁.国外基本药物制度的特点及对我国基药政策制定的启示[J].安徽医药,2014,18(3):582-584.

［121］唐圣春,常星,刘春生,等.建立基本药物制度的国际经验及完善我国基本药物制度的政策建议[J].中国药事,2011,25(12):1174-1178.

［122］金春林,王海银,何江江.基本药物免费实施的国际经验及启示[J].卫生经济研究,2014(10):79-82.

［123］夏军芳.老年人免费使用基本药物政策研究[D].济南:山东大学,2015.

第七章

短缺药品供应保障

药品短缺是世界性难题,不论是发达国家还是发展中国家都存在一定程度的药品短缺。对此,各国均通过建立短缺药品监测预警体系,及时发现药品短缺问题,并采取系统性措施加以应对。2016年,中共中央、国务院印发的《"健康中国2030"规划纲要》明确提出,"强化短缺药品供应保障和预警,完善药品储备制度和应急供应机制"。我国高度重视短缺药品供应保障工作,推进多项短缺药品保供稳价政策,并取得了积极成效。

2017年起,国家卫生健康委员会在强化短缺药品的监测预警、协同应对上狠下功夫,成立了短缺药品供应保障工作会商联动机制。2019年,国务院办公厅印发《国务院办公厅关于进一步做好短缺药品保供稳价工作的意见》,提出包括建立协同监测机制、做好短缺药品清单管理、实施短缺药品停产报告、落实直接挂网和自主备案采购政策、健全短缺药品常态储备机制、加强价格异常情况监测预警等8个方面的重要举措。

2019年,形成国家、省(自治区、直辖市)、市(自治州、区)、县(自治县、街道)四级短缺药品监测和应对体系;2020年,首次公布国家短缺药品清单和临床必需易短缺药品重点监测清单;推动实现药品供给链稳定畅通,完善包括短缺药品在内的医药产品储备制度,并持续加大违法违规行为执法力度。随后,国家卫生健康委员会于2021年初步建立部门间监测信息共享共用合作机制,提高了短缺药品监测预警、风险评估和应对处置能力。

本章分为四节,分别介绍:①短缺药品概念及其制度发展,短缺药品供应保障的国际经验;②短缺药品监测预警机制,我国短缺药品供应保障的分级联动应对机制;③短缺药品应急保障机制,包括短缺药品多层次供应体系等;④参考最新国际指南,提出短缺药品供应保障未来发展方向和对策建议。

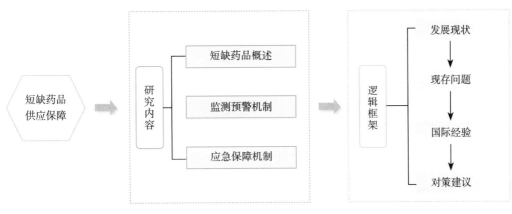

第七章　框架示意图

第一节 短缺药品概述

短缺药品通常是指临床必需、在一定时间内不能正常供应的药物品种,包括用量不确定、价格低廉、企业不常生产和在区域内经常性供应短缺的药物品种。国内外短缺药品的含义略有不同,但都着眼于保供稳价核心问题,构建了一系列行之有效的制度体系和应对机制。本节针对短缺药品概念及其制度发展、短缺药品供应保障的国际经验进行介绍。

一、短缺药品概念及其制度发展

(一)短缺药品的界定

短缺药品(drug shortage)的定义目前未有一致性界定,各国政府、不同组织在各自的相关工作中从不同的角度对短缺药品进行定义。其中,应用较为广泛的定义有美国卫生系统药师协会、美国 FDA、世界卫生组织、国际制药工程学会、国际制药联合会等,见表 7-1-1。

我国国家卫生健康委员会于 2020 年 4 月 24 日发布《国家短缺药品清单管理办法(试行)》,定义短缺药品是指经我国药品监督管理部门批准上市,临床必需且不可替代或者不可完全替代,在一定时间或一定区域内供应不足或不稳定的药品。

为加强药品短缺风险预警,国家对临床必需易短缺药品进行重点监测。临床必需易短缺药品是指经我国药品监督管理部门批准上市,临床必需且不可替代或者不可完全替代,供应来源少,存在供给短缺风险的药品,重点关注基本药物和急(抢)救、重大疾病、公共卫生及特殊人群等用药。

关于短缺药品的定义,美国和世界卫生组织强调临床需要以及患者需求两个方面,我国则更加强调临床必需性和不可替代性,其他相关国家或地区大都仅强调是否满足患者需求。

表 7-1-1 各国家或组织关于短缺药品的定义

国家或组织	术语及定义
美国	medicine shortage:FDA 认为临床必需药品的供应不能满足现在的或潜在的需求
加拿大	drug shortage:药品生产许可人不能满足药品需求的情况,可包括暂时或永久中断药物的生产和供应
澳大利亚	shortage of a medicine:药品的供应不能满足澳大利亚所有或潜在的需要使用该药品的患者对该药品的需求,且持续时间超过 6 个月
意大利	short supply:由于 MAH 无法保证定期供应以满足患者需求,导致在整个意大利市场上都找不到该药品
西班牙	supply problem:药品销售渠道中药品的可用数量低于国家或地方需求水平的情况
阿根廷	medicine lacking:已知的可能危及产品供应并导致产品在市场上暂时或永久断供的情况或事实
法国	drug shortage:法国法律将药物短缺定义为社区药房或医院药房无法在 72 小时内提供该药物。此外,法国将药物短缺分为两种不同情况,即库存问题或供应问题。与库存相关的短缺是指缺乏生产药品的可能性,而与供应相关的短缺是指分销链上的问题使药品无法供应,即使已经生产了足够的药品

续表

国家或组织	术语及定义
希腊	actual shortages：不能满足需求，整个卫生保健系统无法获得某种药物，无法从任何来源获得这种药物；temporary interruptions in supply：指在一定时间内，由于商业原因，药品无法在市场上获得
比利时	unavailability of medicines on the belgian market：负责销售药物的企业不能连续 4 天不间断地向社区药房、医院药房或批发商供应该药物
巴西	unplanned discontinuation of the manufacture or importation of medicines：指药品的质量、功效或安全性能受到影响并可能导致市场供应短缺的情况
哥伦比亚	medicines shortage：在国内批准销售的任何药品不能满足患者需求的情况
世界卫生组织	drug shortages：卫生系统认为临床必需的药品、疫苗等产品的供应不足以满足公共卫生和患者的需求
美国卫生系统药师协会	drug shortages：药物总供应量不足以满足消费者当前预期需求
国际制药工程学会	drug shortages：药物的总供应量不足以满足消费者当前的预期需求的情况
国际制药联合会	drug shortages：药品供应问题，它会影响患者护理，并需要使用替代药品

《国家短缺药品清单管理办法（试行）》明确提出，国家组织制定国家短缺药品清单和临床必需易短缺药品重点监测清单。为加强短缺药品供应保障，落实短缺药品清单管理制度，国家卫生健康委员会、国家发展和改革委员会等 12 部门于 2020 年 12 月 29 日联合印发了《关于印发国家短缺药品清单的通知》（以下简称《通知》）。

国家清单包括短缺药品清单（表 7-1-2）和临床必需易短缺药品重点监测清单（表 7-1-3）。研究制定国家清单以保障临床需求为导向，坚持科学审慎、分级应对、上下联动的原则，在遴选国家清单药品时重点考虑的因素有：①临床必需、不可替代或不可完全替代的品种；②侧重于重大疾病、急（抢）救、妇儿专科、公共卫生等领域用药，重点保障国家基本药物；③以医疗机构使用的注射剂型为主，适用的患病人群和疾病相对固定，不易滥用，同时根据汇总信息，综合考虑专家论证意见及目前实际用药需求和基层保障水平，兼顾了口服剂型；④生产企业数量少，临床需求量小且不确定的品种；⑤地方经直接挂网、自主备案和药品储备等措施应对后仍然供应不足或不稳定、存在供给短缺风险的药品。

表 7-1-2　国家短缺药品清单（2020 年 12 月）

序号	品种名称	剂型
1	甲氨蝶呤	注射剂
2	垂体后叶注射液	注射剂
3	苄星青霉素	注射剂
4	米托蒽醌	注射剂
5	新斯的明	注射剂
6	硫代硫酸钠	注射剂

表 7-1-3　国家临床必需易短缺药品重点监测清单（2020 年 12 月）

序号	品种名称	剂型	序号	品种名称	剂型
1	苄星青霉素	注射剂	30	鱼精蛋白	注射剂
2	氯法齐明	胶囊	31	尿激酶	注射剂
3	别嘌醇	片剂	32	氢化可的松	注射剂
4	新斯的明	注射剂	33	促皮质素	注射剂
5	溴吡斯的明	片剂	34	甲巯咪唑	片剂
6	苯巴比妥	注射剂	35	环磷酰胺	注射剂
7	甘露醇	注射剂	36	甲氨蝶呤	注射剂
8	尼可刹米	注射剂	37	巯嘌呤	片剂
9	洛贝林	注射剂	38	阿糖胞苷	注射剂
10	地西泮	注射剂	39	米托蒽醌	注射剂
11	硝酸甘油	片剂、注射剂	40	依托泊苷	注射剂
12	普罗帕酮	注射剂	41	平阳霉素	注射剂
13	胺碘酮	注射剂	42	丝裂霉素	注射剂
14	维拉帕米	注射剂	43	博来霉素	注射剂
15	地高辛	口服溶液剂	44	长春新碱	注射剂
16	去乙酰毛花苷	注射剂	45	维 A 酸	片剂
17	硝普钠	注射剂	46	葡萄糖酸钙	注射剂
18	硫酸镁	注射剂	47	硫代硫酸钠	注射剂
19	酚妥拉明	注射剂	48	氯解磷定	注射剂
20	肾上腺素	注射剂	49	亚甲蓝	注射剂
21	去甲肾上腺素	注射剂	50	纳洛酮	注射剂
22	异丙肾上腺素	注射剂	51	乙酰胺	注射剂
23	多巴胺	注射剂	52	青霉胺	片剂
24	多巴酚丁胺	注射剂	53	二巯丙磺钠	注射剂
25	阿托品	注射剂	54	抗蛇毒血清	注射剂
26	精氨酸	注射剂	55	缩宫素	注射剂
27	呋塞米	注射剂	56	垂体后叶注射液	注射剂
28	凝血酶	冻干粉	57	依沙吖啶	注射剂
29	维生素 K$_1$	注射剂			

国家制定清单以省级清单为基础，国家短缺药品清单共有 6 个品种，侧重应对解决生产供应端短缺问题，保障药品供应。国家临床必需易短缺药品重点监测清单共有 57 个品种，侧重在临床必需且不可替代或不可完全替代、存在供给短缺风险的药品，通过监测掌握药品供应和使用情况，及早预警，及时采取措施，防止短缺情况发生。考虑到《国务院办公厅关于进一步做好短缺药品保供稳价工作的意见》（国办发〔2019〕47 号）要求，对国家清单中的药品进行重点监测、动态跟踪，因此将 6 个短缺药品一并纳入重点监测范围。国家清单包括注射剂型 48 个、口服剂型 10 个（其中硝酸甘油包括注射和口服 2 种剂型），并根据短缺药品实际供应情况，实行动态调整，即将市场供应充足、能够形成有效竞争的药品适时调出清单。

(二)短缺药品供应保障制度发展

我国高度重视短缺药品供应保障工作,原中央全面深化改革领导小组会议及国务院常务会议也多次将短缺药品问题作为主要议题。《"健康中国 2030"规划纲要》将短缺药品供应保障纳入重点工作,提出要"强化短缺药品供应保障和预警,完善药品储备制度和应急供应机制"。2017 年 6 月,国家卫生和计划生育委员会等九部门发布了《关于改革完善短缺药品供应保障机制的实施意见》(国卫药政发〔2017〕37 号),这是首个关于完善短缺药品供应保障机制的指导文件。该文件提出,"要对短缺药品进行动态性的监测预警,采取分级应对措施,对短缺药品的信息收集、汇总、分析、应对等环节进行完善",通过短缺药品监测预警机制、定点生产、药品储备等措施,解决部分药品短缺问题。《国务院办公厅关于完善国家基本药物制度的意见》(国办发〔2018〕88 号)提出"对短缺药品进行预警,建立短缺药品的监测预警系统"。2018 年版《公立医疗卫生机构短缺药品管理指南》明确了药品短缺的相关风险因素,短缺药品管理组织的构架与人员组成、职责,介绍了短缺药品信息确认与分析评估的方法以及替代药品遴选的策略。《国务院办公厅关于进一步做好短缺药品保供稳价工作的意见》(国办发〔2019〕47 号)又进一步强调了对短缺药品供应保障及监测预警工作的重要性,提出要完善分级应对,实施分类处置,完善短缺药品采购工作。国家卫生健康委办公厅印发的《关于推动做好短缺药品信息直报工作的通知》(国卫办药政函〔2019〕552 号),明确要求加强信息报送和审核处置、加强内部协调、落实短缺药品信息直报工作责任。2019 年发布的《医疗机构短缺药品分类分级与替代使用技术指南》(国卫办药政函〔2019〕625 号),指导医疗机构对临床必需的短缺药品进行分类分级评估。

与此同时,国家运用中央预算内投资等方式,支持短缺药品供应保障能力提升。通过加大支持和引导力度、推进仿制药质量和疗效一致性评价、完善药品采购政策等措施,促进医药产业提质升级,优化提升药品生产供应能力和质量。目前,我国已经建立小品种药集中生产基地,完善了常态短缺药品储备制度,实施了国家组织药品集中采购政策,加强了市场价格监管和反垄断执法等,药品短缺得到很大缓解,大范围、长期性的药品短缺已经很少出现。不过,暂时性、局部性的药品短缺仍然存在。

为了解决"救命药"短缺的民生痛点,我国完善短缺药品保障制度不断推进。2021 年 9 月,国务院办公厅印发的《"十四五"全民医疗保障规划》提出,健全短缺药品监测预警和分级应对体系,加大对原料药垄断等违法行为的执法力度,进一步做好短缺药品保供稳价。2022 年 1 月,工信部、国家发展和改革委员会等九部门联合发布《"十四五"医药工业发展规划》,提出要增强易短缺药品供应保障能力,动态调整国家短缺药品清单和临床必需易短缺药品重点监测清单,加强易短缺药品生产及供应链监测预警,建立易短缺药品供需对接平台等。2022 年 8 月 9 日,四部门联合发布《工业和信息化部办公厅 国家卫生健康委员会办公厅 国家医疗保障局办公室 国家药品监督管理局综合司关于加强短缺药品和国家组织药品集中采购中选药品生产储备监测工作的通知》(工信厅联消费函〔2022〕186 号),对 980 家短缺药品的制剂生产企业、256 家短缺药品的原料药及 783 家国家组织集采中选品种的生产企业进行监测,同时重点监测 10 家重点短缺药品储备企业。这一监测措施有助于进一步强化政府监测预警的责任,以弥补短缺药品市场存在的信息不对称问题。通过多部门联合建立协调会商联动机制,从短缺药品生产、储备、集中采购等全链条发力,防范短缺药品停产、断供现象的发生。

二、短缺药品供应保障的国际经验

出现药品短缺的国家涉及发达国家和发展中国家,各个国家短缺药品的特征有所差异。短缺原因可以从供应链视角分为内生风险与外生风险,内生风险主要是各供应链主体的原因以及主体之间活动因素,外生风险包括政策风险和市场需求风险。在应对药品短缺机制方面,各个国家(地区)采用的方式有停产上报、医药储备以及制药业的本土化生产等。

(一)药品短缺现状

近年来,药品短缺问题一直困扰着世界各国。早在 2012 年,WHO 就明确表示药品短缺已经成为一个世界性难题,全球各地都存在不同程度的药品短缺现象。

在国外,药品短缺现象频繁。美国卫生系统药师协会(American Society of Health System Pharmacists, ASHP)和美国 FDA 统计显示,1996 年 1 月到 2002 年 6 月间,药品短缺种类共 224 种,2011 年新增的短缺药品达峰值 267 种;尽管美国政府投入大量资金和人力应对这一难题,2020 年该国新增的短缺药品数依旧高达 129 种。欧洲药品短缺已经成为一个普遍现象,2013 年的一项问卷调查统计到欧洲地区出现了 671 种短缺药品;欧洲医院药剂师协会(European Association of Hospital Pharmacists, EAHP)2018 年开展的一项涉及欧洲 19 个国家 1 666 名医院药师的调查发现,90% 的药师认为药品短缺对患者的治疗带来影响。其他国家和地区,如澳大利亚、非洲、巴西、以色列、巴基斯坦、斐济等均受到药品短缺的影响。

在我国,新医改后药品短缺问题加剧。2011 年,用于心脏病手术中拮抗肝素过量的必需药品鱼精蛋白出现严重短缺;2013 年,用于治疗甲状腺功能亢进症的常见药品甲巯咪唑在多个城市出现供应不足情况;2015 年初,解救有机磷农药中毒的氯解磷定、抢救休克用的去甲肾上腺素等药品频频告急;2017 年,贯穿儿童急性淋巴细胞白血病治疗过程的巯嘌呤出现全国性供货不足;2019 年,心血管疾病治疗不可缺少的硝酸甘油因原材料问题出现全国性短缺,引起社会广泛关注。我国国家药品供应保障综合管理信息平台 2018 年 1 月至 5 月短缺药品监测结果快报显示,全国短缺药品监测公立哨点医院汇报短缺药品达 1 947 种。

(二)药品短缺原因

药品生产流通交易渠道复杂,药品的生产、招标采购、流通、使用等环节均会受到相关监管部门或市场的影响。在药品复杂的供应链中,一旦某个环节出现问题,药品供应就可能失去保障,导致药品停产、断货,最终出现药品短缺现象。从供应链的视角来看,药品短缺的形成包括两大方面的原因:一是供应链各主体的不确定性以及主体间活动;二是外部环境的影响,包括市场需求不确定性、政策环境、自然环境、经济波动等方面(表 7-1-4)。

表 7-1-4 供应链视角的药品短缺原因

短缺风险类型		短缺原因
内生短缺风险	生产风险	原料药企业:兼并重组;变更生产;原料难以获得
		生产企业:原料药独家;生产质量问题;生产线搬迁
	经营风险	经营企业:采购减少而放弃供应;偏远地区配送意愿低
	使用风险	医疗机构:用量少效期短的药品,储存量少;出现短缺,备案采购程序烦琐
	信息风险	药品信息传递渠道不畅通;供应链各主体间缺乏合作,在一定程度上降低信息的透明度
	道德风险	原料药垄断;配送优势的经营企业形成买方垄断优势压低出厂价;恶意控货,哄抬药品价格
外生短缺风险	政策风险	药品采购制度约束药品价格调整弹性;招标采购量价分离,可能中标后不生产;招标采购价的调整滞后,招采价可能低于新的生产成本
		质量标准提高和环保治理:一致性评价和新版 GMP 认证;环保治理
	市场需求风险	需求量较少,价格缺乏优势,企业生产经营积极性低;灾害或疫情暴发造成药品需求量的非预期上涨

供应链各主体的不确定性以及主体间活动又可以细化为以下五个方面。①原料药企业：与成品药相比，原料药的生产企业数量少，市场集中度高，企业间的兼并重组以及单个企业变更生产的情况，都会对下游成品药的生产造成较大影响；此外，部分原料药本身的难以获得或制造工艺的复杂性也会影响原料药的供应量及其稳定性，例如，多次出现全国性短缺的鱼精蛋白和人血白蛋白。②生产企业：在生产环节造成短缺风险的最主要原因是生产质量问题。2013年，美国有三分之二的药品短缺事件是由于质量问题导致的。生产企业违反或未达到《药品生产质量管理规范》(GMP)要求被强制停产整改，以及已经销售的产品由于质量问题而被召回，是两种常见的药品短缺原因。2014年，6家知名的无菌制剂生产厂商因违反GMP受到美国FDA警告。③经营企业：当医疗机构的需求量小、金额低时，经营企业的配送意愿偏低，这也是我国偏远地区基层用药短缺的主要原因之一；此外，部分经营企业可能存在库存管理不当等方面的短缺风险。④医疗机构：医疗机构的采购库存管理不当也容易引起机构内部的药品短缺。⑤供应链各主体之间的活动：有学者认为供应链主体之间的信息沟通不畅，以及垄断和不正当竞争行为(道德风险)都会带来短缺问题。例如辽宁省2018年4月到6月期间，由于医疗机构在采购过程中与药品生产(经营)企业信息沟通不畅，造成盐酸多巴胺注射液等5个药品品种配送不及时而短缺。很多品种的原料药厂商数量少，有数据显示，在我国的原料药市场中，有50种原料药只有一家企业有生产资质，44种原料药只有两家企业可以生产，40种原料药只有三家企业可以生产，10%的原料药只能由个位数的企业生产。在这种情况下，原料药极容易出现垄断行为导致全国范围的药品短缺，如2016年水杨酸甲酯、艾司唑仑原料药垄断、2017年异烟肼原料药垄断，2018年马来酸氯苯那敏、冰醋酸原料药垄断，2020年葡萄糖酸钙原料药垄断；而对于一些独家或市场份额占比较大的生产企业也可能联合经营企业恶意控货，哄抬药价，如2014年4月至2015年9月，重庆某公司等3家生产企业连同关联经营公司签订垄断协议、哄抬别嘌醇片价格，致使该药品短缺。

外部环境的影响包括药物政策的影响以及市场需求等。①宏观政策影响：近几年来，我国的药品采购政策复杂多变，以省级集中招标采购为主，辅以直接挂网采购、谈判采购、定点生产和带量采购，直接影响到医疗机构的药品供应。集中招标采购多只考虑药品价格，甚至出现"唯低价是取"的异化现象，因此企业因中标价过低而弃标，或恶意降价中标后却不供应导致大量常用药、低价药短缺，如地塞米松磷酸钠注射液、蒙脱石散等；此外，部分省(自治区、直辖市)药品集中招标采购周期长(有的五年一次)，招标采购价调整滞后，也导致招标采购价低于生产成本而出现药品断供。从"4+7"开始的集中带量采购，也存在较大的供应保障风险。在执行过程中多数医疗机构不采购非中标药品，后期再采购其他非中标药品时，供应不足；且部分中标企业的生产能力仅能满足协议量，难以供应超量的部分。药品采购"两票制"政策推行过程中，偏远地区、用量小的医疗机构由于运输成本高、利润低，被大型经营企业舍弃，药品供应保障困难。仿制药一致性评价政策出台，企业基于长期利益考虑，优先选择市场占有率高、发展前景好、获利空间大的品种进行一致性评价，而放弃或延迟一些低价、市场容量小的品种的一致性评价工作，这在一定程度上也会造成部分药品短缺。近年来，国家加大了环保治理力度，在环保高压下，化学原料药企业可能面临着整改、停产、搬迁甚至关停的风险，导致部分原料药出现断供，影响了药品的正常生产。例如2019年全国性短缺的硝酸甘油片，就是由于环保治理力度加强，多家供货企业大幅减产甚至停产所致。②市场需求：对于一些孤儿药以及临床急(抢)救药，其市场需求量小，生产企业难以开展规模化生产，经营企业单位配送成本高(配送量少)，导致市场经常性短缺；一些灾害或疫情的突然暴发会造成药品需求量的非预期上涨，生产企业难以及时调整排产计划以满足需求；此外，尽管季节性需求可预测，但也是导致药品短缺的重要风险因素，例如在秋冬季节布地奈德的短缺。

(三)药品短缺影响

药品短缺带来的影响主要有以下两个方面。

1. 对患者的影响 药品短缺改变了医疗机构的诊疗行为,可能造成患者治疗的延误。所带来的患者损害后果主要表现为不良事件与用药失误。此外,药品短缺可能增加患者的医疗费用。

2. 对医疗机构的影响 一方面,患者在医院无法购买到廉价药品,可能引起患者对医院不信任,影响医院的声誉;另一方面,医疗机构需要投入更多的时间和人力处理药品短缺问题,如:寻找其他经销商、商讨替代治疗方案等。

(四)各国应对机制

1. 停产报告 美国、加拿大、欧盟、英国四个国家(地区)在停产报告方面积累了较为成熟的制度经验,均对报告产品、报告责任方、报告内容、报告时限与程序和法律责任予以明确。各个国家(地区)在报告产品方面略有不同,相较于欧盟和英国,美国与加拿大给出了具体需要报告的产品类别,加拿大甚至提供了药品清单,对于 MAH 和生产企业是否需要上报来说,更具针对性与指导意义。针对报告责任方,美国、加拿大和欧盟多由 MAH 和生产企业上报,而英国采用了"药品短缺联络人"制度,要求药品生产企业委派 1 名专业人员作为药品短缺联络人,来评估生产企业的药品短缺可能产生的影响,并决定是否向英国卫生部(Department of Health, DH)上报,此做法提高了上报效率与上报信息质量。在报告内容方面,4个国家(地区)都从产品信息、停产信息、上报责任方信息三个维度进行信息收集;针对报告时限,美国、加拿大、英国都要求必须在计划停产前 6 个月上报,欧盟是提前 2 个月上报,非计划停产时尽可能快地上报情况;以上 4 个国家(地区)均通过邮件或者网站等途径进行报告;上报强制性方面,其中加拿大和英国明确规定上报具有强制性,而美国和欧盟虽未要求强制性上报,但是也明确了此为报告责任方必须履行的义务。

2. 医药储备 目前医药储备制度方面较为完备的有三个国家,分别是芬兰、法国和美国。

芬兰实行强制储备制度,由芬兰药品管理局和国家紧急供应局负责。芬兰药品管理局每年更新强制性储备用品清单,芬兰的药品制造公司和进口商、医疗卫生单位、国家健康和福利研究所都必须视销售情况强制储备。药品制造公司和进口商以及医疗卫生单位的储备数量都以一定时期内国内销售数量计算。

美国政府并未建立专门的救灾医药储备库,应急药品基本储存在供货商库房和注册医院,与国内主要供货商签订紧急供药协议,保证 72 小时内及时供应所需药品。其药品储备的形式为速达包,在全国 12个地区储备,每件约 50 吨,其中包括大量瓶装抗生素、化学解毒剂、疫苗、抗毒素、静脉注射制剂等。

法国实施短缺管理计划,制药公司必须制订和实施短缺管理计划,并向法国国家医药和健康产品安全机构申报它们制订的短缺管理计划的药品清单,计划不会公开。同时,制药公司成立永久性紧急呼叫中心,社区和医院药师以及批发商都可以使用该中心。

其中芬兰对不同主体的药品储备数量进行了明确的规定,法国虽未公开储备计划,但是对责任主体都进行了明确的职责划分,芬兰和法国明确医药储备是责任主体所必须承担的法定义务,而美国则是与国内主要供货商签订紧急供药协议,保证 72 小时内及时供应,非常具有借鉴意义。

3. 本土化生产 美国前总统特朗普于 2020 年 8 月 6 日签署总统行政令《保障必需药物、应急医疗用品和关键物料在美生产》,指示联邦政府仅能从美国工厂购买必需药品和其他医疗应急医疗用品,而非之前从提供此类产品的海外公司购买。同时要求联邦各机构在"允许的最大范围内"采购"在美国生产的"产品。随之,FDA 于 2020 年 10 月 30 日发布《必需药物、应急医疗用品和关键物料清单》,其中涵盖 223种必需药物和应急药物(生物制品)、96 种应急医疗器械及其所需关键物料。

事实上,2020 年美国政府的一系列行动都在试图解决药品供应链对国外企业的过度依赖。2020 年 5 月,美国联邦政府已与弗吉尼亚州某家新公司签署了一份总额 3.54 亿美元、为期 4 年的合同,生产治疗新型冠状病毒感染(corona virus disease 2019,COVID-19)所需的仿制药和原料药,这是美国政府推动制药业回迁本土的举措之一。2020 年 7 月 29 日,美国政府宣布了对柯达在美国境内生产原料药和中间体的 7.65 亿美元的政府贷款资助,该合同是首个针对原料药(active pharmaceutical ingredient,API)生产的政府贷款合同,帮助加快仿制药在美国国内的生产,并减小美国对国外资源的依赖。2020 年 7 月,美国政府储备库已经开始招标采购关键原料药,以应对未来大流行或国家紧急情况。

欧洲议会于 2020 年 9 月 18 日通过了关于《如何解决药品短缺问题》的决议。欧洲议会表示,新型冠状病毒感染疫情暴露了欧盟过度依赖第三方提供药品的风险,并建议通过向制药公司提供激励措施来鼓励其将部分生产回迁欧洲,来解决药品短缺问题。同时建立更灵活的包装法规,使得药品包装可以在欧盟成员国之间更自由地流通,并呼吁建立欧洲“战略意义药品”应急储备,同时扩大在欧盟级别的药品联合采购。

印度针对制药业回迁本国也采取了一些举措。首先,印度商务部对外贸易总局于 2020 年 3 月 25 日发布通知,禁止出口任何羟氯喹药物和制剂,除必须履行现有合同的公司以及出于人道主义理由必须由外交事务部逐案批准的公司。其次,为确保长期药物安全,刺激国内原料药的制造,印度联邦内阁最近批准了一项 13.2 亿美元的刺激计划,一是激励对 53 种关键原料药以及与之相关的关键起始物料和中间体的生产,二是出资在国内设立三个原料药园区,为本国生产商提供运营上的便利和成本收益。

第二节　短缺药品监测预警机制

破解药品短缺问题,核心是强化监测预警体系建设,加大药品价格监测和监管力度;完善国家和省级层面的分级应对和会商联动,构建高效运行的短缺药品供应保障会商联动机制。本节对上述机制进行重点介绍,凸显解决药品短缺问题的关键在于“突出重点、标本兼治和综合治理”,切实保障群众的基本用药需求。

一、短缺药品监测体系

(一)构建短缺药品监测体系

《关于改革完善短缺药品供应保障机制的实施意见》明确提出,到 2017 年底,建立短缺药品信息收集和汇总分析机制,完善短缺药品监测预警和清单管理制度,初步建成基于大数据应用的国家药品供应保障综合管理平台和短缺药品监测预警信息系统,健全部门会商联动机制,初步建立国家、省(自治区、直辖市)、市(自治州、区)、县(自治县、街道)四级监测预警机制和国家、省两级应对机制。到 2020 年,实现药品供应保障综合管理和短缺监测预警信息资源的共享共用,建立成熟稳定的短缺药品实时监测预警和分级应对体系,构建短缺药品信息收集、汇总分析、部门协调、分级应对、行业引导“五位一体”工作格局,形成具有中国特色的短缺药品供应保障制度。建设基于大数据应用的短缺药品监测预警信息系统,强化对短缺药品研发、生产、流通和使用情况的综合评估,增强信息监测、分析和处理的时效性,逐步推进短缺药品信息全流程动态感知、预警监测和政策评估、应对防范等智能化应用。

（二）加强协同监测

《国务院办公厅关于进一步做好短缺药品保供稳价工作的意见》（国办发〔2019〕47号）进一步提出，提高监测应对的灵敏度和及时性，重点强化信息采集和监测平台。搭建国家短缺药品多源信息采集平台，国家短缺药品供应保障工作会商联动机制（以下简称"国家会商联动机制"）牵头单位会同工业和信息化、医疗保障、药品监督管理等各相关部门建立协同监测机制，实现原料药和制剂在注册、生产、采购、价格等方面的信息联通共享，细化可操作的监测和预警标准，实时动态监测预警并定期形成监测报告，加强协同应对。

（三）做好短缺药品清单管理

综合分析我国疾病谱变化、重点人群临床用药需求、突发事件应急保障需求、药品及其原料药生产审批等情况，合理界定临床必需药品短缺标准，国家实行短缺药品清单管理制度，具体办法由国家卫生健康委会同国家药品监督管理局等部门制定。国家和省级会商联动机制牵头单位分别会同各成员单位制定国家和省级临床必需易短缺药品重点监测清单和短缺药品清单并动态调整。根据短缺原因、短缺程度、影响范围等情况，及时启动国家或省级应对机制，定期公布相关信息。集成多源监测大数据信息，分步实现各部门短缺药品清单相关信息联动，畅通政府、医疗卫生机构、企业、社会组织等相关数据共建、共享、共用通道。组织开展清单内药品临床综合评价，不断优化清单，实现短缺药品清单动态管理。

二、短缺药品供应保障分级联动应对机制

（一）构建短缺药品供应保障工作会商联动机制

1. 构建国家层面的短缺药品供应保障工作会商联动机制　由原国家卫生和计划生育委员会、国家发展和改革委员会、工业和信息化部、财政部、人力资源和社会保障部、商务部、国务院国有资产监督管理委员会、原国家工商行政管理总局、原国家食品药品监管总局等组成国家短缺药品供应保障工作会商联动机制，突出跨领域、多部门的政策统筹、协作配合、有效联动，明确工作规则和任务分工。

国家层面重点围绕国家级短缺药品清单内品种，组织开展短缺药品及其原料药生产供应保障能力评估，研究完善短缺药品供应保障重大政策和制度，协调解决跨省短缺问题；充分依托和整合现有资源，加快药品临床综合评价体系建设，推进药品采购统一编码的规范应用，统筹好短缺药品监测预警信息系统以及国家、省两级短缺药品多源信息采集和供应业务协同应用平台的建设。

2. 省级层面的短缺药品供应保障工作会商联动机制　省级卫生健康部门协调相关部门建立相应会商联动机制，综合评估辖区内药品短缺信息和应对建议，统筹解决局部性短缺问题。重点强化省（自治区、直辖市）、市（自治州、区）、县（自治县、街道）三级监测，及时分析、处理、上报短缺信息，增强综合应对能力。

（二）完善分级应对

省级会商联动机制牵头单位要在规定时限内组织核实监测发现的短缺或不合理涨价线索并根据情况协调应对。省级不能协调解决的，要在规定时限内向国家会商联动机制牵头单位报告。国家会商联动机制牵头单位收到报告或监测发现线索后，要在规定时限内组织核实并根据情况协调应对。国家会商联动机制牵头单位要及时细化完善国家和省级组织核实和应对工作的职责范围、时限、工作流程

等要求。

【案例7-2-1 分级应对"药品短缺"现象】

2019年，某基层医疗机构上报短缺药品5个品规，分别是阿苯达唑片、氯解磷定注射液、过氧化氢溶液、甲紫溶液、盐酸消旋山莨菪碱注射液，短缺理由是医药公司无货和医药公司不配货，经县卫生健康委员会审核后，确认为是短缺药品，遂上报。

市卫生健康委员会接收上报信息后，核查药品是否短缺，核查后发现上报的短缺药品在药品采购平台上有同品规不同配送企业的其他产品，不符合临床不可替代性，认定非短缺药品，要求县卫生健康委员会重新核查，并上报核查结果。

经县卫生健康委员会认真核查后，确定是医疗机构对上报短缺药品相关文件理解有误，认为配送关系内采购不到的药品就属于短缺药品。并要求医疗机构和其他有药品的配送企业建立配送关系，保证临床用药。

（三）实施分类处置

对于部分替代性差、企业生产动力不足、市场供应不稳定的短缺药品，采取加强小品种药（短缺药）集中生产基地建设、完善和落实集中采购政策、强化储备等方式保障供应，分别由工业和信息化部、国家医疗保障局等负责。对确定无企业生产或短时期内无法恢复生产的短缺药品，由国家会商联动机制牵头单位及时会商相关部门和地方，采取促进企业恢复生产、加快药品注册审批、组织临时进口采购等方式保障供应，分别由国家卫生健康委员会、工业和信息化部、生态环境部、海关总署、国家药品监督管理局等负责。对因超标排放等环保因素需要停产整治的短缺药品原料药或制剂生产线，依法给予合理的生产过渡期，由生态环境部负责。

第三节 短缺药品应急保障机制

本节对强化短缺药品应急保障机制的重点环节和关键举措进行详细介绍，包括短缺药品停产报告制度、医疗机构基本药物配备使用和用药管理规范、完善短缺药品采购工作的机制、药品价格监管和执法、打击原料药垄断、完善短缺药品多层次供应体系的多项制度，从而对短缺药品应急保障有更加全面系统的认识。

一、短缺药品停产报告制度

（一）短缺药品停产报告制度设计

1. 短缺药品停产报告的职责划分　省级会商联动机制牵头单位对省级短缺药品清单中的药品进行评估，认为需要进行停产报告的，按规定及时报告国家会商联动机制牵头单位。国家会商联动机制牵头单位会同相关部门综合论证省级上报的药品和国家短缺药品清单中的药品，对确需进行停产报告的短缺药品，应向社会发布公告并动态调整。

《药品管理法》第九十五条第二款规定,MAH 停止生产短缺药品的,应按照规定向国务院或省级人民政府药品监督管理部门报告。药品监督管理部门接到报告后按规定及时通报同级会商联动机制牵头单位。

医疗保障部门应根据既往平台采购信息,及时向同级会商联动机制牵头单位报告停产对市场供给形势的影响。卫生健康部门应根据医疗机构既往临床使用信息,及时研判停产药品短缺风险。

2. 短缺药品停产报告的时限要求 《药品生产监督管理办法》第四十六条规定,列入国家实施停产报告的短缺药品清单的药品,MAH 停止生产的,应当在计划停产实施 6 个月前向所在地省(自治区、直辖市)药品监督管理部门报告;发生非预期停产的,在 3 日内报告所在地省(自治区、直辖市)药品监督管理部门。必要时,向国家药品监督管理局报告。药品监督管理部门接到报告后,应当及时通报同级短缺药品供应保障工作会商联动机制牵头单位。

(二)短缺药品生产供应及停产报告信息采集

为了及时掌握短缺药品生产供应情况,国家药品监督管理局在药品信息采集平台中开发建设了短缺药品生产供应及停产报告信息采集模块。采集范围包括列入《国家短缺药品清单》和《国家临床必需易短缺药品重点监测清单》的品种。该模块分成企业端和监管端。企业端提供信息填报、修改、删除及提交功能,面向 MAH 采集短缺药品的生产供应及停产报告相关信息、易短缺药品的生产供应相关信息。其中,生产供应信息包括品种名称、产量、库存、采购单位名称、采购单位类别、供应省(自治区、直辖市)、本季度销量等;停产报告信息包括品种名称、停产时间、停产原因、当前库存总量、预计复产时间等。监管端提供查询统计功能,省级药品监管部门可以依权限查询相关药品生产供应及短缺药品停产报告信息。

二、医疗机构基本药物配备使用和用药规范管理

基本药物定义为最重要的、基本的、不可缺少的、满足人民所必需的药品。每个国家都应制定基本药物清单,据 WHO 称,约有 120 个国家具有基本药物清单。尽管基本药物清单不能解决短缺问题,但有助于管理药品短缺,如突发紧急公共卫生事件时,基本药物应作为重点保障并常规储备的对象。

(一)促进基本药物优先配备使用和合理用药

通过加强用药监管和考核、指导督促医疗机构优化用药目录和药品处方集等措施,促进基本药物优先配备使用,提升基本药物使用占比,并及时调整国家基本药物目录,逐步实现政府办基层医疗卫生机构、二级公立医院、三级公立医院基本药物配备品种数量占比原则上分别不低于 90%、80%、60%,推动各级医疗机构形成以基本药物为主导的"1+X"("1"为国家基本药物目录、"X"为非基本药物,由各地根据实际确定)用药模式,优化和规范用药结构。加强医疗机构用药目录遴选、采购、使用等全流程管理,推动落实"能口服不肌内注射、能肌内注射不输液"等要求,促进科学合理用药。

(二)优化医疗机构短缺药品管理和使用

健全国家、省(自治区、直辖市)、市(自治州、区)、县(自治县、街道)四级短缺药品监测网络和信息直报制度,指导推动公立医疗机构制定完善短缺药品管理规定,细化明确医疗机构短缺药品分析评估、信息上报等要求。指导推动医疗机构合理设置急(抢)救药等特定药品库存警戒线。动态更新临床短缺药品替代使用指南,支持相关行业组织对临床可替代短缺药品推荐替代品种并动态更新,指导医疗机构规范

开展药品替代使用。支持鼓励县域中心医院加大所需易短缺药品的储备力度。鼓励有条件的地方探索采取有效方式,向社会公开相关医疗机构和社会药店在售药品品种,畅通群众购药渠道。

三、完善短缺药品采购工作

(一)落实直接挂网采购政策

对于国家和省级短缺药品清单中的品种,允许企业在省级药品集中采购平台上自主报价、直接挂网,医疗机构自主采购。监督指导地方既要完善价格监测和管理,也要避免不合理行政干预。省级医疗保障部门要加强对直接挂网价格的监管,及时收集分析直接挂网实际采购价格相关信息,定期在省级药品集中采购平台公布。

(二)允许医疗机构自主备案采购

对于临床必需易短缺药品重点监测清单和短缺药品清单中的药品,省级药品集中采购平台上无企业挂网或没有列入本省(自治区、直辖市)集中采购目录的,医疗机构可提出采购需求,线下搜寻药品生产企业,并与药品供应企业直接议价,按照公平原则协商确定采购价格,在省级药品集中采购平台自主备案,做到公开透明。医疗保障、卫生健康部门要按职责分别加强对备案采购药品的采购和使用监管。直接挂网采购和自主备案采购的药品属于医保目录范围的,医疗保障部门要及时按规定进行支付。

(三)严格药品采购履约管理

省级医疗保障部门依托省级药品集中采购平台,定期监测药品配送率、采购数量、货款结算等情况,严格药品购销合同管理,对企业未按约定配送、供应等行为,及时按合同规定进行惩戒。加大监督和通报力度,推动医疗机构按合同及时结算药品货款、医保基金及时支付药品费用。

短缺药品配送不得限制配送企业,不受“两票制”限制。不具备配送经济性的地区,在没有药品配送企业参与竞争的情况下,鼓励探索由邮政企业开展配送工作。

四、加大药品价格监管和执法力度

(一)加强药品价格异常情况监测预警

省级医疗保障部门依托省级药品集中采购平台,定期监测药品采购价格变化情况,对价格出现异常波动的,及时了解情况并提示预警,同时报告省级会商联动机制牵头单位。国家医疗保障局整理并及时向有关部门和地方提示预警重点监测品种信息,预警药品价格异常波动情况,向市场监管等部门提供价格调查线索和基础数据,同时报告国家会商联动机制牵头单位。

(二)强化药品价格常态化监管

对于存在价格上涨幅度或频次异常、区域间价格差异较大、配送情况严重不良或连续多次预警等情况的药品,综合运用监测预警、成本调查、函询约谈、信息披露、暂停挂网等措施,坚决予以约束。完善药品价格成本调查工作机制,国家和省级医疗保障部门可根据工作需要实施或委托实施成本调查。依托药品集中招标采购工作,建立价格和招标采购信用评价制度,对药品供应主体的价格和供应行为开展信用评价,并实施相应的激励惩戒措施。

(三)加大对原料药垄断等违法行为的执法力度

1. 打击原料药垄断的部门协同联动工作机制　建立市场监管、公安、税务、药品监督管理等部门协同联动工作机制,开展多部门联合整治,整治结果及时向社会公布。以最严的标准依法查处原料药和制剂领域垄断、价格违法等行为,坚持从重从快查处;构成犯罪的依法追究刑事责任,坚决处置相关责任人,形成有效震慑。

2. 短缺药品和原料药经营者价格行为指南　为切实加强短缺药品和原料药市场价格监管,有效规范短缺药品和原料药经营者价格行为,引导相关经营者依法合规开展经营,遏制违法涨价、恶意控销等行为,维护短缺药品和原料药领域的公平竞争与价格秩序,保护消费者利益。2017 年国家发展和改革委员会出台了《短缺药品和原料药经营者价格行为指南》,该指南明晰了短缺药品和原料药领域的相关概念,列举了关于相关市场界定、市场支配地位认定的考量因素;明确了短缺药品和原料药领域各类价格垄断行为的表现形式、违法性认定以及价格垄断协议的豁免条件等。

短缺药品和原料药经营者违反《价格法》所禁止的行为包括:①捏造、散布涨价信息,推动短缺药品和原料药价格过快、过高上涨,扰乱市场价格秩序;②除生产自用外,超出正常存储数量或者存储周期,大量囤积市场供应紧张、价格发生异常波动的短缺药品和原料药,推动短缺药品和原料药价格过快、过高上涨,经价格主管部门告诫仍继续囤积;③利用其他手段哄抬价格,推动短缺药品和原料药价格过快、过高上涨;④相互串通,操纵短缺药品和原料药市场价格,损害其他经营者或者消费者合法权益;⑤利用虚假的或者使人误解的价格手段,诱骗消费者或者其他经营者与其进行交易;⑥不执行政府指导价、政府定价;⑦不执行法定的价格干预措施、紧急措施;⑧违反明码标价规定。

3. 原料药领域反垄断指南　为了预防和制止原料药领域垄断行为,进一步明确市场竞争规则,维护原料药领域市场竞争秩序,保护消费者利益和社会公共利益,根据《中华人民共和国反垄断法》,国务院反垄断委员会于 2021 年 11 月 15 日印发了《关于原料药领域的反垄断指南》。该指南列举了原料药经营者构成横向垄断协议、纵向垄断协议的行为,以及协同行为的认定,对豁免和宽大制度作了说明,并对规范行业协会行为进行了规定。明确了原料药领域常见的滥用市场支配地位行为包括:以不公平的高价销售原料药、拒绝与交易相对人交易、限定交易相对人只能与其交易、搭售商品或者在交易时附加不合理交易条件、对条件相同的交易相对人实行差别待遇等。

4. 近年来原料药领域反垄断典型案例　经检索国家市场监督管理总局网站,2019—2021 年原料药领域反垄断典型案例如表 7-3-1 所示,罚没款最高达 3.255 亿元。

表 7-3-1　2019—2021 年查处的原料药垄断典型案例

序号	结案时间	原料药名称	所涉药物及用途	违法行为	罚款
1	2019 年 2 月	冰醋酸原料药	冰醋酸(无水乙酸)作为一种原料药,主要用于生产血液透析浓缩液,治疗晚期肾脏衰竭、尿毒症等疾病。根据我国药品管理有关规定,冰醋酸是生产血液透析浓缩液的必备原料之一,不具有可替代性	横向垄断协议(固定或变更商品价格)	1 283.38 万元

续表

序号	结案时间	原料药名称	所涉药物及用途	违法行为	罚款
2	2019年2月	马来酸氯苯那敏原料药	马来酸氯苯那敏是一种抗组胺类药物,主要用于治疗鼻炎、皮肤黏膜过敏及缓解流泪、打喷嚏、流涕等感冒症状,既可单独制成马来酸氯苯那敏制剂(片剂和注射剂),也可作为原料药用于生产多种感冒药等常用药物	滥用市场支配地位,没有正当理由拒绝与交易相对人进行交易,没有正当理由搭售商品	1 243.14万元
3	2020年4月	注射用葡萄糖酸钙原料药	注射用葡萄糖酸钙原料药为葡萄糖酸钙原料药的一种,用途包括促进骨骼和牙齿的钙化,维持神经和肌肉的正常兴奋性,降低毛细血管渗透性,可用于缺钙症及过敏性疾病患者	滥用在中国注射用葡萄糖酸钙原料药销售市场上的支配地位,实施了以不公平的高价销售商品、附加不合理交易条件的行为	3.255亿元
4	2020年11月	盐酸溴己新原料药	作用于支气管腺体,能使黏液分泌细胞的溶酶体释出,用于慢性支气管炎、哮喘等引起的黏痰不易咳出的患者	附加不合理交易条件	247.4万元
5	2021年1月	巴曲霉浓缩液原料药	用于生产巴曲霉注射液,治疗急性脑梗死、改善各种闭塞性血管病(如血栓闭塞性脉管炎、深部静脉炎、肺栓塞等)引起的缺血性症状、改善末梢及微循环障碍	没有正当理由,拒绝交易	1.007亿元
6	2021年4月	醋酸氟轻松原料药	主要用于生产醋酸氟轻松乳膏,是一种肾上腺皮质激素类药物,具有较强的抗炎和抗过敏作用,可用于治疗过敏性皮炎、异位性皮炎、接触性皮炎、湿疹等	横向垄断协议(固定或变更商品价格,分割销售市场或者原材料采购市场)	5 077.81万元
7	2021年6月	樟脑原料药	樟脑是一类攻毒杀虫止痒药,具有除湿杀虫、温散止痛等功效,用途广泛	横向垄断协议(固定或变更商品价格)	1 688.42万元
8	2021年9月	苯酚原料药	主要用作医用消毒剂、水杨酸苯酚贴膏、樟脑苯酚溶液、复方间苯二酚苯酚搽剂等	滥用市场支配地位,以不公平高价销售	1 104.8万元
9	2021年11月	氯解磷定原料药	用于制作氯解磷定注射液,适应证为对急性有机磷杀虫剂抑制的胆碱酯酶活力有不同程度的复活作用,用于解救多种有机磷酸酯类杀虫剂的中毒	以不公平的高价销售,附加不合理交易条件	658.37万元

(四)分类妥善处理一些药品价格过快上涨问题

对涨价不合理且违法的,依法依规实施处罚;对涨价不合理但尚不构成违法的,约谈敦促企业主动纠正,必要时采取公开曝光、中止挂网、失信惩戒等措施。《国务院办公厅关于进一步做好短缺药品保供稳价工作的意见》提出,力争2019年12月底前,敦促一批企业主动纠正失当价格行为,暂停一批非正常涨价药品的挂网采购资格,惩戒一批涉嫌价格违法、欺诈骗保或严重失信的企业,曝光一批非正常涨价和垄断典型案例,使药价过快上涨势头得到遏制。

【案例 7-3-1 挂网药品由于价格不合规被撤网】

2023 年 3 月 21 日,河北省医用药品器械集中采购中心公布《关于已挂网过评药品撤网的通知》,由于不符合差比价规则或超同组 1.8 倍,22 个药品拟撤网,涉及注射用阿昔洛韦、盐酸倍他司汀片、来那度胺胶囊等 13 个品种,以及 16 家企业。其中,阿莫西林克拉维酸钾片为企业主动放弃,其余均为价格过高拟撤网,包括 4 个规格盐酸倍他司汀片,因价格超原研药拟撤网。除河北省外,3 月以来,内蒙古、新疆等多地对挂网药品异常价格展开排查。内蒙古对于部分药品未按规定进行价格联动,且未按要求递交说明材料的企业,还将对其失信等级评定进行降级处理。2023 年,挂网药品的价格监测将常态化,且对药价的监测也不会止步于院内,针对药品零售端的价格监测也将逐步扩围。

五、完善短缺药品多层次供应体系

(一)建立健全短缺药品常态储备机制

1. 短缺药品常态储备制度设计　《药品管理法》第九十二条明确规定,国家实行药品储备制度,建立中央和地方两级药品储备。发生重大灾情、疫情或者其他突发事件时,依照《中华人民共和国突发事件应对法》的规定,可以紧急调用药品。第九十三条规定,国家实行基本药物制度,遴选适当数量的基本药物品种,加强组织生产和储备,提高基本药物的供给能力,满足疾病防治基本用药需求。

优化中央和地方医药储备结构,加大短缺药品储备力度。充分发挥省级医药储备功能,筛选一批临床必需、用量不确定且容易发生短缺的药品纳入储备。明确储备短缺药品调用程序,方便医疗机构采购和使用。省级医药储备管理部门应当将短缺药品储备品种通报省级会商联动机制牵头单位。发生相关药品短缺时,根据省级会商联动机制牵头单位意见,按程序进行有偿调用。鼓励引导大型医药流通企业积极履行社会责任,发挥"蓄水池"功能。鼓励大型医药流通企业对临床常用的急(抢)救药等易短缺药品设定合理库存警戒线。

【案例 7-3-2 药品储备和短缺药品供应相结合的地方实践】

按照 2017 年印发的《关于改革完善短缺药品供应保障机制的实施意见》,截至 2019 年 8 月,江苏等地探索建立短缺药品常态储备机制,江苏财政将 2 000 万元专项经费作为短缺药品存储周转金,卫生健康部门牵头制定短缺药品清单,对 19 种容易短缺的药品实行定点储备采购供应。承储信息在省级平台公布,医疗机构实时网上采购。通过这种方法,把储备制度和短缺药、急(抢)救药的临时需求对接起来,打通了药品储备制度和短缺药之间的关系,这是江苏省一个很好的实践。广东财政每年给予 3 000 万元储备规模以贴息 10% 补偿承储企业,对 162 个易短缺药品实现常规储备。陕西通过招标选择 11 家药品批发企业,作为短缺药品或者急(抢)救药品储备基地,承储企业根据省级短缺药品清单确定储备品种和储备数量,承储信息在省级采购平台公布,供医疗机构网上采购。以上实例中,各级地方政府在中央储备和地方储备方面探索打通药品储备和短缺药品供应保障之间的关系,起到了很好的作用。

2. 加强短缺药品和国家组织药品集中采购中选药品生产储备监测　2022 年 8 月 9 日,四部门联合发布《工业和信息化部办公厅 国家卫生健康委员会办公厅 国家医疗保障局办公室 国家药品监督管理局综合司关于加强短缺药品和国家组织药品集中采购中选药品生产储备监测工作的通知》。工作安排如下。

（1）监测品种：国家卫生健康委公布的国家短缺药品清单品种、国家临床必需易短缺药品重点监测清单品种，国家医疗保障局公布的国家组织药品集中采购中选药品。监测品种目录实施动态调整。

（2）监测企业：短缺药品生产企业、国家组织药品集中采购中选企业、重点短缺药品储备企业。监测企业目录实施动态调整。

（3）监测工作模式：地方工业和信息化主管部门会同卫生健康、医疗保障、药品监管主管部门督促指导本区域内监测企业通过线上方式填报生产储备信息，协调组织生产供应。工业和信息化部会同相关部门对生产储备信息进行分析、适时开展检查评估并公布相关情况，协调解决重大问题。

（4）信息报送时间和方式：每月10日前，短缺药品生产企业和集采中选药品生产企业，通过"短缺药品生产供应监测预警平台"（网址 www.dqyjc.org.cn），分别填报医药工业企业短缺药品生产供应监测报表和国家集中采购药品生产供应监测报表；重点短缺药品储备企业通过"国家医药储备管理信息系统"，填报短缺药品库存数量统计表。

（二）开展小品种药（短缺药）集中生产基地建设

小品种药（短缺药）是指临床必需、用量小、市场供应不稳定、易出现临床短缺的药品。结合药品供应保障需求和全国布局，工业和信息化部在全国推进小品种药（短缺药）集中生产基地建设。2018年1月，工业和信息化部进一步会同有关部门印发《工业和信息化部 卫生计生委 发展改革委 食品药品监管总局关于组织开展小品种药（短缺药）集中生产基地建设的通知》，针对小品种药市场用量小、企业生产动力不足的实际情况作出部署。

1. 建设思路和目标　坚持市场主导、政府引导、创新机制、分类实施的原则，充分调动企业的积极性与主动性，整合利用现有产业资源，发挥集中生产规模效应，保障小品种药持续稳定供应。

结合药品供应保障需求和集中生产基地的全国布局，选择认定5家左右企业（集团，下同）建设小品种药集中生产基地。通过协调解决小品种药文号转移、委托生产、集中采购、供需对接等问题，支持企业集中产业链上下游优质资源，推动落实集中生产基地建设目标任务，到2020年，实现100种小品种药的集中生产和稳定供应。

2. 集中生产基地的选择认定

（1）认定条件：建设小品种药集中生产基地的企业应是医药工业百强企业，拥有20种以上小品种药生产文号和原料药配套生产能力，符合在产药品（疫苗）剂型全、质量控制能力强、配送网络覆盖广等要求，能够履行稳定生产和保障供应的责任义务。

（2）认定程序：符合条件的药品生产企业，向各省（自治区、直辖市）工业和信息化主管部门提出申请，各地工业和信息化主管部门会商卫生健康、发展改革、药品监管等部门后，向工业和信息化部推荐申报。工业和信息化部会同相关部门组织专家进行评审，研究认定小品种药集中生产基地。

（3）保障责任：工业和信息化部与企业签订小品种药集中生产基地建设工作责任书，明确集中生产基地的建设周期、责任目标、保障品种以及所承担的药品稳定生产供应的责任义务。工业和信息化部会同相关部门加强对集中生产基地建设的督导评估，对不符合要求的企业取消相应资质。

3. 对于集中生产基地的政策支持

（1）支持企业加强集中生产基地建设：工业和信息化部、国家发展和改革委员会支持已认定企业开展生产技术改造，协调推动企业开展小品种药质量和疗效一致性评价，支持企业集中原料药和制剂上下游资源，建立药品生产供应保障联盟，实现小品种药的稳定生产供应。

（2）优先审评审批小品种药：对集中生产基地临床急需、市场短缺的小品种药和原料药的注册申请，以及集中生产、实现规模效应的小品种药和原料药的生产技术转移、委托生产加工等申请事项,食品药品监管部门按相关规定予以优先审评审批。

(3)实施小品种药集中采购:原国家卫生和计划生育委员会进一步优化小品种药采购机制,对集中生产基地生产的小品种药,指导各地按规定集中挂网采购;对市场机制不能形成合理价格的小品种药,卫生健康行政部门会同相关部门集中开展市场撮合,确定合理采购价格,保障持续稳定供应。

(4)加强小品种药供需信息对接:原国家卫生和计划生育委员会、工业和信息化部通过建设短缺药品多源信息采集和供应业务协同应用平台,动态掌握集中生产基地小品种药的生产和库存情况,结合医疗卫生机构使用需求,加强小品种药供需信息对接,及时开展监测预警和分析研判,避免供需信息沟通不畅导致供应短缺。

4. 小品种药(短缺药)集中生产基地建设情况

(1)集中生产基地基本情况:工业和信息化部于2018年12月、2019年12月各公布一批小品种药集中生产基地。

(2)小品种药(短缺药)集中生产基地供应现状:各小品种药(短缺药)集中生产基地通过提高生产供应能力建设、落实常态化短缺药品储备、构建现代药品流通网络等方式,做好短缺药品的生产和储备工作,保障短缺药品稳定供应。截至2021年6月,部分基地供应情况如下。

1)国药集团:拥有多个产能为亿级的原料药和制剂生产车间,其生产能力能满足小品种药的集中生产和稳定供应,同时升级改造生产线以满足产品一致性评价的要求,进而保障药品供应。国药中生负责9个生物药(疫苗、血液制品)小品种的生产,目前均正常生产。除了钩端螺旋体疫苗以外,其他8个品种均有库存。国药现代拥有国家短缺药品清单和国家临床必需易短缺药品重点监测清单(以下简称"国家清单")品种5个。目前能稳定保障供应品种4个,其中1个品种阿糖胞苷(包括2个不同规格产品)因市场原料受控,当前已断供并面临停产,该品种2020全年产量约21万支,同比下降95%。与此同时,集团对条件成熟的小品种药开展一致性评价研究或质量工艺研究,进一步落实供应保障工作。

2)成都倍特药业:牵头联合体成员单位24家,拥有小品种(短缺药)制剂批文100余个,目前在产制剂品种36个,未生产可及时恢复生产品种20余个,有27个品种正在进行质量和疗效一致性评价,1个品种正在申请欧盟认证。药联体在产的36个小品种(短缺药)中有33个小品种产能达到千万级,更有12个品种达到亿级产能;这36个小品种(短缺药)均为药联体自产。成都倍特牵头联合体拥有国家清单品种13个,其中在产情况不明产品5个,分别为宝鉴堂的米托蒽醌、依托泊苷、依沙吖啶注射液,成都倍特的地西泮、阿托品。

3)"中南部药联体":远大医药和广州医药集团共同牵头组建"中南部药联体",涵盖原料药和制剂生产企业48家、辅料企业2家、研发企业1家、包材企业1家、医药流通企业3家,覆盖医药全产业链。其拥有国家清单产品批文30个,目前在产品种22个,基本满足供应。已在产的22个品种中,年生产能力达到千万级产量的有19个品种,有4个品种的年产量达到亿级,仅有4个品种尚无库存(5个剂型)。在产的小品种(短缺药)由11家生产企业负责生产供应,其生产较为分散,生产能力能够保障供应。

4)京津冀鲁小品种药(短缺药)供应保障联盟:华药集团和石药集团共同牵头组建京津冀鲁小品种药(短缺药)供应保障联盟,联盟成员单位拥有小品种制剂药品37个(涉及生产文号163个)、地方短缺药品28个(涉及生产文号41个)、小品种原料药33个。拥有国家清单产品23个,仅6个在产,大多停产或拟开发。华北制药拥有国家短缺药品清单产品1个(注射用苄星青霉素,目前在产),国家重点监测药品2个(盐酸纳洛酮注射液、尼可刹米注射液,均已停产)。

5)东北制药:牵头联合体拥有国家清单产品3个,分别为盐酸肾上腺素注射液、硫酸阿托品注射液、呋塞米注射液,上述产品较长时间未生产,且处方工艺较老,质量标准已升级。再次生产需开展小试,走通工艺,存在不确定性。另外,肾上腺素生产原料供应紧缺。

(三)实施临床急需药品临时进口

我国人口基数大,疾病谱复杂,所需药品种类多,用药呈个体化差异,药品供应保障难度日趋增大,面临着严峻挑战。尤其是一些特殊人群少量特定药品出现了短缺现象,引发社会各方关注。为进一步完善药品供应保障政策,满足人民群众对于氯巴占等国外已上市、国内无供应的少量特定临床急需药品需求,并以此为契机形成一套较为完整的临床急需药品临时进口方案,国家卫生健康委员会、国家药品监督管理局依照《中华人民共和国药品管理法》有关规定,于2022年6月23日联合印发了《临床急需药品临时进口工作方案》和《氯巴占临时进口工作方案》,以便稳妥解决患者少量特定医疗需求问题,对于指导医疗机构规范临床使用、保障患者用药安全具有重要意义。需临时进口的药品中,有很多已在国外注册上市使用多年,因此鼓励国内有能力的生产企业加快仿制,同时,也鼓励临床急需的境外药品生产企业积极在中国申请注册上市。

1. **药品范围** 适用于国内无注册上市、无企业生产或短时期内无法恢复生产的境外已上市临床急需少量药品。其中,临床急需少量药品为符合下列情形之一的药品。

(1)用于治疗罕见病的药品。

(2)用于防治严重危及生命疾病,且尚无有效治疗或预防手段的药品。

(3)用于防治严重危及生命疾病,且具有明显临床优势的药品。

2. **申请工作流程** 临床急需药品临时进口申请工作流程见图7-3-1。

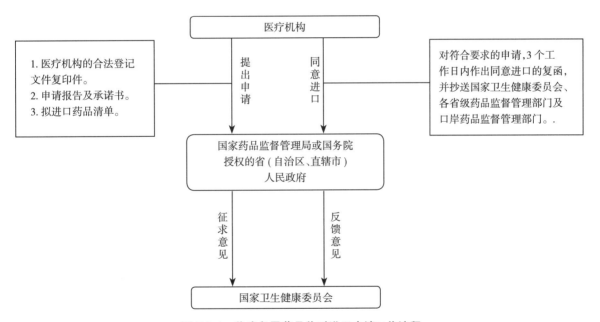

图7-3-1 临床急需药品临时进口申请工作流程

医疗机构依据复函向口岸药品监督管理部门申请办理进口药品通关单。此类进口药品,无须进行口岸检验。若进口药品属麻醉药品、国家规定范围内的精神药品或罕见病用药,需另提供相关材料。

【案例 7-3-3 精神药品氯巴占临时进口】

氯巴占是一种用于罕见难治性癫痫患儿治疗的药物,在辅助治疗中具有十分重要的地位,可以说是对这类疾病对症且副作用更小的"救命药"。但由于其在我国属于第二类精神药品,具有一定成瘾性,并未在国内审批上市。患儿家长"铤而走险"进行海外代购,有家长因收寄氯巴占包裹被指控涉嫌"贩毒"。

为解决用药困境,相关部门多次采取行动。2021年6月,国家卫生健康委员会、国家药品监督管理局联合印发《临床急需药品临时进口工作方案》和《氯巴占临时进口工作方案》,要求各省(自治区、直辖市)至少选定一家医疗机构可以使用氯巴占,并公布牵头进口和使用氯巴占的50家医疗机构名单,北京协和医院为牵头医院。《临床急需药品临时进口工作方案》鼓励国内有能力的生产企业加快研制,同时也鼓励临床急需的境外药品生产企业积极在中国申请注册上市。截至2021年12月,已有8家企业按照有关规定获准研制氯巴占;2022年9月,氯巴占在北京协和医院开出全国第一张处方。此短缺药品应对案例建立了一种新的中国特色的药品可及性保障机制,为其他罕见病药物的可及性提供了解决的新路径。

3. **药品使用管理** 使用临时进口药品的医疗机构应按照《医疗机构药事管理规定》,重点做好以下工作。

(1)制订临床技术规范,明确药品的临床诊治用途、患者群体、使用科室及医师名单;建立专项管理制度,对医师处方、用药医嘱的适宜性进行审核,严格规范医师用药行为。

(2)监测记录临时进口药品使用相关的临床诊疗病历及药品安全性、有效性、经济性、依从性、不良反应等信息数据,并应当长期保存。若发生严重不良反应时,及时通报医疗机构所在省(自治区、直辖市)的药品监督管理部门、卫生健康主管部门、国内药品经营企业。省级药品监督管理部门与省级卫生健康主管部门共同研判临床用药风险,必要时采取停止使用等紧急控制措施,并分别报告上级主管部门。

(3)制订完善的安全防范措施和风险监控处置预案。

(4)应按规定对临时进口药品合理储存。

(5)应按年度对临时进口药品进行评估,并报告省级卫生健康主管部门。

(6)按规定选取药品经营企业开展采购、进口和配送临时进口药品等相关工作。

(7)属于罕见病用药的,原则上应当依托《中国罕见病诊疗服务信息系统》和全国罕见病诊疗协作网加强药品使用的科学化管理。

4. **相关方权责** 医疗机构、经营企业依法对临时进口药品承担风险责任。医疗机构应当与经营企业签订协议,经营企业应当与境外生产企业签订协议,明确双方责任,保证药品质量。制订责任风险分担和免责相关规定。在用药前,医师应向患者明确说明病情、用药风险和其他需要告知的事项,并取得书面知情同意;不能或者不宜向患者说明的,应当向患者的近亲属说明,并取得其书面知情同意。

(四)增加药用原料有效供给

推动制剂企业联合原料药企业组成供应联盟,整合上下游优质产业资源,引导原料药企业向制剂企业直接供应,鼓励原料药和制剂一体化生产。落实优化原料药等登记和审评审批程序相关政策措施,持续深化"放管服"改革,提高原料药等审评审批效率和水平。

(五)短缺药品供应保障工作组织实施

1. **做好定期报告** 根据《国务院办公厅关于进一步做好短缺药品保供稳价工作的意见》(国办发〔2019〕47号),国家会商联动机制牵头单位要按照本意见要求建立任务清单。国家会商联动机制各成员单位、各省级会商联动机制牵头单位按季度向国家会商联动机制牵头单位报告短缺药品保供稳价工作进展以及药品短缺、价格相关监测和应对情况。国家会商联动机制牵头单位按季度将国家各相关部门、各省（自治区、直辖市）短缺药品保供稳价工作情况以及药品短缺、价格相关监测和应对情况一并通报各省（自治区、直辖市）人民政府和国家会商联动机制各成员单位，对未按时完成任务或工作不力的地方和部门有关情况要重点通报。

2. 强化监督问责　对短缺药品保供稳价相关工作开展不力的地方，及时约谈并督促整改。各省（自治区、直辖市）人民政府要加大对本地区短缺药品保供稳价相关工作的监督和问责力度。国家和省级会商联动机制牵头单位每年12月底前分别向国务院和本级人民政府报告履职和工作情况。

3. 加强宣传引导　在国家卫生健康委官方网站设立专栏，定期通报短缺药品保供稳价工作情况，逐步形成合理通报频次。国家会商联动机制牵头单位原则上每季度至少发布一次短缺药品保供稳价相关权威信息，引导合理预期。建立常态化的舆情监测机制，主动回应社会关切，对不实信息和恶意炒作通过主流媒体等渠道及时回应澄清。

第四节　药品供应保障未来发展方向及对策建议

药品短缺发生后及时地应对处置固然重要，而预防更是药品短缺管理的重要组成部分，也是我国未来需重点关注和强化的重要方面。欧洲药品管理局于2023年5月17日发布《预防减轻药品短缺的行业指南》，基于利益相关方在协调短缺管理和确定短缺原因方面提出了可以采取的12项措施。参照欧洲及其他国家和地区经验，现就我国解决潜在的药品短缺问题、及时降低短缺发生可能性，以确保药品供应连续并减少对患者及医疗保健提供者的影响等，提出未来发展方向和主要对策建议。

对策建议一：加强中央与地方协同联动，提高储备药品管理信息化水平。

明确中央与地方医药储备事权划分，确保各级政府在短缺药品储备工作中有明确的责任和权责划分，加强部门间的协同联动，形成整体合力，提高政策实施效果。加强信息共享，使各政策措施协调衔接，避免中央与地方储备品种之间的冗余和浪费。建立全国药品储备信息化共享平台，使得生产、流通企业可以及时快速掌握并处理药品短缺问题。适度降低承储企业更换频率，增强储备工作的稳定性和持续性，保障短缺药品的及时有效供应。建立高效的跨区域调剂调用机制，减少调配时间成本，确保短缺药品能够及时到达需要的地区，保障患者用药可及性。

对策建议二：建立市场撮合平台，定点生产加强合作。

对于临床必需、用量小或交易价格偏低、企业生产动力不足等因素造成市场供应易短缺的药物，主管部门建立市场撮合平台，推动医药企业和医疗机构之间的合作，确保关键药品供应的稳定和可靠。建立健全药品供应信息共享机制，促进医药企业、医疗机构和监管部门之间的信息共享与沟通，及时了解市场需求和供应情况，提前做好调配和应对措施。主管部门可与相关企业签订定点生产协议，鼓励药品生产企业提升技术创新和生产能力，确保稳定供应。同时，设立激励政策，给予定点生产企业奖励或优惠，以促进更多企业参与定点生产。

对策建议三：及早通知主管部门潜在或实际的药品短缺情况。

MAH、制造商和批发分销商更清楚当前的药品库存和拟供应水平，应在早期阶段及时向主管部门报告潜在的短缺，使得关口前移，以便及时应对并避免或减轻对患者和医疗保健提供者的影响。任何短缺信息的更新都应及时上报，包括短缺期的变化（延长或缩短），或受影响的分销渠道的调整，以便重新评估短缺的影响。即使短缺结束供应恢复，也应向国家主管部门报告。

对策建议四：提高短缺信息的透明度，加强信息沟通和知识共享。

在考虑竞争的情况下，建议加强不同利益相关方之间的信息沟通和知识共享。这将有助于医疗机构有足够时间确定短缺药品的临床替代品或替代治疗方案。同时,避免短缺引发恐慌,从而导致药物囤积,加剧短缺问题,并减少为获取短缺信息而做出的不必要重复努力。考虑到供应链的全球性,中国应与世界相关国家和组织发展更紧密的关系,加强联系,以促进在药品供应方面采取协调行动。

对策建议五:提高上报信息的准确性,确保关键信息完整填写。

为确保有效处理潜在短缺信息,必须提高上报信息的准确性,并确保填写关键信息的完整性。有时会发生一些关键信息缺失或未完全填写的情况,例如,未说明具体的生产延迟,这将使评估其影响和预测恢复供应的可能时间变得困难。此外,了解短缺的影响范围和受短缺影响的原料药生产地点的详细信息也非常重要,这将有助于准确把握其影响范围(包括对其他类似药品供应的可能影响),并及时确定临床可替代药物。

对策建议六:制订短缺预防计划。

生产问题是导致短缺的最常见原因,因此制订短缺预防计划是制药质量体系中的重要组成部分,为行业提供了一个更结构化的框架,专注于预防短缺的发生。短缺预防计划本质上是一个风险管理过程。MAH 应对自身药品供应进行全面监督,制定的预防计划应该涵盖从有效化学成分的采购到批发分销商的各个环节。制造商的预防计划应重点关注生产能力、原材料采购、市场趋势、营销活动以及所生产药品的供应情况。批发分销商的预防计划应识别并减少药品在接收、储存和交付等流程中可能存在的漏洞。

制订药品短缺预防计划时需要考虑的主要方面如下。

(1)识别整个供应链中的脆弱环节和可能导致患者无法获得药物的风险。

(2)评估供应链的安排和措施,确保患者能稳定获得药品,并评估可能出现的药品断供风险。

(3)建立药品短缺风险登记制度,包括定期审查,特别是对临床重点药品及其替代品的供应情况进行分类和监测。

(4)基于公司所掌握的信息,例如短缺的根本原因分析,评估是否需要采取纠正和预防措施,或进行重新论证。

(5)预防计划一旦建立,定期审查预防计划中措施的有效性。

对策建议七:制订短缺管理计划,及时应对短缺问题。

短缺预防计划旨在识别供应链中漏洞并解决潜在风险(即在问题出现之前),而短缺管理计划则是应对已出现问题的工具,用于减轻短缺对患者的影响。这两者并不矛盾。

药品分发涉及复杂且分散的供应链,在药品到达患者手中之前会经过多个环节,可能出现多种影响供应质量的问题。医药合同生产组织(Contract Manufacture Organization,CMO)的参与增加了供应链的复杂性和脆弱性,如其生产能力有限、缺乏灵活性、无法快速应对,从而可能降低快速恢复供应的能力。MAH 应采取措施,使 CMO 更多地参与到短缺问题的解决,可通过书面协议进行补充。

MAH、制造商和批发分销商有能力缓解短缺的影响,短缺管理计划应识别药品供应的信号和风险,并定期评估缓解计划和控制措施的有效性。例如,开发一个程序来连续监测潜在的供应中断信号。MAH、制造商或批发分销商应评估短缺对供应的影响,并采取缓解措施,包括与主管部门和其他利益相关方适当沟通。在短缺期间,自动化订单系统有时难以识别真正的短缺情况。例如,批发分销商重复下订单导致订单累积,而客户可能已从其他渠道获得药品。MAH、制造商和批发分销商应建立快速响应机制来识别此类情况,并明确真正的短缺点,以确保药品的公平分配。

对策建议八:优化制药质量体系,增强药物生命周期内供应链可靠性和弹性。

数据显示,很多短缺问题与制药质量体系(如监管问题)有关。目前的《药品生产质量管理规范》(Good Manufacturing Practice,GMP)确立了最低的质量标准,但我们需要改变思维方式,将行业的关注点放在建立有效的质量管理体系上,以减少短缺问题。随着药物监管体系适应新需求,在药品的整个生命周期中应用稳健的质量管理体系变得更加重要。

对策建议九:考虑已知的脆弱性,提高供应链的弹性。

药品供应链复杂而分散,尽管全球供应链不断整合以提高效率,但某些方面更容易受到干扰,导致短缺。数据显示,由于运输延误和缺乏应急措施,短缺现象愈发明显。

公司应评估并记录即时供应模式是否合理,特别是对于替代方案有限的药品,应考虑到可能出现严重短缺的情况。如果生产发生意外中断,往往无法在短时间内增加生产,可能会导致短缺。即时供应模式有其优势,但需谨慎考虑是否使用,除非有明确原因无法保障应急库存(如保质期很短的药品)。

现有信息显示,可能出现从制造商到批发商再到药房的运输延误,如果有足够的应急库存,可以避免部分的药品短缺。在处理生产场所变更或所有权转移期间可能出现的意外延误时,MAH和制造商应确保有足够的应急库存,特别是临床重点药物品种。

对策建议十:改进利益相关方之间的沟通。

药品短缺管理期间最大的困难是不理想的沟通(不充分或不准确)。现有数据显示,制造商发现的问题通常需要数周才能告知MAH,因此需要建立双方之间的双向沟通系统。各利益相关者应明确关键流程和供应链图,以便在不同参与者之间建立有效和频繁的沟通渠道。以下是一些可能从沟通中受益的环节。

(1)公司内部部门之间的沟通:将在批发和零售层面了解到的供应情况与监管部门的同事共享,以便及早发现潜在问题,并采取行动以防止对供应造成不良影响。

(2)加快MAH与制造商之间的沟通:一旦发现潜在的供应问题,应加快MAH与制造商之间的沟通,以便及时采取措施。

(3)批发分销商的作用:批发分销商可以识别供应问题,例如通过观察库存水平或发现增加的产品订单,并建立系统向MAH或初级分销商进行有效响应。

(4)公开展示库存信息:有关库存水平的信息可以通过门户网站向公众展示。这虽然是一种行之有效的举措,但需要小心谨慎,以避免可能引发恐慌而导致药品囤积。

对策建议十一:促进公平合理分配,满足患者需求。

药品囤积会导致供应链中断,并延长短缺时间,造成进一步短缺或导致患者面临不公平的药品分配情况。例如,某种临床重要药物的5个月的库存在1个月内被批发分销商抢购一空,导致短缺。尽管该公司增加了库存以满足需求的增长,但药品并没有公平地分配给所有药房和患者。另外,当有潜在短缺时,如果所有利益相关方都订购正常数量,则不会出现短缺;但沟通可能出现短缺后,订单数量大幅增加,导致可用库存比预期更快地消耗,最终导致实际短缺的发生。在潜在或实际短缺情况下,医疗机构等利益相关方不应订购或分发超过正常需求的数量。此外,在药品短缺时,MAH应考虑到各个地区患者的临床需求来进行分配,而不仅仅以经济利益为驱动因素。

对策建议十二:采取适当措施,减少平行贸易或出口加剧短缺风险。

平行贸易或出口指MAH和批发分销商向其他国家供应本国或者他国所需的药品。虽然药品的跨国流通是合法的,但可能会引发供应国的短缺问题。在做限制药品平行贸易的决策时,监管机构需要考虑货物自由流动法律的规定。当出现严重短缺情况时,从事平行贸易的公司应该密切监测情况,并向相关部门报告其平行贸易活动可能对公众健康构成的风险,并在必要时征求相关意见,保障公众的健康和药品供应。

以上12项建议为预防药品短缺的基础,可作为实施预防策略的指导。通过优化上报机制,提高上报的及时性和准确性,可以为防止潜在短缺提供更多的时间和机会,降低其发生的可能性或限制其影响。

此外,制订短缺预防和管理计划,优化药品质量体系,提高供应链的弹性,并改善利益相关方之间的沟通,也是预防药品短缺的重要手段。

当前全球面临着诸多国际挑战,如感染性疾病的大流行等,这进一步凸显了保障药品供应的重要性。只有各利益相关方共同行动,积极实施预防战略和缓解措施,才能有效预防药品短缺的发生。这需要各方加强合作,加强药品质量管理、供应链管理和沟通机制,以确保患者能够及时获得所需的药品,实现公平合理的分配。

方　宇　胡书琛

参考文献

[1] 国家卫生健康委药物政策与基本药物制度司.关于印发国家短缺药品清单管理办法(试行)的通知[EB/OL].(2020-04-24)[2023-05-03].http://www.gov.cn/zhengce/zhengceku/2020-04/24/content_5505943.htm.

[2] FOXER,TYLERLS.Calltoaction:finding solutions for the drug shortage crisis in the UnitedStates[J].Clinical Pharmacology&Therapeutics,2013,93(2):145-147.

[3] VIDEAUM,LEBELD,BUSSIÈRESJF.Drug shortages in Canada:data for 2016-2017 and perspectives on the problem[J].Annales Pharmaceutiques Francaises,2019,77(3):205-211.

[4] TANYX,MOLESRJ,CHAARBB.Medicine shortages in Australia:causes,impact and management strategies in thecommunity setting[J].International Journal of Clinical Pharmacy,2016,38(5):1133-1141.

[5] BOCHENEKT,ABILOVAV,ALKANA,et al.Systemic measures and legislative and organizational frame works aimed at preventing or mitigating drug shortages in 28 European and Western Asian Countries[J].Frontiersin Pharmacology,2018,8:942.

[6] ACOSTA A,VANEGASEP,ROVIR AJ.Medicine shortages:gaps between countries and global perspectives[J].Frontiers in Pharmacology,2019,10:763.

[7] DEWEERD TE,SIMOEN SS,CASTEEL SM,et al.Toward a Europe and efinition for a drug shortage:aqualitativestudy[J].Frontiers in Pharmacology,2015,6:1-9.

[8] ISAGS.Situation of essential medicine sat risk of supply shortage with emphasis on South American countries[EB/OL].[2023-05-03].http://isags-unasur.org/en/publicacao/situation-of-essential-medicinesat-risk-of-supply-shortage-with-emphasis-on-south-american-countries-2/.

[9] FOXER,MCLAUGHLIN MM.ASHPguidelines on managing drug product shortages[J].American Journal of Health-system Pharmacy,2018,75(21):1742-1750.

[10] ORGANIZATIONWH.Medicines shortages:global approaches to addressing shortages of essential medicines in health systems[J].WHO Drug Information,2016,30(2):180-175.

[11] International Society of Pharmaceutical Engineering.Drug shortage initiative[EB/OL].[2023-05-03].https://ispe.org/initiatives/drug-shortages.

[12] International Pharmaceutical Federation.FIP addressing global medicines shortages[EB/OL].(2020-09-14)[2023-05-03].https://www.fip.org/search?page=medicines-shortages.

［13］国家卫生健康委药物政策与基本药物制度司.关于印发国家短缺药品清单的通知［EB/OL］.(2020-12-30)［2023-05-03］.http：//www.nhc.gov.cn/yaozs/s7653/202012/f30aad8ec4ba48a9afa2e559f4d20e7c.shtml.

［14］国务院办公厅.关于进一步做好短缺药品保供稳价工作的意见［EB/OL］.(2019-10-11)［2023-05-03］.http：//www.gov.cn/zhengce/content/2019-10/11/content_5438499.htm.

［15］国家卫生健康委药物政策与基本药物制度司.关于改革完善短缺药品供应保障机制的实施意见［EB/OL］.(2017-06-28)［2023-05-03］.http：//www.nhc.gov.cn/cms-search/xxgk/getManuscriptXxgk.htm?id=b430c93e4d084928b02c8bc9fdbeccc0.

［16］国务院办公厅.关于完善国家基本药物制度的意见［EB/OL］.(2018-09-19)［2023-05-03］.http：//www.gov.cn/zhengce/content/2018-09/19/content_5323459.htm.

［17］国家卫生健康委办公厅.关于印发医疗机构短缺药品分类分级与替代使用技术指南的通知［EB/OL］.(2019-07-29)［2023-05-03］.http：//www.gov.cn/xinwen/2019-07-29/content_5416151.htm.

［18］工业和信息化部办公厅.关于加强短缺药品和国家组织药品集中采购中选药品生产储备监测工作的通知［EB/OL］.(2022-08-09)［2023-05-03］.http：//www.gov.cn/zhengce/zhengceku/2022-08/09/content_5704755.htm.

［19］LANDISN.Provisional observations on drug product shortages：effects，causes，and potential solutions［J］.AmericanJournalofHealth-SystemPharmacy，2002，59（22）：2173-2182.

［20］FOXER，TYLERL S.Managing drug shortages：seven years'experience at one health system［J］.American Journal of Health-System Pharmacy，2003，60（3）：245-253.

［21］FOXER，SWEETB V，JENSEN V.Drug shortages：acomplex health care crisis［J］.Mayo Clinic Proceedings，2014，89（3）：361-373.

［22］American Society of Health System Pharmacists.National drug shortages：new shortage by year［EB/OL］.(2020-12-31)［2023-1-20］.https：//www.ashp.org/Drug-Shortages/Shortage-Resources/Drug-Shortages-Statistics.

［23］PAUWEL SK，HUY SI，CASTEEL SM，et al.Drug shortages in European countries：atrade-off between market attractiveness and cost containment?［J］.BMC Health Services Research，2014，14（1）：438-446.

［24］MILJKOVIĆ N，GIBBON SN，BATIST AA，et al.Results of EAHP's 2018 survey on medicines shortages［J］.European Journal of Hospital Pharmacy，2019，26（2）：60-65.

［25］GRAYA.Medicines shortages-unpicking the evidence from a year in South Africa［J］.Australasian Medical Journal，2014，7（5）：208-212.

［26］MODISAKENG C，MATLAL AM，GODMAN B，et al.Medicine shortages and challenges with the procurement process among public sector hospitals in South Africa：findings and implications［J］.BMC Health Services Research，2020，20（1）：234.

［27］ROSAM B，REISA M，PERINI E.Drug shortage：a public health problem［J］.Cad Saude Publica，2016，32（10）：e00086916.

［28］SCHWAR TZBER GE，AINBINDE RD，VISHKAUZA NA，et al.Drug shortages in Israel：regulatory perspectives，challenges and solutions［J］.Israel Journal of Health Policy Research，2017，6：17.

［29］ATIFM，MALIKI，MUSHTA QI，et al.Medicines shortages in Pakistan：a qualitative study to explore current situation，reasons and possible solutions to overcome the barriers［J］.BMJ Open，2019，9（9）：e027028.

［30］WALKER J，CHAAR BB，VERAN，et al.Medicine shortages in Fiji：a qualitative exploration of stake holders'views[J].PLoS One,2017,12(6):e0178429.

[31] 刘敏豪,邬倩倩.我国基本药物短缺问题研究[J].中国药房,2012,23(8):673-674.

[32] 王志敏.基本药物保障供应的研究[J].北方药学,2014,11(4):110-111.

[33] 丁洋.国家卫计委与国家中医药管理局保障急(抢)救药品供应[J].中医药管理杂志,2015,23(1):99.

[34] 赵慧.以财务视角看救命药短缺现象及破解策略分析[J].中国集体经济,2019(7):77-78.

[35] 刘青泽,韩月,朱虹,等.国内外短缺药品监测预警体系对比分析[J].中国药业,2019,28(18):1-4.

[36] 茅宁莹,杨秀娟,李军.基于供应链风险视角的我国药品短缺原因及其应对策略分析[J].中国医院药学杂志,2019,39(11):1107-1111.

[37] MAZER-AMIRSHAHIM,POURMAN DA,SINGERS,et al.Critical drug shortages:implications for emergency medicine[J].Academic Emergency Medicine,2014,21(6):704-711.

[38] 辽药采领办.关于发布辽宁省易短缺药品2018年第2号预警预报的通知[EB/OL].(2018-07-23)[2023-05-03].http://ggzy.ln.gov.cn/yphc/tzgg/yp/202111/t20211123_4379149.html.

[39] 李世杰,李伟.产业链纵向价格形成机制与中间产品市场垄断机理研究——兼论原料药市场的垄断成因及反垄断规制[J].管理世界,2019,35(12):70-85.

[40] 崔华.浅析药品行业垄断——以原料药垄断典型案例为主要视角[J].法制与社会,2020,33:39-40.

[41] 解庆东,姚红卫.由廉价基本药物短缺看我国医药行业体制弊端[J].中国药业,2012,21(8):4-5.

[42] 汪秋慧,杨鲲.廉价药短缺之原因与对策分析[J].中国卫生法制,2012,20(5):42-45,33.

[43] 陈昊,饶苑弘.新时代的药品带量采购实践与思考[J].中国药物经济学,2019,14(7):19-26.

[44] 黄河,孙静,刘远立."两票制"药品流通领域改革探讨[J].中国药房,2017,28(18):2456-2459.

[45] 黄润青,段文越,王游,等.医疗机构执行"两票制"政策过程中存在的问题及对策研究——以云南省为例[J].中国药房,2018,29(24):3313-3317.

[46] 于晓雯,董敏,由春娜.仿制药一致性评价对低价、短缺药品的影响分析及对策建议[J].中国医药工业杂志,2018,49(8):1182-1186.

[47] 施雯宇.临床廉价药品短缺的原因及应对措施[J].中国药业,2008,17(22):7.

[48] 谷景亮,鲁艳芹,张睿,等.实现我国罕见病药物可及策略研究[J].卫生软科学,2013,27(6):325-327.

[49] GRAYA,MANASSE JR HR.Shortages of medicines:a complex global challenge[R].Bulletin of World Health Organization,2012,90(3):158-158A.

[50] YANG CJ,WU LN,CAI WF,et al.Current situation,determinants,and solutions to drug shortages in Shaanxi province,China:a qualitative study[J].PLoS ONE,2016,11(10):e0165183.

[51] 邵蓉,孙海顺,张梦.英国短缺药品联络人报告制度对我国的启示[J].卫生经济研究,2016,(12):22-25.

[52] 刘芳,赵建,赵瑾,等.美国国家应急药物战略储备的发展历史及其运行管理[J].军事医学,2014,38(11):904-907.

[53] BOCQUETF,DEGRASSAT-THÉASA,PEIGNÉJ,et al.The new regulatory tools of the 2016 Health Law to fight drug shortages in France[J].Health Policy,2017,121(5):471-476.

[54] Trump White House.Executive order on ensuring essential medicines,medical counter measures,and critical in putsare made in the United States[EB/OL].(2020-08-06)[2023-05-03].https://trumpwhitehouse.archives.gov/presidential-actions/executive-order-ensuring-essential-medicines-medical-countermeasures-

critical-inputs-made-united-states/.

［55］U.S.Food Drug Administration.Executive order 13944 list of essential medicines，medical counter measures，and criticalinputs［EB/OL］.（2022-05-23）［2023-05-03］.https：//www.fda.gov/about-fda/reports/executive-order-13944-list-essential-medicines-medical-countermeasures-and-critical-inputs.

［56］European Parliament. Shortage of medicines-how to address an emerging problem［EB/OL］.（2020-02-28）［2023-05-03］.https：//www.europarl.europa.eu/doceo/document/TA-9-2020-0228_EN.html.

［57］The Economic Times.COVID-19：Govttightens export ban norms for anti-malarial drug hydroxy chloroquine［EB/OL］.（2020-04-05）［2023-05-03］.https：//m.economictimes.com/industry/healthcare/biotech/pharmaceuticals/covid-19-govt-tightens-export-ban-norms-for-anti-malarial-drug-hydroxycloroquine/articleshow/74992670.cms.

［58］国家市场监督管理总局.国务院反垄断委员会关于原料药领域的反垄断指南［EB/OL］.（2021-11-18）［2023-05-03］.https：//www.samr.gov.cn/zw/zfxxgk/fdzdgknr/fldj/art/2023/art_41fb5140a72f4283bb62aa7fff3d53e4.html.

［59］国家卫生健康委药物政策与基本药物制度司.关于印发《临床急需药品临时进口工作方案》和《氯巴占临时进口工作方案》的通知［EB/OL］.（2022-06-30）［2023-05-03］.http：//www.gov.cn/zhengce/zhengceku/2022-06-30/content_5698580.htm.

［60］European Medicines Agency.Guidance for industry to prevent and mitigate medicine shortages［EB/OL］.（2023-05-17）［2023-06-03］.https：//www.ema.europa.eu/en/news/guidance-industry-prevent-mitigate-medicine-shortages.

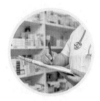

第八章
药品集中带量采购制度

自2018年12月开启国家组织药品集中采购试点以来,截至2023年11月,先后组织九批国家药品集中带量采购,共纳入370多种药品,从化学药扩展到生物药领域,平均降价幅度超过50%,前五批次协议期满药品接续工作平稳。按照"招采合一、量价挂钩"原则,地方"省际联盟"和"省级"药品集中带量采购工作快速发展,集采品种品类更加丰富。

新时代药品集中带量采购,按照"政府组织、联盟采购、平台操作"的要求,构建区域性、全国性联盟采购机制;坚持"需求导向,质量优先",优先将临床用量大、采购金额高、市场竞争充分的药品纳入采购范围,逐步覆盖临床必需、质量可靠的各类上市药品;坚持"招采合一,量价挂钩",遵循市场机制,以量换价,促进公平竞争,引导药品价格回归合理水平;坚持"政策衔接,部门协同",保障集中带量采购药品的质量安全、供应配送和临床使用。从而健全药品供应保障体系,提高药品的可负担性、可获得性和质量水平。

本章分为四节,包括药品集中带量采购制度内涵,招标采购、供应配送和临床使用环节的政策特征,并展示了药品集中带量采购实践的成效、问题及优化建议,以促进新时代药品集中带量采购工作常态化制度化成熟定型。

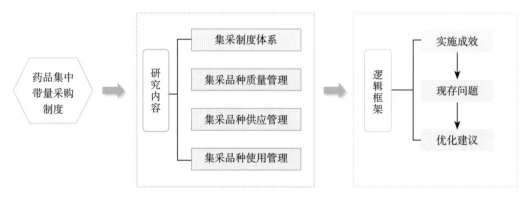

第八章 框架示意图

第一节 药品集中带量采购制度概述

2017年,党的十九大报告提出"全面取消以药养医,健全药品供应保障制度"。药品集中采购作为药品供应保障的重要环节,被列入2018年国家医改重点任务。其后,《国家组织药品集中采购试点方案》(国办发〔2019〕2号,以下简称《试点方案》)和《国务院办公厅关于推动药品集中带量采购工作常态化制度化开展的意见》(国办发〔2021〕2号,以下简称《常态化制度化意见》)等系列政策文件发布实施,逐步建立起我国特色药品集中带量采购制度框架。

一、政策背景

我国公立医疗机构药品采购政策变迁,经历了从计划经济时代的多级批发分散采购,到市场经济环境下的集中采购;从县级以上公立医院为主体、依托中介机构、按地市招标采购,再到政府主导、以省为单位网上集中采购。其中,2015年2月,国务院办公厅发布《国务院办公厅关于完善公立医院药品集中采购工作的指导意见》(国办发〔2015〕7号,以下简称"7号文")文件,具有继往开来的价值,既总结了我国公立医疗机构药品采购历次重大变革的经验,又为构建新时代药品集中带量采购制度框架奠定了前期基础。

(一)国家政策沿革

2010—2015年间,我国县级以上公立医院以省为单位,按照原卫生部《医疗机构药品集中采购工作规范》(卫规财发〔2010〕64号)文件要求,开展药品集中采购;政府办基层医疗机构以省为单位,按照国务院办公厅《建立和规范政府办基层医疗机构基本药物采购机制的指导意见》(国办发〔2010〕56号)要求,执行基本药物集中采购。各省(自治区、直辖市)基层医疗机构与公立医院药品集中采购"一个平台、两套办法"或"两个平台、两套办法",出现上下级医疗机构药品采购协同性差、用药衔接不足等问题。为此,2015年国务院办公厅印发了"7号文",从药品供应保障和价格形成机制的角度看,"7号文"具有五大特点。

1. 坚持按省级单位集中采购　依据"四个有利于"原则,要求以省为单位统一"基本药物与非基本药物""基层机构与公立医院"网上集中采购平台,同时鼓励省际、跨区域、专科医院联合采购等多种形式。其后,2016年,福建省三明市卫生计生委邀请15个城市及28个县成立跨区域药品耗材联合限价采购"三明联盟";同年,《京津冀药品、医用耗材集中采购工作协同发展协议》提出建立资质审核、结果互认及药品采购价格互换联动机制,促使京、津、冀三地药品采购价格趋向全国最低。

2. 强调以量换价集中招采　要求公立医院按照不低于上年度药品实际使用量的80%制订采购计划和资金预算,具体到品种、剂型和规格;省级药品采购机构汇总并向社会公布招采药品数量清单,通过量价挂钩实行集中采购。

3. 创新药品分类采购模式　在综合药品临床用量、市场竞争情况、价格因素、药品特殊属性等基础上,首次系统提出分类采购规则,界定了竞价招标采购、谈判议价采购、直接挂网采购、委托生产采购等多种集中采购形式及其适用情形。

4. 规范药品货款支付结算　医院签订药品采购合同时,需要明确采购品种、剂型、规格、价格、数量、配送批量和时限、结算方式和结算时间等,将药品收支纳入医院预算管理,严格按照合同约定支付货款,从交货验收到付款不超过30天。例如,重庆市按照政府主导、市场化运营、企业化管理的原则,成立重庆药品交易所,搭建公共交易平台。通过完善药品信息、交易、交收、结算四大服务系统等措施,实现公立医疗机构的药品平台采购率、即时配送率、货款回款周期稳居全国前列。

5. 提出构建集中采购契约环境　提出建立药品生产经营企业诚信记录,建立健全以基本药物为重点的临床用药综合评价体系,坚持全国统一市场,维护公平竞争环境,全面推进药品集中采购信息公开;将药品集中采购情况作为医院及其负责人的重要考核内容,纳入目标管理及医院评审评价工作。

（二）地方实践与评价

实践永无止境，改革永在路上。"7号文"出台后，在2015—2018年间，上海市突出质量优先原则，遴选部分临床常用、质量可靠的医保药品分3批试点带量采购，42个中标药品平均降价超过50%；同时上海市药监部门加强对中标药品的抽检，取得预期效果。福建省三明市按照"为用而采、去除灰色、价格真实"的原则，分三阶段构建了公立医院药品集中带量采购政策群，采用"打包采购"方式，以药品带量采购为切入点，实现"腾笼换鸟"，成为全国医改样板。这些地方实践的共同特点是医保部门深度参与，多方联动，做实药品带量和采购资金预算管理。遗憾的是类似上海市、福建省三明市这种典型案例甚少。

武汉大学研究认为"7号文"执行的主要成绩在于：除西藏自治区外其他省（自治区、直辖市）基本建立了省级统一的药品集中采购平台，并与国家药品供应保障综合管理信息平台互联互通，药品集中采购行为进一步阳光规范；绝大多数省（自治区、直辖市）根据"7号文"要求，开展了新一轮的药品分类集中采购工作。主要问题包括：①"量价脱钩"导致无序的"二次议价"，药品回款不及时、药价"虚高与虚低"并存现象没有得到改善；②"双信封"招标中，各地质量层次划分标准不一，使得招标价格差异大，22个省级文件要求建立省内或省际价格联动机制，最终沦为"唯低价"联动，违背药品价格市场形成机制。蒋昌松等通过梳理我国药品集中采购制度变迁得出类似结论，认为这一时期我国药品集中采购工作得到进一步规范，各省普遍开展阳光挂网交易，但是"药价虚高、低价中标死、做高空间"等乱象依然广泛存在。

二、药品集中带量采购制度体系

根据党的十九大精神和2018年中共中央《深化党和国家机构改革方案》，国务院同年组建了国家医疗保障局，赋予其药品耗材定价、招标采购、支付和监管等职责。从政府管理职能和工作体系来看，药品集中带量采购制度发展进入了新阶段。国家医疗保障局结合药品集中带量采购中的突出问题，以及福建、上海等地的典型经验，于2018年7月6日召开药品集中带量采购工作座谈会，启动跨区域药品集中带量采购试点工作。2018年11月14日，中央全面深化改革委员会第五次会议审议通过《试点方案》，并指出国家组织药品集中采购试点的目的是探索完善药品集中采购机制和以市场为主导的药价形成机制，降低群众药费负担，规范药品流通秩序，提高群众用药安全。随后，北京、天津、上海、重庆、沈阳、大连、厦门、广州、深圳、成都和西安11个试点城市（以下简称"4+7"试点）分别委派代表组成药品联合采购办公室（以下简称"联采办"），由联采办发布《4+7城市药品集中采购文件》，明确采购品种、数量和流程。2018年12月6日，联采办公示"4+7"试点的拟中选结果；2018年12月7日，国务院召开国家组织药品集中采购和使用试点工作部署会，会议要求做好保证使用、确保质量、稳定供应、及时回款，创新医保管理，建立"结余留用"机制，鼓励医疗机构使用价格适宜的药品，打击欺诈骗保行为，稳妥推进试点工作。

"4+7"试点城市的运行监测结果表明，试点工作取得积极进展、实现预期成效。为扩大国家组织药品集中带量采购和使用试点区域范围，进一步完善国家组织药品集中带量采购制度体系，2019年9月，国家医疗保障局等九部门印发《国家医保局 工业和信息化部 财政部 人力资源社会保障部 商务部 国家卫生健康委 市场监管总局 国家药监局 中央军委后勤保障部关于国家组织药品集中采购和使用试点扩大区域范围的实施意见》（医保发〔2019〕56号）提出，以国家组织药品集中带量采购和使用试点中选的首批25个通用名药品为采购范围，由山西、内蒙古、辽宁等25个省（自治区）组成采购联盟（以下简称"4+7"扩围）。截至2023年11月，国家组织药品集中带量采购共九批次，纳入370多种药品，平均降价幅度超过50%，前五批次协议期满药品接续工作平稳，取得了良好效果。其中，2021年1月，国务院办公厅印发《常态化制度化意见》，标志着我国药品集中带量采购制度建设进入规范化阶段。

新时代我国药品集中带量采购制度,以党的十九大报告提出的"全面取消以药养医,健全药品供应保障制度"纲领为元政策;以《中共中央 国务院关于深化医疗保障制度改革的意见》确定的"坚持招采合一、量价挂钩,全面实行药品、医用耗材集中带量采购"和"建立以市场为主导的药品、医用耗材价格形成机制"等原则为基本政策;以《试点方案》和《常态化制度化意见》等系列操作性方案为具体依据。该制度的核心要义、关键环节具有鲜明的时代性和中国特色,成效显著,富有启迪性。

(一)制度的核心要义

根据《试点方案》和《常态化制度化意见》等系列具体政策的权威解读,新时代药品集中带量采购制度核心包括 3 个重要机制。

1. **政府组织、多方参与、联盟采购、平台操作的工作机制** 政府拟定基本政策,推动形成采购联盟,以公立医疗机构等多种医药经营和使用机构为采购主体,利用省级招采平台实施集采。通过政府有为,弥补医药流通经营领域的市场失灵,充分发挥医保基金战略性购买功能。按照最大公约数原则,依据共建、共治、共享的社会治理理念,兼顾各方利益诉求,调动各方积极性,将好事办好。以"4+7"试点为例,根据《试点方案》,国家医疗保障局、国家卫生健康委员会、国家药品监督管理局等分别印发《国家医疗保障局关于国家组织药品集中采购和使用试点医保配套措施的意见》(医保发〔2019〕18 号)、《国家卫生健康委办公厅关于进一步做好国家组织药品集中采购中选药品配备使用工作的通知》(国卫办医函〔2019〕889 号)、《国家药监局关于加强药品集中采购和使用试点期间药品监管工作的通知》(国药监药管〔2018〕57 号)等系列文件,各方协调联动,形成政策合力,将制度优势转化为治理效能。

2. **质量优先、招采合一、量价挂钩的市场化价格形成机制** 确保药品质量和为用而采的前提下,坚持公平公正、公开透明的原则,由符合产品质量条件的企业自主参加、自主报价,联盟医院按需报量;利用规模经济和范围经济,联合更大的购买力,提高采购效率,稳定企业市场预期;运用市场准入规则、竞争规则和交易规则,根据供求关系实现以量换价,降低企业交易成本,切断药品销售中间的灰色费用支出,净化药品流通和使用的环境,达到价格真实目的;同时,着眼全国统一大市场建设,防止集采规则中引入地方保护性、区分内外资、关联性较小因素加分等影响公平竞争的做法。2023 年 3 月,国家医疗保障局《国家医疗保障局办公室关于做好 2023 年医药集中采购和价格管理工作的通知》中对于已有省(自治区、直辖市)集采、价格竞争充分的品种开展带量价格联动,在坚持带量原则基础上重视集采工作整体效率。

3. **"四个确保"的契约管控机制** 确保质量、确保供应、确保使用、确保回款(以下简称"四个确保"),即规范集中带量采购中的药品质量、数量、价格、配送、交货期、回款期等要素,明确各方权利、责任、义务,依法依规严格采购协议管理,实行守信联合激励和失信联合惩戒,彰显契约精神。建立药品生产、流通、使用全链条监测监督体系,通过医保基金预付、结余留用、信用评价、督导考核等综合措施,确保集中带量采购药品的质量优、报量准、产量稳、供应足、用量实。

(二)制度的关键环节

根据国家组织药品集中带量采购流程,依据供应链管理的相关原理,大致可划分为 4 个关键环节、18 个核心要素。

1. **招标采购环节** 招标采购是药品集中带量采购的首要环节,包括遴选品种、确定采购主体、编制采购计划、制订招标采购规则、入围企业审查、招标采购结果确认 6 个核心要素。①遴选品种:将临床用量大、采购金额高、市场竞争充分、质量可靠的药品优先纳入集采范围,逐步覆盖国内上市的临床必需的各类药品。以化学药为例,国家集采多数要求过评仿制药生产企业超过 3 个,以体现市场竞争,保证集采药品质量。②采购主体:《常态化制度化意见》明确,联盟地区所有公立医疗机构(含军队医疗机构)为集中采购主体,医保定点社会办医疗机构和定点药店按照定点协议管理的要求参照执行。③编制采购计划:首先是根据医疗机构报送的需求量核定药品采购量基数,其次是根据市场竞争格局和中选企业数量确定约定采购比例,再次是根据核定采购量基数和约定采购比例确定各品种采购计划,并结合剂型规格整合后公告采购计划。④制订招标采购规则:招标采购规则核心内容包括竞价分组规则和中选规则。其中,竞价分组规则通常以通用名为竞争单元,以适应证或功能主治相似原则划分竞价单元;中选规则通常是根据企业产品质量和价格因素产生中选企业和中选价格,并明确各家中选企业的约定采购量。其中,对于通过一致性评价的仿制药和原研药(含参比制剂)不设置质量分组,仅根据价格因素确定是否中选。⑤入围企业审查:药品和企业的入围标准主要考察质量标准、生产能力、诚信信誉等因素,通常采取排除法。例如,国家组织化学药集采企业入围规则中,明确排除"非过评仿制药"。⑥招标采购结果确认:通常根据中选企业数确定集中带量采购的货源比例,再综合质量和价格因素,明确各家拟中选企业的约定采购量,并经公示确认后产生招标采购结果。

2. 供应配送环节 供应配送是衔接药品生产、使用的重要纽带,包括 5 个核心要素。①采购平台组织签订三方协议(合同):首先中选药品由中选企业自主委托配送企业配送或自行配送,配送费用由中选企业承担,再由省级采购平台组织省内确认采购量的医疗机构与生产企业、配送企业按照统一协议范本签订购销协议,通常 1 年 1 签。②中选产品流通经营和使用质量监管:落实地方政府属地监管责任,将中选药品列入重点监管品种,加强生产、流通、使用的全链条质量监管,并依法依规处置药品质量问题。③采购订单响应和及时配送管理:要求各级完善药品集中采购平台功能,将集中带量采购药品的订单响应率、配送及时率、配送票据完整率等纳入综合年度考核,通过信用记录、约谈等方式,压实生产企业和配送企业责任。④货款支付和结算管理:医疗机构作为药款结算第一责任人,应按协议规定与企业及时结算。医保基金在总额预算的基础上,按不低于采购金额的 30% 提前预付给医疗机构,鼓励有条件的地区由医保基金与企业直接结算药款。⑤产能和库存供应监测预警:完善部门协调和监管信息沟通机制,要求生产企业建立应急储备、库存和产能报告制度,加强医疗机构集中带量采购药品短缺监测和评估。

3. 配备使用环节 配备使用是药品集中带量采购的关键环节,"为用而采"是集中带量采购制度的初心使命,包括 4 个核心要素。①畅通优先配备使用的政策通道:要求各级卫生健康行政部门和医疗机构不得以费用控制、药占比和医疗机构用药品种规格数量等为由,影响中选药品的合理使用与供应保障,及时将中选药品纳入医疗机构的药品处方集和基本用药供应目录,严格落实按药品通用名开具处方的要求。②科学确定拟采购报量和合理分配目标用量:通常按照各地《医疗机构落实集采药品管理专家共识》确定本医疗机构拟采购报量和医疗机构内部科室目标用量。③中选产品使用中不良反应监测和临床综合评价:要求完善药品临床使用监测网络,加强中选药品不良反应监测、临床效果监测分析和临床综合评价。④结余留用和绩效考核:结余留用是指国家和地方集中带量采购降价后的药品费用与医保支付的预算基金差额,经考核后按一定比例奖励返给公立医疗机构。绩效考核,一方面指医疗机构内部建立鼓励使用中选药品的激励机制和倾斜措施,另一方面是指医疗行政部门等将"中选药品使用比例"指标纳入公立医院绩效考核体系。

4. 接续工作环节 接续工作是推动集中带量采购常态化制度化运行的重要环节,包括 3 个核心要素。①接续主体范围:接续主体包医疗机构和生产企业,原则上所有集采药品协议期满后,公立医疗机构均应继续开展接续工作,符合条件的生产企业均可参加。②接续报量规则:有采购使用需求的公立医疗机构,按照上年度实际使用量、临床使用状况和医疗技术进步等因素报送拟采购药品的需求量,医保部门结合带量比例确定约定采购量,原则上不低于上一年度约定采购量。对于报送需求量明显低于上年度采购量的医疗机构,应要求其作出说明,并加大对其采购行为的监管。③具体接续模式:从稳定市场预期、稳定价格水平、稳定临床用药出发,应保证协议期满后更加合理地选择集采药品。具体包括询价、竞价、综合评分等多种接续模式。

（三）制度的主要成效

国家组织药品集中带量采购在保障药品供应质量、降低人民群众医药费用负担等方面受到广泛赞誉，其主要成效归纳如下。

1. **国家药品集中带量采购制度框架基本建立**　第一，该项制度的实施条件和政策环境日趋完善。制度的核心要义——质量优先、以量换价的基本原则，符合市场发现价格的经济学原理；全国统一的药品集采信息系统实现信息互联互通共享，夯实了执行操作的技术条件；集采"结余留用"激励、支付方式改革由"三年试点"提速到"三年行动"，辅以医保基金综合监管，形成了激励约束的监督管理政策环境。第二，国家集采围绕品种遴选、报量、竞价、分量、挂网、采购、配送、使用、结算全链条流程细节，从集采品种质量管理、供应管理和使用管理三方面，建立起富有中国特色的政策、标准和操作规程管理闭环体系，使得集采过程"有章可循"，可操作，可考核，可监督。第三，政策实施5年来运行平稳，降低了药品交易中的制度性成本，有效遏制了"灰色成本"。第四，药品集采制度赢得了社会赞誉，迈出了医保战略性购买的第一步，促进了公立医院绩效提升；产生了"价格外溢"效应，带动了大批与集采品种间具有可替代性药品的降价，特别是一些肿瘤靶向药物集采后，临床用药人数明显增加，提高了药品可及性。

我国新时代特色药品集中带量采购制度，从计划组织到执行实施，再到督导考核激励约束，已经构建起闭环框架体系。从管理学的核心要素判断，药品集中带量采购制度框架已基本建立。

2. **地方药品集采逐渐迈向常态化专业化**　我国城乡、东中西部地区间经济社会发展水平、人口、卫生资源存在明显差异，导致医药市场结构和用药习惯显著不同，地方药品集采是国家集采的重要补充，是我国特色药品集采制度的有机组成部分。国务院办公厅《"十四五"全民医疗保障规划》明确要求，形成国家、省级、跨地区联盟采购相互配合、协同推进的药品集采工作格局。

在国家组织药品集采的示范和推动下，2019年下半年起省级和省际药品集采逐渐发展。总体上，地方集采主要遵循国家集采框架，在既往地方招采模式基础上优化，针对采购品类的特点在采购规则上有进一步创新。如基于历史市场分组或临床用量分组、根据采购量梯度降价报价、竞争性报价和议价相结合、价格纠偏等。目前，已初步形成了"中成药省际集中带量采购联盟"和"广东联盟"等一批具有影响的地方专业化联盟采购组织。

为了有效推动地方药品集采工作常态化、专业化，完善省级药品集采平台功能，2022年9月，国家医疗保障局医药价格和招标采购指导中心、医药价格和招标采购司联合印发《关于确定医药集中采购示范平台名单及有关工作要求的通知》（医保价采中心发〔2022〕2号），评选出广东、江西、重庆等地的10家"医药集中采购示范平台"。通过示范平台建设，适应新时代深化医药价格和集采改革，进一步优化平台采购服务功能，更好地服务医药价格改革与管理，提升医药价格治理现代化水平，助力形成"国家与地方相互促进"的集采格局，实现"招标、采购、交易、结算、监督"一体化服务功能。

3. **"三医协同"推进集中带量采购多元化精细化**　我国药品集采模式以国家、省际和省级联盟采购为主要形式，实践中出现一些新情况新问题，包括边远地区、基层机构配送不及时，临床用药选择权受限，中选药品临床换药率高，为完成约定采购量在时限前突击采购形成不合理用药隐患等。针对这些问题，各地在精细化管理上摸索出一些有效经验：①国家和地方行业协会纷纷发布《医疗机构国家组织集中采购药品管理中国专家共识》等文件，指导医疗机构精准报量、科学采购、合理使用中选药品。②改造医院信息系统，应用智能技术开发集采相关药品使用监测和管理系统；完善医院药品字典库、建立药品处方权限黑白名单、加强集采药品处方监测和智能审核；提高了中选药品采购率，减少了中选药品配置"局部失衡"现象。③充分发挥集采平台专业优势，延伸服务协助医疗机构精细化管理。例如，深圳全药网协助医疗机构测算集采药品约定采购量、指导医疗机构日常采购、提示配送企业及时响应订单等。④个别地方探索了医疗机构以多种形式参与集采。例如,2022年6月湖南省娄底市妇幼保健院首开单家医院"打包带量"阳光招采,除公示标的"量"、采购"金额"和回款时间外,突出特点是"打包"招配送企业,配送企业为药品供应保障的"第一责任人",并负责与生产企业进行集采议价。无独有偶,2022年9月,宁夏回族自治区医疗保障局和卫生健康委员会等发布《宁夏回族自治区医疗机构药品医用耗材联盟议价采购工作实施方案(试行)》,通过完善药品医保支付标准,对议价节省的费用一部分让利患者,一部分用于动态调整医疗服务价格,激发医疗机构参与集采和议价的动力。这些地方探索有益于逐步建立起国家集采、省际集采、省级集采和医院联盟采购等多方联动、互补共进的多元化集中采购工作格局。

根据预测,"十四五"期末,临床用量大、资金占比高、市场竞争充分的品类,基本可以完成1～2轮集采。国家层面在集采药品续约续标方面,及时实施稳市场预期、稳价格水平、稳临床用药的"三稳"政策,保证集中带量采购常态化制度化运行,以更好推动"三医协同"发展和治理。

(四)制度创建的启示

招采分离、量价不挂钩是既往药品集中采购工作和药品流通领域的顽疾。从国家医疗保障局成立到开展"4+7"试点不到1年,从"4+7"试点到制度化框架基本定型也仅2年时间,诸多"老大难"问题得到有效破解。2020年,习近平总书记在新年贺词中特别提及"老百姓常用药品的价格降下来了",是对此项制度的高度褒扬。新时代药品集中带量采购制度构建完善的过程有以下几点重要启示。

1.**高位推进,组织有力** 2018年11月和2019年5月,习近平总书记先后主持中央全面深化改革委员会第五次和第八次会议,部署推进药品集中带量采购改革;2021年2月,习近平总书记在中央政治局第二十八次集体学习时再次强调"要坚持不懈、协同推进'三医联动',推进国家组织药品和耗材集中带量采购改革,深化医保支付方式改革,提高医保基金使用效能"。党中央系列决策部署和习近平总书记系列指示精神,为创建新时代药品集中带量采购制度提供了政治保障和方向指导。

2018年初,国务院机构改革整合相关职能,成立国家医疗保障局,负责制定药品招标采购政策并监督实施,指导药品招标采购平台建设,从体制上解决了"九龙治水"的局面,有利于以医保支付为基础,建立招标、采购、交易、结算、监督一体化的省级招采平台,推进构建区域性、全国性联盟采购机制,完善医保支付标准与集中采购价格协同机制,提高药品集中带量采购政策的组织执行力。

2.**政策集成,经验凝练** 一方面,新时代药品集中带量采购制度,集成了既往诸多政策分散表述的相关内容。例如,"7号文"首次系统提出公开透明、分类采购、招采合一、量价挂钩的药品集中采购总体思路,鼓励探索跨区域联合采购等多种形式。2016年,《国务院办公厅关于开展仿制药质量和疗效一致性评价的意见》(国办发〔2016〕8号)首次要求同品种药品通过一致性评价的生产企业达到3家以上的,在药品集中采购等方面不再选用未通过一致性评价的品种。2017年,《国务院办公厅关于进一步改革完善药品生产流通使用政策的若干意见》(国办发〔2017〕13号)进一步提出将通过一致性评价的药品,纳入与原研药可相互替代药品目录,加快按通用名制定医保药品支付标准,尽快形成有利于通过一致性评价仿制药使用的激励机制等。另一方面,及时总结升华地方实践经验。例如,上海在保障药品质量基础上带量带预算集采;三明市通过医保基金直接结算,保障及时回款的集采;浙江公立医院"二次议价"差额上缴同级财政,经绩效考核后再"返还"的激励政策等;为创建新时代药品集中带量采购制度积累了经验,营造了政策实施环境。

3.**紧盯政策问题根源,创新政策内容** 既往集中采购政策不及预期的问题根源,在于招标主体错位缺位、招标不带量,以致价格虚高"用药贵"和价格虚低导致药品短缺"用药难"并存。针对上述问题,《试点方案》首先创造性提出"国家组织、联盟采购、平台操作"的总体思路,提高政策站位和层级,落实招采合一内涵和可操作性;其次,从过评仿制药中按通用名遴选品种,保障国家集采药品质量一致性;再次,紧盯"量"这个核心,明确准确报量、稳定产品、保障供应、落实用量等政策新举措。

4. 坚持动态监测评估,持续优化集采规则 药品集中带量采购涉及利益主体众多,原则性、政策性和操作性要求极高。国家组织集采非常注重政策实施中的监测评估,及时优化规则,推动药品集中带量采购制度逐步成熟完善。例如,2018 年的"4+7"试点,25 个中选品种采购周期为 1 年,只有最低价企业中选;2019 年的"4+7"试点扩围,最多 3 家企业中选,采购周期为 2 年,并根据中选企业数给予不同的约定采购量和采购周期;2020 年,第三批国家组织集采开始,对抗生素类、注射剂类药品降低其约定采购量、减少采购周期,优化规则、降低安全性风险。

总之,新时代药品集中带量采购制度高效率、高质量创建的重要启示是,坚持人民中心论,突出问题为导向,利用国务院机构改革和职能调整的关键期,准确把握有利于药品集中带量采购的政治优势,紧盯政策问题根源,通过政策集成和制度创新,在政策议程的建立和备选方案的产生中,及时推动"问题源流、政策源流和政治源流"三大源流汇合,开启约翰·金登(John W. Kingdon)著名的"政策之窗"。新时代药品集中带量采购制度的创建过程,遵从继承—发展—实践—创新—再实践的基本认知路径,既是传承更是创新。

三、集中带量采购制度展望

药品集中带量采购是一项复杂的系统工程,涉及医疗保障部门、医疗机构、医药企业和患者等多方利益,承载"医保、医疗和医药"协同联动切入点功能。公共政策的本质是调整利益关系和结构,政策制定和实施必须兼顾各方利益,循序渐进,不可能一蹴而就。

(一)制度环境变化

根据药品集中带量采购制度内涵、工作流程,结合制度经济、拍卖设计、委托代理、规模经济等经济学理论,特别是国务院办公厅《"十四五"全民医疗保障规划》,集中带量采购制度所处宏观、中观和微观环境正在发生改变,该项制度发展空间和趋势逐步明确。

首先,我国社会主要矛盾发生变化。我国经济转型、国际贸易形势和新型冠状病毒感染疫情对我国财税收入和居民收入产生消极影响,城镇化、老龄化、就业多样化加快发展,诸多变化导致医疗保障基金收支平衡面临长期挑战。药品集中采购、医保支付方式改革、基金精细化管理已经被纳入重点工作任务,以提高基金使用效率,发挥医保基金战略性购买作用,实现医疗保障制度高质量发展。

其次,与药品集中采购制度密切相关的"三医联动"协同效应逐步释放。《"十四五"全民医疗保障规划》明确了医保支付、价格管理、基金监管的具体指标,国务院办公厅印发《国务院办公厅关于推动公立医院高质量发展的意见》(国办发〔2021〕18 号)明确政府领导责任、财政保障责任和管理监督责任,药品质量监管、仿制药一致性评价和研发创新迈上新台阶,传统制约性"堵点"逐步畅通,发展机遇和有利条件日益显现。

(二)制度发展趋势

新时代药品集中带量采购制度是改革开放以来,公立医疗机构药品采购政策的实践总结;是党的十九大以来,遵循党中央深入推进集中带量采购的系列决策部署,把握新发展阶段、贯彻新发展理念,着力构建的药品集中采购新格局。任何改革并非一蹴而就,药品集中带量采购制度也不例外,从制度框架基本建立到制度成熟定型,在坚持总体目标、总体思路和基本原则基础上,需要从规则操作层面继续发展完善。

首先,多层次、大联盟。多批次集采的实施,有助于完善多层级全国规范统一开放的药品采购市场,促进药品生产流通公平有序竞争,加速集中带量采购成为公立医疗机构采购的主导模式。对未纳入国家集采的药品,将主要依托基础条件好、专业性强的省级机构和平台,在国家指导下,以制度化的省际联盟为主要形式,组织常态化集中带量采购,发挥专业化优势和大联盟团购效果。2023 年 3 月,国家医疗保障局印发《国家医疗保障局办公室关于做好 2023 年医药集中采购和价格管理工作的通知》(医保办函〔2023〕13 号),一方面提出了创新完善集采规则,规范国家组织集采药品接续工作的具体实施意见,指导上海、江苏、河南、广东牵头探索并完善国家集采的联盟接续采购模式;另一方面大力推动地方以省为单位从"填空"和"补缺"两个维度扩大集采覆盖范围,近期重点工作包括湖北省的中成药集采、江西省的干扰素集采、广东省的易短缺和急(抢)救药品集采,同时要求每省的省级集采品种要达到 130 种,对于化学药、中成药、生物药等多品类均应有所覆盖。同时不排除包括挂网采购、备案采购、询价议价等分类采购模式,也不排除医疗机构联合体等其他团购形式,但是必须紧盯"量"这个核心要素,包括"柔性带量",实行弹性"量价挂钩"。

其次,优规则、稳接续。从当前国家和地方实践看,药品集中带量采购逐渐成为医疗机构的主导采购模式,招标采购规则及协议期满后的接续规则成为集中带量采购制度常态化可持续的关键要素。①实施分类集采。一部分药品没有或无法开展一致性评价,例如生物药和中成药,难以像过评仿制化学药一样,通过以成本和质量为基础的公平竞争形成集采价格。因此,根据药品特性和临床使用特征,按照过评仿制药、生物药、中成药等不同类别,分类实施集采,是有规则、稳接续的前提条件。②引入临床综合评价,探索成本质量和质量成本评标方法。药品作为特殊商品,其价格形成机制既要尊重"市场供求关系",也要体现药品临床价值。集采药品通常属于临床用量大的成熟药品,基于大数据的临床综合评价客观条件已趋成熟,引入药品临床价值、优化招标采购规则,成为进一步完善药品价格市场发现机制的关键点。③完善集采药品接续规则。目前,各地集采药品期满接续工作量大、规则各异,亟待从接续主体、接续报量和接续模式方面创新完善各项规则,以"三个稳定"为前提,实现药品质量、价格、货源份额精准有序接续,维护集中带量采购制度常态化可持续发展。

最后,强平台、守信用。药品集中采购总体思路是"政府组织、联盟采购、平台操作",平台的重要性由此可见。强平台要进一步整合平台交易供需主体、药品审批、生产、流通、使用、价格、支付等基础信息,完善平台招标、采购、交易、结算和信用监督评价一体化、数字化、智能化的综合运营服务功能,实现全流程电子交易、智能追溯、大数据监测服务。健全平台公共服务清单管理机制,推动交易服务标准化建设,支撑多层级、多主体、分类采购模式需要。利用平台综合信息源,依据国家医疗保障局印发的《国家医疗保障局关于建立医药价格和招采信用评价制度的指导意见》(医保发〔2020〕34 号)等系列政策文件,开展供、配、需三方信用评价,强化信用评价结果公示和应用,严格执行"守信联合激励、失信联合惩戒"制度,畅通对围标、串标行为的举报渠道,加大惩戒力度,优化集中带量采购制度的软环境。

第二节　集中带量采购品种的质量管理

"质量第一"贯穿药品监管的全过程。为了贯彻党中央关于深入推进药品集中带量采购的决策部署,我国从政策制度到实践操作,通过上下联动、部门协同,初步建立起药品集中带量采购品种的质量管理措施。

一、国家政策与操作规程

（一）国务院文件

国务院办公厅发布的《常态化制度化意见》，通篇强调"质量第一、质量优先"的精神。

首先，基本原则部分，要求坚持质量优先，引导企业以成本和质量为基础开展公平竞争；品种范围上，要求临床必需、质量可靠，化学药应通过一致性评价，生物类似药、中成药优先纳入临床认可度高和有临床用药经验的药品，要求申报企业符合国家质量标准并进行质量承诺。

其次，采购规则部分，要求对一致性评价未覆盖的药品品种明确采购质量要求，包括合理划分质量层次，建立基于大数据的临床使用综合评价体系；挂网药品通过一致性评价的仿制药数量超过3个的品种，在确保供应的前提下，集中带量采购不再选用未通过一致性评价的产品；将药品质量纳入采购协议期满后续约续标的综合考评因素。

最后，专门设置"加强质量保障"条文，严格药品质量管理，压实企业主体责任，药监部门严格按照"四个最严"要求开展集中带量采购中选产品的监督检查。

（二）国家部委文件

《国家药监局关于加强药品集中采购和使用试点期间药品监管工作的通知》（国药监药管〔2018〕57号）指出加强关键环节监督管理，保障中标产品降价不降质，防止一致性评价变成一次性评价。主要措施包括加强药品生产、流通、使用监管，以及药品抽检和不良反应监测，加快推进一致性评价工作等。首先，对中标企业和产品采取两个全覆盖。药监部门对中标药品进行全覆盖的现场检查，对所有中标产品进行现场抽样，由专门的药品检验机构进行全面质量检验。其次，突出中标产品原辅料、处方工艺和不良反应等重点环节监管，严格要求企业符合监管要求。对中标药品的原料、主要辅料加强监管；严格按照批准的处方工艺组织生产，涉及委托生产的，严格落实委托生产质量管理；加强中标产品不良反应的监测。最后，坚决打击制假售假，特别防止低价中标后生产低质甚至劣质药品。通过加强全流程日常监管和专项监管，督促生产和流通企业严格依法依规生产经营，加快药品信息化追溯体系建设。

国家其他部委也根据各自职能职责，对加强集中带量采购中选产品的质量管理作出相应规定。例如，国家卫生健康委员会发布的《国家卫生健康委办公厅关于进一步做好国家组织药品集中采购中选药品配备使用工作的通知》（国卫办医函〔2019〕889号）要求，按照《处方管理办法》和《医院处方点评管理规范（试行）》，加强处方审核和处方点评，为使用中选药品的重点患者提供药学门诊、药物重整、用药监护等药学服务，加强临床使用质量管理；建立和完善中选药品使用监测评价和预警制度，对中选药品临床使用安全性、有效性、合理性和经济性进行监测、分析和评估。有关指标与医疗机构年度目标考核、公立医疗机构等级评审、评优、评先等挂钩。

（三）联合采购操作规程

根据联采办发布的《全国药品集中采购文件》，"质量优先"体现在事前调研、集采品种遴选、企业申报资格、评标规则等全过程。首先，集采品种从临床常用、质量可靠、认同度较高的原研药、参比制剂，以及通过一致性评价的仿制药品中遴选。其次，建立系列机制，既激励企业降价，又防范恶意"价格战"造成质量隐患。最后，建立多方质量监督管理联动机制，包括建立与各地药监部门药品质量监督评价信息的共享联动机制，以及联采办可根据工作需要，直接对拟中选企业的药品生产及拟中选药品质量进行调查。

例如,从第二批国家组织药品集中采购开始,中选规则不再是通过"价低者得"激励企业极限降价,而是设置降价达标"门槛"的价格熔断机制和价格保护机制,引导企业理性降价。中选规则修订为"单位可比价≤同品种最低单位可比价的 1.8 倍,单位申报价降幅≥50.00%,单位可比价≤0.100 0 元",企业只需要达到一定降幅即可中选,当然更低的价格将为企业赢得更优的供应地区选择权,企业可根据自身生产经营情况合理降价。

再如,第六批国家组织胰岛素专项集采。综合考量生物药之间无一致性评价,生产工艺复杂,生产周期长,质量风险高,临床用药有稳定性要求,患者对厂牌依赖性强等多方属性特征,为了保障集采药品临床使用质量安全,胰岛素专项集采对采购规则进行了优化和创新:①将通用名不同但临床作用机制和治疗效果相似的药品合并为一个采购组。既尊重临床用药习惯,也提高了集采的竞争性。②医疗机构按临床需求上报各采购组、各厂牌、各通用名产品的采购需求量,根据中选结果分量时,医药机构可以按需求自主选择供应企业。保障临床用药稳定性。③更温和的竞价评标规则,提高企业和产品中选率。通过基础采购量和分配采购量规则,优化"熔断机制"和"中选保护机制",设置"锁仓机制",以满足患者用药多样性需要,避免因供应不足引发厂牌替换的风险。结果申报企业全部中选,产品中选率达到 98%。

二、国家集采质量保障措施

(一)质量监管关口前移

国家组织药品集中带量采购始终按照"四个最严"要求,消除质量安全隐患。截至 2023 年 6 月,第一批至第八批国家集采药品,通过质量监管关口前移发现质量隐患后,及时依法依规采取质量风险控制措施,没有发生临床用药质量事故。

例如,贵州省药品监督管理局飞行检查发现贵州某制药公司不符合《药品生产质量管理规范》,2022年 1 月 28 日通报暂停生产、销售该企业格列美脲片。该产品为第二批国家集采协议期内中选产品,尽管此前在企业生产现场及流通环节抽检中未发现该产品不合格情况,不良反应监测也未发现异常,国家联采办随即在次日取消其中选资格并禁止参与国家集采 18 个月;同时启动替补程序,保障集采药品供应使用。再如,2020 年 4 月,国家药品监督管理局在第二批集采中选结果执行前,对美国某制药企业的原研药注射用紫杉醇(白蛋白结合型)的境外现场检查中发现其不符合我国《药品生产质量管理规范》,作出暂停进口、销售和使用的决定,国家联采办决定取消该产品中选资格,杜绝进入供应使用环节。

对于集采中选产品不论原研仿制,不论内资外资企业,联采办通过与药品质量监管部门协同,一视同仁,实行质量问题"零容忍",及时消除中选药品临床采购使用中的质量隐患。

(二)临床监测与综合评价

根据集采品种监测结果,国家组织药品集中带量采购工作提升了我国临床药品质量水平。例如,中选原研药和通过一致性评价仿制药用量占比迅速提高到 80% 左右,非过评仿制药占比急剧下降。中选生产企业中,上市企业、百强企业、跨国企业等优质企业占比超过 60%。虽然如此,相关部门通过完善集采品种临床使用监测网络,加强中选药品不良反应监测、开展临床效果监测、支持临床综合评价,从临床使用终端保障集采药品质量安全与效果。

例如,深圳一项非同期对照研究表明,6 种国家集采精神疾病类药品的临床疗效、安全性和综合评分没有变化。首都医科大学宣武医院的一项多中心真实世界研究表明,包括心血管疾病、神经精神疾病、病毒性肝炎、肿瘤、镇静镇痛等治疗领域 14 个中选仿制药与原研药的临床疗效、安全性无显著性差异。在相关部门支持下,类似临床监测和评估工作越来越广泛。

三、地方集采质量管理

根据"应采尽采"和形成"国家与地方相互促进"的总体采购格局要求,随着一致性评价工作的快速推进,非过评品种的市场被压缩。但是按照国家集采触发条件,以及我国药品市场实际情况,大批非过评品种的带量采购需要地方完成。据不完全统计,截至2022年2月底,各地方已经开展28批省级药品集采,16批省际联盟采购,每个省(自治区、直辖市)平均开展(参加)5批地方药品集中带量采购,平均集采品种超过50种。

地方多种形式的药品集中带量采购实践涉及多类非过评药品。有研究认为,地方集采的最大挑战在于如何建立科学的质量分层标准,以及合理规范的竞价规则,践行"质量优先"原则,避免"劣币驱逐良币"。质量分层方面主要存在划分依据不足、标准不一,具有复杂化、主观化倾向。竞价规则方面主要存在部分地方完全忽略药品质量,按投标价格确定中选结果,存在"唯低价论";或简单的"一刀切"限价,没有体现以质量为基础的价格形成机制。有鉴于此,实践操作上采用质量分层或综合评分法,同时鼓励充分价格竞争,才可最大程度地平衡药企、患者和医疗机构等各方利益。地方集采对此已经探索出一些宝贵经验,部分典型做法被国家采纳。

(一)化学药地方集采

2015—2018年,上海分3批次试点医疗保险药品带量采购。第一,集采中设置质量综合评价指标,将其分为基本指标和筛选指标,基本指标衡量投标企业的生产和供应能力,筛选指标考核企业的综合水平及产品质量;二者均达标才可参与竞价。此外,根据上海市药品监督管理局建议,对体外溶出度试验符合一致性评价要求的品种,在企业承诺达标、市药品监督管理局复核的基础上,视为质量综合评价入围。第二,遴选时选择临床用量大、竞争充分的品种。第三,为保证药品质量,要求集采品种至少有1家国内企业的仿制药达到国际水平,或企业主要内控标准高于国家标准。第四,质量稳定方面,要求生产企业必须书面承诺产品质量等同(或优于)原研产品,保证中标后药品质量稳定性,并接受和配合中标后的系列监管措施;此外,由上海市药品监督管理局严密跟踪采购药品的质量情况,增加中标药品的抽检次数,并在全国首次使用药品近红外光谱检测,按照企业承诺的"内控指标明显高于国家标准"进行"批批检"。这期间,上海市食品药品检验研究院对所有中标药品的全部批次进行了检测,结果全部符合国家检验标准,各品种、各批次无明显差异,质量稳定,并达到企业承诺的内控标准高于国家标准。

江苏省未过评药品质量分层集中带量采购按照"药品质量安全和价格综合评价+自愿议价"规则,一方面,建立药品质量安全和价格综合评价机制,纳入药品市场占有率、生产企业排名和供应能力、药监质量抽检等评价指标;同时,设置多家中选的规则,稳定临床用药结构。另一方面,同质量层次药品同组竞价时,采取综合评价得分和议价相结合方式确定拟中选企业。非独家竞价组,如果组内质量评分最高但非中选企业可自愿进入议价环节,满足预期价格和降幅要求进入拟中选环节;独家产品组,根据企业报价降幅,排名前70%的企业进入议价环节,以排名前35%的企业平均降幅为议价的预期降幅线,达到预期降幅线的企业拟中选。

上述化学药地方集采在考虑价格的同时,采取各种形式对药品质量进行区分,以体现量价挂钩和质量优先的原则。在保障集采药品质量方面,地方集采多采用质量分层的方式,将同通用名下不同质量层次的药品分组竞价,通过"双信封"两阶段或者综合药品质量、价格、供应等"多因素,一阶段"评审方式,避免"劣币驱逐良币"唯低价恶性竞争,但是,也存在药品质量层次标准不统一、不规范等问题。2022年7

月,曝出黑龙江省集采中选产品"某制药厂 250mL 葡萄糖注射液内有可见异物"事件,确实敲响了集采产品质量管理和质量安全的警钟。

(二)生物药地方集采

胰岛素是一类使用极为成熟的生物药,生物药难以像化学药一样开展一致性评价。胰岛素产品品种品规众多、市场集中度高且外资企业市场占比高、产品使用中的用药习惯较为"顽固",这导致胰岛素集采的方案不能照搬化学药集采。2019 年 12 月 9 日,武汉市药械联合采购办公室发布《武汉市 2019 年第一批药品集中带量采购实施细则》,在国内首次将胰岛素纳入集采。武汉胰岛素集采方案,首先根据药物作用时间及配比情况分为短效人胰岛素、中效人胰岛素、预混人胰岛素、长效人胰岛素、短效胰岛素类似物、中效胰岛素类似物、长效胰岛素类似物共 7 组。然后,以各产品 2018 年在武汉的市场份额和采购量为基数,若价格降幅<5%,则该产品 50% 以上的市场份额为替代用量(具体由专家组根据降幅现场议定);若降幅在 5%~10%,可获得该产品原市场份额的 70%;若降幅>10%,可获得该产品原市场份额的 90%。同组内每个产品剩余市场份额组成替代用量,降价绝对值或加权降价绝对值(指企业各规格报价与全国最低价下降数值的加权值;权重按照同组同企业各品规 2018 年武汉地区采购量计算)由高到低的前 3 名分别获得替代用量的 50%、30%、20%。最终除 2 家企业弃标外,其余 6 家企业,37 个胰岛素类药品全部中选,最高降幅 28.1%。

武汉胰岛素集采方案,注重稳定原有用药习惯,在缺乏一致性评价条件的情况下,市场长期形成的用药习惯是临床对产品质量的一种认可形式。武汉胰岛素集采一定程度上实现了"终端市场产品"替代,又兼顾胰岛素用药习惯相对稳定的目标。协议期内胰岛素临床用药和不良事件监测平稳,武汉胰岛素集采方案中的分组、中选和分量规则大部分为其后的全国胰岛素集采(2021 年 11 月第六批国家组织药品集中采购——胰岛素专项)所借鉴。

(三)中成药地方集采

2021 年 12 月 21 日,湖北牵头 19 省(自治区、直辖市)组成的中成药省际联盟集采取得了中选率 62%、价格平均降幅 42.27%、最大降幅 82.63% 的效果。中成药生产企业呈现"两头大中间小"的特点,头部企业数量少、市场占比大,尾部企业数量众多但市场占比小;中成药产品集中度很高,销售数量和金额高度集中在心血管用药和中药注射剂领域;中成药还缺乏开展一致性评价的药学基础和分析条件,质量差异大且难以鉴别;中成药独家产品多。这些特点与化学药和生物药都不相同。湖北中成药联盟集采,从产品集中度高和临床认可度高的领域遴选集采品种,优先选择金额占比靠前、竞争充分的心血管药物,考虑安全性对中药注射剂有取有舍,选择了少数长期使用中安全性可靠的中药注射剂。竞价分组时,综合考虑组方、给药途径和功能主治,而不仅依据中成药组方。中选原则涉及两阶段,第一阶段采取质量信誉与价格综合得分进行初步筛选,第二阶段借鉴了胰岛素集采和耗材集采中以自身降价幅度作为主要中选依据;同时为避免对市场和用药习惯形成冲击,为落选产品提供了"复活"的机会,落选产品在议价环节如愿意接受一个更低的价格则可以获得中选资格。分量方式体现了量价挂钩原则,降幅大的产品获得更多的自身原有市场份额以及更多的"奖励"份额。

第三节 集中带量采购品种供应管理

药品流通配送环节是药品供应链的重要组成部分,是连接药品生产和使用终端的重要桥梁。与药品生产和使用环节相比,其监督管理工作更加复杂。根据 2021 年国家药品监督管理局发布的《药品监督管理统计报告》,当年查处药品违法案件中超过 70% 属于流通经营环节;国家医疗保障局《医保工作动态》有关价格招采信用评价失信评定结果的通报中,失信原因也集中在供应保障环节。

药品集中带量采购和使用目前已进入常态化制度化阶段,集采平台由试点期间的上海阳光医药采购网,拓展至数十个多种类型的省际、省级和地市级联盟或独立平台;集采涉及的生产企业、品类、品种、产品数量、交易金额及其市场份额快速增加;参与的医疗机构由公立医院延伸至政府办医疗机构、军队医疗机构、社会办医疗机构和部分社会药店;此外,还涉及数量众多的医药流通企业。管理内容包括"三方"合同(协议)管理、仓储运输管理、平台订单管理、货物校验及票据管理、退换货管理、货款结算管理等;工作目标是按照国家法律法规、"三方"合同(协议),在供应管理方面实现集采药品"用量足、采购量实、价格平稳、配送准时、回款及时",保障临床用药,满足患者需要。

根据新时代药品集中带量采购制度的新要求,围绕供应管理,在政策和实操层面初步形成了一系列新特征。

一、国家政策与操作规程

(一)国家相关政策文件

汇总"4+7"试点以来国家层面药品集中带量采购政策文件,以"量"为核心,规范生产企业、配送企业和医疗机构"三方"合同(协议),保障药品供应。

第一,中选生产企业是供应保障的第一责任人。须说明原料药来源和供应保障措施,根据原料药和制剂生产能力核算产能,自主选择供货区域范围,自主选择有配送能力的流通企业,并按照购销合同建立应急储备、库存和产能报告制度;工业和信息化部门要支持生产企业开展技术改造,提升中选药品供应保障能力。

第二,医疗机构是药款结算的第一责任人,医疗机构主要负责人是中选药品配备使用的第一责任人。医疗机构应结合药品历史用量、临床使用状况和医疗技术进步等因素科学核定采购数量,按合同规定采购及合理使用,并及时结算药款。

第三,医保经办机构按照不低于专项采购预算金额的 30% 提前预付医疗机构,建立医疗机构"结余留用"的激励措施;各级卫生健康委员会负责指导中选药品使用,监测预警药品短缺信息,做好风险评估和应急处置预案。

第四,科学制订集中带量采购规则。根据药品和疾病治疗特性合理确定"带量"比例,为非中选产品预留临床使用空间,满足临床多样化需要;根据市场竞争格局、供应能力确定中选企业数量,并根据中选企业数量合理确定采购协议期。

(二)联合采购操作规程

根据联采办《全国药品集中采购文件》,指导企业有序参与集中带量采购,提高中选产品供应保障效果。

一方面,积极开展前期调研,摸清生产企业产能信息,组织企业培训会,开通咨询渠道,指导医疗机构和生产企业填报相关基础信息。要求申报企业同时填写全国药品集中采购申报承诺函和产能承诺函,中选结果产生一个月内向联采办报送年度生产计划,之后每月报送中选产品的库存数量。

另一方面,完善竞价和中选规则。完善最高有效申报价、托底保护申报价,创建了价格保护机制;

通过企业诚信申报承诺制度,协力避免恶性"价格战"导致"断供"。为避免独家中选形成市场垄断,采取多家企业中选,且约定采购量随中选企业数目增加而增加;中选企业出现无法供应的地区,依据其他中选企业意愿和供应能力递补保供;从第七批国家集采开始明确了备供地区的确定原则、方式及启动备供的条件,明确企业不能选择本企业主供地区作为备供地区,尽最大可能降低"断供"风险,同时确保主供企业没有出现供应保障问题时的市场份额。第八批国家集采进一步针对 5 种急(抢)救药品和易短缺品种采取了"一主双备"的供应保障模式。为了进一步降低市场供应风险,在同等条件下,原料药自产、信用评价等级高、多规格品种合并销量大、产品通过一致性评价时间早的企业优先中选和优先备选。

二、地方集采供应管理

地方药品集采的政策文件,在供应管理的采购、配送、回款、结余留用等环节与国家文件精神基本一致,体现既要科学"带量",又要合理落实"用量",更要保障临床需要,实现"为用而采"的目标。地方集采针对自身采购品类的特点也探索了一些供应管理的特点和经验。

(一)集采品种遴选

为保障临床用药,避免因"集采"降价造成供应短缺,河北、甘肃、成都等地在遴选品种时,优先选择省(市)内用量大、金额高、市场竞争充分、临床使用成熟、可替代性强的药品。其中,成都市制定了《"4+7"城市药品集中采购中选药品不同通用名药品品间替代方案》,明确了与中选药品具有类似治疗效果的不同通用名药品,据此监测中选药品和可替代药品的使用量变化,及时掌握使用中的趋势性问题。一方面,防范中选品种使用量向可替代品种转移;另一方面,当中选品种出现短缺后,又可迅速选取替代用药保障临床疾病治疗的连续性。

(二)中选带量规则

部分地方集采将企业产能、原材料来源、产品在当地医疗机构的渗透率等纳入综合评审,并建立量化评分指标,强化供应保障能力的评审。部分地方集采采取多家中选来保障产品供应。例如,山东等地没有沿用国家集采的"中选企业""依次""交替"选择供应地区的做法,而是不同质量层次的中选企业,按比例分配各地区市场份额,增加集采药品供应的多样性,拓宽供应保障渠道,提升医疗机构采购使用的依从性。

(三)采购配送服务

辽宁、深圳等地为了适应"药品零差率"政策下公立医院药品低库存、保供应、降成本的新要求,以地市或县(市)为单位一体化配送,每个中选品种可委托多家配送企业负责配送,并建立配送综合服务质量评价体系,将订单响应率、配送及时率、配送差错率、配送票据完整率、伴随服务情况、配送诚信等纳入综合考核,按季度、年度考核。引导配送企业建立快速、高效、灵敏、灵活多样的内部管控机制,为集采药品提供快速、安全、便捷的配送服务。同时,部分地方集采将配送率纳入"续标续约"综合考核指标,进一步压实生产企业供应保障"第一责任"。虽然如此,在实际配送工作中,已经发现基层医疗机构"中选药品"订单响应和及时配送率下降的趋势。

三、集采品种供应状况

药品集中带量采购是一项系统工程，"集中招标"只是"起点"，大量复杂的工作任务在"供应管理"环节。集采涉及的采购主体点多面广、订单频繁多样，既要保障生产流通企业合理利润，又要压缩医疗机构成本空间，还要保障供应满足临床需要。上游原料药的价格、垄断或是短缺，中选产品企业生产管线突发事件，流通配送仓储、运输等任何一个环节出现纰漏，都会造成医疗机构药品短缺甚至断供，影响临床用药。2021 年 8 月，某企业第三批国家组织药品集采中选的布洛芬缓释胶囊，未能在山东省按协议供应约定采购量，经多次约谈协商供应情况仍未改善，该企业提出放弃中选资格。这一事件在全国造成了负面影响，敲响了集采药品供应管理的警钟。与传统药品集采比较，"4+7"试点后的集采工作，通过全链条供应链管理优化，其供应保障的总体成效呈现逐步向好趋势。

从国家层面看，第一，市场竞争格局逐渐充分，中选率逐批提高。"4+7"试点及扩围的大多数品种，竞争格局一般不超过 3 家企业；第二批集采多为 3～4 家，第三至五批集采多为 3～6 家。其中，第三批集采的二甲双胍口服常释剂型最终有 29 家企业竞争，第五批集采的利伐沙班口服常释剂型（10 mg）最终有 22 家企业竞争。第二，供应稳定性逐批提升，市场预期企稳。除"4+7"试点为独家中选以外，"4+7"扩围至第六批集采 3 家及以上企业中选的品种数分别占相应批次中选品种总数的 56%、56%、62%、67%、77% 和 100%。这些品种由于可供应企业较多，断供风险较小，供应保障较好。此外，采购协议期 2～3 年的比例逐批增加，各地按照《国家医疗保障局办公室关于做好国家组织药品集中带量采购协议期满后接续工作的通知》（医保办发〔2021〕44 号）要求，从稳定市场预期、价格水平和临床用药出发，大批诚信好、质量稳的企业获得续约续标，稳固了企业市场预期和长期收益。第三，中选药品价差缩小，常用低价药价格趋于合理。长期以来我国药品同品种、同品规、不同厂家药品价格差别大，同厂家相同产品在全国各地的价格差异也很大，造成医药市场乱象丛生。国家组织药品集采以来，这类不合理的价差被缩小；同时，第二至五批分别有 12 个、15 个、7 个、17 个常用低价化学药的中选价高于上一年同品种同企业全国最低价，集采让低价药价格回归合理，既保护了企业的积极性，也找到了缓解药品短缺矛盾的市场机制。第四，从实际运行看，前三批中选产品供应量达到约定量的 2 倍以上，实际采购需求和供应超出预期，且没有出现系统性降价即短缺现象。

从地方层面看，药品集采既满足了临床需要，又保障了生产经营企业的合理利润。一方面，武汉市胰岛素集采，通过合理分组、合理带量、合理分量，较好保持了医院和患者用药习惯，同时平稳推动了同组产品有序替代，实现了充分"保供"和有限"降价"双重目标。另一方面，为了破解临床"短缺药"保供困局，2021 年重庆市牵头 9 省（自治区、直辖市）组成"短缺药"集采联盟，遴选出临床必需的 19 种短缺药（其中 118 种为注射剂），对组内申报企业≥2 家的，按照"综合评审"得分确定入围企业；综合评审指标中，价格、医疗机构覆盖率、采购量、原料保障的分值比重分别为 50%、20%、20%、10%；申报企业为 1 家的，议价谈判采购。首次在集采中大幅降低"价格因素"权重，增加"原料保障"指标权重，并明确可根据上年度 CPI 指数等因素确定续签价格，同时叠加"带量采购"和"及时回款"来保障短缺药品的招标采购。

集中带量采购制度下，更应高度重视中选药品供应保障。根据全国医药经济信息网短缺药品数据库，集采中选药品局部保障使用问题在集采首个协议执行的初期明显增加。因此，一方面，中选企业要提前布局货源地的药品运输储存；另一方面，进一步优化集采执行时间，给医疗机构和企业留下衔接的空间余地。

第四节　集中带量采购品种使用管理

药品使用是药品供应链的终端,为了促进科学合理用药,保障患者用药安全,针对集采品种使用管理,我国初步建立了一套有效措施,其核心要素包括畅通优先配备使用通道、科学确定预采购报量、合理分配目标用量、监测中选产品不良事件、结余留用和绩效考核奖惩措施等。

一、国家政策与操作指南

(一)国家相关政策文件

首先,国务院办公厅发布的《常态化制度化意见》要求如下:①医疗机构应根据临床用药需求优先使用中选药品,并按采购合同完成约定采购量,临床医师按通用名开具处方,药学人员加强处方审核和调配;②将采购和使用中选药品情况纳入公立医疗机构绩效考核和目标责任考核范围;③因集采节约的医保资金,按照相关规定给予医疗机构结余留用激励。国家相关部门据此出台了具体政策,包括《国家卫生健康委办公厅关于做好国家组织药品集中采购中选药品临床配备使用工作》(国卫办医函〔2019〕77 号)、《国家卫生健康委办公厅关于进一步做好国家组织药品集中采购中选药品临床配备使用工作》(国卫办医函〔2019〕889 号)、《关于国家组织药品集中采购中医保资金结余留用的指导意见》(医保发〔2020〕26 号)等文件,从以下几方面提出了指导性意见。

第一,畅通医疗机构配备使用。要求各级卫生健康行政部门和医疗机构不得以费用控制、药占比、医疗机构用药品种规格限制、药事委员会审定等为由,影响中选药品的合理使用与供应保障。要以临床需求为导向,进一步优化用药结构,将中选药品纳入本机构处方集和基本用药供应目录。

第二,加强中选药品合理使用管理。要求完善用药指南、将中选药品纳入临床路径、加强医务人员培训,规范临床用药行为。医师应当依据诊疗规范、药品说明书、用药指南等合理开具处方,在保证医疗质量安全的前提下优先使用中选药品。

第三,加强中选药品使用和质量监测评价。运用信息化手段,建立和完善中选药品使用监测评价和预警制度。依托药品采购、使用等信息平台,建立畅通、及时、高效、精准的信息上报和反馈渠道,及时统计中选药品使用信息,对中选药品临床使用安全性、有效性、合理性和经济性进行监测、分析和评估,形成监测、通报、约谈和督导闭环,强化落实优先使用中选产品,加强中选产品供应保障。

第四,强化中选药品使用激励措施。要求建立医保资金结余留用机制。实施医保资金预算管理,通过明确测算方法、设定留用比例核定结余留用金额,严格考核管理,细化考核指标体系,确定协议医疗机构集采药品结余留用的具体金额。将中选药品配备使用情况纳入公立医疗机构及其医务人员的绩效考核和绩效分配,并按照"两个允许"统筹用于医务人员薪酬支出。2023 年 3 月,国家医疗保障局发布《国家医疗保障局办公室关于做好 2023 年医药集中采购和价格管理工作的通知》,进一步要求提高报量准确性,在医疗机构报量的基础上,医疗保障局利用历史采购大数据对医疗机构报量进行审核,明显不合理的报量需要整改或予以说明,且结余留用资金严格与报量而非实际采购量挂钩;建立集采与 DRG/DIP 支付方式改革相协同的激励机制,在确保患者享受实惠的前提下,提高基金使用效率。

（二）集中采购药品管理专家共识

随着药品集采常态化制度化，要求集采药品使用管理更加规范。为此，依据国家相关政策文件精神，2022年7月，中国药师协会组织国内相关专家编写并发布了《医疗机构国家组织集中采购药品管理中国专家共识》，针对医疗机构在执行国家组织集中带量采购政策过程中遇到的问题精准分类，提出了相应的解决措施或指导性建议，共涉及13个方面，分别涉及医疗机构国家集采药品的：①管理工作组架构与工作职责；②采购量相关数据科学测算与上报；③目录构建与管理；④采购与供应保障；⑤合同用量的科学分配；⑥医疗机构优先选择使用的保障措施；⑦可替代药品合理使用管理；⑧质量与不良事件/不良反应监测与管理；⑨政策宣传引导与风险防控；⑩合理使用考核体系；⑪集采工作中医保资金结余留用激励体系；⑫开展中选药品的临床综合评价工作；⑬管理信息化技术支持体系。

二、集采药品使用管理地方特色

据不完全统计，截至2022年8月，广东、湖北、辽宁、新疆、四川、山东、河南、广西等地先后发布集采药品临床使用管理的专家共识，涉及医疗机构精准报量、合理分配用量、使用监管考核、结余留用激励4个核心要素。

（一）医疗机构精准报量

报量环节应综合考虑多方面因素，依据临床需要申报。广东、辽宁、湖北等地专家共识（建议）明确要求充分征求临床专家和药学专家意见，综合考虑上年度实际使用量、有无特殊疾病暴发、异常使用情况、相关公共卫生事件、医保信息变化、临床指南变化、医疗技术进步等因素科学报量。山东省专家共识提出对于胰岛素等特殊类型药品预采购量的填报，应充分考虑患者治疗的延续性和换药的依从性，对采购需求量进行测算和上报。

（二）集采带量的合理分配

在确保协议期内医疗机构按时完成集采中选药品任务量的前提下，医疗机构结合临床诊疗的具体情况对任务量进行合理分配与下发，不搞"一刀切"，保证临床合理用药。广东省专家共识建议全年任务量按10个月或11个月平均分配，科室或病区指标量由医务部门和药学部门设置，将指标任务按上一年度各科实际用量，按比例分解给临床二级科室，医师指标量由科室或病区设置，同时明确门诊非专科科室优先使用中选品种，如精神科使用乙肝类治疗药品只能选用中选品种。辽宁省专家共识也提出考虑时间维度，将全年或周期任务量按月/季度平均分配；科室/个人按上一年或上一周期的实际处方量的70%分配，特殊情况下（退休、下乡、进修、休假等）医师的任务量分配到原科室，科室内再根据实际情况分配给医师，保留医师自主用药选择权；分解任务时充分考虑专业特点、病种情况、用药潜力等因素。四川省专家共识也建议按上一年度该通用名药占比，按比例将合同量分配给相应的科室/医疗组/医师；任务量分解到每季度或每月，并适度将任务总周期缩短，例如，将全年12个月的任务分解到10个月。

（三）集采药品使用监管考核

集采药品使用监管考核涉及优先选择使用国家集采药品和集采药品相关可替代药品的合理使用管理，包括事前、事中、事后三个环节。辽宁、河南、陕西、甘肃、青海、宁夏、新疆等地专家共识（建议）明确要优化医疗机构用药目录，包括可考虑保留中选药品的原研、参比制剂，可考虑暂停使用或淘汰未通过一致性评价的仿制药以及价格高于国家集采中选药品的仿制药等措施。

广州根据《国家组织药品集中采购品种可替代药品参考监测范围》,对于解剖学、治疗学及化学分类法(Anatomical Therapeutic Chemical,ATC)分类/功能主治相同或相似的中成药、复方制剂设置同类药品管控的范围,在采购端和处方端采取限制措施。采购端包括:①原研和中选产品同时放开使用,非中选产品用量不得超过中选产品,非集采同类药品每月按上一年度同期采购量的70%限量供应和使用,让医师更大可能选择中选药品;②同类产品使用量环比上涨>10%,则其采购限额在原限额基础上下调20%,若上涨>20%,则下调50%。处方端包括:①区分药品的专科/非专科使用科室,专科科室可使用非中选产品或同类可替代产品,非专科科室则只能使用中选产品;②科室当月中标产品任务量未完成,次月限制同类可替代产品处方权至完成后解除。

广东、辽宁、河南、陕西、甘肃、青海、宁夏、新疆等地专家共识(建议)要求定期做好集采药品供应情况、药品不良反应上报数据、临床科室/医师指标完成情况及临床用药合理性点评结果的整理、统计和分析工作;运用信息化工具监测指标完成进度并予以提醒;临床科室及个人可在系统查询,每月由药学部公示,逐月考核科室及个人,进行相应奖惩。

(四)结余留用激励

为激励医疗机构和医师积极参与和落实集采政策,调动优先选择和合理使用集采药品的积极性,《常态化制度化意见》再次提出,要完善对医疗机构的激励机制,对因集采节约的医保资金,按照相关规定给予医疗机构结余留用激励。各地在建立医保基金结余留用的激励机制方面提供了参考经验。

安徽省医疗保障局提出结余留用金额通过结余测算基数和结余留用比例计算得出,其中:结余测算基数 = 集采药品医保资金预算 –(中选产品约定采购量 × 中选价格 + 非中选产品使用金额)× 各统筹地区医保基金实际平均报销比例 × 集采通用名药品统筹地区参保患者使用量占比,结余留用比例根据考核结果确定。

深圳市医疗保障局联合市财政局、市卫生健康委员会制定了《深圳市药品集中带量采购工作中医保资金结余留用管理办法(试行)》,从四个方面建立药品集采结余留用机制,分别是坚持各层次集采定点医疗机构全覆盖,科学建立结余留用资金核算体系,科学合理进行医疗机构考核,明确结余留用核算程序。深圳药品交易平台发现医疗机构可通过三种方式增加结余基数:①在报量环节扩大约定采购量基数提高集采药品医保资金预算;②在执行期间,减少非中选产品使用降低集采药品医保支出;③完成好国家集采相关要求,提高结余留用比例。

新疆地区专家意见提出将医保资金结余留用分配比例的60%用于集采药品处方医师的考核奖励,30%用于药学人员考核奖励,10%用于医疗机构的推进奖励。

"结余留用"政策执行方面:①部分地区因医疗机构信息化程度不高,未按国家医疗保障局、财政部《关于国家组织药品集中采购工作中医保资金结余留用的指导意见》(医保发〔2020〕26号)中的"结余留用资金计算办法"执行,采取了"指标替换"或"指标删减",形成全国政策不统一;②各地"结余留用"考核指标差异大,总体偏多,且有些指标难以考核,例如,医疗机构药品耗材平台线上采购率,导致"结余留用"实际兑现率低,影响了医疗机构的积极性。

三、集中带量采购品种临床使用

武汉大学全球健康研究中心基于2018—2020年国家药品供应保障综合管理信息平台的药品采购数据,分"4+7"试点、"4+7"扩围以及"4+7"续约三个阶段全国医疗机构药品采购数据,以及前五批六轮国家集采相关文献资料,从药品使用、市场结构、降价省费方面分析集中带量采购制度的影响,可以概括出以下主要特征。

(一)药品采购使用情况

1. 中选药品与非中选药品市场采购量呈现"二八"特征 中选产品有序替代非中选原研药、大幅替代非中选仿制药。在首个集采协议年,中选产品采购量(DDDs)约占 80%,非中选产品约占 20%;协议期满接续后,中选产品采购量占比略有上升,但"二八"格局相对稳定;进一步统计"中选产品 + 非中选原研药"的采购量占比几乎均在 90% 以上。因此,集采快速改变了医疗机构集采药品的用药结构,提高了用药质量。

2. 集采品种首个协议年的采购量增幅略高于同期全口径药品采购量增幅 此现象在协议期首年较为明显,其后"回归正常",其主要原因可能是:①集采降价更好满足了"未被满足"的用药需求;②存在"集采品种"替代"可替代品种"现象;③存在"过度利用"风险,医疗机构为了完成"约定采购量",可能放宽适应证和增加用药剂量。有待进一步观察研究。

3. 基层医疗机构中选药品采购量增幅更明显 首个集采协议期基层医疗机构采购量增幅均较二级、三级医疗机构显著,续约期基层医疗机构仍保持小幅增长。按照药品 ATC 分类进一步分析发现,心血管等慢性病药品在基层"放量"最为显著。其主要原因可能包括:①先前过评仿制药中基药比例相对较高,基层采购使用积极性高;②药品集中带量采购的中选药品在大幅降价的基础上,实现了基层机构与等级医院同厂牌,提高了慢性病患者就近在基层取药的积极性。说明推进集采工作有助于分级诊疗。

4. 各级医疗机构集采药品采购量和采购金额占比逐年提高 随着国家和地方集采工作常态化,集采逐渐成为各级公立医疗机构药品采购的主导形式,集采药品采购量和采购金额占比快速提高。但是,随着集采批次增加,各级医疗机构集采药品配备率呈下降态势。例如,截至 2023 年第二季度,广东省参与的国家、省际和省级集采药品接近 1 000 种,三级公立医疗机构配备率约 30%,二级医疗机构和基层医疗机构配备率更低;湖北省各类集采药品接近 500 种,三级公立医疗机构配备率 40% 左右,二级医疗机构和基层医疗机构配备率也更低。提高医疗机构集采中选药品的配备率,以及基层医疗机构与当地公立医院集采品种配备一致率,提高集采效能,应是集采规则优化的方向。

5. 集采中选药品市场占有率和医疗机构渗透率进一步提高 以医疗机构采购产品和医药企业为统计单位,以第一至第五批国家集采品种为例,非中选产品和企业的市场占比是缩减的;以省级平台为统计单位,以第一批国家集采品种为例,2020 年省级采购平台非中选产品和企业零采购的情况增加。即从微观医疗机构和中观省级区域看,中选产品和企业市场的市场占有率、医疗机构渗透率提高;非中选产品和企业逐步退出或缩窄了医疗机构市场。

(二)集采降价省费情况

1. 多层级药品集采与接续降价特征 截至 2023 年 3 月,历次国家集采平均降价幅度超过 50%,各批次降幅集中趋同;各种省际联盟平均降价幅度与国家集采相近,但是平均降价水平离散度大;省级集采平均降价幅度最小,其中位值约 40%。根据公开数据,国家集采接续采取竞价模式,其平均降幅在 25%,简单询价接续平均降幅在 10%。简单竞争接续容易发生"价格内卷",值得进一步观察:首个集采协议期,中选产品出现"采购量增加"而"采购金额"下降,易导致接续"不成功";首个集采协议期"中选药品"在接续期继续中选,但是,在接续期同样出现"量增费减"现象;首个集采协议期"非中选药品"在接续期中选,则出现"采购放量"与"采购金额"不同步现象,前者增幅大,后者增幅偏小,容易偏离企业利润的盈亏平衡点。

2. 集采中选药品日均费用变化　以国家集采为例,中选产品日均费用降幅一般高出集采中选药品平均降幅近20个百分点,而集采品种日均费用降幅介于二者之间,所涉药品的整体日均费用是下降的。这提示:①中选药品临床用量大、竞争企业多、降价幅度大,导致中选药品日均费用降幅高出中选药品平均价格降幅,患者受益大;②临床用药选择倾向价高的"非中选药品",包括"非中选原研药"和个别"非中选仿制药"。它们采购数量占比不高,但采购金额占比偏高,导致集采"五五"现象,即中选与非中选产品的采购金额各占50%。上海等地试图探索集采"非中选原研药"梯度降价策略,但效果不显著。引导原研药有序降价,满足临床用药多样化需要,尚属集采规则待破解的难题。

3. 集采省费情况　按照集采品种统计,协议期首年集采品种的采购费用较集采前一年减少约50%,从社会医药费用看,集采制度"省费效果"明显;从医保基金支出角度看,按照集采药品支付比例80%计算,医保基金支出较上年可节省约40%,其中一半按政策用于奖励医疗机构"结余留用",因此,当期医保基金实际节省仅20%左右。按照医保基金"即收即付"属性和"以收定支,收支平衡,略有结余"原则,按照协议期首年计算的"节约基金"不宜平移至"第二个协议年"。因此,必须推进药品集中带量采购速度,否则,可用于"腾笼换鸟"的基金量有限。

(三)集采相关政策协同

通过比较实施DRG/DIP支付改革地区与非改革地区发现,实施支付改革地区集采药品采购量的增幅较非改革地区更明显。进一步深入改革城市,以医疗机构为观察单位,发现医保支付改革结算率高与医院集采药品采购量高正相关;医保支付改革驱动医疗机构自主开展高值药品、高值耗材联盟采购。综合文献和定性访谈,认为集采"结余留用"政策执行力度大,有利于"集中带量采购政策"落地。

综上,药品集中带量采购制度成效十分明显。但从临床采购使用角度看,还有进一步探索完善之处:第一,按照目前中选和分量规制,多家中选企业药品依据中选价格由低到高依次交替选择供应省(自治区、直辖市),经济发达地区、人口大省受到企业青睐;经济欠发达、人口少、边远地区中选价格往往偏高,制度的横向公平性需进一步完善。第二,制度执行不平衡,包括医疗机构报量、严格购销协议(合同)、货款渠道和时间、订单响应与配送、结余留用计算方式及具体分配等问题,在全国各地差异大,影响制度的整体效果。第三,地方集采和价采接续工作的规范化、标准化及有序衔接还存在"短板漏洞"。

药品集中带量采购制度稳健发展,需要完善药品支付标准,加快医保支付方式改革,构建新的医疗服务价格体系,改进公立医院绩效考核和薪酬制度,以及集采"结余留用"与DRG/DIP支付改革"结余留用"政策协同。同时,建立健全集采药品全链条精细化管理、推进平台专业化信息化服务,是重要支撑条件。

毛宗福　崔　丹　文小桐

参考文献

[1] 毛宗福,沈晓,王全.我国医疗机构药品集中采购工作回顾性研究[J].中国卫生政策研究,2014,7(10): 5-10.

[2] 李琛,刘艺敏,王文杰,等.我国药品集中采购工作回顾与展望[J].中国医院管理,2018,38(9):17-23.

[3] 龚波,罗永兴,孙惠姣.药品带量采购的政策路径分析及思考[J].世界临床药物,2021,42(1):4-10.

[4] 李京,毛宗福,李滔,等.我国公立医院药品采购工作的政策群评析——以S.市药品采购政策为例[J].

武汉大学学报(哲学社会科学版),2015(4):134-136.

［5］张睿智,乔家骏,毛宗福,等.我国公立医疗机构药品集中采购现状评述[J].药物流行病学杂志,2019,28(3):199-204.

［6］毛宗福,杨莹,陈磊.药品供应保障制度改革措施与效果分析[C]//.梁万年,王辰,吴沛新.中国医改发展报告(2020).北京:社会科学文献出版社,2020:95-122.

［7］蒋昌松,祁鹏,郭丹.我国药品集中采购制度历史变迁及改革发展趋势[J].中国医疗保险,2022(4):5-11.

［8］骆泰庆,郑颐,吕军,等.供应链视角下药品带量采购的问题分析[J].中国卫生资源,2021,24(5):605-610.

［9］常峰.药品带量采购的核心要素分析[J].中国卫生资源,2021,24(1):15-19.

［10］陈珉惺,吴卿仪,徐源,等.国家药品集中带量采购接续政策的分析与建议[J].中国卫生资源,2022,25(3):273-277.

［11］丁一磊.奋力推进新时代医药集中采购高质量发展[J].中国医疗保险,2022,1(7):16-19.

［12］王东进.协同推进"三医联动"构建融合发展新格局-药品集中带量采购改革的主要成效和深刻启示[J].中国医疗保险,2021,1(8):19-21.

［13］罗晓云,廖万威,罗丹玲.国家集中采购药品在精神疾病治疗中的效用与经济性评价[J].中国处方药,2022,22(2):69-71.

［14］岳小林,付娜,赵艳玲,等.国家集中带量采购中选药品疗效与安全性的真实世界研究[J].临床药物治疗杂志,2022,20(6):43-48.

［15］唐迪,丁锦希,陈烨.地方药品集中带量采购机制现状与思考[J].中国医药工业杂志,2022,53(2):264-271.

［16］罗雪燕,赖寒,王梦媛.省级药品集中带量采购模式对比研究[J].卫生经济研究,2022,39(5):7-11.

［17］龚波,罗永兴,章程.上海试点医疗保险药品带量采购的实践与思考[J].中国卫生资源,2021,24(1):24-28.

［18］文小桐,杨莹,张维纯,等.武汉市胰岛素带量议价政策对市场结构的影响[J].中国卫生经济,2022,41(2):15-20.

［19］薛天祺,路云,常峰.国家药品集中带量采购中选结果及采购规则优化方向分析[J].卫生经济研究,2022,39(5):12-16.

［20］中国药师协会.医疗机构国家组织集中采购药品管理专家共识(征求意见稿)[EB/OL].(2022-07-19)[2022-08-17].http://www.clponline.cn/clp42/1088.html.

［21］广东省药学会.关于发布《广东省医疗机构落实药品集采科学管理专家建议》的通知(粤药会〔2021〕134号)[EB/OL].(2021-11-26)[2021-12-26].http://sinopharmacy.com.cn/notification/2376.html.

［22］辽宁省药学会.《辽宁省医疗机构执行药品集中采购政策专家共识》[EB/OL].(2022-03-21)[2022-03-26]. https://mp.weixin.qq.com/s?__biz=MzAxMTI1NTUxNg==&mid=2247533873&idx=2&sn=62cf829e063a108045cbbca8c16f9a1a&chksm=9b41ee82ac36679480f569c124990204949897d78f038636503ab0b906fa5a852ced2bcd417e&scene=27.

［23］安薇,漆立军,王懿睿,等.湖北省医疗机构落实药品集中采购工作药学专家建议[J].医药导报,2021,40(12):1615-1618.

［24］张雅慧.山东省医疗机构落实药品集中带量采购政策的药学专家共识(2022)[J].山东医药,2022,62(21):113-115.

［25］河南省药学会.关于发布《河南省医疗机构落实药品集中采购政策药学专家共识》的通知［EB/OL］.（2022-07-12）［2022-07-26］.http://www.hnsyxh.cn/view.jsp?id=1432.

［26］陕西省药学会.关于发布《西北五省医疗机构落实药品集中带量采购科学管理专家共识》的通知［EB/OL］.（2022-08-24）［2022-08-26］.https://sxyyjgxh.cn/portal/article/index/id/2089/cid/40.html.

［27］杨朔,李育,胡剑.药品集采结余留用政策相关指标分析［J］.中国医疗保险,2022（3）:68-70.

［28］李晓彤,孙涛,卓绮雯.国家药品集采结余留用政策研究与思考［J］.中国医疗保险,2022（7）:57-61.

［29］新疆维吾尔自治区药学会.关于发布《新疆地区医疗机构落实药品集中采购政策药学专家建议》的通知［EB/OL］.（2022-04-18）［2022-06-26］.http://www.xjyxh.com/xjyxh/article.asp?articleid=354.

［30］WANG J,YANG Y,XU L X Y,et al.Impact of '4+7' volume-based drug procurement on the use of policy-related original and generic drugs:a natural experimental study in China［J］.BMJ OPEN,2022,12（3）:e054346.

［31］YANG Y,HU R H,GENG X,et al.The impact of National Centralised Drug Procurement policy on the use of policy-related original and generic drugs in China［J］.International Journal of Health Planning and Management,2022,37（3）:1650-1662.

［32］江姗,葛卫红,穆耕林,等.国家组织药品集中带量采购在某公立医院的实施效果分析［J］.中国医院管理,2022,42（7）:70-73.

［33］杨文华,陈常凤,黄茜,等.某医院第一批带量采购药品执行两年现状分析［J］.药品评价,2022,19（10）:581-584.

［34］李岩,王超,王安翠,等.带量采购的新泰市中医医院降压药使用情况的影响［J］.现代药物与临床,2022,37（7）:1612-1619.

［35］金凡茂,叶芳敏,梁晓美,等.医院药品带量采购现状分析与管理对策探讨［J］.中医药管理,2021,29（6）:121-124.

［36］刘丽娟,马洁,张耀东,等.国家药品集中采购政策背景下中选药临床换药率分析［J］.今日药学,2021,31（3）:219-22.

［37］联众医药网.医院二次议价卷土重来了？［EB/OL］.（2022-06-29）［2022-10-26］.https://mp.weixin.qq.com/s/ZKrvqASZ18e81fcw2VMU3A.

［38］宁夏医疗保障局.自治区医保局关于公开征求《宁夏回族自治区医疗机构药品医用耗材联盟议价采购 工作实施方案（试行）》［EB/OL］.（2022-08-12）［2022-11-04］.https://ylbz.nx.gov.cn/zfxxgk/fdzdgknr/tzgg/202208/t20220812_3722614.html.

第九章

医保谈判品种供应保障

2017年以来,我国已连续开展了6次《国家基本医疗保险、工伤保险和生育保险药品目录》(以下简称"国家医保药品目录")调整工作,动态调整机制已经初步建立。动态调整将临床价值高、经济性好的药品调入医保目录,疗效不确切、临床易滥用的或被淘汰的药品调出目录。现行版目录内西药和中成药共计2 967种,覆盖慢性病、恶性肿瘤、罕见病、儿童用药等众多疾病领域,使参保患者基本用药需求得到更好满足。

医保谈判是针对临床急需、疗效好但价格高的独家创新药品,医保部门与企业就药品支付标准进行磋商,磋商结果直接决定该药品是否被纳入及以什么价格纳入国家医保药品目录。通过准入谈判可降低创新药价格,促进广大参保患者以更低的价格享受国内新上市药品,六年来谈判药品平均降幅保持在50%~60%,患者政策获得感强。

为推动国家医保谈判药品落地,国家医疗保障局联合国家卫生健康委印发了《国家医保局 国家卫生健康委关于建立完善国家医保谈判药品"双通道"管理机制的指导意见》,从国家层面将定点药店纳入谈判药品供应保障体系,指导各地建立定点零售药店和定点医疗机构"双通道"供应保障机制,进一步提高谈判药品的可及性。

本章分为两节,遵循"制度发展—改革成效—国际经验—优化建议"的逻辑主线展开,分别阐述医保目录准入谈判与谈判药品"双通道"管理机制,以期明晰现状与问题,提出优化建议,进一步加强医保谈判品种供应保障,保障广大患者能"用得起药,用得上药"。

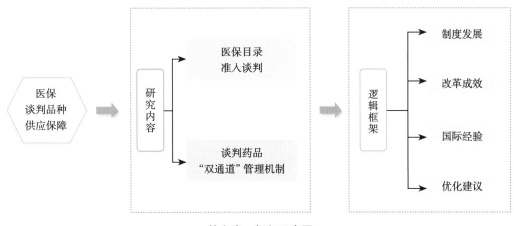

第九章 框架示意图

第一节　医保目录准入谈判

从 2017 年开始,为了满足临床需求,缩短创新药进入医保目录的时间,就部分疗效好、价格高的独家药品,由国家医疗保障部门组织相关专家测算,并与企业进行价格谈判,依据谈判商定药品医保支付标准并纳入医保目录。

从我国改革经验来看,我国医保目录准入谈判已进入常态化发展,中华人民共和国人力资源和社会保障部、国家医疗保障局先后于 2017 年、2018 年、2019 年、2020 年、2021 年、2022 年开展六次谈判准入工作。截至 2023 年初,已有 377 个创新药通过医保谈判准入目录,平均降幅保持在 50% ～ 60%,成效显著。通过医保准入谈判制度降低药品价格,不仅提高了医保基金的运行效率,还降低了患者的疾病负担,对于提高创新药品的可支付性具有重要意义,从而更优实现创新药品的供应保障。

本节将介绍我国医保准入谈判的政策背景,聚焦于独家药品准入"申报—遴选—测算—谈判—执行"五环节,分析我国医保目录调整制度改革成效,并结合国内外经验,为优化我国医保准入制度提供参考。

一、制度发展

(一)政策背景

随着我国居民可支配收入不断增长,公众对医疗健康服务的要求不断提高,对于临床疗效显著的创新药品的需求日益凸显。虽然创新药品能够有效满足临床需求,延长患者生存时间、有效改善患者生命质量,但价格高昂,患者用药负担较重。

2017 年以前,由于我国基本医疗保险基金水平有限,价格高昂的药品大多数在我国医保目录之外。为提高患者对于这些药品的可负担性,国家积极探索医保谈判制度,建立新的医保目录准入通道。我国医保目录准入谈判制度的发展可大致分为"地方探索—国家试点—常态化发展"三个阶段(图 9-1-1)。

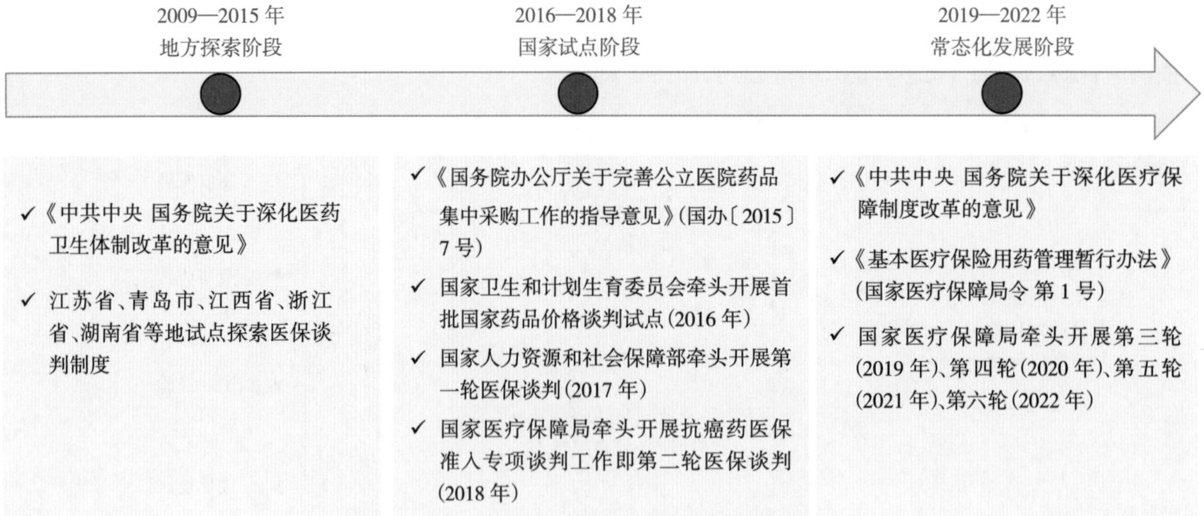

2009—2015 年 地方探索阶段	2016—2018 年 国家试点阶段	2019—2022 年 常态化发展阶段
✓《中共中央 国务院关于深化医药卫生体制改革的意见》 ✓ 江苏省、青岛市、江西省、浙江省、湖南省等地试点探索医保谈判制度	✓《国务院办公厅关于完善公立医院药品集中采购工作的指导意见》(国办〔2015〕7 号) ✓ 国家卫生和计划生育委员会牵头开展首批国家药品价格谈判试点(2016 年) ✓ 国家人力资源和社会保障部牵头开展第一轮医保谈判(2017 年) ✓ 国家医疗保障局牵头开展抗癌药医保准入专项谈判工作即第二轮医保谈判(2018 年)	✓《中共中央 国务院关于深化医疗保障制度改革的意见》 ✓《基本医疗保险用药管理暂行办法》(国家医疗保障局令 第 1 号) ✓ 国家医疗保障局牵头开展第三轮(2019 年)、第四轮(2020 年)、第五轮(2021 年)、第六轮(2022 年)

图 9-1-1　我国医保目录准入谈判发展脉络

1. **地方探索阶段**　2009 年 3 月 17 日,中共中央国务院发布《中共中央 国务院关于深化医药卫生体制改革的意见》提出"积极探索建立医疗保险经办机构与医疗机构、药品供应商的谈判机制,发挥医疗保障对医疗服务和药品费用的制约作用",自此医疗保险谈判机制在我国进入人们的视野。紧接着,在 2009 年,国务院连续颁发的有关医改工作的方案和意见中,进一步强调了建立医疗保险谈判机制的重要性。

在一系列国家政策和条例出台之后,江苏省镇江市人力资源和社会保障局于 2010 年 6 月出台《关于进一步完善医疗保障谈判机制的通知》,最先开始谈判机制探索。此后,浙江省、江西省、湖南省等由地方人力资源和社会保障部门牵头,陆续实施"大病医保特殊药品谈判"制度,将一些治疗重大疾病的疗效确切、临床必需但价格高昂的药品,通过谈判准入形式列入地方增补药品目录或大病救助报销范围,为国家探索谈判机制积累了丰富经验。

2. **国家试点阶段**　2015 年 2 月,国务院办公厅印发《国务院办公厅关于完善公立医院药品集中采购工作的指导意见》(国办发〔2015〕7 号),文件明确提出对部分专利药品、高价药品、独家生产药品建立公开透明、多方参与的价格谈判机制,合理降低药品价格。2015 年 10 月,国家卫生和计划生育委员会等 16 个部门组建谈判小组,开启首批国家药品价格谈判试点,最终有效降低替诺福韦酯、埃克替尼、吉非替尼三种药品的实际价格,降价幅度分别达到 67%、54%、55%,与周边国家(地区)价格趋同。

在国家药品谈判采购试点的基础上,2017 年 7 月,由国家人力资源和社会保障部牵头,进行首次医保谈判探索,最终 36 种药品谈判成功。而后,我国于 2018 年 3 月组建国家医疗保障局(以下简称"医保局"),同年 7 月,国家医保局组织开展抗肿瘤药医保准入专项谈判工作(即第二轮医保谈判),成功准入 17 种抗肿瘤药。

3. **常态化发展阶段**　2019 年 11 月,国家医保局牵头开展第三轮医保谈判,进一步明确了专家组的组成及负责内容,规范了医保谈判的具体程序和时间进程,建立了相关监督机制,进一步完善了我国医保谈判准入机制。

2020 年 2 月发布的《中共中央 国务院关于深化医疗保障制度改革的意见》,提出"健全医保目录动态调整机制,完善医保准入谈判制度"。同年 7 月,《基本医疗保险用药管理暂行办法》(国家医疗保障局令第 1 号,下文简称"1 号令")开始施行,明确"国务院医疗保障行政部门建立完善动态调整机制,原则上每年调整一次"的医保目录调整要求。

此后,国家医保局于 2020 年、2021 年和 2022 年分别组织开展了第四轮、第五轮和第六轮医保谈判,其中 2022 年打通非独家药品竞价准入并创设新增适应证简易续约规则,国家医保目录动态调整常态化机制逐渐形成,降低了部分专利、独家高值药品的价格,有效地减轻了我国患者的医疗费用负担,极大地缓解了我国创新药物可及性较差的现状。

(二)谈判流程

在充分总结前六轮国家医保目录动态调整经验基础上,我国已建立一整套规范化的管理模式,形成了准备、申报、专家评审、谈判/竞价、公布结果五阶段医保目录调整流程(图 9-1-2)。

我国根据不同品种的特点采取分通道管理,从而提高医保目录调整效率,更好满足参保人需求。总体上,分为准入通道和调整通道。

对于准入通道,独家药品通过准入谈判的方式确定支付标准,除国家集中带量采购中选品种、政府定价品种外的其他非独家药品通过准入竞价的方式确定支付标准。

对于调整通道,2022 年,医保局首次出台《谈判药品续约规则》,明确纳入常规目录管理、简易续约、重新谈判三种续约通道分类条件(图 9-1-3)。

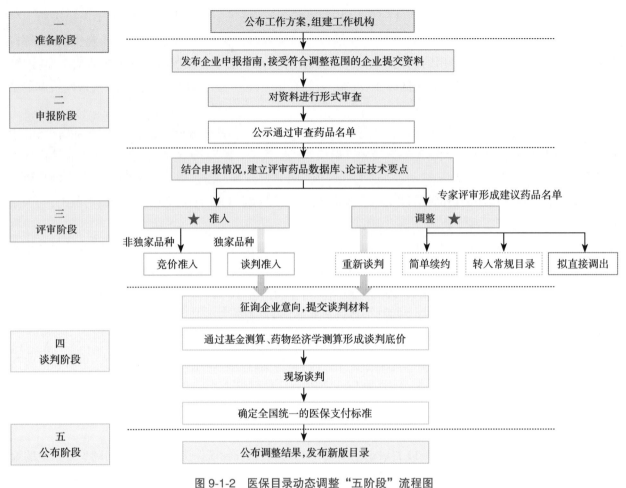

图 9-1-2　医保目录动态调整"五阶段"流程图

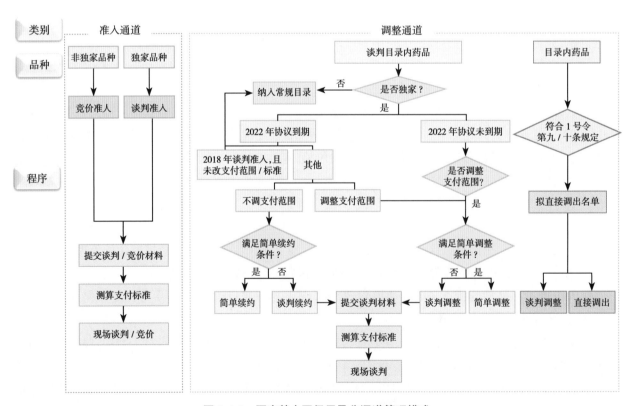

图 9-1-3　国家基本医保目录分通道管理模式

1. 准入通道

（1）谈判准入通道：目前我国针对独家药品准入谈判已建立了"申报—遴选—测算—谈判—执行"五环节规范化流程（图9-1-4），通过聚焦功能定位、临床价值需求及基金承受能力三方面内容，进一步增强了目录调整的可操作性与可预测性。

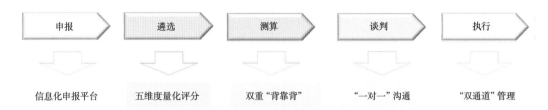

图 9-1-4 国家医保谈判准入流程

1）申报环节：申报环节是药品准入的起始环节，《2022年国家基本医疗保险、工伤保险和生育保险药品目录调整申报指南》明确规定申报范围、申报主体、申报方式、申报内容、申报流程，并采取"企业申报—形式审查—公示—复核—公告"模式。

除部分特殊情况，申报品种为在窗口期内批准上市的新通用名药品，或为适应证/功能主治发生重大变化的药品（通常为当年谈判向前倒推五年，并向后延长一段时间，如2022年窗口期为2017年1月1日至2022年6月30日）。

2）遴选环节：遴选环节即专家通过审评遴选出部分药品，形成谈判药品建议名单的过程。在企业按程序完成申报并递交相应材料后，医保部门会组织专家开展审评工作，基于明确的审评技术要点和论证要点，对企业提交的资料进行审核，出具公正客观的审评报告，筛选出可进入后续谈判环节的药品。

在2022年国家医保目录调整的品种遴选环节中，组织药学、临床、药物经济学、医保管理等方面专家开展联合评审，并按申报五维度（表9-1-1）以及相应指标进行打分，形成拟直接调入、拟谈判/竞价调入、拟直接调出、拟按续约规则处理等4方面药品的建议名单。

表 9-1-1 2022年企业申报维度及指标

五个维度	具体内涵
经济性	1. 治疗费用；2. 价格和费用优势
有效性	1. 有效性研究；2. 临床指南/诊疗规范推荐情况；3. 国家药品审评中心出具的《技术审评报告》中关于本药品有效性的描述
安全性	1. 安全性信息；2. 药品不良反应监测和安全性研究结果
创新性	1. 创新程度；2. 临床适用性；3. 传承性
公平性	1. 所治疗疾病对公共健康的影响；2. 符合"保基本"原则；3. 弥补目录短板；4. 临床管理难度

3）测算环节：测算环节是测算专家针对谈判药物测算评估药物谈判底价的过程。在该环节中，将组建药物经济学测算组专家及基金测算组专家，不以前期审评结论为基础，而是基于一定测算方法单独进行详细测算确定基准支付标准，提高测算科学性与独立性。

测算流程设计上，就同一品种，医保基金测算组和药物经济学测算组之间、药物经济学测算组内两位专家之间均平行独立测算，构成双重"背靠背"测算模式（图9-1-5），有效控制了测算专家主观偏倚度，提升测算过程规范性与结果公正性。

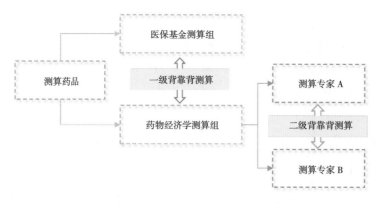

图 9-1-5 双重"背靠背"测算示意图

4）谈判环节：谈判环节即由医保方组织与企业方展开价格谈判，是决定药品最终能否准入的关键。在该环节，我国谈判主体为医保部门代表以及相关专家组成的谈判专家组，负责与谈判药品企业进行现场谈判。

谈判时采用二次报价法，确定医保支付标准。具体操作中，企业将进行两次报价，其中较低报价若比医保谈判底价高出 15% 以上，谈判终止；反之，则进一步确定支付标准，达到医保预期价格后，谈判成功。

5）执行环节：执行环节即谈判药品的落地环节，近年来，国家与地方愈发重视谈判药品实际使用情况，出台谈判药品相关落地保障政策，重点集中于落实谈判药品的挂网采购和支付工作以及完善相关管理政策，强调不得以医保总额控制、医疗机构用药目录数量限制、药占比等为由影响谈判药品配备使用，综合考虑谈判药品的使用情况，制订定点医疗机构年度总额控制指标。同时，推行"双通道"管理机制，进一步促进谈判品种落地。

（2）竞价准入通道：2022 年 6 月 29 日，国家医保局正式发布《非独家药品竞价规则》，首次明确竞价准入实践，即针对集采品种、政府定价品种外的其他非独家品种，医保部门组织多家企业开展竞价以准入医保目录，并形成支付标准。

在准入流程上，设计了"申报、遴选、测算、竞价和执行"五环工作流程（图 9-1-6）。在竞价规则上，先由专家测算确定医保支付意愿，然后由企业自主报价，只要有一家企业报价低于医保支付意愿，该通用名就可纳入目录，以最低报价作为该通用名的支付标准。

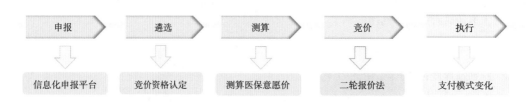

图 9-1-6 非独家品种竞价准入环节示意图

此外，为避免企业超低报价恶性竞争，国家医保局引入价格修正机制，规定当企业最低报价低于医保支付意愿的 70%，以医保支付意愿的 70% 作为支付标准（图 9-1-7），充分体现国家医保局减轻参保人医疗负担的管理理念，又兼顾了维护市场秩序和保持医保及企业间的多方利益平衡。

如全球首个用于治疗 HR 阳性、HER2 阴性乳腺癌的 CDK4/6 抑制剂哌柏西利，于 2018 年在我国上市，因仿制药获批上市成为非独家品种，无法在 2021 年获得谈判准入资格。得益于 2022 年医保准入规则创新，哌柏西利连同其他 16 个非独家品种成功准入，极大丰富了临床用药的可选择性。

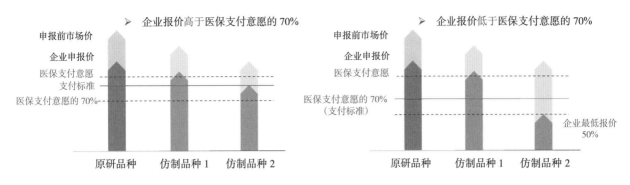

图 9-1-7　非独家品种竞价示意图

2.调整通道　在谈判药品续约及新增适应证方面,国家医保局在 2022 年版《谈判药品续约规则》中进一步明确分类续约的判定条件,尤其是在药品新增适应证的准入方式上做了重大改革。

不同于以往新增适应采取"逢增必谈"模式,2022 年工作方案明确规定,谈判药品无论是否协议期满,新增适应证只需满足两个关键要件,即可采用简易续约办法新增适应证:其一,谈判合同履行期内的医保基金实际支出不超过预算影响的 2 倍;其二,新适应证预测用量不超过原适应证的 1 倍。也就是说,参照 2021 年出台谈判药品简易续约的调整表,根据基金支出增量和新适应证预测增量直接确定支付标准的调整幅度,而无须经过复杂的谈判新增路径。

这一规则大大提升了新增适应证的可操作性与可预测性,避免企业猜测底价,保证新适应证及时纳入医保目录。这对多适应证药物的创新激励和满足患者临床治疗需求,都是非常好的福音。据相关媒体报道,有 23 个药品以该种方式拓展了医保支付范围,稳定了企业和社会预期。但同时,随着适应证的扩展,药品价格将不断下降,这种规则也增加了创新药企业在首次上市后继续开发新适应证的顾虑。

《谈判药品续约规则》(2022 年版)优化了创新药续约流程及程序,兼顾参保人用药需求及基金承受能力,提高患者用药可及性。以替雷利珠单抗为例,作为一款国产 PD-1 抗体药物,在本次目录调整中成功新增四项适应证,尤其可用于治疗不可切除或转移性微卫星高度不稳定型(MSI-H)或错配修复基因缺陷型(dMMR)的成人晚期实体瘤患者,填补目录空白。

二、改革成效

2017—2022 年,我国六轮医保目录准入谈判成果显著,已有 377 个药品通过医保谈判准入目录,平均降幅保持在 50% ~ 60%,且品种数量呈现逐年上升趋势。本部分梳理医保谈判的整体成效,分析存在问题。

(一)实施成效

1.品种覆盖范围扩大　根据我国人口结构、疾病谱变化,历年医保谈判药品的覆盖品种范围不断拓宽,尽可能满足广大参保人的临床用药需求,患者受益明显。主要体现在以下两个方面。

(1)纳入品种数量增多:如图 9-1-8 所示,近四年的谈判准入品种数量显著高于前两轮,其中 2020 年第四轮医保谈判新增品种 96 个,为历年来涉及品种数量最广的一次。

(2)治疗领域覆盖面扩大:如表 9-1-2 所示,最初医保准入谈判主要针对抗肿瘤药、抗病毒药展开,近年来将罕见病用药、消化系统用药和新型冠状病毒感染治疗用药等也纳入其中,涉及的治疗领域逐渐拓宽。

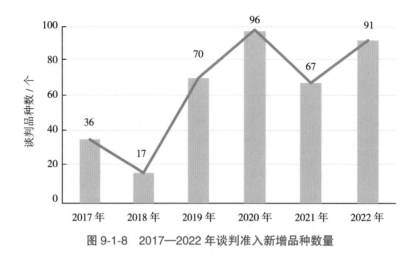

图 9-1-8　2017—2022 年谈判准入新增品种数量

表 9-1-2　2017—2022 年谈判品种覆盖范围

年份	涉及治疗领域
2017 年	心血管系统用药、抗肿瘤药、抗感染药、神经系统用药、眼科用药
2018 年	抗肿瘤药
2019 年	抗肿瘤药、罕见病用药、抗感染药、消化系统用药、糖尿病用药、心血管系统用药、免疫系统用药等
2020 年	新型冠状病毒感染治疗用药、抗肿瘤药、罕见病用药、呼吸系统用药、心血管系统用药等
2021 年	抗肿瘤药、精神疾病用药、糖尿病用药、心血管系统用药、抗感染药、新型冠状病毒感染治疗用药、罕见病用药等
2022 年	抗病毒药、呼吸系统用药、麻醉类药品、心血管系统用药、骨科用药、免疫疾病类药品、罕见病用药、抗肿瘤药、中成药

　　以罕见病为例,历年医保谈判罕见病用药品种数量总体呈增加趋势、病种覆盖范围逐渐拓宽(图 9-1-9)。

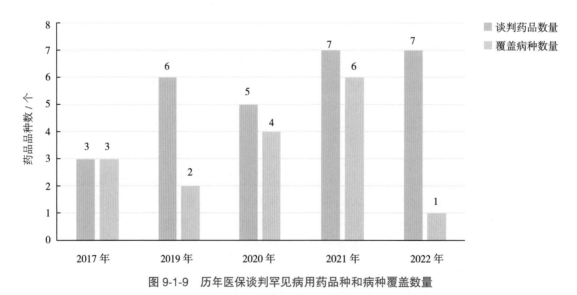

图 9-1-9　历年医保谈判罕见病用药品种和病种覆盖数量

　　2. 医保目录结构优化　经过多轮医保谈判后,医保目录结构更加优化、用药层次更加丰富,使医师和患者可根据疾病进程、患者个体差异和经济水平精准选择药物,进一步缓解和减轻了用药难和用药贵问题。

以糖尿病用药（西药）为例，2022年版医保目录内共有74个相关品种（通过谈判准入医保目录的共有16种），既包含传统口服降糖药物和胰岛素，又包含多种新型降糖药物（图9-1-10），可针对血糖升高的不同因素降糖，实现精准治疗，部分新型药物还具有控制并发症、依从性更高等优势。

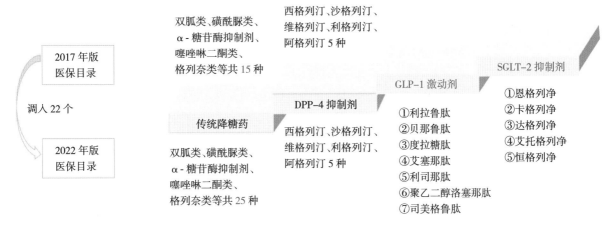

图 9-1-10　医保目录内非胰岛素类糖尿病用药情况

3. 药品价格降幅较大，患者负担降低　医保目录准入谈判的主要目标为降低药价，而历年谈判药品价格降幅均较大，谈判平均降幅均保持在 50% ～ 60%（图9-1-11）。

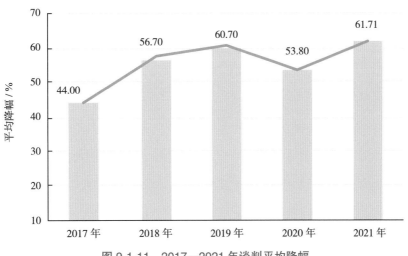

图 9-1-11　2017—2021 年谈判平均降幅

谈判品种降价后纳入医保目录报销范围大幅降低了患者的用药负担，以2021年为例，协议期内221种谈判药报销1.4亿人次，平均实际报销比例68.7%，年内累计为患者减负1 494.9亿元。

【案例分析 9-1-1】肺癌靶向药甲磺酸奥希替尼片谈判准入医保目录

甲磺酸奥希替尼片为非小细胞肺癌一线和二线治疗药物，是首个第三代表皮生长因子受体酪氨酸激酶抑制剂，疗效显著优于化疗及前两代抑制剂，可明显改善脑转移疗效。但其医保准入前年治疗费用达62万，患者疾病负担较重，具有较高准入需求。

该药于2018年通过医保谈判准入医保目录，价格降幅达70%，2020年再次通过谈判续约，两轮降价总降幅为89%，现年治疗费仅为6.8万。甲磺酸奥希替尼片的准入凸显了代际优势，极大提升了患者对疗效更佳药物的可及性。

同时,甲磺酸奥希替尼片纳入医保目录后,价格大幅下降,药品可支付性增强,患者个人负担显著降低。以上海市为例,若以城镇职工居民医保的平均报销比例 70% 计算,现患者年自负金额仅为 2 万(图 9-1-12)。可见,医保谈判制度使患者能够以可负担的价格使用机制更优、疗效更佳的创新药,享受科技进步带来的生命质量的改善。

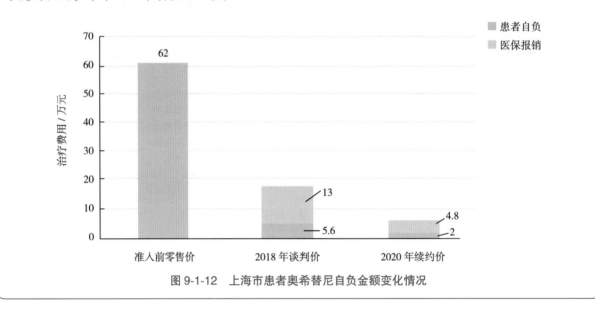

图 9-1-12 上海市患者奥希替尼自负金额变化情况

4. 创新药准入周期缩短 准入周期是指药品在我国批准上市后至纳入目录的周期。近年来创新药医保谈判准入周期明显缩短(图 9-1-13)。

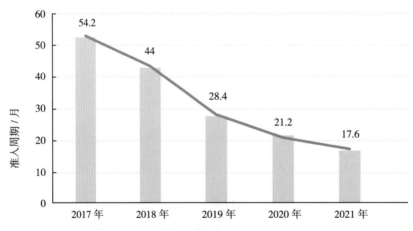

图 9-1-13 2017—2021 年创新药医保准入周期

注:2017—2020 年数据来源于《中国医保药品管理改革进展与成效蓝皮书》;2021 年为统计数据(全氟丙烷人血白蛋白微球、克霉唑阴道膨胀栓未进入形式审查,排除统计)。

具体而言,2017 年医保谈判品种从上市到进入医保的时间在 4 ～ 9 年不等,2019 年降至 1 ～ 8 年不等,而 2021 年新增 67 个药品中 66 个为近 5 年内上市药品。以艾托格列净片为例,其于 2020 年 7 月上市,同年 12 月即谈判成功准入医保,准入周期仅 5 个月。由此可见,随着我国新药上市速度加快及医保目录动态调整的常态化发展,创新药物的医保准入周期越来越短,逐渐实现药品上市审批与医保准入"无缝衔接",加速患者以可负担的价格享受医疗技术进步带来的利好。

5. 创新激励效应显著　创新药品谈判进入医保目录后,虽然药品价格大幅下降,但进入医保目录后的大部分品种实现销售额快速增长,扩量效应明显,基本实现医保目录谈判"以价换量"的政策目标,加快了医药企业创新药品研发资金回笼,降低资金垫付成本,有效吸引更多资本向创新药物研发领域集聚。

目前我国多家新兴创新药企,吸引投资后接连上市,投入大量人力和资金(图 9-1-14),推动产业创新发展。可见,我国已基本形成"医保准入—市场扩量—创新投入"良性循环的创新生态环境。

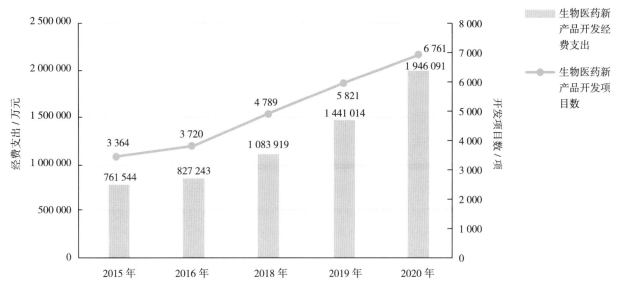

图 9-1-14　近几年生物医药创新总投入变化情况

数据来源:中国高技术产业统计年鉴(2017 年数据不可获得)。

6. 控制谈判药品医保基金支出比重　从医保基金支出层面来看,随着参保率持续提高与用药需求增加,我国基本医疗保险基金支出总体呈增长趋势(图 9-1-15)。药品费用是医保基金支出的主要构成部分,尤其是创新药价格通常较高,准入医保后将增加医保基金支出。针对这一问题,医保部门通过谈判调价,控制因患者人群扩大造成的基金支出风险;此外,通过建立调入、调整与调出三条通道,实施"有进有出"的动态调整机制,有效控制谈判药品在医保基金支出中的比重,优化医保基金的支出结构,提升资金使用效益。以 2022 年为例,协议期内药品医保基金支出为 2 100 余亿元,仅占医保基金支出的 8.60%。

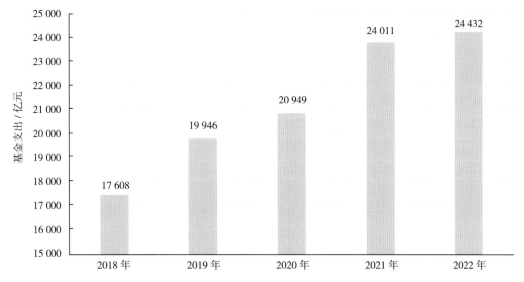

图 9-1-15　2018—2022 年基本医疗保险基金支出

数据来源:2018—2022 年国家医保局医疗保障事业发展统计快报。

（二）现存问题

2017年以来，我国谈判机制日益完善，医保目录药品结构明显优化、药品费用显著降低，增进了群众健康福祉。但由于我国医保谈判准入制度起步较晚、探索时间较短，现有的谈判机制仍存在进一步优化的空间。

1. 评估机制尚需进一步优化　在实行"逢进必谈"的调整模式后，谈判基准价格评估和确定其是否科学、合理、准确，成为谈判能否成功的关键。

（1）参照药物选择需进一步明确：目前我国医保部门虽已明确"参照药物原则上应为同治疗领域内临床应用最广泛的目录内药品"，但在实际操作过程仍面临一些新的挑战。

一方面，现行单适应证药物参照药物选择规则不完全适用于多适应证药物，多适应证药物的参照药物选择更为复杂。另一方面，沟通机制有待进一步完善。目前我国尚未建立参照药物沟通机制，且确定参照药物时间点和企业提交药物经济学材料时间点之间间隔较短。若出现企业申报参照药物与医疗保障部门的选择不一致的情况，缺乏足够时间沟通调整。

（2）测算机制需要进一步规范：一方面，目前谈判基准价格的测算路径不明晰，测算结果稳定性难以保证。现阶段我国医保准入中预算影响分析（budget impact analysis，BIA）尚未有明确的审评规范，目标患者人群存在不确定性；新机制、新靶点的创新药准入后，可能引起基因/靶点检测费用、监测费用等额外费用增加，可导致参保患者自费费用上升。因此，对药物纳入医保后的目标患者人群、患者治疗成本等关键参数需制定详细的技术指导。此外，决策阈值不明确。目前我国官方尚未明确公布决策阈值，仅《中国药物经济学评价指南2020》等指南建议可参考1～3倍人均国内生产总值（gross domestic product，GDP）设置固定阈值。另一方面，尚未面向特殊药物准入设立针对性的测算模式。随着医保谈判工作的持续推进，多适应证药物、单臂试验药物以及联合用药等特殊药物上市数量与纳入医保数量逐渐增多，在进行支付标准测算时与常规药物有所区别，为决策带来较大难度。

2. 支付机制有待持续创新　2017年、2018年医保目录调整中，大部分准入品种上市周期较长，已基本收回前期创新研发成本，故通过谈判降价可较好实现控费目标。以西妥昔单抗为例，该药品于1999年上市，2018年谈判准入医保目录，从上市到准入历经19年。据统计，该药品专利到期前每年全球销售额均超过16亿美元，相比于2019年创新药品自研发到上市花费的平均成本（19.81亿美元），其销售总额远高于研发投入。但随着上市审评审批制度以及医保谈判制度的不断优化，创新药物上市时间和准入周期大幅缩短，支付机制的确定很大程度上影响着医保谈判的可持续发展。

（1）需要考虑药品创新投入积极性：在医保准入时，创新药物尚处于成本回收的起始阶段。但为控制高值创新药对医保基金的冲击，医保部门只能大幅谈判降价，可能不利于企业收回研发运营成本，尤其是治疗严重疾病的"疗效好、费用高、人群广"的高值创新药物。同时，该控费模式提高了创新药物医保准入的价格门槛，增大了达成价格共识的难度，可能导致创新药物谈判成功率降低，一些疗效较好的高值创新药准入医保滞后，长期来看，可能会影响药品创新投入的可持续性。

（2）目录内药品价值有待建立长效的监测和反馈机制：医保药品目录动态调整追求"价值导向"的基本原则，在目录遴选、谈判测算过程中，始终将药品的临床价值作为一个决定性决策因素。然而，高值创新药物由于缺乏长期安全性、有效性数据，临床价值具有不确定性。因此，需要建立长效的监测和反馈机制，在创新药物医保准入后持续追踪药物临床价值数据，针对临床使用结果不如预期或者相比同治疗领域品种临床价值无明显优势的药品，及时作出调整。

三、国际经验

国际上医保谈判机制起步较早,英国、德国、美国、澳大利亚等国家的医保准入制度已较为成熟。为进一步提升准入谈判机制的科学性和可操作性,可借鉴域外先进经验,逐步与国际接轨,不断优化谈判机制,不断提高创新药物供应保障水平。

(一)评估机制

1. **参照药物选择**　从国际经验来看,多适应证药物准入主要分为"按适应证管理"和"按通用名管理"两类管理模式。"按适应证管理"为小部分发达国家(如美国、意大利等)采用,是多适应证药物准入的发展趋势。大部分国家仍采用"按通用名管理"的模式,即"一个通用名,一个支付标准"。但其选择参照药物原则是,根据不同适应证的临床获益程度,选择不同的参照药物。

【案例分析 9-1-2】纳武利尤单抗在德国按适应证分别选择参照药物

纳武利尤单抗是一款 PD-1 单抗药物,主要用于黑色素瘤、非小细胞肺癌、晚期肾细胞癌、经典霍奇金淋巴瘤、头颈部鳞状癌与尿路上皮癌的治疗。2015 年,纳武利尤单抗获 EMA 批准上市。

2016 年 5 月,德国联邦联合委员会(Gemeinsamer-Bundesaussehuss,G-BA)对纳武利尤单抗治疗肾细胞癌和非小细胞肺癌的两个适应证同时开展评估。并针对两个适应证分别选择参照药物(表9-1-3),开展临床价值审评和测算支付标准。基于附加价值等级、治疗费用以及使用该药的患者人数的估算,测算出纳武利尤单抗各适应证的支付标准(未公开),最后,根据各适应证支付标准与市场份额加权后得到其通用名支付标准。

表 9-1-3　纳武利尤单抗多适应证准入结果

适应证	参照药物	临床附加效益等级	适应证支付标准
肾细胞癌	依维莫司	主要附加效益	XXX 欧
非小细胞肺癌	多西他赛	主要附加效益	XXX 欧

同时,部分国家参照药物沟通机制建设较为完善,明确医疗保障部门启动参照药物选择程序的具体阶段,以及企业参与参照药物选择的具体规则。虽然国际上参照药物沟通机制上各有不同,但"早期介入"和"多轮沟通"是其共性特征。

【案例分析 9-1-3】英国 NICE 参照药物选择机制

如图 9-1-16 所示,国家健康与临床优化研究所(The National Institute For Health And Care Excellence,NICE)在确定选题的第 6 周完成推荐参照药物的范围界定,并在必要时召集利益相关者(企业、NHS 专员等)进行研讨,以确保范围的有效性。

在 NICE 发布范围后,企业需要在 60 个工作日内完成药物经济学证据提交,这期间,企业有机会与 NICE 和证据评估小组(evidence review group,ERG)就关键问题进行讨论。可见,在参照药物范围确定与证据提交之间,企业拥有较为充分的准备周期,且具有充分沟通的机会。

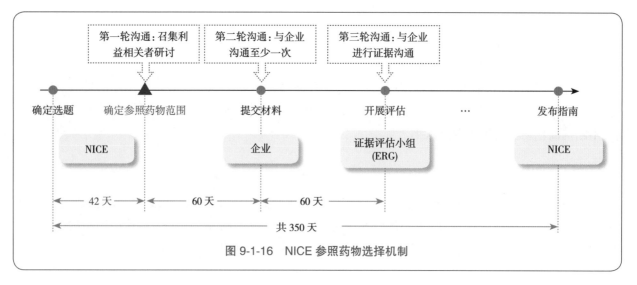

图 9-1-16 NICE 参照药物选择机制

2. 测算机制

（1）出具详细技术指导：为提高价格评估透明度，域外医保部门通常会出具技术指南或流程指南进行规范化指导，明确测算路径和技术参数。

在 BIA 测算过程中，通常采取"企业自评—医保审核"的模式，通过详细的技术指导规范企业自评程序。企业自评是指企业从医保支付方角度出发，确定研究背景，建立 BIA 模型，依据评估药物纳入医保后的目标人群、市场份额和成本数据等关键参数，测算药物准入后对医保基金的预算影响，为支付方提供决策依据。

企业 BIA 自评报告质量主要取决于数据的质量、准确性和适用性。域外主流国家均通过制定 BIA 指南提高企业自评报告的质量，同时对 BIA 的关键要素、关键步骤制定详细的规则。医保部门根据 BIA 指南对企业提交的目标人群、成本数据与市场份额进行审查，并与企业、临床专家、相关证据小组讨论，得出最终分析结论。

此外，域外国家设定决策阈值时，由国家（如英国、泰国、波兰）设置官方明确阈值，即医保部门或其他官方机构明确出台相关规范，使用某一具体阈值或阈值范围作为成本效益评价的决策标准，具有官方法律效力。如表 9-1-4 所示，典型国家决策阈值设置方法主要分为经验制定法、意愿支付法和 WHO 推荐法三种类型。

表 9-1-4　典型国家决策阈值设置方法

阈值设置方法	代表国家	具体方式
经验制定法	英国	基于过往的决策数据、数据库信息或文献资料进行回顾分析，制定符合本国决策环境的阈值或阈值范围，评估药品增量成本 - 效果比（incremental cost-effectiveness ratio，ICER）值小于阈值或处于阈值范围内即可准入
意愿支付法	泰国	将支付意愿（willing to pay，WTP）与评估药物的增量效益（一般以 QALY 为单位）相关联，认为若评估药物的 ICER 不超过固有的意愿支付值，那么医保部门就应准入该药物并为其提供资金支持
WHO 推荐法	波兰	将"1～3 倍人均国内生产总值（GDP）"作为阈值。当评估药物的 ICER 小于 1 倍人均 GDP/QALY 时，认为其具有经济性优势，可准入；当 ICER 处于 1～3 倍人均 GDP/QALY 之间，认为其经济性不确定，需进一步判断；当 ICER 大于 3 倍人均 GDP/QALY 时，认为其经济性较差，不应准入

在上述基础上,英国等国家进一步根据长期实践经验或特殊药物的准入需求,为"生命终末期药物"和"超孤儿药"两类大幅提升临床获益的创新药物,适当放宽决策阈值范围。

(2)特殊药物准入:对于特殊药物准入,域外国家多实行专项管理,出具专门规范,设定特定参数。对于多适应证药物,域外国家已形成较为完善明确的测算模式,例如针对不同适应证,逐一选择参照药物,分别测算各适应证支付标准,最终加权计算通用名支付标准;明确单臂试验药物增加随访时间,收集和补全数据,补充临床终点指标,进行再评估;联合用药应根据疗效增量适当提高准入阈值,充分体现临床价值等。

【案例分析 9-1-4】甲状腺癌药物塞尔帕替尼在英国准入

塞尔帕替尼为选择性转染期间重排(rearranged during transfection,RET)激酶抑制剂,用于治疗患有晚期 RET 突变甲状腺髓样癌的成人和 12 岁及以上的青少年。

其主要临床证据来自单臂试验 LIBRETTO-001,仅报告了客观缓解率(ORR)值,导致生存推断(模拟无进展生存期 PFS 和总生存期 OS)高度不确定,以及最终 ICER 结果的高度不确定性。考虑到 OS、PFS 数据尚未成熟,塞尔帕替尼被推荐暂时纳入 CDF,但需要在两年内进行持续评估和未来重新评估,以确定是否能够获最终指南推荐和正常报销。通过纳入 CDF 使用,补充观察性数据可以解决该药的 PFS 和 OS 的临床不确定性。

(二)支付模式

1. 量价协议 从国际经验来看,为解决目标人群规模的不确定与医保支付之间的矛盾,除了谈判降低单价外,大多采用量价协议(price-volume agreement,PVA),来控制纳入医保后销量急剧扩增风险,解决高值创新药品支付难的问题。

量价协议指医保部门与企业签订协议,约定药品的预期销量上限,当实际销量超过该上限时,将由企业分担相应风险。据统计,2013 年欧盟国家量价协议使用占比已高达 39.2%,有效解决目标人群量不确定的问题,对高值创新药品进行合理支付。

【案例分析 9-1-5】依库珠单抗在澳大利亚签订量价协议

依库珠单抗于 2011 年 9 月经美国 FDA 加速批准用于治疗非典型溶血性尿毒症综合征(atypical haemolytic uraemic syndrome,aHUS)。该药治疗 aHUS 于 2011 年 9 月经澳大利亚 TGA 指定为罕见病用药。

2017 年 7 月,澳大利亚通过签订量价协议将依库珠单抗治疗"适合肾移植的慢性透析,并伴随有中等至高风险的后续血栓性微血管病变患者"纳入医保报销范围。

确定预期销量上限:医保审评中,依库珠单抗的 BIA 量级较大(介于 1 000 万~2 000 万澳元之间),对基金预算造成一定冲击。同时,医保部门认为虽然对适应证增加了限制范围,但具体用药人数仍存在不确定。基于以上考虑,医保部门与企业约定了药物预期销量上限,但具体数值保密。

费用分担方式:采用企业退款的方式,当实际销量超过约定上限时,企业需要向医保部门退还一定比例的超额费用。

2. 过渡基金 为进一步解决部分疗效不确定的创新药品准入医保的难题,国际上逐步开始探索建立过渡基金保障模式,通过"提前补偿、早期孵化",搭建了高值创新药品与公共医保之间的桥梁。即将具有潜在疗效的高值创新药品纳入过渡基金保障,使患者第一时间获得高值创新药品有效治疗和医保补偿,但同时在一定期限内强化数据收集以明确临床疗效。

【案例分析 9-1-6】英国癌症药物基金

英国癌症药物基金(Cancer Drugs Fund,CDF)是由英国政府于 2011 年建立,专门为抗癌创新药品提供临时报销补偿的过渡保障基金。其基金预算由 NHS 单独拨付、独立运行、专款专用,在一定程度上对 NHS 基金运行的安全性起到了保障作用。2016 年 7 月,CDF 进行了全面改革,建立了"分类筛选—补偿孵化—逾期分流"三阶段运作机制(图 9-1-17),进一步提高基金可持续性与管理科学性。

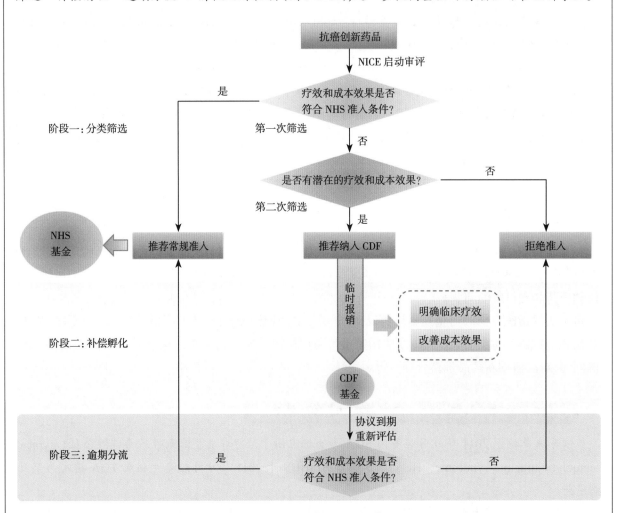

图 9-1-17 CDF 的"三阶段"运作机制

在实际应用中,2011 年建立以来,CDF 惠及了超过 13 万例英国癌症患者,先后覆盖了 79 个抗癌创新药品(涉及 160 个适应证),降低了英国癌症死亡率。截至 2020 年 3 月底,有 22 个抗癌创新药品(涉及 33 个适应证)通过 CDF 过渡期的进一步补充收集相关证据,明确了药品临床疗效,改善了药品的经济性,并最终获得了 NHS 的准入,充分发挥了 CDF 过渡基金的提前遴选和早期孵化作用。

3. 多层次医疗保障体系 为进一步增加高值创新药的可支付性,满足不同患者的医疗需求,各国均注重公共医疗保险和其他补充医疗保险的协同发展,以构建多层次医疗保障体系,并完善体系内部的衔接性和协调性以提升效率。

【案例分析 9-1-7】美国"甜甜圈式"分阶段报销机制

　　美国的处方药计划（prescription drug plan）是美国国会于 2003 年通过《医疗照顾保险处方用药改善及现代化法案》（*Medicare Prescription Drug, Improvement, and Modernization Act*）后确立的医疗保险计划，是医疗照顾保险（Medicare）中的 Part D 部分。

　　Medicare Part D 建立之初就确定了分段报销和协同支付的模式，即美国"甜甜圈式"分阶段报销机制，具体来说，以患者个人所花费的金额为依据，设立"初始报销覆盖段""缺口覆盖段""灾难性覆盖段"三个支付阶段，每个阶段采用不同的支付规则。

　　当患者购药的个人承担费用到达"灾难性覆盖阶段"（2022 年为 7 050 美元）时，原则上患者仅需支付 5% 的药品费用，承办该 Part D 计划的商业保险公司承担 15%，剩余 80% 的费用则由美国医疗保险与医疗救助服务中心（Centers for Medicare and Medicaid Services, CMS）承担，即"公共保险 + 商业保险"协同支付的模式。以减少基本医保基金压力，增强商业保险作用。

四、优化建议

　　通过梳理医保目录准入谈判的制度背景及谈判流程，结合实践分析目前所取得的成效及现存问题，同时借鉴域外典型国家及地区经验，提出医保谈判未来发展的优化建议。

（一）优化评估机制

　　1. 参数设置规范化　对于评估过程中涉及的关键参数，通过指南定期出台统一标准，规范参数来源与时效要求。以参照药物选择为例，首先，根据药物的特点分类差异化设置参照药物选择原则。例如对于多适应证药物，可在单适应证参照药物遴选标准的基础上，结合多适应证药物的特点，差异化设置多适应证药物的遴选标准和遴选模式。

　　其次，建立参照药物选择沟通机制。考虑到今后目录调整将主要以上市时间较短的新药为主，建议结合医保药品目录调整工作流程，实施参照药物选择前置程序，为企业提供充分时间，出具高质量评价报告。此外，可建立多轮沟通机制，在科学、客观的标准下进行多方协商，增加企业在参照药物选择中的"参与度"，确保参照药物的选择在医疗保障部门、评审专家和企业三方间达成"共识"。

　　2. 出台指南，明确路径　医保部门可发布官方指南，逐步对外公开测算路径，在指南中明确相关测算方法与计算公式，明确调整因素的类别及影响比例。BIA 测算过程中，针对目标患者人群、患者治疗成本等关键要素制定详细的技术规则，进一步细分患者人群，并获取更为精准的流行病学数据，提供良好的数据基础；此外，基于自身管理能力与基金水平，探索合适方法设置官方决策阈值，明确灵活阈值的适用情形及具体数值，并在指南中予以明确，以提高决策的科学性与公平性。

　　针对特殊药物，出台专门评审指南，根据其药物特征进行分类管理，从而提高指南的可参考性以及测算过程的透明度，便于企业与医保部门采取统一的测算方法，提高企业价格测算精确性，提升谈判成功率。

（二）创新支付模式

　　1. 完善多层次医疗保障模式　2020 年 3 月，《中共中央 国务院关于深化医疗保障制度改革的意见》，明确提出"促进多层次医疗保障体系发展"和"加快发展商业健康保险"。在此背景之下，我国可通过商业健康保险介入，对基本医疗保险起到协同补充作用，逐步实现商业健康保险与基本医疗保险的协同保障，提高高值创新药物的保障水平。

2.**探索创新支付模式** 为缓解基金压力和患者需求间的矛盾,可借鉴国外经验,结合我国国情和医保管理体系现状,探索通过量价协议、效价协议等控制创新药物准入的不确定性,或通过探索高值创新药品过渡基金保障模式,加快疗效好、临床急需高值创新药物的医保准入,解决其可负担性,让广大患者切实感受到医保改革的政策红利。此外,针对药品价值建立长期的监测和反馈机制,对准入后发现疗效等临床价值不符合预期的药品及时作出调整,提升医保基金使用效益。

第二节 "双通道"管理机制

近年来,我国逐步建立健全医保药品目录动态调整机制,国家谈判药品纳入医保目录频率大幅加快、数量快速增长。但一些地方反映谈判药品进医保却进不了医院,而该现象的发生可能出于政策协同性较弱、医院配备动力不足、药品使用风险、配套措施不完善等多方面原因。为破解上述问题,国家医保局出台指导意见,明确各省(自治区、直辖市)部署建立谈判药品"双通道"管理机制。

"双通道"是指通过定点医疗机构和定点零售药店两个渠道,满足谈判药品供应保障、临床使用等方面的合理需求,并同步纳入医保支付的机制。参保人在该零售药店购买谈判药品享受医保统筹基金报销待遇,即参保人仅支付自付部分,医保承担部分由定点药店与医保另行结算。实际上,"双通道"是在原有定点医疗机构的基础上,增加定点零售药店作为谈判药品的供应保障渠道,并同步纳入医保支付的机制。其作为解决"国家医保谈判药品进院难"问题的辅助措施,标志着医保谈判药品的供应保障进一步多元化。

本节聚焦"双通道"管理机制,首先从其制度发展与运行模式切入,进而分析"双通道"管理机制在助力谈判药品落地中取得的实际成效,梳理运行中存在的问题,为进一步提高谈判药品保障水平提出优化建议。

一、制度发展

目前,我国药品医保目录调整已进入常态化开展的新时期,未来将有更多药品通过谈判进入医保目录。然而,谈判药品的实际进院情况仍有待改善,故国家总结地方实践经验,推行"双通道"管理机制,目前已基本形成"双驱动,八步走"的运行模式。

(一)制度发展

1.**政策背景** 为促进谈判药品实际进入医院,国家医疗保障局会同国家卫生健康委员会印发《国家医保局 国家卫生健康委关于做好2019年国家医保谈判药品落地工作的通知》等规范文件,积极推进谈判药品落地工作。然而,大多数地区在实际工作中并未有效落实政策,众多公立医院尚未将国家谈判药品目录中相关药品纳入医院采购范围,实际配备比例较低。

由此可见,谈判药品医保准入的落地实施效果未得到良好反馈,谈判药品患者可获得性较弱,未能实际享受医保目录准入谈判降价红利,存在购药难问题。经分析,"进院难"主要源于四方面原因。

(1)政策协同性较弱:2018年以来,国家卫生健康委员会医政医管局(现已更名为医政司)先后印发多项文件,提出医院不得以医疗费用总控、医保费用总控、药占比和药品品种数量限制等为由影响谈判药品的供应保障与患者合理用药需求,要加强卫生健康行政部门和医院对谈判药品配备使用情况考核等要求。

大部分地区虽出台政策予以落实,但医院医保部门仍以"门诊次均药品费用增幅"和"住院次均药品费用增幅"等其他考核"费用控制"的绩效指标对医院进行绩效考核,妨碍谈判药品的进院使用。

(2)医院配备动力不足:在药品"零加成"政策下,医院仅能以采购价出售药品,无法通过加成获取利润,而药品配送、储存及损耗等客观上都将成为医院成本,从而可能导致医院限制高管理成本的谈判药品进院,以控制相关支出。

同时,DRG/DIP 支付方式改革下,医保基金按既定付费标准与医疗机构进行结算,要求医疗费用高于付费标准时高出部分由医院承担。而谈判药品虽纳入医保目录时大幅降价,但单价仍相对较高,控费压力较大,医院配备使用意愿较弱。

(3)谈判药品存在使用风险:药品存在两重性,既具有治疗疾病的效用,也存在一定的不良反应。而谈判药品均为创新药,具有准入时间短、作用机制新、临床经验少等特点,存在较高的使用难度和使用风险,对医师的合理用药选择、不良反应处理能力等要求较高,部分医院可能出于医师专业能力培养成本考虑,影响谈判药品配备。

(4)配套措施尚不完善:药品准入程序严格,一个药品若想顺利进入医院药品目录,需要经过五个步骤:"临床医师申请—科室筛选—药事委员会形式审查—新药入院遴选会投票决定—遴选配送供应商并公布调整情况"。

其中,由于谈判药品上市时间较短,临床推广度不足,可能难以申请进入新药入院遴选会。同时,新药入院遴选会召开频率较低,一年仅召开一至两次,部分医院间隔时间更长,导致谈判药品进院周期有所拉长,难以适应现行较高的医保目录准入频率与较大的创新药准入数量。

基于此,医院渠道供应谈判品种尚存在诸多阻碍,难以实际保障谈判药品的可及性,无法有效满足患者多样化的用药需求。

2. 历史沿革　在谈判药品"进院难"背景下,我国逐步探索推广"双通道"管理机制,主要发展历程可分为地方自行探索和国家规范推广两个阶段。

(1)地方自行探索阶段:2013 年,江苏省人社、卫生、财政、民政等部门联合下发《关于印发江苏省城镇医疗保险特药管理实施方案的通知》,而后徐州市根据省级规定将曲妥珠单抗、甲磺酸伊马替尼、尼洛替尼三种肿瘤靶向药纳入徐州市医保报销范围,采取特药管理,并探索实行"两个供药渠道、一个待遇标准"的供药模式,允许患者凭外配处方到定点零售药店购药,率先进行药品供应保障新模式的探索。

2017 年后,人力资源和社会保障部、国家医疗保障局先后印发《人力资源社会保障部关于将 36 种药品纳入国家基本医疗保险、工伤保险和生育保险药品目录乙类范围的通知》(人社部发〔2017〕54 号)、《国家医疗保障局关于将 17 种抗癌药纳入国家基本医疗保险、工伤保险和生育保险药品目录乙类范围的通知》(医保发〔2018〕17 号)等文件,要求各省(自治区、直辖市)需采取有效措施鼓励定点零售药店为参保人员提供药品,发挥药店在医保药品供应保障方面的积极作用,促进谈判药品落地。

基于政策要求,徐州市作为先行探索地区进一步细化特药管理模式,先后将阿扎胞苷等 56 种抗肿瘤靶向药纳入特药保障范围,参保人员按照"定点医疗机构、定点责任医师、定点供取药、定点注射"的"四定"管理,患者在选定的医院或药店享受同等医保待遇。

同时,为落实国家 54 号文件和 17 号文件要求,浙江、山东、江苏及天津等地吸取徐州市探索经验,明确建立特药定点零售药店管理机制,并出台配套政策。截至 2019 年 3 月,全国已有 154 个城市开通药房供给渠道,占全国地级市 46.2%。自此,零售药店在谈判药品供应保障方面的作用逐渐凸显,"双通道"管理机制初见雏形。

【案例分析 9-2-1】黑龙江省"双通道"药店探索情况

2017 年 12 月,黑龙江省人力资源和社会保障厅印发《黑龙江省基本医疗保险、工伤保险和生育保险药品目录(2017 年版)》,明确将国家 36 种谈判药品和国家药品目录(2017 年版)"乙类药品"中的埃克替尼、达沙替尼、吉非替尼、伊马替尼等纳入省直医保特殊用药,实行分类管理。

2018 年 1 月,黑龙江省人力资源和社会保障厅、黑龙江省财政厅联合发布《关于省直医疗保险特殊用药有关问题的通知》,明确对曲妥珠单抗等 22 种靶向特殊用药纳入"双通道"管理,实行"五定"管理,即定患者、定医疗机构、定医师、定处方、定药店,建立健全特殊药品定点医药机构管理机制,加快探索医院和药店"双通道"管理方法,选择具备相应技术资质的医药机构作为特殊药品定点医药机构。

(2)国家规范推广阶段:2021 年 4 月,国家医疗保障局、国家卫生健康委员会联合发布《国家医保局 国家卫生健康委关于建立完善国家医保谈判药品"双通道"管理机制的指导意见》(医保发〔2021〕28 号),要求通过定点医疗机构和定点零售药店两个渠道,满足国家医保谈判药品供应,并在"双通道"实行相同的医保报销政策。自此,首次从国家层面将零售药店纳入医保谈判药品供应保障范围,实施"双通道"管理机制。

2021 年 9 月,国家医疗保障局、国家卫生健康委员会联合发布《国家医疗保障局 国家卫生健康委关于适应国家医保谈判常态化持续做好谈判药品落地工作的通知》(医保函〔2021〕182 号),再次强调要扎实推进"双通道"管理,要求各省(自治区、直辖市)在 2021 年 11 月底前要实现每个地级市(州、盟)至少有 1 家符合条件的"双通道"零售药店,并能够提供相应的药品供应保障服务。与此同时,在该政策导向下,各省(自治区、直辖市)纷纷出台相关实施细则,积极落地"双通道"管理机制,表 9-2-1 列出了江苏省"双通道"管理政策推进过程。

表 9-2-1　江苏省"双通道"管理政策推进过程

时间	出台机构	相关文件	具体规范
2021 年 6 月 16 日	省医疗保障局与省卫生健康委员会	《关于建立完善国家医保谈判药品"双通道"管理机制的实施意见》	对国家医保谈判药品实施分类管理,分为"双通道"管理药品和常规乙类管理药品,明确定点医药机构遴选程序,强化"三定"管理,优化经办服务
2021 年 7 月	省医疗保障局	《国家医保谈判药品"双通道"管理及单独支付药品经办规程(试行)》	详细规定"双通道"模式管理流程,明确各方主体责任
2021 年 8 月 25 日	省医疗保障局	《关于公布国家医保谈判药定点医药机构名单(第一批)的通知》	276 家国家医保谈判药品定点医疗机构 225 家国家医保谈判药品定点零售药店
2022 年 3 月 23 日	省医疗保障局	《关于公布国家医保谈判药定点医药机构名单(第二批)的通知》	402 家国家医保谈判药品定点医疗机构 385 家国家医保谈判药品定点零售药店

综上,"双通道政策"从地方试点到全国推行,形成了"地方—国家"的发展路径。地方层面为加强谈判药品供应保障,自主探索零售药店在医保药品供应保障方面的积极作用,并通过实践获得的认识反馈形成较为完善的政策。国家医保局基于各地长期积累的供应保障"双通道"模式,推动完成顶层设计,出台指导意见规范"双通道"管理模式,便于"双通道"供药模式的进一步推广与落实。

（二）运行模式

目前，谈判药品社会药房供给模式大体已形成"双驱动，八步走"运行模式（图9-2-1）。此模式下，社会药房与医保经办机构作为两大核心端口，串联衔接相关利益主体，保障供给模式平稳运行，促使社会药房由简单的销售场所，转变为以药品为载体、立体化的新型高端药学服务平台。

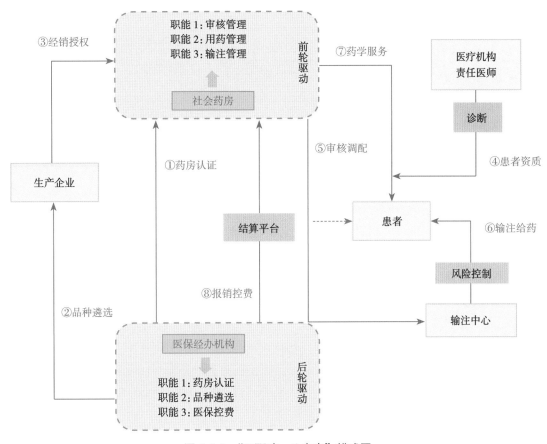

图 9-2-1 "双驱动，八步走"模式图

1. **药房认证** 为保障谈判药品储存和配送安全性、用药指导专业性、医保基金支出合理性等，需对可销售并报销"双通道"管理药品的药店进行遴选。

药房的认证主要采用申报遴选制，先由药房进行自主申报，再由医保部门进行审核，遴选出符合资质的社会药房作为"双通道"定点零售药店，并赋予其与医保经办直接结算报销的资格。目前各省药房认证涉及定量认证、定性认证和第三方认证三种。其中，多以定量认证为主，即将资质合规、管理规范、信誉良好、布局合理并且已实现电子追溯等关键性认证标准进行量化，以此遴选合规"双通道"药店。

2. **品种遴选** 为合理确认适合纳入"双通道"管理的具体药品，国家层面确定了临床价值高、患者急需、替代性不强三种遴选标准。在国家遴选标准基础上，各省（自治区、直辖市）原则上由省级医保行政部门综合考虑本地区的经济水平、医保基金能力和患者用药需求等因素细化地方遴选标准，明确具体纳入"双通道"管理范围的药品，并据情况变化对"双通道"药品进行定期调整，在实施路径上，存在与特药管理衔接、与门诊慢特病管理衔接、单独构建等选择。

【案例分析 9-2-2】品种遴选地方实施标准

　　《国家医保局 国家卫生健康委关于建立完善国家医保谈判药品"双通道"管理机制的指导意见》（医保发〔2021〕28 号）中明确,纳入"双通道"管理药品范围,以"临床价值高、患者急需、替代性不强"作为国家推荐标准,实际品种原则上由省级医保行政部门确定。

　　现今已有江苏省、青海省等 22 个省（自治区、直辖市）发布"双通道"药品管理目录,如图 9-2-2 所示,地方品种遴选标准在国家推荐标准基础上,多基于切实减轻患者经济负担、控制患者医保基金不合理支出两方面考虑,增加患者需求和医保控费两层面具体地方实施标准。

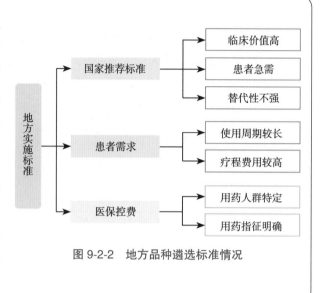

图 9-2-2　地方品种遴选标准情况

　　3. 经销授权　经销授权即为"双通道"药店凭借被赋予的相关药品零售经营权,直接对接药品生产企业,从而更有利于患者在药店端的直接购药,及时获得相应的用药指导。具体而言,药品生产企业为保障药品质量与用药安全性,将针对供应品种差异化特点设定遴选标准,严格审核确定符合标准的社会药房,并与之签署经销权授权协议。

　　4. 患者资质　患者资质是指明晰患者是否具备谈判药品的报销资格,涵盖疾病诊断和开具处方两步。参保患者按规定前往定点医院就医,责任医师进行疾病诊断,判定患者疾病类型是否符合某"双通道"药品的待遇标准,并与就诊医院一同协助患者向医保经办机构进行备案。而在医保经办机构受理备案患者"双通道"药品申请后,责任医师便可开具电子或纸质处方,便于患者后续在"双通道"药店的购取药。

　　5. 审核调配　"双通道"药店获取患者外配处方及相关的证明文件后,需要进行患者审核和处方审核。其中,患者审核需要核实处方患者是否具有报销资格,并核实"处方患者"与"实际用药患者"是否一致。处方审核需要检查文书材料是否有责任医师的签名盖章,确保处方有效的基础上,审查药品名称、规格、用法用量等内容。

　　在患者审核和处方审核通过后,"双通道"药店方可予以调配、销售。同时,对于注射剂等部分具有特殊储存、使用要求的药品需由药店负责保障配送,确保全程冷链及温度监控。

　　6. 输注给药　基于各地医院为改善过度输液现状正逐渐取消门诊输液、输注给药风险较高等原因,"双通道"药房需要为购药患者提供正规输液渠道。目前,我国各省（自治区、直辖市）逐渐形成"日间病房输注中心"模式,中心大多建在三级医疗机构内,合理分布注射区与调配区,并配备一定人员,建立全流程输注管理模式,以期为患者提供安全、有效的输注服务。

　　7. 药学服务　谈判药品需要配备专业人才对患者合理用药进行指导,坚持"以患者为中心"原则,积极推进个性化药学服务持续发展,确保临床用药安全。因此,在定点供药基础上,"双通道"药房还需要向患者提供多元化的药学服务,提升患者依从性,主要包含患者教育与咨询、随访、疗效评估、档案建立与管理等。

　　8. 报销控费　医保经办机构需要对纳入"双通道"管理品种的药品费用按规定报销,并定期与社会药房结算。为确保基金处于可控范围内,推动社会药房供给模式的持续发展,医保经办机构建立经由单次剂量限制、治疗周期品种限制进行用药限量,评估用药效果,避免无效用药、无效支出,单独测算总额控制等相应控费机制。

二、改革成效

"双通道"管理机制通过增加定点药店通道,在提升谈判药品可及性方面取得积极成效,但在机制运行过程中,出现了影响患者用药便利性、院外循环下用药风险等问题,一定程度上阻碍谈判药品供应保障水平进一步提升。

(一)实施成效

"双通道"政策出台实施至今,"双通道"药店不仅实现了更大范围的覆盖,还提高了区域密度。同时,各省(自治区、直辖市)自行拟定"双通道"药品目录,部分省(自治区、直辖市)将所有国家医保谈判药品列入目录,充分发挥了定点零售药店分布广泛、市场化程度高、服务灵活的优势,提高谈判药品可获得性,保障更多参保患者利益。

1. "双通道"药店数量增长、覆盖区域扩大 在政策引导下,各省(自治区、直辖市)积极布局"双通道"药店,其数量逐渐增多。截至 2022 年 1 月底,2021 年国家医保药品目录中谈判药品在全国 11.26 万家定点零售药店配备。同时,药店覆盖区域进一步扩大,已逐步形成覆盖省会城市、地级市、县级城市的"三级架构"。

【案例分析 9-2-3】江苏省"双通道"药店发展情况

在双通道药店数量变化方面,2021 年 8 月 25 日,江苏省医疗保障局公布了国家医保谈判药品定点医药机构(第一批)名单,名单中显示江苏省共有 225 家国家医保谈判药品定点零售药店。2022 年 3 月 23 日,公布了国家医保谈判药品定点医药机构(第二批)名单,根据第二批名单,全省国家医保谈判药品定点零售药店增至 385 家,增长率达 71.11%。

在"双通道"药店覆盖区域方面,2018 年前后主要集中在省会城市及常州市等部分地级市。自 2021 年 6 月 16 日,江苏省医疗保障局与江苏省卫生健康委员会发布《关于建立完善国家医保谈判药品"双通道"管理机制的实施意见》后,江苏省医保谈判药品定点零售药店逐步扩展覆盖至江苏省全部 13 个地级市。同时,设区市内"双通道"药店分布进一步向县级下沉。以宿迁市为例,该市下设 2区 3 县,在前后公布的两批"双通道"药店名单中,市内药店布局进一步向县级扩展,县内药店数量占比从 50% 扩展到 55%(图 9-2-3)。

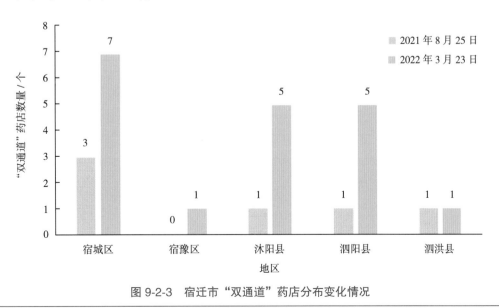

图 9-2-3 宿迁市"双通道"药店分布变化情况

2."双通道"供应覆盖品种范围扩大　随着"双通道"管理机制的不断发展,政策覆盖药品品种范围不断扩大,品种类型不断增加,逐渐覆盖全部国家医保谈判品种。

从国家层面来看,遵循临床价值高、患者急需、替代性不高的遴选原则,国家医保局分别于2021年4月和2021年6月公布第一批及第二批国家医保谈判药品"双通道"配备名单。从两批"双通道"药品范围纳入品种来看,品种数量增加,药品类别进一步覆盖,由化学药、生物制品进一步扩展至中成药(图9-2-4)。

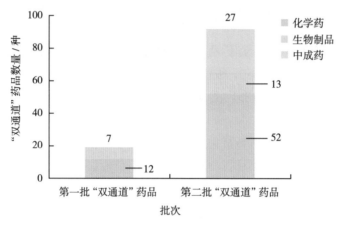

图9-2-4　国家两批"双通道"药品纳入情况

从省级层面来看,各省(自治区、直辖市)公布的"双通道"管理药品数量与范围也逐渐扩大。以浙江省为例,该省医保局于2021年11月公布本省纳入"双通道"管理药品名单,涵盖162个西药品种和59个中药品种,共221个药品。而后于2021年12月更新本省纳入"双通道"管理药品名单,涵盖213个西药品种和62个中药品种,共275个药品,即将最新版医保谈判目录中所有药品纳入"双通道"管理。

3."双通道"政策受益人数　近年在"双通道"政策加持下,药品在零售端销量激增。根据《DTP药房专题研究报告2021》,2015年,我国DTP药房销售额只有80亿元,而据中国医药物资协会DTP委员会统计数据显示,2020年,我国DTP药房销售额共计超341亿元,增幅达326%。

可见,DTP药房作为"双通道"药店载体形式,在国家政策推动下,惠及众多参保患者。目前,各省(自治区、直辖市)"双通道"管理机制惠及群众均达上百万,报销金额和比例较高(表9-2-2),保障了谈判药品的可及性。

表9-2-2　部分地区"双通道"政策参保人受益情况

地区	受益情况
安徽省	截至2021年7月,参保患者在"双通道"药店购药报销共63 436人次,产生的医药费用共计9 171.97万元,医保基金支付5 629.38万元,报销比例61.38%
江苏省	167个国家医保谈判药品纳入"双通道"管理,118个实行单独支付,2021年惠及群众1 455万人次
江西省	遴选公布2批次88个国家医保谈判药品,2021年使用国家医保谈判药品总费用24.1亿元,医保报销17.9亿元,惠及354.4万人次
甘肃省	2021年全省使用谈判药品80万人次,药品总费用为8.1亿元,医保报销5.3亿元,报销比例达到65%
青岛市	将125种国家医保谈判药品纳入"双通道"结算管理,2021年共为参保人报销国家医保谈判药品费用10.7亿元,其中通过特供店和定点医院结算的国家医保谈判药品分别占60%和40%

（二）现存问题

"双通道"管理机制下,购药患者凭借定点医院责任医师开具的处方,直接到定点药店购买使用药品,即通过处方外流形成谈判药品的院外循环。但我国"双通道"管理机制改革仍然处在起步阶段,实际运行中尚存在某些问题影响药品供应保障,有待进一步优化。

1. **患者用药便利性问题** "双通道"管理机制的实施虽在提高谈判药品可及性方面取得积极成效,但出于以下原因,可能影响用药便利性,药店渠道购药未能完全畅通。

（1）"双通道"管理机制下购药流程较复杂:多数省（自治区、直辖市）实施"三定管理",该模式下患者需要在定点医院开具药品处方,经责任医师审核通过,及医保经办机构受理备案后,到定点药店完成购药、取药和结算。

现行模式下,仅责任医师开具的处方才能采取"双通道"购药、报销模式,但目前责任医师数量有限,一家定点医院内一名责任医师负责多个药品的情况占大多数,影响患者购药便利性。同时,"双通道"药店遴选标准较高,不同药店配备的"双通道"品种差异较大,院内就医、院外定点购药可能削弱患者用药便利性。

（2）处方流转平台建设有待加强:为切实打通医院与药店两保障主体间的信息沟通,"双通道"管理机制应以处方流转为核心,连通医保经办机构、定点医疗机构和定点零售药店。但目前我国处方流转平台与医院信息化建设仍有待完善,未能有效衔接医院与药店双方。且处方流转平台可能由医院自建,维护成本较大,尚未脱离过去垄断处方药市场的思维,较少处方流出医院,患者在"双通道"药房购药便利性受到影响。

2. **院外循环下的用药风险问题** 一方面,"双通道"药店用药管理系统尚未建设完备。对于"双通道"药店购药患者,凭借医院责任医师开立的处方,直接到药店购买使用药品,即通过处方外流形成住院/门诊药品的院外循环。相较于院内循环,由于药店缺乏诊断与评估系统、处方审核系统、不良反应处置系统等院内合理用药管理系统,在谈判药品的处方调配、供应、使用和监管行为中可能难以全面监测管理,存在用药风险。

另一方面,"双通道"药店人员配备不足,专业能力有待加强。目前"双通道"药店执业药师数量及专业性有限,多仅满足政策要求的一到两名,可能难以承担合理用药管理的任务。同时,仅中山市等少部分地区将"药学服务信息系统"纳入"双通道"药店遴选评分依据,涵盖完善教育随访、用药评估与干预等服务内容,多数药店患者管理、给药管理、治疗管理等配套服务的能力仍有待加强,难以提供个性化服务,如跟踪监测患者复杂用药情况,及时反馈疗效及不良反应等。

三、国际经验

"双通道"管理机制的实施通过打通医院和药店两供药渠道,能够切实提高谈判药品可获得性,从而有效助力药品供应保障体系完善成熟。针对机制实施中仍存在的不足与挑战,针对性梳理国内外相关经验,为进一步提升药品保障水平提供建议。

（一）供应网络和医师自主性

域外国家药房发展较为成熟,为便利患者购药,一方面,扩展药房网络,并为患者获取药品提供更多选择,涵盖自主选择药店取药、邮寄等方式。例如,美国 CVS 特药药房通过其强大配药系统与药房建设,为患者提供了在 9 000 多个地点中的任一地点取药,或定点定时邮寄药物的服务,提高患者购药便利性,增强患者用药体验。

另一方面,域外国家外配处方权未限制医师范围,无责任医师概念,所有执业医师均可根据药品情况、患者病情与需求等因素开具药物,并选择是否予以处方外流。由此,域外国家外配处方权分散于较多医师,患者无须面临某药品的外配处方仅可由小部分医师开出的情况,获取过程较为快捷。

(二)信息化建设

域外国家通过信息系统建设实现更为高效的购药流程运转,其线上处方流转平台建设完善,外配处方审核效率较高,节约人工审核成本。在政府主导的集中式处方流转系统下,所有医疗记录都存储在由相应监管机构控制的集中式服务器中,有助于医院与各药店间的信息交流。

【案例分析 9-2-4】日本处方流转系统

日本厚生劳动省建立处方流转系统(图 9-2-5),在医师提交处方数据后,系统将使用二维码技术生成访问代码,并将其发布至患者个人健康记录应用程序。而后,患者可凭访问代码到任一合规药店取药,药店通过扫描二维码从云端处方系统中获取处方信息,并将相关配药数据、用药信息更新至系统中,方便医师后续查看。

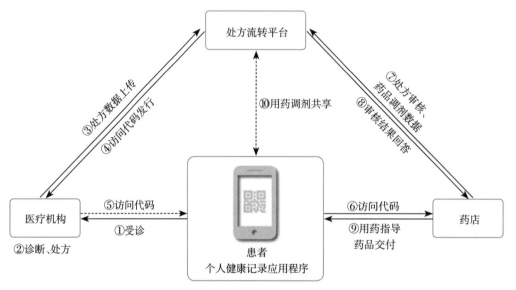

图 9-2-5 日本处方流转平台示意图

我国实行"双通道"管理机制为推动处方药外流注入强大动力,多地积极探索建设官方统一的处方流转平台。但官方统一平台建设成本较高、管理难度较大,因而湛江市等部分地区探索与第三方企业签订协议,共建"双通道"处方流转平台的新模式,借助企业完善、系统建设,分担官方建设管理压力,为患者、医院和药店提供更为优质、高效和满意的服务。

【案例分析 9-2-5】湛江市"双通道"处方流转平台

2022 年 4 月,湛江市社会保险基金管理局发布《关于落实医保谈判药品"双通道"管理机制做好医保处方流转平台信息对接工作的通知》,承建"湛江市医保处方流转平台",并初步遴选 16 家医院和10 家"双通道"药店进行系统对接。

湛江市借助某处方流转平台实现医院端、药房端、患者端的互联互通。具体而言,该平台连接医院信息系统(hospital information system,HIS)和院外"双通道"药店,建立了标准的处方库,并明确药品"一物一码",保障处方的真实性与可追溯性。同时,患者可通过该平台相关程序收到短信取药编码及药房信息,自主选择取药的药店及配送方式,使用平台提供的医保线上支付、到店支付等多种支付方式,实现"网订店取"或"网订店送"等"互联网+"药品流通服务,便利患者购取药(图9-2-6)。

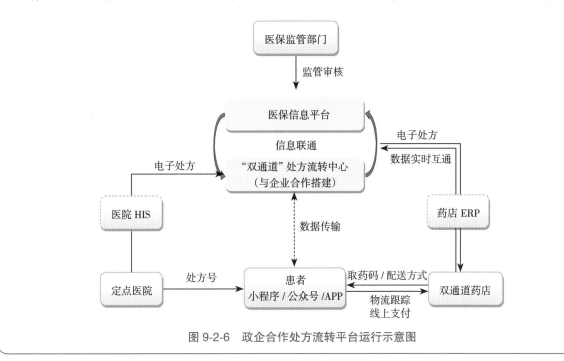

图 9-2-6 政企合作处方流转平台运行示意图

(三)全流程管理

药师是药房药学服务的核心执行者,药店药师的配备和培训,可为药房切实提供配套增值服务打下坚实基础。美国特药药房起源于20世纪80年代,发展至今已形成相对成熟的体系,其特药药房需配备经认证机构认证的专业药师(certified speciality pharmacist,CSP),认证条件较为严苛,包括取得 PharmD 学位、4 年内长达 3 000 小时的特药药房工作经验和 2 年内 30 小时的再教育等。同时,药房要求药师进行再教育,以加强药房服务能力。

在用药服务流程方面,参考国内外经验做法,药店管理可归纳为患者管理、给药管理、治疗管理的闭环管理,从而有效改善患者用药依从性,降低患者医疗费用,增强患者对特药药房的认可度和粘附性。

在患者管理上,我国部分"双通道"药店已建成线上线下的患教模式,如老百姓大药房除开展定期线下患教活动外,已自主开发特药药事服务信息系统,分病种、分病程对患者进行全生命周期专业药事照护管理,远程呼叫中心设立特药重症肿瘤药事服务专线,专业药师 24 小时在线解答咨询。而美国特药药房购药患者可通过药房自建平台获得 24 小时在线药师的一对一帮助,还可参与培训讨论等,助力患教和随访管理。如美国 Optum 药房购药患者可登录药房账户咨询用药问题,还可接受注射技术的培训,并通过私密视频链接,与临床专家及患有同种疾病的真实患者进行讨论。

在给药管理上,我国多采取药店取药、医院输注的模式,仅少部分药店实现店内输注。而美国特药药房发展较早,随着患者需求及政策环境而不断变化,药房内多已配备能够为患者提供高度专业的输注服务及舒适就医环境的输注场所。因而,对于需要进行输注的药品,患者多可在药房内输注站完成输注,且输注站对输注过程中的风险控制较为完善。

【案例分析 9-2-6】美国 premier point 输注站风险控制

美国 premier point 输注站配备具有 10 年直接患者护理经验的护理人员及输注用私人房间,并提供预约安排、免费网络及餐饮服务、余液管理等增值服务。同时,在患者输注过程中,通过为患者佩戴 ViSi 移动设备,对重要生命体征进行检测,数据直接与输注中心相连,实现患者实时监测,从而全方位为患者提供高水平的护理,确保输注安全。

在治疗管理上,国内外药店均会定期跟踪特殊疾病患者的疾病指标,通过指标数据判断药物治疗效果,并通过信息化患者档案反馈给护理团队的临床医师进行干预,以调整患者的治疗方案。此外,美国特药药房还建立 ADR 监测与上报机制,配合疗效评估,加强患者用药安全保护。美国特药药房药剂师需通过美国 FDA 的 MedWatch 报告系统等工具自发上报 ADR,还可定期登录系统,查看相关 ADR 报告,更新知识储备。

此外,美国特药药房还针对患者的个人因素提供个体化、专业化的药学服务,即个体化药物治疗管理(medication therapy management,MTM)服务。美国特药药房实施该模式多年,通过实施 MTM 有效改善患者的用药依从性、降低患者的医疗费用,增强了患者对特药药房的认可度和粘附性,切实强化治疗效果。

知识拓展:个体化药物治疗管理(MTM)

个体化药物治疗管理(medication therapy management,MTM)是指经过规范化培训并获得药物治疗管理资格的药房药师,为患者提供全流程、全周期、连续性和一体化的药物治疗管理服务,以帮助患者建立用药记录、纠正用药差错、调整治疗药物而最大程度地实现合理用药。MTM 包括五个核心要素:药物治疗回顾,个人用药记录,药物治疗计划,干预/转诊及随访。

(1)药物治疗回顾(medication therapy review,MTR)。MTR 是指药师收集患者信息,评估患者药物治疗状况,识别并确定优先解决的药物相关问题,如 ADR、用药错误、药品选择不当等,制订解决方案的系统性活动。MTR 在患者和药师之间进行,药师通过提供 MTR 可减少医师随访次数、患者住院时间及医疗消费等。

(2)个人用药记录(personal medication record,PMR)。PMR 是患者药物的综合记录,供其用于药物自我管理,包括患者药房/药师信息、药物过敏情况、药物使用情况(药物名称、适应证、使用时间、使用剂量)等。

(3)药物治疗计划(medication-related action plan,MAP)。MAP 是以患者为中心的列表文件,便于追踪患者情况和进行患者自我管理,包括患者姓名、医师信息、建立日期、患者需要实施计划的步骤等。

(4)干预/转诊是药师提供咨询服务,进行干预以解决药物相关问题,并在必要时将患者转诊至医师或其他专业人员的过程,以解决部分患者复杂化的患病情况和药物治疗。

(5)随访是药师通过通信或其他方式定期了解所负责患者病情变化并指导患者康复的过程,并形成随访评估记录,以促进持续的 MTM 服务。

四、优化建议

通过梳理"双通道"管理机制的制度发展与运行模式,结合实践分析目前所取得的成效及现存问题,同时借鉴国内外实践经验,进一步提出"双通道"管理机制的优化建议。

(一)供应网络建设

落实"医院通道"药品供应,提高谈判药品可及性。总体而言,患者从医院渠道购买使用谈判药品,明显减少了经办环节,且院内循环控制下的用药较药店用药更为安全,因此在发展"双通道"药店的同时,还要注重保障"医院通道"的畅通,做好医院端药品供应保障。

首先,要强化医院在药品供应保障方面的主体责任,建议医院整理统计"双通道"处方较多的药品,从重点病种切入,依照患者需求储备常用谈判药品。其次,对于临床急需或罕见病等用药人数较少的谈判药品,要在充分评估药品价值的基础上,适当简化引进流程。最后,还需兼顾医院绩效考核与医保支付、设置更加弹性的控费指标,将合理使用的谈判药品单列,不纳入医疗机构药占比、次均费用等影响其落地的考核指标范围,竭力消除谈判药品入院顾虑。

增设定点零售药店,合理进行药店布局。为增强患者购药便利性,建议参考汕头市等部分地区政策要求(表9-2-3),根据定点医院的地理位置和处方数量来进行区域内药房布局和规划,增设国家医保谈判药品定点零售药店,缩减患者在路程上的时间消耗,并借鉴国外经验探索多元化配药服务,打通各"双通道"药店间的联系,为患者取药提供更多选择。

表 9-2-3　部分地区定点零售药店布局相关规定

地区	文件名称	相关规定
上海市	《上海市药品零售网点空间布局指引》	按照"需求导向、分类引导、市场决定、安全可控"的原则,提升药品零售网点空间布局水平,便利居民购药。做到"布局与发展相适应,供应与需求相匹配",基本实现常住人口步行 10 分钟可以到达 1 家零售药店
湖北省	《湖北省社会药房经营活动准入管理实施办法》	从事药品零售活动,还应当遵循方便群众购药的原则,按照"需求导向、分类引导、市场决定、安全可控"要求,结合当地常住人口数量、地域、交通状况和实际需要合理布局社会药房网点
汕头市	《汕头市零售药店申请医保定点协议管理规程(征求意见稿)》	明确将药店营业网点布局覆盖纳入申请医保定点零售药店评估量化评分项目

(二)平台建设衔接

国家医疗保障局、国家卫生健康委员会发布的《国家医保局 国家卫生健康委关于建立完善国家医保谈判药品"双通道"管理机制的指导意见》(医保发〔2021〕28 号)中明确要求,各地需要部署处方流转平台,连通医保经办机构、定点医疗机构、定点零售药店,保证电子处方顺畅流转。这意味着,"双通道"管理机制将以处方流转平台为核心联通各方,实现医院与药店间的信息流转,便利患者购药,确保处方患者和实际用药者一致。

因此,处方流转平台的建设至关重要,各省(自治区、直辖市)应加强医院与药店间处方流转平台建设(图 9-2-7),逐步以医保部门监管的处方流转平台代替医院自建平台,并引入智能监管系统,强化患者用药审核,实现信息可追溯。

(三)专业能力提升

"双通道"药店专业服务能力,首先体现在药店药师能力方面,由此首先建议通过相关部门组织药师专业协会进行专门的药师培训认证,并定期考核,确保人员软实力水平。其次,在此基础上实施药店用药全流程服务(图9-2-8),针对"双通道"谈判药品治疗模式新、用药风险高的特点,通过实施用药指导、随访管理以控制不良反应,增加用药依从性,通过配合责任医师评估管理提高合理性和治疗效率,并通过档案管理对每位参保患者实施个性化用药治疗管理。

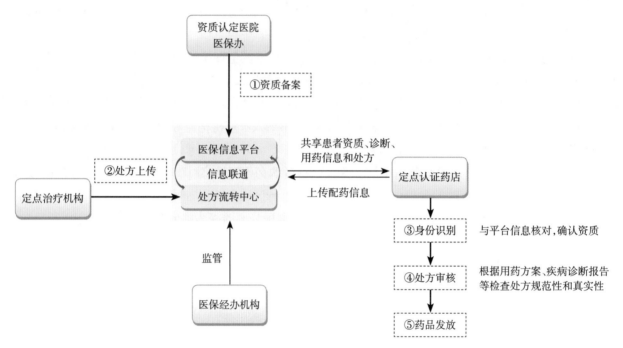

图 9-2-7 处方流转平台建设示意图

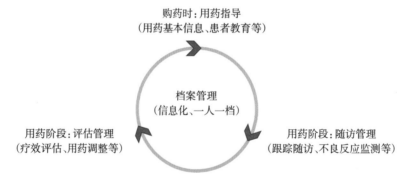

图 9-2-8 "双通道"药店用药管理全流程服务

在用药指导与随访管理环节,建议各"双通道"药店加快配备患教区,并借鉴国内外经验探索多样化的患教开展方式。最后,建议在为每个谈判药品用药患者定制随访计划的同时,加强输注中心建设,推进药店为主的独立或与医院合作的建设方式,充分优化医疗资源配置效率,实现合理利益分配,并为弥补院外循环的风险隐患,强化输注实施的"预约管理—配送管理—审核管理—余液管理—风险管理"五环管理,重点关注其中的余液管理和风险管理,控制用药风险,提高用药依从性。

【案例分析 9-2-7】南通市肿瘤医院输注中心余液管理

2016 年 1 月,江苏省南通市肿瘤医院成立了全国首家靶向药输注中心,对赫赛汀余液实施规范化、制度化管理。

首先,护士需在患者输注前与其沟通,询问其是否愿意将药品余液存入输注中心滚动使用,如患者同意,需要签署知情同意书,护士则将余液集中、统一存放。

而后,药液打开后,护士应在无菌操作下抽吸所需剂量,然后用无菌敷贴贴于剩余药液瓶口,把药品封好,使其处于无菌密闭状态。同时将密封好的余液放入原包装盒内,并在盒外写明剩余药液剂量、开封日期、失效日期。

最后,整体放入余液专用冰箱保存,第二天使用时优先发放。

同时,该中心已对赫赛汀余液管理建立完善信息化系统。输注前护士将需输注药物的患者基本信息(姓名、身份证号等)、输注药品剂量、剩余剂量、开封日期、失效日期等信息均录入系统。主班护士每天下班前核对系统中记录的当天药品使用量和剩余药液量,并与接班护士进行交接确认。此外,系统还具备余液临近效期提醒功能(图9-2-9)。

临近过期药品提醒

药品名称	规格	序列号	效期	存放点	用药人
赫赛汀	440mg/20ml	000000001042	2016-09-25	西药房	***
赫赛汀	440mg/20ml	000000001043	2016-09-25	西药房	***
赫赛汀	440mg/20ml	000000001071	2016-09-26	西药房	***
赫赛汀	440mg/20ml	000002501002	2016-09-27	西药房	***
赫赛汀	440mg/20ml	000002501122	2016-09-27	西药房	***

图 9-2-9 余液临近效期提醒界面

基于此,如表9-2-4所示,余液管理实施一年多来,不仅无一例药液浪费和余液保存不当导致的不良事件的发生,而且通过滚动使用的方式大大减轻了患者的经济负担,得到了患者及家属的极大肯定。

表 9-2-4 余液管理实施前后患者药液浪费情况比较 (单位:例)

年份	例数	药液浪费例数	未发生药液浪费例数
2015 年(实施余液管理前)	160	12(7.5%)	148(92.5%)
2016 年(实施余液管理前)	160	0(0%)	160(100%)

在评估管理与档案管理环节,建议"双通道"药店加强档案管理完备化、信息化建设,实时监测患者用药情况,掌握患者治疗情况并上传至信息平台,与责任医师的定期复查评估互为补充,协助其开展评估,调整用药,从而及时发现并解决药效不佳、疾病进展等问题,提高治疗反馈度。

其次,可借鉴美国经验建立 ADR 监测与上报制度,配合责任医师提供覆盖患者全病程用药的专业性、连续性药物治疗管理。

(四)支付政策衔接

国家医疗保障局、国家卫生健康委员会发布的《国家医保局 国家卫生健康委关于建立完善国家医保谈判药品"双通道"管理机制的指导意见》(医保发〔2021〕28号)中指出,结合谈判药品使用情况,合理调整定点医疗机构医保总额,而对于施行单独支付政策的药品,可不纳入定点医疗机构医保总额控制范围。这要求各地根据实际情况,对患者在"双通道"药店发生的费用的医保支付政策作出明确规定,以便与现有支付政策有机衔接,保障"双通道"管理机制有效落地。

目前,四川、新疆等部分地区明确对"双通道"药品执行特定的支付政策,使用"双通道"药品发生的药品费用不纳入总额预算管理,而是设置年度支付限额,将其直接纳入基本医疗保险统筹基金按比例支付。而其余地区基本执行总额控制下的单独核算,即以定点医疗机构为单位,谈判药品单独测算总额,谈判药品的处方从医疗机构流转到定点社会药房,在药房发生结算时应该将该处方计入开具处方医院的谈判药品总额内,进行单独核算。

由此,为增强支付政策的衔接,对于不纳入总额控制的地区,建议其可加强监管,并视实际情况对年度支付限额进行动态调整。对于纳入总额控制的地区,建议进一步落实总额控制下的单独核算,明晰额度测算调整和超额处理的具体方法,以期形成衔接良好的"双通道"药品费用支付政策。

丁锦希　陈　烨

参考文献

[1] 人民网.哪些药品有望进医保?谈判药品如何续约?——2022年国家医保目录调整"划重点"[EB/OL].(2022-06-17)[2022-07-15].http://health.people.com.cn/n1/2022/0617/c14739-32448748.html.

[2] 健康界.医保谈判,历年降价幅度对比[EB/OL].(2021-11-09)[2022-05-09].https://www.cn-healthcare.com/articlewm/20211109/content-1282610.html.

[3] 中共中央,国务院.中共中央 国务院关于深化医药卫生体制改革的意见[EB/OL].(2009-03-17)[2022-05-09].http://www.gov.cn/jrzg/2009-04/06/content_1278721.html.

[4] 韩盼.基于合作收益视角的医疗保险谈判机制研究[D].福州:福州大学,2016.

[5] 常峰.我国医保药品价格谈判机制与管理创新研究[J].价格理论与实践,2017(5):18-22.

[6] 国务院办公厅.国务院办公厅关于完善公立医院药品集中采购工作的指导意见[EB/OL].(2015-02-09)[2022-05-12].http://www.gov.cn/gongbao/content/2015/content_2827191.html.

[7] 国家卫生计生委办公厅.卫生计生委办公厅关于公布国家药品价格谈判结果的通知[EB/OL].(2016-05-20)[2022-05-09].http://www.gov.cn/xinwen/201605/20/content_5075027.html.

[8] 姚雯,颜建周,邵蓉.典型国家创新药医保谈判准入评价标准研究及对我国的启示[J].中国新药杂志,2021,30(12):1057-1062.

[9] 中共中央,国务院.《中共中央 国务院关于深化医疗保障制度改革的意见》[EB/OL].(2020-02-05)[2022-05-09].http://www.gov.cn/zhengce/2020-03/05/content_5487407.html.

[10] 国家医疗保障局.基本医疗保险用药管理暂行办法[EB/OL].(2021-01-03)[2020-07-30].http://www.gov.cn/zhengce/zhengceku/2020-08/04/content_5532409.html.

[11] 丁锦希,李伟."守正创新,为人民健康谋福祉"谈2021年国家医保目录调整工作的三大亮点[J].世界临床药物,2022,43(1):1-4.

[12] 中国证券报.新版国家医保药品目录出炉[EB/OL].(2023-01-19)[2023-01-19].https://www1.cs.com.cn/cj2020/202301/t20230119_6319769.html.

[13] 中国医药创新促进会.2021医保谈判三大变化｜年度[EB/OL].(2022-01-10)[2022-05-09].http://www.phirda.com/artilce_26563.html?cId=1.

[14] 国家医疗保障局.2021年医疗保障事业发展统计快报[EB/OL].(2022-03-04)[2022-05-20].http://www.nhsa.gov.cn/art/2022/3/4/art_7_7927.html.

[15] 国家医疗保障局.2022年医疗保障事业发展统计快报[EB/OL].(2023-03-09)[2023-06-02].http://

www.nhsa.gov.cn/art/2023/3/9/art_7_10250.html.

［16］刘丹妮,丁锦希,李佳明,等.嵌合抗原受体 T 细胞产品医保创新支付模式研究[J].世界临床药物,2022,43（4）:369-376.

［17］丁锦希.评估准入与调整:全球视角下的创新物 HTA 评价与医保管理[M].北京:化学工业出版社,2020.

［18］李伟,丁锦希,施慧,等.优化参照药物选择机制,提高药物经济学决策利用度[J].世界临床药物,2021,42（1）:11-15.

［19］丁锦希,李佳明,任雨青.多层次保障框架下的高值创新药物医保准入新思路[J].中国医疗保险,2021（2）:26-30.

［20］丁锦希,吴逸飞,李佳明,等.创新药物医保准入后的量价协议关键机制剖析——基于典型国家和我国部分地区的实践[J].中国医疗保险,2020（7）:75-80.

［21］丁锦希,吴逸飞,李佳明,等.高值创新药品过渡基金保障模式研究——基于英国癌症药物基金的实证分析[J].中国新药杂志,2020,29（15）:1691-1696.

［22］李伟,郭子怡,余喆,等.美国医疗照顾保险处方药计划“政商合作”运行模式及启示[J].保险理论与实践,2019（6）:141-152.

［23］李轶,丁锦希,李伟,等.多适应证药物准入支付标准测算模式研究[J].中国医疗保险,2021（10）:41-46.

［24］丁锦希,李轶,韩晓睿,等.国家医保目录动态调整机制的改革成效与发展思路[J].中国医疗保险,2021（5）:40-46.

［25］丁锦希,郑翠微,李伟,等.落实医药谈判成果的社会药房供给模式探讨[J].中国社会保障,2018（2）:74-76.

［26］张博,丁锦希,陈烨,等.国家医保谈判药品“双通道”政策动因与实施模式[J].世界临床药物,2021,42（9）:709-716.

［27］徐州市人民政府.切实推进谈判药品落地有效减轻重症患者负担[EB/OL].（2021-04-06）[2022-05-09].http://www.xz.gov.cn/001/001002/20210406/69497f13-72ce-4d74-8b64-803dd8468e03.html.

［28］国家医疗保障局,国家卫生健康委.关于建立完善国家医保谈判药品“双通道”管理机制的指导意见[EB/OL].（2021-04-22）[2022-05-07].http://www.gov.cn/zhengce/zhengceku/2021/05/10/content_5605595.html.

［29］国家医疗保障局,国家卫生健康委.关于适应国家医保谈判常态化持续做好谈判药品落地工作的通知[EB/OL].（2021-09-09）[2022-05-07].http://www.gov.cn/zhengce/zhengceku/2021/09/11/content_5636762.html.

［30］江苏省医疗保障局.江苏省卫生健康委员会.关于建立完善国家医保谈判药品“双通道”管理机制的实施意见[EB/OL].（2021-06-15）[2022-05-08].http://ybj.jiangsu.gov.cn/art/2021/6/17/art_74037_9851367.html.

［31］韩晓睿,丁锦希,李伟,等.国家谈判药品“双通道”的遴选标准与实施路径[J].世界临床药物,2021,42（9）:717-724.

［32］央视网.破解谈判药落地问题“双通道”购药机制成效显著[EB/OL].（2022-03-03）[2022-05-12].https://news.cctv.com/2022/03/03/ARTIIkSj13nm8jTdIkFkE6eD220303.shtml.

［33］江苏省医疗保障局.关于公布国家医保谈判药定点医药机构名单（第一批）的通知[EB/OL].（2021-08-25）[2022-05-09].http://ybj.jiangsu.gov.cn/art/2021/8/26/art_74037_9988694.html.

［34］江苏省医疗保障局.关于公布国家医保谈判药定点医药机构名单（第二批）的通知［EB/OL］.（2022-03-23）［2022-05-09］.http://ybj.jiangsu.gov.cn/art/2022/3/28/art_75671_10392414.html.

［35］"双通道"药店三级架构成型，如何应变？［EB/OL］.（2021-08-09）［2022-05-09］.https://www.163.com/dy/article/GGURL1RS05313T7Z.html.

［36］浙江省医疗保障局.浙江省纳入"双通道"管理药品名单（有效期至2021年12月31日）［EB/OL］.（2021-11-16）［2022-05-09］.http://ybj.zj.gov.cn/art/2021/11/26/art_1229225636_4812011.html.

［37］浙江省医疗保障局.浙江省纳入"双通道"管理药品名单（2022年1月1日起）［EB/OL］.（2021-12-16）［2022-05-09］.http://ybj.zj.gov.cn/art/2021/12/16/art_1229225636_4844014.html.

［38］钟园园."双通道"下，DTP药房成院外市场主力军［J］.中国药店，2021（7）:22-23.

［39］安徽省医疗保障局.安徽省医疗保障局:学党史办实事 向建党100周年献礼［EB/OL］.（2021-07-02）［2022-05-09］.http://ybj.ah.gov.cn/xwzx/mtjj/145885521.html.

［40］江苏省人民政府.我省基本医保参保人数达8063.8万人 参保率保持98%以上 政策再发力 让群众好看病好报销［EB/OL］.（2022-03-01）［2022-05-09］.https://www.jiangsu.gov.cn/art/2022/3/1/art_60096_10360926.html.

［41］江西省人民政府.江西:奋力走好新时代医保高质量发展赶考之路［EB/OL］.（2022-03-05）［2022-05-09］.http://www.jiangxi.gov.cn/art/2022/3/5/art_21223_3878115.html.

［42］甘肃经济信息网.甘肃省人社系统集中力量把群众看得见摸得着的民生大事实事办好［EB/OL］.（2022-05-06）［2022-05-09］.http://www.gsei.com.cn/html/1644/2022-05-06/content-373750.html.

［43］青岛市医疗保障局.青岛市医疗保障局召开医保新政新闻发布会［EB/OL］.（2022-02-22）［2022-05-09］.http://ybj.qingdao.gov.cn/tpxw_117/202203/t20220309_4574481.shtml.

［44］医学论坛网.再谈"双通道"处方流转［EB/OL］.（2022-04-03）［2022-05-06］.http://www.cmt.com.cn/detail/1448899.html.

［45］中山市医疗保障局.中山市医疗保障局 中山市卫生健康局 中山市市场监督管理局关于建立完善国家医保谈判药品"双通道"管理机制的工作通知［EB/OL］.（2021-11-18）［2022-05-05］.http://hsa.zs.gov.cn/gkmlpt/content/2/2029/post_2029166.html#3012.

［46］Pharms.電子処方箋の運用はいつから？これまでの検討経緯と今後の動向について解説［EB/OL］.（2021-01-13）［2022-05-06］.https://pharms-cloud.com/column/electronic-prescription.

［47］老百姓大药房连锁股份有限公司.2020年老百姓大药房连锁股份有限公司企业社会责任报告［EB/OL］.（2021-04-28）［2022-05-04］.http://static.sse.com.cn/disclosure/listedinfo/announcement/c/new/2021-04-28/603883_20210428_17.pdf.

［48］中国药物治疗管理联盟.中国药物治疗管理培训与实践专家共识［J］.临床药物治疗杂志，2020,18（3）:21-25.

［49］刘畅，文光慧.天津某三甲医院国家医保谈判药品外配处方现状调查分析［J］.中国卫生标准管理，2019,10（10）:46-48.

［50］陈一，丁锦希，陈烨，等."双通道"框架下的DTP药房管理模式研究［J］.世界临床药物，2021,42（9）:725-733.

［51］李轶，丁锦希，李伟，等."双通道"谈判药品的输注管理模式研究［J］.世界临床药物，2021,42（9）:734-740.

［52］徐平.赫赛汀剩余药液管理新方法在临床工作中的应用［J］.当代护士（上旬刊），2018,25（5）:84-86.

［53］NICE.Selpercatinib for treating advanced thyroid cancer with RET alterations［EB/OL］.（2021-11-03）

[2022-06-18].https://www.nice.org.uk/guidance/ta742/chapter/3-Committee-discussion.

[54] ALESSANDRA F,PANOS K.Managed entry agreements for pharmaceuticals:the European experience [EB/OL].(2013-06)[2022-07-15].https://eprints.lse.ac.uk/50513/1/__Libfile_repository_Content_ Ferrario%2C%20A_Ferrario_Managed_%20entry_%20agreements_2013_Ferrario_Managed_%20 entry_%20agreements_2013.pdf.

[55] Public summary document - July 2017 PBAC meeting [EB/OL].(2017-07-15)[2022-07-20].https://www. pbs.gov.au/info/industry/listing/elements/pbac-meetings/psd/2017-z07/eculizumab-psd-july-2017.

[56] Medicare.Gov.Catastrophic coverage [EB/OL].[2022-07-23].https://www.medicare.gov/drug-coverage- part-d/costs-for-medicare-drug-coverage/catastrophic-coverage.

[57] HILLBLOM D,SCHUETH A,ROBERTSON S M,et al.The impact of information technology on managed care pharmacy:today and tomorrow [J].Journal of Managed Care Pharmacy,2014,20(11):1073-1079.

[58] Digital Pharmacist.How to start specialty pharmacy:5 things to consider [EB/OL].(2021-01-19)[2022-05- 13]. https://www.digitalpharmacist.com/blog/how-to-start-specialty-pharmacy/.

[59] Pharmacy Practice News.Making site of care optimization a success [EB/OL].(2019-08-12)[2022-05- 05].https://www.pharmacypracticenews.com/Clinical/Article/07-19/Making-Site-of-Care-Optimization- a-Success/55330?sub=E4FFD3BE55DAECC4BA737131E1BE9C6EEDE1360B7A7486DBFFA68A8C6 8B65E&enl=true&dgid=--DGID--&utm_source=enl&utm_content=4&utm_campaign=20190813&utm_ medium=button.

[60] Premier Point.Elevating standards [EB/OL].[2022-05-05].https://www.premierpointinfusion.com/ About%20Us3.html.

[61] ASHP.Guidelines on adverse drug reaction monitoring and reporting [EB/OL](2021-11-10)[2022-05-05]. https://www.ashp.org/-/media/assets/policy-guidelines/docs/guidelines/adverse-drug-reaction-monitoring- reporting.ashx.

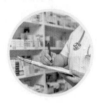

第十章

特殊人群及突发公共卫生事件下的药品供应保障

特殊人群,是指具有特殊生理、心理特点,或处于一定特殊环境中,自我保护能力较差,容易受各种有害因素影响的人群。在药品供应保障中,特殊人群可以包括罕见病患者、儿童患者、老年患者、孕妇及妊娠期妇女等。同时,本章也关注了突发公共卫生事件下的药品供应保障。突发公共卫生事件是指突然发生,造成或者可能造成社会公众健康严重损害的事件,这些事件通常发生突然、成因多样、危害复杂,事件下的药品供应保障往往面临着非常大的挑战,是世界性的公共卫生难题。

近年来,我国聚焦罕见病患者、儿童患者等特殊人群以及突发公共卫生事件下的用药需求,出台了一系列政策、文件。国家各部委多措并举,加强顶层设计,强化部门联动,推进体系建设,从研发生产、注册审批、保障管理等多环节切实推动特殊人群与突发公共卫生事件下的药品供应保障事业发展,取得了显著成效,但也仍面临一系列不足与挑战。

基于此,本章分为三节,围绕特殊人群及突发公共卫生事件下的药品可获得性与可负担性/可支付性,遵循"发展现状—问题与原因—国际经验—趋势与对策"的逻辑主线,分别阐述罕见病患者、儿童患者以及突发公共卫生事件下的药品供应保障机制,以期明晰现状与问题,提出优化建议,进一步加强特殊人群与突发公共卫生事件下的药品供应保障。

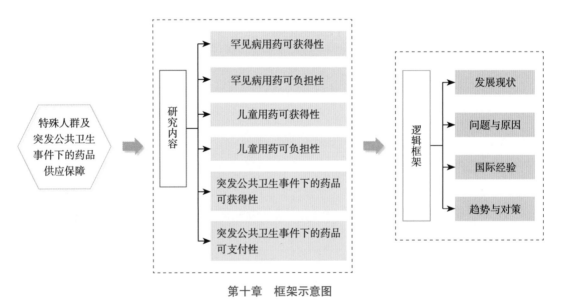

第十章　框架示意图

第一节 罕见病用药供应保障

罕见病又称孤儿病,是一类发病率极低、患病人数极少的疾病或病变的总称。2018 年,国家卫生健康委员会联合科学技术部、工业和信息化部、国家药品监督管理局和国家中医药管理局,发布了我国《第一批罕见病目录》,首次以目录形式定义了 121 种罕见病,其中大多数为严重致畸、致残、致愚的疾病,严重威胁患者生存与生命质量。尽管罕见病发病率极低,但由于我国人口基数大,罕见病种类较多,我国总体罕见病患病人群仍在千万以上。药物干预是罕见病目前最主要的治疗路径,但由于罕见病患者人数少、诊疗难度大、药物研发成本高但市场回报率低等因素,患者面临着"无药可用""药用不上""药用不起"等困境,给患者与社会带来了沉重的疾病与经济负担。罕见病用药的供应保障已成为我国当前医疗卫生事业面临的主要挑战之一。本节主要从罕见病药品的可获得性与可负担性两方面梳理我国罕见病用药供应保障相关政策与发展历程,探讨我国罕见病用药供应保障工作的成效及现存挑战,并结合国际先进经验,为我国罕见病用药供应保障体系建设提供建议,为医疗卫生部门提供参考依据。

一、罕见病用药可获得性

(一)相关激励政策与保障制度发展

国家药品监督管理局联合多部门出台了一系列保障制度与激励政策,以推动药品研发、加快药物注册审批以及推进药品价值评估为关键着力点,构建覆盖法律、行政法规、部门规章 3 个层面的多层次罕见病药物研发政策保障体系。在法律层面,《中华人民共和国药品管理法》提出"鼓励罕见病新药研制,对临床急需的短缺药品、防治重大传染病和罕见病等疾病的新药予以优先审评审批"。在行政法规层面,我国出台《药品注册管理办法》等文件,要求加强药品和疫苗全生命周期管理,推动临床急需和罕见病治疗药品、医疗器械审评审批提速。在部门规章方面,以国家药品监督管理局为主的多部门基于自身职责,出台相关政策文件,逐步打破罕见病药物研发上市障碍,推动改善罕见病药物可获得性。主要激励政策与保障制度包括以下方面。

1. 加强罕见病药物研发技术指导 由于发病率低、生理病理机制复杂、临床认知不充分、研发经验不足等原因,罕见病药物的研发难度远大于其他疾病,在患者入组、试验设计与实施、临床证据组织与递交等环节都面临困难。近年来,我国连续发布多个针对罕见病药物研发的技术指导原则,致力于减少企业在关键技术与实操流程中的盲点,提高罕见病药物研发效率(表 10-1-1)。

表 10-1-1 罕见病药物研发相关政策

发布时间	发布单位	文件名	文件号	主要内容
2021 年 12 月	国家药品监督管理局	《罕见疾病药物临床研发技术指导原则》	2021 年第 71 号	罕见病药物研发的特殊考虑、研发计划、临床试验设计和安全性评估要求等
2022 年 6 月	国家药品监督管理局	《罕见疾病药物临床研究统计学指导原则(试行)》	2022 年第 33 号	罕见疾病临床研究设计和统计分析等方面的方法学建议
2022 年 11 月	国家药品监督管理局	《组织患者参与药物研发的一般考虑指导原则(试行)》	2022 年第 46 号	临床试验申请人组织患者参与药品研发的基本原则、组织工作、注意事项等

2021年12月,国家药品监督管理局药品审评中心发布《罕见疾病药物临床研发技术指导原则》,首次从技术层面对罕见病药物临床研究设计给出了推荐意见,内容涵盖研究人群考虑、药物剂量确定、试验设计选择、样本量与终点指标确定、安全性评估要求等;同时,该原则明确提出鼓励申请人就研发过程中的关键技术问题向监管机构申请沟通交流,并对具体流程与内容作出了指导。在此基础上,国家药品监督管理局药品审评中心又于2022年6月进一步发布《罕见疾病药物临床研究统计学指导原则(试行)》,重点阐述了罕见病药物临床研究中的关键统计学方法及其实施过程中的注意事项,再次细化了罕见病研发的技术规范。2022年11月,国家药品监督管理局药品审评中心发布《组织患者参与药物研发的一般考虑指导原则(试行)》,倡导临床试验申请人组织患者参与药品研发设计,从基本原则、组织工作和注意事项等方面给出了规范意见,提高罕见病患者在药品研发过程中的参与度和话语权,从而为罕见病药物创新研究提供更多参考方向和着陆点。以上指导原则的发布逐步提高了罕见病药物研发路径和具体方法的清晰度,并且创新性地强调了患者参与,有利于提高罕见病药物临床研究的技术规范性,促进整体研发水平的提高。

2. 加强罕见病药品申请和上市政策优惠力度　近年来,我国在罕见病药物注册申请与材料递交、市场权益保护等方面设立了一系列优惠政策,例如放宽申请证据要求、给予市场独占期、设立财税激励机制等,通过减轻申请压力、加强企业权益保障来激励药物基础研究和注册申报(表10-1-2)。

表 10-1-2　罕见病用药研发优惠政策

发布时间	发布机构	文件名	文件号	主要内容
2017年5月	国家食品药品监督管理总局	《总局关于征求〈关于鼓励药品医疗器械创新加快新药医疗器械上市审评审批的相关政策〉(征求意见稿)意见的公告》	2017年第52号	罕见病治疗药物和医疗器械申请人可提出减免临床试验申请;对于国外已批准上市的罕见病治疗药物和医疗器械,可有条件批准上市,上市后在规定时间内补做相关研究
2018年4月	国家药品监督管理局	《国家药品监督管理局办公室公开征求〈药品试验数据保护实施办法(暂行)〉意见》	—	对罕见病用药或儿童专用药,自该适应证首次在中国获批之日起给予6年数据保护期
2018年7月	国家药品监督管理局	《国家药品监督管理局关于发布接受药品境外临床试验数据的技术指导原则的通告》	2018年第52号	对用于罕见病的药品注册申请,经评估其境外临床试验数据属于"部分接受"情形的,可采用有条件接受临床试验数据方式,在药品上市后收集进一步的有效性和安全性数据用于评价
2019年10月	中共中央、国务院	《中共中央 国务院关于促进中医药传承创新发展的意见》	2019年第31号	开展防治重大、难治、罕见疾病和新发突发传染病等临床研究
2022年5月	国家药品监督管理局	《国家药监局综合司公开征求〈中华人民共和国药品管理法实施条例(修订草案征求意见稿)〉意见》	—	对批准上市的罕见病新药,在药品上市许可持有人承诺保障药品供应情况下,给予最长不超过7年的市场独占期,期间不再批准相同品种上市

(1)放宽罕见病药品注册申请的证据要求:2017年5月,国家食品药品监督管理总局发布了《总局关于征求〈关于鼓励药品医疗器械创新加快新药医疗器械上市审评审批的相关政策〉(征求意见稿)意见的公告》,提出"罕见病治疗药物和医疗器械申请人可提出减免临床试验申请,加快罕见病用药医疗器械审评审批。对于国外已批准上市的罕见病治疗药物和医疗器械,可有条件批准上市,上市后在规定时间内补做相关研究"。2018年7月,国家药品监督管理局发布《国家药品监督管理局关于发布接受药品境外临

床试验数据的技术指导原则的通告》，进一步放宽了罕见病药物注册申请的证据要求，提出"对于用于危重疾病、罕见病、儿科且缺乏有效治疗手段的药品注册申请，经评估其境外临床试验数据属于'部分接受'情形的，可采用有条件接受临床试验数据方式，在药品上市后收集进一步的有效性和安全性数据用于评价"。在放宽罕见病药品证据要求的上市制度下，企业能够尽早申请注册有潜在临床价值的产品，一定程度上减轻了企业的证据递交压力和研发成本，同时也间接缩短了罕见病药品的上市时间。

（2）给予罕见病药品市场独占期：2018年4月，国家药品监督管理局办公室公开征求《药品试验数据保护实施办法（暂行）》意见，提出"对罕见病用药或儿童专用药，自该适应证首次在中国获批之日起给予6年数据保护期"。2022年5月发布的《中华人民共和国药品管理法实施条例（修订草案征求意见稿）》对保护期作出了进一步调整和补充说明，提出"对批准上市的罕见病新药，在药品上市许可持有人承诺保障药品供应情况下，给予最长不超过7年的市场独占期，其间不再批准相同品种上市。药品上市许可持有人不履行供应保障承诺的，终止市场独占期"。由于大多数罕见病药物研发具有典型的高投入、低产出特点，市场独占期的设置能够切实保障企业的研发成果和经济利益，从而激励药物创新、保障药品质量。

（3）多部门联动，实施罕见病药物财税优惠政策：2016年12月发布的《关于"支持和鼓励我国孤儿药发展"建议的答复（摘要）》指出，只要企业符合相关条件，即可享受税收优惠。2019年2月，财政部、海关总署、国税总局和药监局联合发布《关于罕见病药品增值税政策的通知》，公布了《第一批适用增值税政策的罕见病药品清单》，明确要求对纳入其中的21种罕见病药品进口环节按3%征收增值税，国内环节可选择按3%简易办法计征增值税，税率相较于其他药品（13%增值税）有大幅度降低。同时，对该药品清单采取动态调整的管理模式，并于2020年9月、2022年11月依次发布第二批、第三批可享受增值税优惠的药品清单。截至2023年1月，三批清单共纳入54个罕见病治疗药品与5个罕见病原料药品。财税优惠政策能够降低企业的总体成本，从而起到降低罕见病药品价格、加快注册审批和报销准入、降低患者和医疗卫生体系经济负担的作用。

3. 优化罕见病药品审评审批工作程序和流程　2015年以来，我国在罕见病药品审评审批程序方面作出了诸多创新探索（附表2），尽可能缩短罕见病药物上市周期，减少上市滞后性，确保罕见病药品快速可及。

（1）将罕见病药品纳入优先审评审批程序：2015年8月，国务院发布《国务院关于改革药品医疗器械审评审批制度的意见》，首次提出加快罕见病创新药物审评审批，随后于多个文件中强调该方案。至2020年1月，《药品注册管理办法》对优先审批范围作出了较为明确的限定，将具有明显临床价值的防治罕见病的创新药和改良型新药纳入优先审评审批程序；已被纳入突破性治疗程序的药品和符合附条件批准的药品可直接申请优先审评审批。同时，文件还通过"成功纳入优先审评审批程序后上市许可申请审评时限为130日"和"优先安排审评中与药品评审中心的沟通交流"等要求来确保罕见病药物审评审批的快速、高效。在此基础上，2023年4月，国家药品监督管理局药品审评中心发布《药审中心加快创新药上市许可申请审评工作规范（试行）》，进一步将罕见病审评中的沟通交流周期限定为30日。通过上述一系列文件要求，罕见病药品审评审批的优先级和时效性逐步得到明确保障。

（2）建立临床急需境外新药清单：2018年10月，国家药品监督管理局会同国家卫生健康委员会发布了《国家药品监督管理局 国家卫生健康委员会关于临床急需境外新药审评审批相关事宜的公告》，组织起草了《临床急需境外新药审评审批工作程序》及申报资料要求，首次建立了临床急需境外新药清单，要求其中的药品建立专门审评审批通道，罕见病治疗药品需要在受理后3个月内完成技术审评。2020年的《药品注册管理办法》进一步将上述清单中已在境外上市、但境内未上市的罕见病药品审评时限明确限定为70个工作日。第二批、第三批清单于2019年5月、2020年11月相继发布，三批临床急需境外新药共

81 个(第一批 48 个、第二批 26 个、第三批 7 个),其中罕见病用药共计 39 个(附表 3),占 48.1%。

(3)允许临时进口应用特定临床急需药品:为了更进一步缓解我国罕见病用药短缺困境,尤其是"境外有药、境内无药"的情况,我国提出了允许临时进口急需药品的解决方案。2022 年 6 月,国家药品监督管理局、国家卫生健康委员会发布关于印发《临床急需药品临时进口工作方案》的通知,明确对于治疗罕见病的进口急需药品,原则上由全国罕见病诊疗协作网的 1 家医疗机构作为牵头进口机构,汇总全国范围内用药需求、使用该药的医疗机构名单和承诺书,按照方案要求提出临时进口申请并组织做好使用管理工作。同时,针对需临时进口的药品中已在国外注册上市使用多年的,鼓励国内有能力的生产企业加快仿制,也鼓励境外药品生产企业积极在中国申请注册上市。该方案的落地执行能够切实满足罕见病患者对特定药品的迫切需求,同时医疗机构及临床医师的介入能够确保药物治疗的安全有效,减少了患者通过其他途径获取药品带来的安全隐患、监管压力和市场混乱风险,是提高罕见病药物可获得性的有效途径之一。

4. 完善罕见病药品评估技术指导原则 在激励基础研究、优化审批流程的同时,国家也在逐步明确针对罕见病药物的卫生技术评估流程与方法,以确保罕见病药物价值判断的科学性,促进罕见病药物的科学定价与市场准入。2019 年 10 月,由罕见病临床诊疗、药学、药物经济、卫生经济、卫生政策等多学科专家基于多准则决策分析(MCDA)原则,借鉴国外卫生技术评估经验,制定了《中国罕见病药物卫生技术评估专家共识(2019 年版)》(以下简称《共识》)。《共识》从罕见病药物卫生技术评估(HTA)研究问题界定、有效性评估、安全性评估、经济性评估、社会伦理公平性评估等方面提供了全面详细的流程指导、方法建议和评审标准参考,以期提高罕见病药物相关卫生技术评估研究设计、执行、数据分析及报告的可靠性和规范性,提高罕见病药物上市申请及报销准入环节的证据构建效率和质量。

(二)我国罕见病药品可获得性现状

1. 罕见病药品研发积极性极大增强 一系列激励与保障政策的实施极大地调动了罕见病药物的研发积极性,在我国开展的罕见病药物临床试验数量不断增加。截至 2022 年 7 月,共计有 179 个在中国开展的、以《第一批罕见病目录》中疾病为目标适应证的新药临床研究,涉及 36 种罕见病。179 个在研新药临床研究中,有 8 个涉及全球范围内尚无药物获批的适应证,有 2 个预期将会打破 2 种罕见病"境外有药、境内无药"的困境,有 169 个预期可以成为"境内有药"病种的更优治疗选择。值得关注的是,在上述 179 个研究中,有 64% 是由中国本土药企主导或参与的;其中在细胞和基因疗法等 11 个具体作用机制中,中国本土药企已经实现了"全球领先"。

2. 罕见病药品上市数量显著增加 目前,我国罕见病药品市场上的品种数量与丰富程度均有明显上涨。近 5 年,我国罕见病药品上市数量呈现上升态势,国家药品监督管理局每年批准的罕见病药品数量从 2018 年的 6 个增长到 2021 年的 21 个。截至 2022 年 12 月,针对《第一批罕见病目录》所含病种,有 199 种药物在全球上市,涉及 87 种罕见病;其中,103 种药物在中国上市,涉及 47 种罕见病,有 25 种药物通过临床急需境外新药优先审评审批制度在中国获批上市。不断增加的获批品种反映了我国罕见病药物研发与申报激励政策的显著成效,我国罕见病治疗领域的空白逐步得到有效填补,极大缓解了药品短缺困境,为更多罕见病患者实现尽早干预、延缓病情发展、提高生活质量带来了希望。

3. 罕见病药品审批周期大幅缩短 随着国内罕见病药物注册审批相关优惠政策不断落地,近年来国内罕见病药品审批速度逐步加快、周期逐渐缩短(表 10-1-3)。据统计,2019—2021 年间我国非罕见病药物的平均上市审批时长为 16 个月,而罕见病药物平均审批时长约 12 个月,其中优先审评药物占比大约为 70%。

表 10-1-3 已上市罕见病药品上市申请情况（部分）

通用名	适应证	上市申请受理时间	上市申请批准时间	间隔/月	是否优先审评审批
氘丁苯那嗪	亨廷顿舞蹈症	2019-12-27	2020-05-14	5	是
诺西那生钠	脊髓性肌萎缩	2018-09-05	2019-02-28	6	是
地舒单抗	骨巨细胞瘤	2018-10-26	2019-05-23	7	是
依洛尤单抗	纯合子家族性高胆固醇血症	2017-10-31	2018-08-08	9	是
醋酸艾替班特	遗传性血管性水肿	2020-06-11	2021-04-12	10	否
巴氯芬	多发性硬化	2016-08-04	2017-06-26	11	否
依折麦布	纯合子家族性高胆固醇血症	2005-04-27	2006-04-19	12	否
拉罗尼酶	Ⅰ型黏多糖病	2019-06-10	2020-06-05	12	否
富马酸二甲酯	多发性硬化	2020-02-15	2021-04-15	14	是
波生坦	肺动脉高压	2018-07-19	2019-09-10	14	是
利司扑兰	脊髓性肌萎缩	2020-04-23	2021-06-16	14	是
依达拉奉	肌萎缩侧索硬化	2021-07-19	2022-09-14	14	是
西尼莫德	多发性硬化	2019-02-18	2020-05-08	15	是
艾诺凝血素 α	血友病 B	2019-12-16	2021-04-23	16	否
布罗索尤单抗	X 连锁低磷血症	2019-08-29	2021-01-18	17	是
莫罗凝血素 α	A 型血友病	2010-09-15	2012-07-10	23	否

【案例分析 10-1-1】利好政策助力氘丁苯那嗪片快速上市

亨廷顿舞蹈症是一种罕见的常染色体显性遗传疾病，亚洲的发病率为 0.4/100 000。该病发病进程通常为 15～20 年，随着病情进展，患者到疾病晚期常常卧床不起、无法说话、吞咽进食困难直至死亡，危害巨大。2018 年 5 月，国家卫生健康委员会等五部门联合发布了我国的《第一批罕见病目录》，亨廷顿舞蹈症被纳入其中。

2017 年 4 月，美国 FDA 批准治疗亨廷顿舞蹈症的罕见病药品氘丁苯那嗪上市。随后该药物被纳入我国 2018 年 11 月发布的《第一批临床急需境外新药名单》。中国作为全球第二大医药市场，潜力巨大，加之利好政策激励，氘丁苯那嗪的生产商基于境外患者试验数据提交了上市申请。2019 年 12 月，国家药品监督管理局受理了该申请，随后通过专门通道仅耗时 5 个月即完成审批流程，于 2020 年 5 月批准上市并允许其上市后补充临床试验证据。氘丁苯那嗪的成功上市是我国临床急需境外新药审批机制的一次成功尝试，为我国亨廷顿舞蹈症患者带来了新的治疗希望。

（三）我国罕见病药品可获得性的现存问题及原因

基于我国实际情况，下文将从市场层面与医院层面对罕见病药品可获得性现存问题及其原因进行介绍与分析。

1. **市场层面可获得性仍有待提高**　虽然我国罕见病药品上市数量不断增加,罕见病患者用药环境持续改善,但总体来看,可用药物品种与全球仍存在一定差距。基于《第一批罕见病目录》,共有199种罕见病药物已在全球上市,其中仅有103种药物在中国上市,部分患者仍面临着"境外有药、境内无药"的困境(表10-1-4)。

表 10-1-4　"境外有药、境内无药"的罕见病清单(截至 2021 年 2 月)

序号	疾病名称
1	精氨酸酶缺乏症
2	瓜氨酸血症
3	异戊酸血症
4	N- 乙酰谷氨酸合成酶缺乏症
5	鸟氨酸氨甲酰基转移酶缺乏症
6	高鸟氨酸血症 - 高氨血症 - 同型瓜氨酸尿症(HHH)综合征
7	赖氨酸尿蛋白不耐受症
8	苯丙酮尿症
9	低碱性磷酸酶血症
10	原发性酪氨酸血症
11	莱伦氏综合征
12	溶酶体酸性脂肪酶缺乏症
13	卟啉病
14	视网膜色素变性
15	婴儿严重肌阵挛性癫痫 /Dravet 综合征
16	镰刀型细胞贫血病

同时,与欧美地区相比,部分罕见病药品在我国上市时间仍存在明显滞后性。研究显示,从2017年到2022年5月,罕见病新药在中国获批上市与在美国获批上市之间的平均延迟时间为5.9年,其中2019年的延迟时间最高,达到7.6年。另外一项基于30家省级罕见病诊疗协作网牵头医院和北京协和医院的研究表明,对于2017—2020年在我国获批的以《第一批罕见病目录》内病种为适应证的药品,上市时间相比欧盟延迟了1～2年,相比美国、日本则分别延迟了9年和5年左右(表10-1-5)。

表 10-1-5　2017—2020 年我国罕见病药品上市时间相比欧、美、日滞后性(单位:年)

年份	欧盟	美国	日本
2017 年	0.7	9.8	5.4
2018 年	1.2	9.1	5.1
2019 年	1.6	8.8	5.2
2020 年	2.1	8.9	5.3

导致我国罕见病药品上市数量不足、上市时间滞后的原因主要包括两个方面。一方面,目前我国缺乏罕见病及罕见病药物明确定义,可能造成相关利好政策落地过程中的盲点和难点,影响我国罕见病药物的研发申请和高效审批;同时,以目录形式划定罕见病范围,可能无法调动目录外罕见病药品的研发积

极性。另一方面,审评审批资源不足可能影响相关政策执行效果。在诸多激励和优惠政策启动后,罕见病药物申报量激增、审评任务繁重,但审评人员数量仍有不足、专业素质有待加强,导致注册申请积压、审评时间超限风险,优先审评审批机制的优势没有得到充分发挥。

2. **医院层面可获得性仍较差** 虽然我国已上市罕见病药品数量显著增加,但从医院层面来看,罕见病药物的可获得性并不理想,患者直接从医院获取所需药品仍然困难重重。一项关于我国 2017—2021 年间罕见病药品医院可获得性的研究表明,在已上市罕见病药品中,58% 的品种医院配备率低于 30%,尚无任意一种药品的配备率达到 80%。进一步来看,医院配备情况在近几年有上升趋势,三级医院、东部地区医院的配备情况相对较好,但整体水平均不高。

造成罕见病药品医院配备情况不足的主要原因如下:首先,我国罕见病诊疗水平还存在明显欠缺,多数医院不具备准确诊断罕见病、有效治疗罕见病的能力或资源,不能充分把握罕见病治疗需求、实施合理用药方案,导致多数医院未积极配备和采购罕见病药物。其次,罕见病患者规模小、药品用量小,市场反应灵敏度本身相对较低,也是导致医院采购过程延迟、可获得性受阻的客观原因。最后,由于罕见病药品价格高昂,可能对医院药占比产生较大冲击力,一定程度上限制了部分医院配备罕见病药品的意愿。

(四)国际经验

从国际整体情况来看,发达国家由于经济水平较高、医疗卫生技术相对先进,针对罕见病药物的基础研究和相关政策制度探索也起步较早,美国、欧盟、日本等国家或地区都已建立起较为成熟的罕见病药物研发与上市激励机制,可给我国提供有价值的经验借鉴。

1. **明确罕见病及罕见病药品的概念界定** 美国是世界上最早对罕见病及罕见病药品进行明确界定的国家(表 10-1-6)。1983 年,美国 FDA 颁布了《孤儿药法案》(*Orphan Drug Act*,ODA),从患病人数以及经济性两个维度明确定义了罕见病。日本于 1993 年以患病率和疾病严重程度为切入点定义罕见病。EMA 于 2000 年发布的定义则将罕见病药物也一同纳入定义范围,从患病率、疾病严重程度、临床收益及经济性四个维度进行了详细界定。无论具体定义维度及内涵如何,清晰、统一的罕见病定义均是确保罕见病相关政策、制度和法律法规的科学制定和有效执行的重要前提。

表 10-1-6 美国、欧盟、日本罕见病定义

国家	时间	发布部门	法规	定义
美国	1983 年	食品药品监督管理局	《孤儿药法案》	患病人数小于 20 万或患病人数超过 20 万但是药物研发及上市成本大于收益的所有疾病
日本	1993 年	厚生劳动省	《疑难杂症法》	影响不到 50 000 名患者,病因不明、没有有效治疗手段,且会带来重大心理及经济负担的疾病
欧盟	2000 年	欧洲药品管理局	《孤儿药法规》	用于诊断、预防或治疗危及生命或长期衰弱的、影响欧盟人数不超过 5‰ 的疾病的药物;或者用于诊断、预防或治疗欧盟层面危及生命、严重衰弱或严重慢性病,如果没有激励措施,在欧盟销售不可能产生良好收益的药物;目前欧盟尚无令人满意的治疗、预防、诊断的方法,或与现有的药品相比具有重要的收益

2. **设立罕见病药物专项法律与专管机构** 为了提高罕见病药物管理效率,部分国家采取了为罕见病设立专项法律和专管机构的思路。

在专项法律方面,美国于 1983 年出台了《孤儿药法案》(ODA),首次建立罕见病药物管理制度,并从孤儿药资格认定程序、税收抵免、各环节费用减免和市场独占期保护等方面给出了激励方案;随后于 2002

年发布《罕见病法案》(Rare Disease Act,RDA),明确了罕见病定义,并提出为罕见病研究提供研究基金、设立专管机构等保障措施。日本厚生劳动省在 1993 年修订《药事法》时明确了孤儿药资格标准,并制订了孤儿药研发资助、审批简化、专利保护延长等激励措施。欧盟于 2000 年颁布了《孤儿药管理法规》,对罕见病及孤儿药定义、孤儿药资格认定标准、认证部门及其工作职能与程序等均给出了明确规定,同时也涵盖了部分罕见病药物激励与保障政策。

在专管机构方面,早在 1982 年,美国 FDA 就开设孤儿药开发办公室(Office of Orphan Products Development,OOPD),专门负责对符合条件的用于预防、治疗及诊断罕见病的药物进行孤儿药资格认定等工作;1993 年,美国国立卫生研究院(National Institutes of Health,NIH)成立罕见病研究办公室(Office of Diseases Research,ORDR),负责为罕见病患者、医疗机构和研究人员提供咨询服务,为罕见病研究工作提供信息支持。类似地,欧盟的孤儿药资格认定和政策制定等工作主要由 2000 年成立的孤儿药委员会(Committee for Orphan Medicinal Products,COMP)来负责。2005 年,日本成立了国家生物药品创新协会(National Institutes of Biomedical Innovation,NIBIO),主要负责孤儿药研发资助、税收优惠授权等。

3. 健全罕见病药物研发与上市多维度激励机制　整体来看,国际罕见病药物激励机制的设计思路包括资助研发、提供研究技术指导、优先审批、财政优惠、保障独占权等。

一是为基础研究提供资金支持。美国 FDA 在 20 世纪 80 年代已启动了针对罕见病药物研发的政府资助项目,为孤儿药研发企业提供 25 万～ 50 万美元 / 年的临床试验资助,时限可长达 3 ～ 4 年;2019 年,FDA 宣布计划在未来 4 年内为罕见病提供 1 500 万美元以上的研究资助。日本同样对罕见病药物研发予以资助,资助费用最高不超过研发费用的 50%,资助期最长可达 3 年。欧盟虽不直接向孤儿药研发者发起资助,但研发者可以从欧盟委员会(European Commission,EC)财政预算或者其他项目中获得资金,例如"地平线 2020"计划在 2014—2020 年间为罕见病研究提供 9 亿欧元。

二是提供财税优惠。根据美国《孤儿药法案》,罕见病药物在临床开发期可享有 50% 的课税扣除优惠,并可在时间上向前后进一步延伸;对于获批上市的罕见病药物,FDA 将免除研发企业所缴纳的新药申请费。日本厚生劳动省给予孤儿药上市申请费用减免,具体降低额度将视情况而定,同时给予相当于孤儿药研发费用 12% 的税收减免。欧盟对获得孤儿药认定的企业减免监管费用,包括研究方案咨询费用、上市申请费用、批准前检查费用、上市后变更申请费用及年费等。

同时,美国罕见病药物可通过优先审评、加速审评、快速通道、突破性治疗等多种渠道进行加速审批(表 10-1-7),其中优先审评时间缩短至 6 个月(标准审评为 10 个月);达到突破性创新药评审标准的罕见病药物可进一步免除部分临床试验。日本对获得孤儿药认定资格的药品予以优先审评,时限为 9 个月(标准审评为 12 个月)。欧盟孤儿药全部通过 EMA 的集中审评程序上市,同时对具有重大公共健康利益的创新药实行加速审评,审评时限可从 210 日降至 150 日。

表 10-1-7　美国 FDA 可用于罕见病药品加速审批的渠道

序号	途径	具体内容
1	加速审批	用于治疗严重疾病或者危及生命疾病的新药,将合理预计临床效果的替代终点作为新药获批的评价结果
2	优先审评	申请人在提交新药上市申报或生物制剂上市申报后,同时申请优先审评,标准审评周期为 10 个月,优先审评周期缩短至 6 个月
3	快速通道	在药物研发的任何阶段,申请人可以主动申请快速通道审评。FDA 保持与获准进入快速通道的申请人及时沟通,提出指导意见,申请人可分阶段递交资料
4	突破性疗法	需要提供初步临床证据表明药物对于临床重要终点有了实质性的提高

最后是给予罕见病药品自主定价与上市后市场独占权。根据美国《孤儿药法案》，医药企业可以对罕见病药物自由定价；首个获批上市的罕见病药物有 7 年的市场垄断期，其他新药申请相同的适应证时，如果不能明确证明优效性，则不能将其认定为罕见病药物。日本则给予获得资格认定的孤儿药 10 年市场独占期，医疗器械 7 年市场独占期，在此期间，厚生劳动省不再受理和批准同类药品上市申请。欧盟规定，欧盟和成员国不得在 10 年内受理其他相似药品相同适应证的上市申请，且不得受理 / 批准已上市药品拓展相同适应证的申请。

4. 支持罕见病研究资源汇集与共享 美国国立卫生研究院建立遗传和罕见病信息中心，免费提供罕见病公共卫生信息，为新药研发提供资源共享平台。同时，FDA 与多所大学以及医疗机构合作，构建涵盖临床、遗传和生物数据的信息平台，鼓励罕见病人群特征、疾病进展等基础数据的标准化治理和安全共享，促进罕见病创新医疗产品的研究开发。此外，FDA 会视研发情况为企业提供必要的技术支持与培训，提高企业的研发能力和规范性。日本厚生劳动省和国家生物医学创新研究所会为已获得资格认定的孤儿药临床试验和上市申请提供指导和建议。在欧盟，孤儿药研发者在提交上市许可申请前可按规定就临床试验向 EMA 寻求科学建议，咨询与孤儿药审批相关的问题。

【案例分析 10-1-2】《孤儿药法案》助力美国孤儿药研发及上市

1983 年以前，美国上市的孤儿药数量只有 10 个左右；自 1983 年 FDA 正式颁布《孤儿药法案》，美国罕见病相关研发资助、技术指导、优先审批、财政优惠、市场独占期等一系列利好政策逐步铺开，美国孤儿药研发迅速驶入快车道。目前，获得 FDA 孤儿药资格认定的项目数量和孤儿药适应证数量逐年递增，截至 2022 年 12 月，FDA 共授予 6 542 个药物孤儿药资格，平均每年约为 167.8 个；获批上市孤儿药适应证共 1 109 个，见图 10-1-1。

具体而言，1983—2000 年间孤儿药认定数目相对稳定，平均每年约为 59.2 个；但 2001—2020 年间孤儿药认定数目逐年递增，达到平均每年 234.6 个，其中 2017 年出现资格认证数量峰值，达到 486 个，约是 1984 年的 12.5 倍。1983—2020 年，FDA 共批准上市 943 个孤儿药适应证（涵盖 559 种药物，其中有 180 个药物获批≥2 个孤儿药适应证），平均每年约为 24.8 个。每年批准孤儿药适应证数量整体也呈上升趋势，在 2018 年达到最高值 95 个。

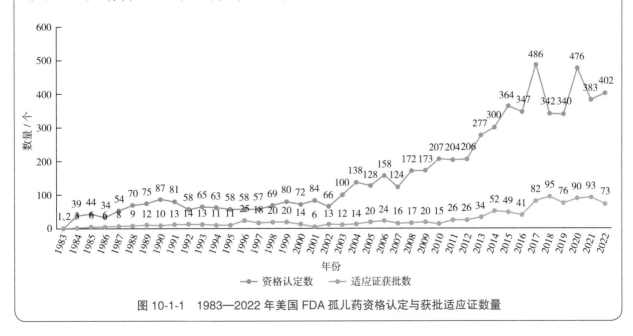

图 10-1-1 1983—2022 年美国 FDA 孤儿药资格认定与获批适应证数量

（五）趋势与对策

在梳理我国罕见病药物现行政策与制度的基础上，本部分结合我国罕见病用药可获得性实际水平与发展问题，借鉴国外典型国家及地区的经验，为提升我国罕见病药物可获得性提出可行建议。

1. 鼓励基础数据积累，推动罕见病定义完善及创新价值挖掘　一方面，卫生健康部门应通过鼓励、支持罕见病流行病学数据调查和监测，加快填补我国罕见病基础数据缺口，在此基础上推动罕见病定义尽早明确，厘清相关政策和规章制度的管理范畴，为确保其能够精准运行、有效落地奠定基础。另一方面，应通过完善罕见病注册登记系统与患者登记制度、加强全国罕见病诊疗协作网医院连接机制等途径，推进流行病学数据和临床数据的互联互通、开放共享，为识别罕见病人群、厘清诊疗路径、识别未满足需求、挖掘药物创新价值等提供优质数据资源。信息基础的不断积累将为企业研发罕见病创新药物提供基石，也为国家与地方利好政策落地提供关键抓手。

2. 进一步完善罕见病药物研发与注册激励机制　首先，应持续加大对罕见病药物创新研发的引导和支持力度，提高研发积极性、提升研发关键技术双管齐下，改善创新研发整体水平。可参考国际经验，由卫生和药品监督管理部门牵头，以临床急需为导向，设立罕见病药物领域重点攻关项目，对 MAH 开展罕见病药物研发提供方向指导和资金支持；以患者获益为导向，落实患者参与药物研发设计的工作机制，促进罕见病药物创新价值挖掘，精准满足患者诉求；以技术需求为导向，继续完善罕见病药物研发指导体系和申请人沟通机制，提供必要的技术培训和资源支持，着力突破罕见病创新药物基础研究瓶颈。

其次，应进一步提高罕见病药物相关政策优惠待遇和激励水平，促进药物研发与注册积极性和整体准入质量。进一步加大税收优惠政策，优惠待遇可适度向中小企业倾斜，促进罕见病药物供应体系全面发展；支持新增罕见病适应证的市场独占期资格，提高企业扩展新适应证积极性，鼓励通过"老药新用"途径高效率、低成本地满足罕见病药物需求；持续推进罕见病药物优先审评审批，加强面向企业和监管部门的流程技术指导，推进审评审批工作更加成熟高效。

最后，可参考国际经验，在保持相关政策向罕见病药物适度倾斜的基础上，根据我国国情，推动出台罕见病及其药物专项法律，通过设立罕见病资格认定、审评审批专管机构等途径，从更高层次引导、促进罕见病药物创新研究事业的发展。

3. 切实保障罕见病药物落地的"最后一公里"　一方面，应着力提高精准把握、有效满足罕见病药物需求的能力，奠定医疗机构配备、使用罕见病药物的基础条件。通过业务培训等途径提高医务工作者对罕见病及药物的认知水平，提高罕见病诊治能力，捕捉罕见病用药需求，助力罕见病患者尽早用药、精准用药、合理用药。另一方面，应减轻管理制度局限，提高医疗机构配备意愿。推动医疗机构绩效考核体系与支付方式改革，积极探索定点医疗机构、特殊病种认定等创新管理思路，合理解决因配备高值罕见病药物冲击药占比、医疗费用等关键考核指标造成的入院难问题；增加罕见病诊疗协作网的医院数量，持续落实和拓宽"双通道"机制，鼓励以药店为补充渠道纳入医院暂时无法配备的罕见病药物，完善保障待遇衔接和追溯，彻底打通罕见病患者获取药物的"最后一公里"。

二、罕见病用药可负担性

（一）多层次罕见病用药保障机制发展

我国政府高度重视罕见病用药保障工作，中共中央、国务院就深化医疗保障制度改革提出意见，要求"促进多层次医疗保障体系发展、探索罕见病用药保障机制"。尽管当前我国尚未建立起成熟的罕见病药物供应保障体系,但已在社会保险、社会福利与救助、商业保险、社会慈善等行业制度安排中,针对罕见病用药保障作出了特殊设计,探索罕见病用药多层次保障模式,最大程度地减轻罕见病患者负担。

1. 罕见病用药基本医疗保障制度

(1)罕见病医疗保障的国家战略:在改善罕见病药物可负担性的国家战略方面,我国实施以基本医疗保障为基础、以医疗救助为托底的发展思路。在保障常见疾病用药的同时,国家医疗保障局也一直以罕见病药物的准入机制探索为重点任务,在坚持"尽力而为、量力而行"的基础上,逐步将符合条件的罕见药物纳入基本医保报销范围。在《2019年国家医保药品目录调整工作方案》中,医保局就已提出了在目录准入过程中"优先考虑国家基本药物、癌症及罕见病等重大疾病治疗用药"。随后,在2020年发布的《中共中央 国务院关于深化医疗保障制度改革的意见》中特别强调探索罕见病用药保障机制。在此基础上,2021年11月国务院在《国务院办公厅关于健全重特大疾病医疗保险和救助制度的意见》中又进一步提出了"整合医疗保障、社会救助、慈善帮扶等资源,实施综合保障;建立慈善参与激励机制,落实相应税收优惠、费用减免等政策,支持商业健康保险发展,满足基本医疗保障以外的保障需求"等具体工作思路。在总体方针指导下,罕见病药物医保准入的具体执行方案不断细化,《2022年国家基本医疗保险、工伤保险和生育保险药品目录调整工作方案》明确"申报范围向罕见病患者、儿童等特殊人群适当倾斜",对罕见病用药的申报条件没有设置"2017年1月1日后批准上市"的时间限制,有效提高了罕见病药物的申报积极性。

(2)罕见病医疗保障的地方探索:基于国家总体政策方针的要求和指导,我国各地方政府也对罕见病医疗保障路径开展了积极探索,基本形成了"以未纳入基本医保目录的罕见病高值药品为重点,通过财政专项基金、医疗救助、大病保险等方式进行补充保障"的地方模式,进一步缓解了本地区内罕见病患者的高额经济负担。其中,专项基金模式主要以浙江省、江苏省为代表,通过医疗保障条例设置专门适用罕见病的财政基金,并围绕筹资机制、资金管理、保障范围、用药保障、覆盖范围等医疗保险核心要素进行了全面的创新性安排,实现对罕见病人群的精准、高效保障。医疗救助模式主要以广东省佛山市为代表,该模式通过财政医疗救助专项基金等渠道建立罕见病医疗救助药品目录,将国家罕见病目录121种疾病全部纳入救助范围,充分发挥医疗救助的托底、兜底作用。山东省、山西省等地区则通过将特定罕见病用药纳入大病保险范围,有效增加特大疾病罕见病患者的治疗选择,提高整体保障水平(表10-1-8)。

表 10-1-8 各地大病保险纳入罕见病用药情况

地区	相关政策	保障病种及药品
山东	《关于进一步完善我省大病保险制度的通知(2020)》	戈谢病:伊米苷酶 糖原累积病Ⅱ型:阿糖苷酶α 法布雷病:阿加糖酶β
河北	《关于将戈谢病、庞贝氏病特效治疗药物纳入大病保险保障范围的通知(2020)》	戈谢病:伊米苷酶 糖原累积病Ⅱ型:阿糖苷酶α
山西	《关于部分高额费用"罕见病"医疗保障问题的通知(2019)》	戈谢病:伊米苷酶 糖原累积病Ⅱ型:阿糖苷酶α
陕西	《关于加强部分罕见病参保患者医疗保障工作的通知(2019)》	戈谢病:伊米苷酶 糖原累积病Ⅱ型:阿糖苷酶α

【案例10-1-3】专项基金补充罕见病医疗保障——以江苏省为例

2023年1月,江苏省第十四届人民代表大会第一次会议通过并发布了《江苏省医疗保障条例》,该条例从2023年6月1日起正式实施,要求建立罕见病用药保障机制,并对该机制的运作形式进行了规定。罕见病用药保障资金实行省级统筹、单独筹资,建立由政府主导、市场主体和社会慈善组织等参与的多渠道筹资机制;罕见病用药保障资金纳入省财政社保专户管理,专款专用,独立核算。由省医疗保障行政部门根据国家罕见病目录对药品有效性等进行专家论证,开展价格谈判后确定保障范围。罕见病用药保障由省医疗保障经办机构协同具备罕见病诊断和治疗条件的定点医疗机构实施。符合罕见病用药保障规定的参保人员,按照省有关规定享受用药治疗和待遇保障服务。

【案例 10-1-4】医疗救助补充罕见病医疗保障——以佛山市为例

2020 年 4 月,佛山市政府发布了《佛山市人民政府办公室关于印发佛山市医疗救助办法的通知》(佛府办〔2020〕7 号),将国家罕见病目录 121 种疾病全部纳入救助范围。随后佛山市医疗保障局于同年 5 月出台《佛山市罕见病医疗救助药品、治疗性食品及医疗机构目录(2020 版)》,对 121 种罕见病救助范围(药品、治疗性食品)以及就诊医疗机构进行了政策性规定。该目录实行动态调整,原则上每年调整一次。对于国内获批新上市的罕见病药物,各有关企业可向佛山市医疗保障局提出纳入目录的申请。经罕见病学专门机构评审通过后,市医疗保障局结合实际可在年内纳入目录。罕见病医疗救助对象在符合条件的罕见病医疗机构诊治。使用目录内药品和治疗性食品,费用经基本医保、大病保险和各类补充医疗保险核报后,剩余自付部分由户籍所在区医保部门按 80% 予以报销救助,年度限额 30 万元。

【案例 10-1-5】大病保险补充罕见病医疗保障——以山东省为例

2020 年 12 月,山东省医疗保障局发布《关于进一步完善我省大病保险制度的通知》,调整大病保险合规费用范围、完善医保支付政策,通过谈判将治疗戈谢病、庞贝氏病和法布雷病三种罕见病治疗药物纳入大病保险范围。对治疗上述罕见病必需的特殊疗效药品费用制定单独的支付政策,单独列支费用,起付标准为 2 万元,2 万元以上、40 万元以下的部分支付 80%,40 万元(含)以上的部分支付 85%,一个医疗年度内每人最高支付 90 万元。

2. 罕见病用药商业保险模式探索　近年来,顺应我国医疗保障发展阶段的现实需求和加大罕见病保障力度的工作方向,部分商业保险机构开始在商业健康险等领域对罕见病保障进行探索,成为罕见病药品支付保障的重要力量。其中,普惠型商业补充医疗保险(也称为"惠民保")是商业保险参与多层次医保体系的制度创新,以不排斥罕见病患者投保的普惠性质为亮点,主要通过不限目录或特药保障等方式运行。

具体而言,我国目前的惠民保产品中涉及罕见病药物的保障模式主要有四种,同个惠民保可涵盖其中的一种或多种:①目录内保障,对已经纳入医保目录内药品的个人自付治疗费用部分进行保障;②特药保障,将部分罕见病药品纳入特殊药品清单进行保障,但大部分惠民保产品存在既往病史限制;③目录外保障,对需要自费治疗的医保目录外药品等进行保障;④其他保障,主要是专项保障和罕见病相关补贴。作为普惠性质的商业健康险,惠民保凭借投保门槛低、保额高、价格亲民优势,目前已快速覆盖全国数百个城市,是对罕见病基本医疗保障的有力补充,也是促进健康公平改善、实现共同富裕的一项重要实践。

【案例 10-1-6 】北京普惠健康保打通博鳌乐城医疗先行区特药目录

北京普惠健康保由北京市医疗保障局、北京市地方金融监督管理局共同指导,中国银行保险监督管理委员会北京监管局监督,分为目录内责任、目录外责任和特药责任 3 种渠道,参保人年缴费 195 元。其中,在特药责任方面,北京普惠健康保连接了海南博鳌乐城医疗先行区,纳入了 40 种国内特药和海南博鳌乐城医疗先行区 60 种海外进口特药,覆盖 20 余种罕见病药品。海外进口特药需要在博鳌乐城指定医疗机构和药店处方购买,通过北京普惠健康保进行报销。在保障待遇方面,特药享受直付 0 免赔,健康人群特药报销比例 60%,特定既往症人群特药报销比例 30%,报销封顶线均为 50 万元。

3. 罕见病用药的慈善救助模式发展　由于患者人数少、分布不集中且异质性强,罕见病患者的医疗保障迫切需要社会力量支撑。针对罕见病患者的公益慈善始终是我国社会公益事业的重要组成部分,且已成为罕见病保障机制的主要形式之一。其中,患者组织是最早参与罕见病相关救助工作的公益力量,由四名血友病患者于 2000 年 9 月在北京自发成立的"血友之家"是我国首个针对罕见病救助的民间慈善组织。目前,国内活跃的罕见病患者组织约 130 家,其中 52 家已在各地民政部门注册,如美儿 SMA 关爱中心(脊髓性肌萎缩患者组织)、小胖威利关爱中心(普拉德 - 威利综合征患者组织)以及面向全部罕见病的北京病痛挑战公益基金会、上海蔻德罕见病中心等。患者组织可为罕见病患者群体提供医疗援助、药品及资金支持、疾病信息支持等项目,提升了部分罕见病患者的用药可负担性。

同时,中华慈善总会、中国初级卫生保健基金会、中华社会救助基金会等慈善组织也都推出了多个罕见病项目与慈善援助基金,为罕见病患者提供药品援助、医疗信息、经济援助等多种救助。据统计,目前相关公益慈善组织开展的罕见病救助项目已接近 30 项,其中部分罕见病公益基金已经不仅是民间实施、单项救助,还被纳入地方政府的多方共付罕见病社会保障机制,切实支撑我国罕见病医疗社会保障制度的改革与完善。此外,由医药企业和医疗机构发起的直接为患者提供药品或者资金的患者援助项目(patient assistance project,PAP),以及民间互助、众筹等形式也逐渐兴起,我国多层次罕见病用药保障体系中的社会力量日趋强大(表 10-1-9)。

表 10-1-9　我国部分罕见病慈善援助形式

慈善救助方	慈善救助形式	案例
患者组织	患者帮扶	小胖威利关爱中心
医药企业 + 基金会	患者援助项目	中国红十字基金会
基金会等慈善组织	医疗援助	上海罕见病防治基金会
医疗机构	免费治疗	佛山市妇幼保健新生儿疾病筛查中心
民间互助	众筹	水滴筹

(二)我国罕见病药品可负担性现状

经过中央、地方、医疗机构、社会组织以及企业等多方协同努力,我国在基本医疗保障、社会福利救助、商业保险等方面针对罕见病的政策与制度设计均取得了突出成果,罕见病用药多层次保障体系逐步启动、成效初显。

多层次罕见病用药保障体系成效初显

(1)罕见病药品加速纳入医保:随着加快罕见病药品纳入基本医保报销的政策推进,我国罕见病药物的可负担性显著提高。总体来看,自2019年罕见病药品首次通过谈判纳入基本医保目录,我国已通过谈判准入新纳入了30种罕见病药品(表10-1-10)。尤其在《2022年国家基本医疗保险、工伤保险和生育保险药品目录调整工作方案》明确放宽罕见病申报范围和申报条件后,当年通过形式审查的罕见病药品多达19种,其中有7个罕见病药品谈判成功,包括治疗脊髓性肌萎缩(spinal muscular atrophy,SMA)的利司扑兰口服溶液用散、治疗遗传性血管性水肿的拉那利尤单抗注射液等。截至2023年1月,在我国已上市的103种罕见病药品中,已有涉及31种罕见病的73种药品被纳入基本医保目录,其中甲类药物17种,乙类药物56种,平均降价幅度超过50%。我国罕见病患者的医疗保障水平实现了质的飞跃,有效减轻了患者疾病负担。

表10-1-10 我国2019—2022年医保谈判新增准入的罕见病用药数量

年份	新增谈判准入药物数量/种	新增罕见病谈判准入药物数量/种
2019年	70	9
2020年	96	7
2021年	67	7
2022年	108	7

【案例10-1-7】脊髓性肌萎缩患者实现从"有药用不起"到"有药可选"的跨越

脊髓性肌萎缩(spinal muscular atrophy,SMA)是一种罕见的遗传性神经肌肉疾病,以脊髓和下脑干中运动神经元的丢失为特征,从而导致严重的、进行性肌肉萎缩和无力。如果不进行治疗,SMA患者可能丧失行动能力,并且难以完成呼吸和吞咽等基本生活功能。

2019年4月,诺西那生钠注射液在中国获批上市。患者首年接受治疗的药品费用约140万元,此后维持期年药品费约为105万元。2019年5月,中国初级卫生保健基金会宣布首个SMA患者用药援助项目正式启动,由制药公司向符合条件的SMA患者捐赠药品,可使诺西那生钠注射液的年自付药品费降至55万元。即便如此,患者仍面临高昂的自付费用。

2021年,诺西那生钠注射液通过谈判纳入医保目录,价格从70万/针降至3.3万元/针,降幅超95%,其中患者自付部分约1万元,维持期年自付药品费约3万元;2022年,同为SMA治疗药物的利司扑兰口服溶液用散通过谈判纳入医保目录,价格从每瓶63 800元降至3 780元,降幅超94%。至此,我国SMA患者实现了从"有药用不起"到"有药可选"的跨越,切实提高了SMA患者的治疗可负担性和预期生存获益。

(2)以"惠民保"为代表的商业医疗保险发挥重要助力:在地方政府的引导和支持下,"惠民保"迅速发展,已逐渐成为我国罕见病用药保障体系的重要组成部分。在地区覆盖范围方面,从2015年深圳政府推出第一款城市普惠型重特大疾病医疗保险至今,全国范围内已经有逾250款惠民保产品在百余个城市上线;在保障人群方面,逐步向我国基本医疗保障制度靠拢,多地医保局均已明确要求惠民保"面向基本医疗保险参保人员,不设置投保年龄、健康状况、既往病史、职业等前置条件,保费与个人疾病风险脱钩";保障范围也整体呈扩大趋势,大部分惠民保产品涉及对国家医保目录内罕见病药物患者自付费用的再次报销,或将国家医保目录外的创新、高值罕见病药物纳入报销范畴两部分。例如,山东省大多数惠民保产品都纳入了罕见病药物保障;上海"沪惠保"将3种罕见病的5种高值用药纳入特定高额药品目录,其中既往症人群可赔付30%、非既往症人群可赔付70%,最多可赔付100万元;杭州"西湖益联保"将9种高值罕见病用药纳入保障目录,在扣除年度1万元的起付线后,按照60%比例进行给付,年度最高支付限额15万元。惠民保与我国基本医疗保障制度进行了有效衔接,较大程度上对罕见病用药起到了基本医保范围之外的补充保障作用,有助于缓解医保基金支出压力,同时显著增加了罕见病患者获得公平治疗的机会、降低整体治疗负担。

(3)慈善救助成为罕见病用药保障的关键补充力量:近年来,我国公益慈善力量为罕见病的用药保障作出了突出贡献。其中,医药企业和各慈善组织合作的罕见病患者用药援助项目逐渐成为解决我国罕见病患者用药难题,尤其是高值罕见病用药难题的重要渠道。患者用药援助项目通常是由医药企业向慈善组织或其他第三方机构捐赠药品或资金,由受赠方组织发起,向满足特定条件的罕见病患者提供药品、资金。据统计,针对《第一批罕见病目录》中的病种,各药企开展的援助项目总数超20个(表10-1-11)。以针对戈谢病患者的"思而赞"慈善援助项目为例,对于足量用药患者而言,若医疗费用全由个人负担,其年人均医疗费用支出高达约204万元;经过医保报销(其他纳入报销范围的医疗服务项目)和慈善援助后,年人均实际支出仅2.4万元,降幅高达98.8%,治疗可负担性得到根本性改善。

表10-1-11 我国已开展的罕见病患者用药援助项目(部分)

慈善组织	项目名称	援助形式	援助疾病
中华慈善总会	百因止慈善援助项目	对购买百因止(注射用重组人凝血因子Ⅷ)药品的患者提供资金援助	甲型血友病
	瑞百安慈善援助项目	免费提供24个月的瑞百安(依洛尤单抗注射液)药品	纯合子型家族性高胆固醇血症
	思而赞慈善援助项目	免费提供4个月的思而赞(注射用伊米苷酶)药品	戈谢病
中国初级卫生保健基金会	爱使心舒	免费提供傲朴舒(马昔腾坦片)、全可利(波生坦片)药品	肺动脉高压
	脊活新生患者援助项目	免费提供诺西那生钠注射液	脊髓性肌萎缩
	生命礼赞	对使用过一段时间药品的患者免费赠药法布赞(注射用阿加糖酶β)	法布雷病

(三)罕见病用药可负担性发展问题及原因

下文将从国家基本医疗保障与其他保障体系两方面分析罕见病药物可负担性发展的问题及原因。

1. 基本医疗保障覆盖范围和保障力度仍有局限 虽然我国在罕见病用药可负担性方面已取得了长足进步,但整体来看,基本医保对罕见病治疗药物的覆盖范围仍然相对有限。目前,有30种罕见病药物已在中国上市但尚未纳入医保,共涉及24种罕见病,其中有16种罕见病目前尚无任何药物纳入医保;30种药物中,有13种为年治疗费用达几十万甚至上百万元的高值药物(表10-1-12),患者基本无法实现长期足量和足疗程治疗,健康状况恶劣,因病返贫、因病致贫现象频发。

造成基本医疗保险保障力度不足的原因主要包括两个方面。其中最关键的原因在于,部分罕见病药物研发成本高、价格昂贵且疗效不确切,存在较高的基金风险,超出了当前我国医疗保障事业"保基本""量力而行"的总体原则,客观上也超出了我国医疗保险的支付能力。其次,我国罕见病药品价值评估机制仍有待完善,无法充分体现罕见病药物在改善社会公平、满足临床需求、填补治疗领域空白等多方面的特殊价值,导致罕见病药物在医保准入和价格测算中处于劣势地位,限制了企业准入申报的积极性。

表 10-1-12　我国已上市但尚未纳入医保目录的高值罕见病药品（部分）

疾病名称	治疗药品	年治疗费用/元
非典型溶血性尿毒症	依库珠单抗	2 500 000
阵发性睡眠性血红蛋白尿	依库珠单抗	2 500 000
黏多糖贮积症IVa型	伊洛硫酸酯酶α	2 880 000
戈谢病	伊米苷酶	1 450 000
糖原累积病II型	阿糖苷酶α	1 270 000
黏多糖贮积症I型	拉罗尼酶	1 580 000

2. 其他补充保障模式尚不成熟、有待完善　目前,我国基本医保制度外的罕见病用药保障模式仍处于早期探索阶段,惠民保、公益慈善等项目虽然蓬勃发展,但在制度设计、长期可持续性执行与优化等方面尚不完善。据数据统计,惠民保的参保率仅有基本医疗保险的十分之一,且存在保障范围和待遇地区差异显著、保障可持续性不确定以及逆向选择等问题,地方惠民保在补充保障中的承托力存疑。而在公益慈善方面,来自中华慈善总会、中国癌症基金会、中国初级卫生保健基金会、北京康盟慈善基金会等的数据显示,患者援助项目对罕见病患者的覆盖率仅约 0.6%;面向罕见病领域的资助项目数量仅占项目总数的 11%,援助金额仅占项目总金额的 5%,公益慈善在罕见病领域的支持力度仍有较大提升空间。

(四)国际经验

1. 罕见病药品保障模式

(1)基于国家医疗保险的待遇优惠:在国家医疗保险基础上对罕见病患者实施待遇优惠模式的代表性国家主要有韩国和日本。以韩国为例,实行覆盖全体国民的国家医疗保险,资金来源包括投保人的保险费用(85%)和政府补贴(15%)。针对罕见病患者,减免其 30% 的保费,以减轻参保负担;对于超级罕见病以及病因不明的罕见病患者,进一步提供更高的医疗保障待遇和补助水平,其住院和门诊费用自付率可降至 10%。另外,单独设立"罕见疾病医疗费用援助计划",针对经韩国疾病管理厅认定并公告的罕见病病种,向收入水平低于一定标准的患者及家庭提供资金援助,以减轻其经济负担。

(2)全民健康保险与其他补充保障有效结合:英国居民医疗费用主要通过由税收筹资建立的 NHS 来支付,针对罕见病药品,NHS 支持如下四种特殊报销体系:①专项购买服务,通常是针对患有罕见肿瘤、遗传性疾病或需要复杂治疗方案的患者的治疗费用进行支付;②肿瘤药物基金(Cancer Drug Fund,CDF),旨在为被 NICE 拒绝或正处于评估流程中的新型药物提供资金支持,部分罕见病药品被纳入其中;③个人基金请求(individual funding requests,IFRs),2013 年 4 月启动,支持临床医师为罕见病患者向 NHS 申请仅用于治疗该患者的个人专项资金,旨在为某些个体差异极大的罕见病患者提供医疗资助;④针对缺乏临床数据项目的评估购买计划(commissioning through evaluation,CtE),2013 年 4 月启动,为具有一定临床疗效但尚无充分临床证据或者成本-效果证据的卫生技术提供报销资助,旨在提高某些极度缺乏临床数据的罕见病患者的治疗可及性。

澳大利亚全民享受国家医疗保险,大部分罕见病药物已被纳入药品福利计划(pharmaceutical benefits scheme,PBS),通过国家医疗保险进行报销。对于因价格昂贵、不符合成本-效果标准而未被纳入 PBS 的罕见病药品,由澳大利亚救生药品计划(life saving drugs program,LSDP)为符合条件的患者提供药品费用资助。该计划由政府单独拨款,患者或其家人无须承担任何费用。

【案例 10-1-8】澳大利亚救生药品计划（LSDP）

1995 年，澳大利亚正式启动 LSDP，为患有严重或罕见疾病的患者免费提供昂贵的、拯救生命的药物资助。LSDP 的申请标准如下：①患病率为 1/50 000 或更低的疾病；②临床可诊断、疾病诊断的准确性可接受且会导致患者生存期缩短的疾病；③已有研究表明使用该药物可以有效延长寿命；④药品福利咨询委员会（PBAC）认可该药品临床有效，但由于成本 - 效果原因拒绝其列入 PBS；⑤该病症尚无适合且具有成本 - 效果的非药物治疗方法；⑥药品费用将构成患者或其监护人的不合理经济负担。目前，LSDP 共计纳入 17 种药品（表 10-1-13）。

LSDP 独立于 PBS，由政府单独拨款。在药品定价方面，主要参考该药品的有效国际价格以及已获得 LSDP 资助的类似药品价格（如有），经谈判制订保密协议价格。资助范围仅限药品费，不含使用药品相关的其他费用（如运输、管理、储存费用等）。LSDP 以 12 个月为周期对患者进行定期审查，基于患者临床收益的真实世界证据确定后续资助资格；同时定期对入选药品进行审查，确认药品的实际使用情况和临床效益，避免可能发生的药品浪费并确保药品支付价格合理，以保证 LSDP 的可持续运行。

表 10-1-13　澳大利亚 LSDP 计划纳入的高值罕见病药品

适应证	药品
法布雷病	阿加糖酶 α
	阿加糖酶 β
	麦格司他
Ⅰ 型戈谢病	伊米苷酶
	维拉苷酶
	他利苷酶
	艾格司他
遗传性酪氨酸血症 Ⅰ 型（HT-1）	尼替西农
晚期小儿发病的巴顿病（CLN2）	Cerliponase Alfa
黏多糖 Ⅰ 型（MPS Ⅰ）	拉罗尼酶
黏多糖 Ⅱ 型（MPS Ⅱ）	艾杜硫酸酯
黏多糖型 Ⅳ A 型（MPS Ⅳ A）	伊洛硫酸酯酶 α
黏多糖型 Ⅵ 型（MPS Ⅵ）	戈硫酯酶
围产期和婴儿期发病的低磷酸血症（HPP）	Asfotase Alfa
糖原累积病 Ⅱ 型	Alglucosidase Alfa
	阿葡糖苷酶 α
婴儿期溶酶体脂肪酶缺乏症（LAL-D）	Sebelipase Alfa

（3）以商业保险为主的保障模式：美国实施多方共付的医疗保障体系，罕见病患者可通过政府医疗保险、商业保险组织等诸多付款方式获得治疗，其中以商保支付为主。由于美国居民大多通过私人医疗保

险获取医疗服务,故美国国会专门通过立法强调任何商业保险公司不得拒绝罕见病患者投保。参保患者治疗所需的药物由保险公司承担,每人每年的支付限额为 100 万美元。但是,相较于常见病,罕见病患者每年需要多支付 1 000 美元保费。

2. 罕见病药品价值评估　近年来,国际社会探索开发了一系列创新价值评估方法,旨在更全面、精确地体现罕见病药物在创新性、治疗获益、社会伦理与公平、社会福利等方面的价值,促进罕见病药物准入决策在传统效率考量与特殊价值之间的科学权衡,打破罕见病药物准入及定价的困境,主要分为基于传统 HTA 和非基于传统 HTA 两种模式。其中,在传统 HTA 模式下,主要有标准经济性评价、加权质量调整生命年以及可调整的增量成本-效果阈值三种框架;非基于传统 HTA 的模式下,主要有不考虑经济性评价、多准则决策分析以及罕见病药物特殊价值评估三种框架。目前,加权质量调整生命年(quality-adjusted life year, QALY)和可调整的增量成本-效果比阈值(incremental cost effectiveness ratio, ICER)是方法学探索成熟且有一定实践经验积累的方法,同时多准则决策分析和针对罕见病药物特殊价值评估框架也在发展完善中,具有较大的应用潜力(表 10-1-14)。

表 10-1-14　国际罕见病药品价值评估框架

模式	框架	概述	代表国家或地区
基于传统 HTA	标准经济性评价	不考虑罕见病的特殊性,将一种药品的成本和有效性与当前的标准治疗方案(standard of care, SoC)进行比较,产出指标为增量成本-效果比(ICER),同时与本国的 ICER 阈值进行比较,判断药品是否具有性价比	美国
	加权质量调整生命年	将一种药品与标准治疗方案进行比较,但会对质量调整生命年计算过程进行调整,比如根据疾病严重程度、未满足的治疗需求等方面的社会偏好为不同人群 QALY 赋予不同权重,产出仍为 ICER 并以本国卫生系统阈值为准	英国
	可调整的增量成本-效果比阈值	将一种药品与标准治疗方案进行比较,但调整 ICER 决策阈值,比如考虑罕见病在疾病严重程度、未满足的治疗需求等方面的特殊价值等来为罕见病药物设立单独的决策阈值,其产出仍为 ICER	荷兰、挪威
非基于传统 HTA	不考虑经济性评价	不以成本-效果为罕见病药物准入的主要决策维度,注重罕见病药物的有效性、安全性、可行性或与标准治疗方案(SoC)相比的附加治疗价值等	法国、比利时
	多准则决策分析	一个基于多个准则的价值评估矩阵,根据药品在各准则的表现对其进行赋分,进而结合各准则的权重计算产生综合得分,根据分值高低确定综合价值最高、最值得资助的治疗方案或药物	意大利、斯洛伐克
	罕见病药物特殊价值评估框架	通过不同于标准的价值评估框架来评估一项干预措施,多用于评估超级罕见病药品	英格兰和威尔士、苏格兰

【案例 10-1-9】罕见病药物创新价值评估框架

　　可调整的增量成本-效果比(ICER)阈值。荷兰根据疾病严重程度(QALY 损失比例,计算方式为疾病相关 QALY 损失 / 无疾病预期 QALY)对不同药品给予不同的 ICER 阈值,当疾病严重程度在 0.1 ~ 0.4 之间,ICER 阈值为 20 000 欧元 /QALY,疾病严重程度在 0.41 ~ 0.7 以及 0.7 ~ 1.0 之间时,ICER 阈值分别为 50 000 或 80 000 欧元。类似地,挪威为疾病严重程度(QALY 绝对损失,指疾病相关 QALY 损失）在 0～3.9、4～7.9、8～11.9、12～15.9、16～19.9 以及 20 以上的疾病分别设定 ICER 阈值为 275 000、385 000、495 000、605 000、715 000、825 000 挪威克朗；特别地，针对超级罕见病（同时满足"本国患者数<50、疾病的 QALY 绝对损失>30、治疗收益相比标准治疗至少多获得 2 个生命年"），进一步将药品阈值放宽至 1 000 000 挪威克朗。

加权质量调整生命年（QALY）。2004 年，英国 NICE 首次将药物经济学评价过程中一般药物的决策者意愿支付阈值（ICER）明确为 20 000 英镑/QALY；随后 NICE 于 2013 年将该 ICER 阈值上调至 30 000 英镑/QALY；2014 年，提出将治疗终末期（end-of-life）疾病的药物阈值上调至 50 000 英镑/QALY；2017 年，提出对属于高度专业化技术（highly specialized technology，HST）的药品进行 QALY 权重调整，加权范围为 1～3 倍；2022 年，NICE 提出在计算 ICER 时可根据疾病严重程度对药品 QALY 计算赋予 1～1.7 倍权重（表 10-1-15）。

表 10-1-15　NICE 根据疾病严重程度调整 QALY

比例损失	绝对损失	QALY 权重
<0.85	<12	1
0.85～0.95	12～18	1.2
>0.95	>18	1.7

（五）趋势与对策

1. **探索建立适合罕见病药物的医保准入机制**　首先，我国基本医保目录应持续给予罕见病用药患者适当倾斜，予以更多的关注和特殊考虑。可结合我国国情，推动建立准入谈判中的罕见病专业评审机制，建议选取在罕见病领域有经验的临床专家、药学代表、药物经济学代表、医保管理代表、慈善组织代表、患者代表等组成罕见病专家委员会，明确罕见病药物遴选原则，适当放宽罕见病药物医保准入门槛。同时，对申报药品进行科学、专业的评审，着重考虑疾病严重程度、临床获益、社会公平、创新性等附加价值，同时对符合条件的药物采取适当放宽支付阈值、使用其他卫生技术评估手段等方式准入，增加罕见病药品医保准入的可能性。其次，从谈判思路方面，科学评估罕见病药物的基金影响，探索量价关系平衡点，在兼顾企业研发积极性和医保基金负担的前提下，积极纳入更多预算可控、临床必需的"救命药"。最后，支持对准入后的用药规范、临床疗效开展定期评估，根据准入后真实世界证据和市场情况逐步调整支付标准。

2. **推进罕见病药品价值评估方法学探索和评估机制建立**　首先，应支持罕见病药品价值评估方法学探索，开发适合我国医疗卫生体系的价值评估框架和评估技术体系，尽快填补价值证据构建中的基础工具缺失；其次，有关部门应持续推动罕见病药物价值评估技术及流程相关指南的出台，基于我国罕见病药物评估需求对评估原则、要素、技术方法和流程等方面作出科学引导和规范，确保价值评估过程的规范性和可靠性；最后，应支持基于利益相关者提供证据、灰色文献证据、真实世界证据等多元化证据开展罕见病药物价值评估，同时出台配套的证据等级评定标准，在确保流程科学的前提下尽量减轻临床证据缺失对罕见病药物价值评估工作的障碍。基于上述发展路径，最终实现罕见病药物价值的精准评估，为罕见病药物的医保准入与定价奠定良好的证据基础。

3. **坚持探索适合中国特色的多层次罕见病用药保障体系**　未来应在我国当前探索成果的基础上，着力完善多层次罕见病用药保障机制。首先，优化基本医疗保险中的罕见病保障，强化主体支撑作用。不断推进药品耗材集采、医保支付方式改革等工作，提高医保基金使用效率，在"尽力而为、量力而行"的基础上,为罕见病药物基本医疗保障争取更大的基金空间;充分利用"双通道"制度,建立患者用药点对点保障机制,持续增加定点医疗机构数量,"让信息多跑路,让患者少跑路",实现药品精准配送、定期供应,最大限度减少中间环节和患者的间接费用支出。其次,提高其他补充保障的运行水平,加强托底能力。强化惠民保、商业医疗保险、慈善救助等项目中的政府引导作用,以宏观政策推动各类项目在筹资水平、保障模式、保障待遇衔接等方面的规范和完善,同时促进通过公共资源、信息平台、政策工具共享降低运行成本,提高资源使用效率,充分调动社会各界补充保障力量,促进各层次保障体系共同发展。最后,可参考江苏、浙江等先行先试地区的先进经验,探索通过增加财政投入、调整医保基金存量结构等途径,设立罕见病专项保障基金,满足患者用药需求尤其是目录外用药需求,缓解基本医保支付压力,减轻患者负担。

第二节　儿童用药的供应保障

儿童作为特殊人群,其用药供应保障在全球范围内一直是个难题。医学上将儿童定义为 0～14 岁的人群,根据国家统计局《第七次全国人口普查公报》显示,我国现有 0～14 岁儿童 2.53 亿,占全国总人口的 17.95%。相比成人,儿童群体免疫力较弱,易出现患病率高、复发率高和治疗周期长等问题。然而,当前我国儿童用药尚无法完全满足儿科的临床医疗需求,普遍存在新药研发慢、专用药稀缺、用药"成人化"、供应保障不充足、供应保障不稳定等问题。这些问题严重影响儿科疾病诊治,不利于儿童健康的维护和改善。为此,本节主要从儿童药品的可获得性与可负担性两方面梳理我国儿童用药供应保障相关政策与发展历程,探讨我国儿童用药供应保障工作的现存问题与原因,并结合国际先进经验与国内实际情况,为我国儿童用药供应保障体系建设提供建议,为医疗卫生部门提供参考依据。

一、儿童用药可获得性

(一)相关政策与保障体系发展

自 2011 年 7 月,国务院发布《中国儿童发展纲要(2011—2020 年)》(国发〔2011〕24 号)首次提及"鼓励儿童专用药品研发和生产"后,我国各级政府部门陆续发布重要政策文件,目前已形成覆盖法律、行政法规、部门规章 3 个层面的多层次儿童药品研发的政策保障体系(详见附表 4)。在法律层面,《中华人民共和国药品管理法》提出"鼓励儿童用药的研制和创新,支持开发符合儿童生理特征的儿童用药新品种、剂型和规格,对儿童用药予以优先审评审批"。在行政法规层面,我国于 2020 年出台《药品注册管理办法》,提出"符合儿童生理特征的儿童用药品新品种、剂型和规格,适用于优先审评审批程序"。在部门规章层面,则主要包括了相关部委基于自身职责以联合发文或单独发文的形式出台的相关政策文件,用以指导各级部门鼓励儿童用药研发的具体工作内容。

从政策发文趋势来看,尤以 2016 年及之后的政策发布频率最高,且随着时间推移愈加注重从实际操作层面提出鼓励儿童用药研发的可行路径。从政策发文内容来看,主要包括以下四个方面。

1. 制定鼓励研发申报儿童药品清单　2016 年起,国家卫生和计划生育委员会会同其他部委组织儿科临床和药学专家,根据临床需求对国外已上市但国内尚没有注册上市的儿童适宜药品剂型、规格进行梳理,先后制定并发布了 4 批鼓励研发申报的儿童药品清单(以下简称《清单》),涵盖神经、心血管、内分泌、血液等多个系统常见疾病的治疗药品,共计 134 种。

《清单》的制定,旨在引导儿童药品研发和合理生产,并突出儿童适宜剂型、规格的申报审评重点,更好地满足儿科临床用药需求。而针对《清单》中涉及的药品,我国有关部门也基于自身职责范围对其注册、生产、使用等环节给予了政策倾斜,以激励企业的研发动力,具体措施包括但不限于:①协同国家"重大新药创制"科技重大专项进行系统布局,优先资助《清单》内儿童药品的研发,推动关键技术攻关,引导和鼓励企业优先研发生产临床急需的儿童药品;②建立申报审评专门通道,针对《清单》中涉及的儿童药品加快审评审批;③对《清单》中涉及的儿童药品的生产企业进行重点扶持,保障生产供应;④将《清单》药品直接挂网采购,鼓励医疗机构优先使用《清单》药品,要求各医疗机构放宽对儿童适宜品种、剂型、规格的配备限制。

2. 规范儿童药品临床试验 为规范儿童患者药物临床试验,保护受试者的权益,原国家食品药品监督管理总局分别在2014年7月和2016年3月发布了《儿科人群药代动力学研究技术指导原则》和《儿科人群药物临床试验技术指导原则》,从技术操作层面规范儿童临床试验,以提高研究质量,为儿童用药有效性和安全性评价提供技术指导及数据支持。考虑到儿童临床试验在伦理学、入选操作和评价方法等诸多方面的特殊性和困难,2017年5月,国家食品药品监督管理总局发布《成人用药数据外推至儿科人群的技术指导原则》,提出最大程度利用已有成人数据,通过数据外推,完善和丰富说明书中儿科人群用药信息,减少不必要的儿童临床研究,进一步扩大儿童用药的安全性和有效性评价数据基础。

3. 鼓励基于真实世界证据支持儿童药品上市 2020年8月,国家药品监督管理局药品审评中心发布了《真实世界证据支持儿童药物研发与审评的技术指导原则(试行)》,鼓励利用真实世界证据评价儿童药物的有效性和安全性,形成用于支持监管决策的安全性、有效性证据,为研发儿童新药、扩展儿童适应证、完善儿童用药剂量等提供支持。真实世界证据是除传统随机临床试验外,获得药物使用及其潜在风险收益证据的主要途径之一,生成该证据的来源包括医院信息系统、电子医疗记录、医疗保险数据、登记研究数据库、公共卫生监测数据、患者使用端数据上报等。通过真实世界证据可以更加真实地反映药品在儿童人群中的治疗效果,帮助补充药品的安全性和有效性证据。在儿童用药领域,由于儿童药品的缺乏,超说明书用药是较为普遍的问题,通过积累真实世界数据支持儿童药品上市或扩增儿童适应证成为新的选择。例如,布洛芬注射液通过开展低龄患儿剂量合理性的真实世界研究,补充在中国儿童人群中的临床证据,获批用于6个月及以上儿科患者的解热和镇痛治疗;丙酸氟替卡松吸入气雾剂通过开展1~4岁儿童用药安全性监测的真实世界研究获得安全性证据,获批拓展中国哮喘儿童人群范围至大于1岁儿童。

4. 加速儿童药品上市审评审批程序 加速审评审批过程是我国政府为调动企业儿童药品研发积极性所做的有益尝试,通过近10年来一系列政策文件的颁布,已形成日益完善的儿童药品审评审批加速程序。

2013年,国家食品药品监督管理局发布《关于深化药品审评审批改革进一步鼓励创新的意见》,首次提出对满足以下条件之一的药品申请给予加快审评:①立题依据充分且具有临床试验数据支持的儿童专用剂型和规格的注册申请;②对儿童疾病具有更好治疗作用、具有自主知识产权和列入国家科技计划重大专项的创新药物注册申请等。经过为期三年的不断探索,至2016年形成了《临床急需儿童用药申请优先审评审批品种评定的基本原则》(以下简称《基本原则》)。《基本原则》指出,新增用于儿童人群品种、改剂型或新增儿童适用规格品种、目前市场短缺的儿童用仿制药品,可以申请优先审评审批程序。2017年,国家食品药品监督管理总局发布《关于鼓励药品创新实行优先审评审批的意见》,进一步提出将具有明显临床优势的儿童用药纳入优先审评审批范围。2019年,国家实施新《药品管理法》,其中提及"对儿童用药品予以优先审评审批",正式从法律层面固定这一程序。由此可见,我国的儿童药品审评审批加速程序在短短十年间经历了"从无到有,从有到优"的政策发展历程。

而与常规申报路径相比,优先审评审批程序将时限缩短至130个工作日,其中临床急需的境外已上市境内未上市的罕见病药品审评时限仅为 70 个工作日。此外,国家药品监督管理局药品审评中心在审评系统中专门设立"儿童用药"特殊标识,由项目管理人专人对接,督导审评进度,确保各项环节按时推进、无缝衔接,通过多方优化审评资源配置,加快儿童用药上市。

(二)我国儿童药品可获得性现状

综上所述,在多重政策激励下,我国儿童专用药品获批上市数量呈逐年递增趋势。2019 年为 19 个,2020 年为 26 个,2021 年为 47 个,2022 年为 66 个,儿童用药研发活跃度空前高涨。从适应证方面来看,我国儿童药品以呼吸系统、消化系统及抗感染用药等普药为主,而针对肿瘤疾病、心血管疾病、神经系统疾病等的特药较少。其中,通过纳入优先审评审批程序而获批上市的儿童用药数量,整体趋势也呈上升状态,2016—2021 年分别为 4 个、1 个、9 个、7 个、8 个、18 个。在近年获批的儿童药品中,多个药品提供了更优剂型或填补了临床治疗空白,如利司扑兰口服溶液用散和咪达唑仑口服溶液分别获批用于治疗儿童脊髓性肌萎缩和儿童镇静催眠,口服剂型为临床使用提供了更优选择;尼替西农胶囊、苯丁酸钠颗粒、氨己烯酸散和氯巴占片分别获批用于治疗原发性酪氨酸血症Ⅰ型、罕见病高氨血症、婴儿痉挛症和罕见小儿癫痫,均填补了国内治疗空白。

(三)问题与原因

1. 存在问题

(1)具有儿童适应证的专用药品严重匮乏:在我国的 3 500 余种化学药品中,儿童专用药品不足 60 种,所占比例不足 2%。

(2)临床中应用于儿童的成人药品,缺乏明确的儿童适应证:一项针对我国 10 家医院儿科用药的调查显示,80% 的品种存在"超说明书用药"情况;另一项基于我国 18 家三级儿童专科医院基本药物可获得性的研究显示,在纳入研究的 229 种儿童基本药物中,有 28 种(12.2%)属于儿科超说明书用药。儿童作为特殊用药人群,受脏器发育尚未完全等因素影响,对药物更为敏感、耐受性更差,如新生儿的胃酸 pH 值通常高于成年人、婴儿和儿童的药物清除率明显高于成年人等,将无明确儿童适应证的成人药品用于儿童时,存在较高的安全性风险。

(3)临床中应用于儿童的成人药品,缺乏明确的儿童用法用量、安全性等信息:在我国,现有儿童用药基本上都是在成人临床试验中获取了相应数据后,根据成人数据外推至儿童人群,从而进入到临床应用阶段,因此多数药品说明书上缺少明确的儿童用药的用法、用量、药物不良反应等信息说明,由此给儿童用药带来了较大的安全性风险。儿童人群的脏器结构和生理功能与成人不同(尤其是肝、肾、神经和内分泌功能),即使在儿童人群的不同年龄段其躯体的发育和心理特征也存在一定的差异。利用成人临床试验数据来证明儿童人群用药的安全性和有效性,对儿童的伤害隐患极大。甚至,在同属儿童人群范围内,多数情况下也不能完全由高年龄段人群的数据直接推导于低年龄段人群(特别是新生儿)。临床实践中,医师通常因难以把握该类药品用量,导致药物不良反应增加,严重威胁儿童用药安全。2022 年,我国共计上报不良反应 / 不良事件 202.3 万例,其中 0 ~ 14 岁儿童占比高达 7.8%。

(4)儿童药品规格和剂型偏少:国外儿童药品剂型众多,有咀嚼片、泡腾片、水溶性片、栓剂、颗粒剂、糖浆剂、混悬剂、微囊剂、微球剂、液体胶囊和滴剂等,而我国目前儿科使用的药品大多是与成人相同的剂型及规格。研究表明,我国 90% 的药品没有开发相应的儿童剂型,且缺少儿童专用规格,导致医师在临床实践中"用药靠掰、剂量靠猜",难以确保使用的剂量准确。而对于特殊剂型药品如缓控释片剂,该做法还会破坏药物的剂型结构,在不同程度上影响药物的生物利用度和药物效应,导致药效降低、不良反应增加,从而影响治疗的疗效与疗程,不能满足儿童的临床用药需求,甚至增加安全性风险。

2. 原因剖析

（1）企业研发积极性不足：儿童药品存在研发周期长、投资风险大、利润空间小等客观因素，使得企业研发积极性较低。从市场容量来看，儿童相较于成人的患者人数更少，决定了其市场发展空间远小于成人用药市场。从研发成本来看，研究表明儿童药品在研制和临床试验阶段的费用支出远高于成人药品，绝大部分情况下，同样的时间和成本投入，在成人药品研发和儿童药品研发所获得的收益差距较大。从财政政策支持来看，我国地方政府尚未出台儿童药品研发资金支持、税收优惠等方面的相关政策。上述各维度在无形中制约了企业研发儿童药品的积极性。

（2）儿童药品研制难度高：儿童药品在药学研制方面有其特殊性，不同年龄段儿童人群可接受的给药途径和剂型也不尽相同，例如新生儿给药途径和制剂的选择应考虑制剂对电解质、体液或营养平衡的影响，环境和装置对给药和生物利用度的影响等情况，还应尽量避免肌肉给药。选择合适的辅料也是儿童药品开发中的关键要素之一，儿童人群的特殊性辅料可能会对正在发育的器官产生不同程度的影响，且成人与儿童之间、不同年龄的儿童之间可能具有不同的暴露量，导致毒性反应可能不同。因此，即使是已常规用于成人药品或在已获批儿童药品中使用的辅料，仍然需要评估现有资料是否支持在拟定儿童人群中使用。

（3）儿童药品临床试验实施难度大：2013—2020 年，我国儿童临床试验数量仅占国内同期临床试验的 1.27%。究其原因，儿童患者招募困难和儿童临床试验机构少是主要因素。①儿童作为弱势群体，参加临床试验需要首先征得监护人同意，但家长对临床试验认知偏差较大，高学历家长对临床试验、伦理委员会审查等有相对较好的认识，低学历家长对临床试验的认识较为局限。在知情同意时，家长意愿占主导，家长对临床试验认识不足使其不愿让孩子参加临床试验，在有标准治疗方案或替代治疗方案的情况下，选择参加临床试验的意愿较低。②我国具有开展儿科药物上市前临床试验资质的医疗机构较少，截至 2020 年 3 月，我国经资质认定的临床试验机构 891 家，其中有儿科相关专业的仅有 149 家，占比约 16.7%；其中有小儿呼吸专业 68 家、小儿消化专业 25 家、小儿血液专业 46 家、小儿神经专业 41 家，无论从机构数量还是覆盖疾病领域角度来看均难以支持我国儿童药品研发的未来发展。

（四）国际经验

儿童药品的供应保障是世界性难题，为此美国、欧洲、日本等国家（地区）采取了多种措施来保障儿童用药。

1. 财政政策激活企业研发动力　为鼓励儿童药品研发，美国 NIH 专门设立"儿童优先目录"（NIH 负责每 3 年更新 1 次），列出符合儿童用药需求的儿童专用药品或者含儿童适应证的药品；NIH 每年投入约 25 亿美元，用以资助企业研发"儿童优先目录"内药品。欧盟则针对非专利药品（无专利保护、已失去专利保护或其他独占保护药品），建立起优先研究药品目录（2004 年公布第一版目录，内含 60 种药品，此后每年进行更新），并提供资金资助企业对目录内药品开展儿童临床试验研究。

2. "软硬兼施"确保儿童药品临床研究数据可获得　儿科药物临床试验是儿童药品上市前的重要环节，鼓励开展儿科临床试验旨在从根本上解决儿童用药短缺的问题。为此，美国先后出台《儿科标签法》《儿科最终规则》《儿科最佳药品法案》《儿科研究公平法案》，要求如下。

（1）除特殊情况外（例如用于治疗仅在成年人中发生的疾病的药物或用于治疗罕见病的药物等），具有新的有效成分、适应证、剂型或给药途径的药物均必须在儿童人群中进行相关研究，批准的药品说明书中也必须包括适用于儿童的用法用量、安全性等内容。

（2）对开展儿科临床试验并提交有关儿童用药信息的药品，当同时满足以下条件时，可额外授予其 6 个月的市场独占期：①该药品经美国 FDA 批准上市且专利保护期尚未结束（即额外的 6 个月市场独占期,必须附加在该药品现有的专利保护期或其他独占保护期后方能生效);②生产企业完成儿科临床研究并将研究报告提交给美国 FDA(无论儿科临床研究的研究结果是否支持该药品应用于儿童);③研究报告的内容应包含不同种族儿童的使用效果;④在法定时间内,药品生产企业对药品说明书的修改获得美国 FDA 的批准。

欧盟也采取类似做法:①对于新药、新适应证、新剂型或新给药途径,申请上市许可前,必须提交儿科研究计划或提出豁免/延迟儿科研究计划的申请。该计划内容包括药物用于儿科所需的药学研究、临床前研究、临床试验的计划和时限,以评估药物对不同年龄组儿童人群的安全性和有效性、质量可控性。②对于按规定完成了儿科研究的新药、新适应证、新剂型或新给药途径申请上市的药品,可获得 6 个月的专利延长期,且必须加在其他有效的专利保护后生效;若新药相比现有药物被证明有更好的治疗获益,则可获得为期 1 年的数据保护和市场独占延长期;若该药为儿童罕见病用药,则可获得为期 2 年的市场独占延长期。

3. 成立儿童药品审评委员会,推动审评专业化 为推动儿童药品审评审批制度的专业化,美国专门成立了儿科审评委员会,为药品持有者和申请人提供关于儿科研究计划、延期和豁免的一般咨询和审查。其成员包括小儿科、新生儿学、儿科伦理学、生物药理学、统计学、化学、法律等多学科专业人员,具体负责的任务包括但不限于审查 FDA 即将发布的儿科研究书面请求,审查企业提交的儿科研究,以及为审查所有儿科计划的部门提供咨询等。欧盟根据《儿科条例》于 2007 年设立了儿科委员会,负责评估儿科研究计划的内容,为申请人提供无偿的儿科用药,加速审批上市。

4. 简化审评审批流程,加速儿童药品上市 美国、欧盟通过成人用药数据系统整合、定性评估、定量评估、建模和仿真等外推技术,减少不必要的儿童人群临床试验。日本允许已在澳大利亚、加拿大、法国、德国、英国和美国中的任意一国广泛使用,日本急需但未经批准上市的儿童药品临床试验数据外推至日本,豁免临床试验。

(五)趋势与对策

1. 对儿童药品研发给予经济支持 儿童药品的研发离不开政府和研究人员的支持,但首先要解决利益和风险权衡的问题。根据美国、欧盟的经验,我国应对儿童药品研发给予经济支持,包括但不限于贷款优惠、税收优惠等政策。对于研发"鼓励研发申报的儿童药品清单"内药品的企业,除国家"重大新药创制"科技重大专项外,建议我国成立专项基金,资助该类儿童药品的研发,推动关键技术攻关。

2. 推动企业开展儿童药品临床研究 加快推动儿童药品临床研究,有利于加快儿童药品注册上市。从美国和欧盟经验来看,强制手段大大促进了儿童用药的发展。但鉴于当前我国开展儿童药品临床研究存在较大的困难,强制所有新药开展儿童药品临床研究不切实际,因此可考虑从供需两端入手推动其发展:①根据美国和欧盟经验,完善儿童药品专利保护制度,对开展儿童药品临床研究的药品给予更长的数据保护和市场独占期,激发企业的研究动力;②将开展儿童药品临床研究的情况纳入医疗机构科研能力考核范围,提升医疗机构的科研水平与参与积极性。医疗卫生部门制定相关政策,鼓励医疗机构开展儿童药品临床研究,并对临床试验质量进行考核,对积极、高质量地开展相关工作的临床试验机构进行奖励;而医疗机构应对积极参加儿童药品临床研究的相关人员制定相应的奖励政策,将临床研究成果纳入科研成果并给予奖励。

3. 完善真实世界证据支持儿童药品上市的路径 儿童治疗药品少,临床试验招募患者难,若按照常规的药品上市临床试验要求开展临床试验,则在样本量、对照方案选择等方面均存在难点。因此,需要重视真实世界证据在研发儿童新药、扩展儿童适应证、完善儿童用药剂量方面的重要作用。目前,我国已出台《真实世界证据支持儿童药物研发与审评的技术指导原则(试行)》,未来可进一步探索和规范在以下环节中的具体操作以完善利用真实世界证据支持儿童药品上市的技术指导原则:如何规范设计研究方案,如何规范实施研究,如何对研究结果进行分析,如何保障研究的真实性、科学性、合规性等。

4. 完善儿童药品审评审批流程 我国已建立儿童药品的优先审评审批通道,但其审评流程还可在以下三方面作出进一步完善:①伦理审查作为临床试验开展前的审评环节,是保护受试者权益的主要措施之一,对于儿童尤为重要,因此需要建立与儿童临床试验相匹配的制度和流程,以提高伦理审查效率。在搭建伦理委员会时,组成上需要有能够胜任儿童临床试验项目审查的成员,包括但不限于:儿科专业的委员、有了解儿童身心发育的社会人士以及熟悉未成年人相关法规的律师等,能够从专业性、伦理性等多个角度评价一项儿童临床试验是否能够开展。②借鉴美国和欧盟经验,在审评环节专门设立儿童审评委员会,吸纳小儿科、新生儿学、儿科伦理学、生物药理学、统计学、化学、法律等多学科专业人员,为申请企业提供关于临床试验开展、注册申报的一般咨询和审查,以加速儿童药品上市。③鉴于我国目前研发能力不足,儿童临床试验开展较少,可借鉴日本经验,对在国外已长时间大量使用的儿童用药,若临床数据可以推至本土儿童身上,则可申请豁免临床试验;但需要同时加强上市后监测和不良反应检测。这样既可以减少重复儿童临床试验,又可以加快国外儿童用药进入中国市场。

二、儿童用药可负担性

(一)保障体系发展

受国家经济水平、社会保障体系等方面的制约,过去我国儿童用药的医疗保障范围相对有限,保障水平整体不高。随着社会经济水平的不断提升,我国政府正通过实施一系列政策措施,改善儿童用药的医疗保障水平,以期建立起覆盖基本医疗保险制度、医疗救助制度、商业保险制度、社会慈善制度的儿童用药多层次医疗保障体系,最大程度减轻儿童患者经济负担,提升用药可负担性。

为构建起上述儿童用药的多层次医疗保障体系,我国相关政策措施包括:①完善基本医疗保险制度。近年来国家不断完善基本医疗保险制度中的儿童保障制度,随着城镇居民基本医疗保险和新型农村合作型医疗保险的"两保合一",城乡居民基本医疗保险在保障制度、经办机构等方面不断整合,逐步实现了城乡两级在儿童医保筹资和待遇上的统一。②实施儿童医疗救助制度。国家聚焦儿童大病特病,2010年起在农村地区开始试点儿童重大疾病医疗救助,至2012年,国家正式推行城乡居民大病保险,将儿童重特大疾病的用药和诊疗纳入国家医疗保障体系,进一步减轻了大病患儿的家庭负担。③探索儿童补充医疗保险制度。在基本医疗保险制度外,通过个人缴费,由各地政府建立针对儿童的补充医疗保险,为儿童用药提供进一步保障。④引入儿童商业健康保险制度。该制度在由政府主导的补充医疗保险制度外,对儿童用药的医疗保障起到了很好的补充作用。

在上述医疗保障体系中,基本医疗保险仍是保障儿童用药可负担性的"主力军",其通过将儿童药品纳入国家基本医疗保险保障范畴来确保儿童用药可负担。2009年,国家人力资源社会保障部发布的《2009年国家基本医疗保险、工伤保险和生育保险药品目录》首次在目录备注栏添加"限儿童""限新生儿"及"限小儿某疾病"的标识,目录共纳入13种儿童用西药(指药品名称中含"小儿"字样药品,或在目录备注栏作"限儿童""限新生儿""限小儿某疾病"等标注的西药)。2017年版《国家医保药品目录》在时隔8年进行目录调整时给予儿童用药、创新药、癌症等重大疾病治疗药物更多的侧重,其中儿童专用西药增至33个,占总数的22.54%;随后2019年版、2020年版、2021年版中分别纳入儿童专用西药40个、44个、50个,占目录内西药总数的比例分别为3.03%、3.09%、3.36%,呈现递增趋势。至2022年,为鼓励儿童药品更多纳入《国家医保药品目录》,国家医疗保障局在调整目录时,对儿童药品放宽了"近五年上市药品才允许进行申报"的要求,只要是 2022 年 6 月 30 日前经国家药监部门批准上市,并纳入《鼓励研发申报儿童药品清单》或《鼓励仿制药品目录》的儿童药品,均允许申报参与《国家医保药品目录》调整。

(二)我国儿童用药可负担性的现存问题与原因

1. 存在问题

(1)儿童用药多层次医疗保障体系亟待完善:目前,在基本医疗保险制度中儿童仅能参加城乡居民基本医疗保险,而该制度的实际报销待遇远低于城镇职工基本医疗保险;在报销过程中,儿童疾病多在门急诊进行诊疗,其报销比例远低于住院诊疗的报销比例,甚至部分地区尚未开展门诊统筹报销,因此儿童用药的基本医疗保险制度建设仍需完善。在商业医疗保险中,我国尚处于起步阶段,整体保障水平有限,患儿医药费用获得的商业医保补偿较少,且各商业保险公司针对儿童医保的险种都有特定、复杂的理赔程序以及费用赔付方式,加大了监管难度。在医疗救助中,慈善资源与政府医疗救助资源缺乏有效整合,家庭困难的患儿在享受基本医保、城乡医疗救助后,难以享受慈善救助;慈善资源之间缺少信息共享、资源分配不平衡、救助效率不高等也影响了儿童重特大疾病的保障效果。

(2)《国家医保药品目录》内儿童专用药品种日益丰富,但总量依然不足:以儿童专用西药为例,2017年以来,我国《国家医保药品目录》的儿童专用西药从 33 种增加至 50 种,占目录内西药总量的比例不足4%,且年度增幅较小。

(3)《国家医保药品目录》内儿童适宜剂型缺乏:目录内儿童药品注射剂型的比例偏大,口服常释剂型数量偏多,但上述剂型均不利于提高儿童用药依从性;最适合儿童使用的口服液体剂型数量较少。

2. 原因剖析

(1)我国医疗保障整体水平有待提高:构建覆盖基本医疗保险制度、医疗救助制度、商业保险制度、社会慈善制度的儿童用药多层次医疗保障体系对社会经济发展水平和国家治理能力均有着较高要求,在国际社会亦是难题。而我国目前仍属于发展中国家,在有限的财政能力范围内,难以全面覆盖庞大的社会用药需求。

(2)《国家医保药品目录》"无药可纳入":当前《国家医保药品目录》内儿童药品总量、适宜剂型不足的本质原因在于"无药可纳入",而不仅仅是"有药没纳入"。

(3)《国家医保药品目录》准入对儿童药品适宜性关注不足:儿童作为特殊群体,对口味、气味等刺激较为敏感,对口服液体剂型较为依赖,药品适宜性对儿童用药依从程度至关重要。然而我国《国家医保药品目录》在调整时,更多是基于药品的临床有效性、安全性、经济性等维度去评估药品是否适合被纳入医保,而对适宜性维度关注不足。

(三)国际经验

儿童用药的医疗保障是全球医疗保障体系的重点和难点问题,其需要社会具有较高程度的经济发展水平和政府治理能力,因此相关研究较少。编写团队在有限的研究中,检索到美国、日本等国家在保障儿童用药费用和儿童药品医保准入过程中的政策倾斜措施,总结如下。

1. 优先保障低收入家庭儿童用药可负担 为促进儿童用药的可负担性,美国建立了全国性的医疗救助计划,使得低收入家庭"有保可依"。该计划对年收入在美国贫困线的 133% 以下家庭的孕妇及 6 岁以下儿童、年收入在贫困线以下家庭的 6~19 岁儿童和青少年实施申请制的医疗救助,符合上述条件者可接受免费医疗服务,无须向医院付费。

2. 医保准入政策向儿童用药倾斜 日本厚生劳动省在儿童药品医保准入过程中,通过一系列直接或间接影响儿童药品医保支付标准的措施激励儿童药研发:①对于儿童新药和新增儿童适应证的药品,允许其在常规确定医保支付标准的方法基础上加成 5% ~ 20% 来确定其医保支付标准。②日本于 2019 年起引入药物经济性评价,优先选择医保目录内市场规模大或医保支付标准明显较高的药品作为评价对象,并根据评价结果调整其支付标准,但对于首次纳入医保目录的儿童专用药,则豁免了这一程序;对于非首次纳入医保的具有儿童适应证的药品,仍需执行该程序,但允许其在常规意愿支付阈值的基础上提高 50% 来设定儿童药品的意愿支付阈值,从而给予儿童药品更高的医保支付标准。上述举措极大程度上促进了日本药企研发儿童药品的积极性,也提高了儿童用药的积极性。

(四)趋势与对策

1. 加大对儿童药品研发的支持力度 "无药可纳入"是当前《国家医保药品目录》儿童药品数量匮乏的根本原因。政府应通过对儿童药品研发给予经济支持、推动企业开展儿童药品临床研究、完善真实世界证据支持儿童药品上市的路径、完善儿童药品审评审批流程等系列措施,从根本上激发企业对儿童药品的研发动力,改善因儿童药品上市数量不足而导致的《国家医保药品目录》内的儿童药品短板问题。

2. 推动儿童用药多层次医疗保障体系完善 随着社会经济发展水平的不断提高,我国可不断发展多元筹资渠道和提高筹资水平,以建立起覆盖基本医疗保险制度、医疗救助制度、补充医疗保险制度、商业医疗保险制度的多层次儿童用药保障体系。在现阶段,考虑到社会经济现状,可借鉴国际经验,优先对低收入家庭的患儿用药建立特殊的医疗保障制度,如成立专项基金并赋予较高的医保报销比例,防止其因病致贫、因病返贫等,提升重点儿童人群的用药可负担性。

3. 医保准入过程中考虑儿童药品适宜性维度 为弥补当前我国《国家医保药品目录》内儿童口服液体剂型稀缺等目录短板,国家在制定医保药品谈判准入规则时,应加大对儿童药品用药适宜性维度的考虑权重,从而引导企业在研发和生产儿童药品时,充分考虑剂型、规格和口味等因素的影响,增加以儿童患者为中心的考量,使患儿和家长在减轻经济负担的同时,拥有良好的用药体验,改善患儿的用药保障现状。

4. 适当提高医保准入过程中儿童药品的意愿支付阈值 药物经济性评价是我国当前医保药品准入程序中的重要工具,决定着药品是否能被纳入医保以及其医保支付标准的高低。而针对儿童药品,我国在确定药物经济性评价的意愿支付阈值时尚无特殊考量。对此,可借鉴日本经验,赋予儿童创新药更高的意愿支付阈值;在有条件的情况下,还可考虑根据不同儿童疾病的严重程度赋予不同的意愿支付阈值(如随着近年来儿科疾病谱的变化,常见儿科疾病得到明显改善,过去少见的血液系统疾病和恶性肿瘤等不断增多)。通过提高医保意愿支付阈值,可提高儿童药品的准入成功率,同时可以引导企业关注,促进以临床需求为导向的儿童创新药研发。

第三节 突发公共卫生事件下的药品供应保障

突发公共卫生事件是指突然发生,造成或者可能造成社会公众健康严重损害的重大传染病疫情、群体性不明原因疾病、重大食物安全事故、重大职业中毒、传染病菌种毒种丢失、重大化学毒物污染以及其他严重影响公众健康的事件。我国《突发公共卫生事件应急条例》第五条规定,"突发事件应急工作,应当遵循'预防为主、常备不懈'的方针,贯彻统一领导、分级负责、反应及时、措施果断、依靠科学、加强合作的原则"。

突发公共卫生事件往往具有发生突然、成因多样、分布差异、传播广泛以及危害复杂等特征,严重损害公众健康和影响社会秩序,突发公共卫生事件下如何确保药品的可获得性与可支付性至关重要。基于此,本节将重点探讨突发公共卫生事件下药品供应保障政策,发现存在问题,在充分梳理国外突发公共卫生事件应对经验的基础上,对我国突发公共卫生事件药品供应保障提出完善建议。

一、突发公共卫生事件下的药品可获得性

(一)发展现状

在突发公共卫生事件下,药品的可获得性为人民健康安全提供了保障,是一道强有力的"防护墙"。目前,我国已出台多项政策提高突发公共事件下药品的可获得性。

1.药品注册审批 为鼓励药品创新和满足临床急需,我国已设立突破性治疗、附条件批准、优先审评审批、特别审批4条药品加速上市通道(表10-3-1),其中特别审批与附条件批准对于突发公共卫生事件下的药品供应保障具有重要作用。

表 10-3-1 4 条药品加速上市通道介绍

通道	适用范围	申请阶段
突破性治疗	药物临床试验期间,用于防治严重危及生命或者严重影响生存质量的疾病,且尚无有效防治手段或者与现有治疗手段相比有足够证据表明具有明显临床优势的创新药或者改良型新药等	在Ⅰ、Ⅱ期临床试验阶段,通常不晚于Ⅲ期临床试验开展前申请
附条件批准	①治疗严重危及生命且尚无有效治疗手段的疾病的药品,药物临床试验已有数据证实疗效并能预测其临床价值的;②公共卫生方面急需的药品,药物临床试验已有数据显示疗效并能预测其临床价值的;③应对重大突发公共卫生事件急需的疫苗或者国家卫生健康委员会认定急需的其他疫苗,经评估获益大于风险的	药物临床试验期间
优先审评审批	①临床急需的短缺药品、防治重大传染病和罕见病等疾病的创新药和改良型新药;②符合儿童生理特征的儿童用药品新品种、剂型和规格;③疾病预防、控制急需的疫苗和创新疫苗;④纳入突破性治疗药物程序的药品;⑤符合附条件批准的药品;⑥国家药品监督管理局规定其他优先审评审批的情形	上市许可申请时
特别审批	在发生突发公共卫生事件的威胁时以及突发公共卫生事件发生后,国家药品监督管理局可以依法决定对突发公共卫生事件应急所需防治药品特别审批	提出注册申请前

(1)特别审批:2005年,国家食品药品监督管理局印发《国家食品药品监督管理局药品特别审批程序》(以下简称《药品特别审批程序》),指出"药品特别审批程序是指,存在发生突发公共卫生事件的威胁时以及突发公共卫生事件发生后,为使突发公共卫生事件应急所需防治药品尽快获得批准,国家食品药品监督管理局按照统一指挥、早期介入、快速高效、科学审批的原则,对突发公共卫生事件应急处理所需药品进行特别审批的程序和要求",并明确药品特别审批的适用情形、流程等(图10-3-1)。

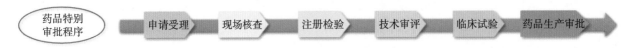

图 10-3-1 药品特别审批程序流程

在新型冠状病毒感染疫情防控中,国家药品监管部门启动了药品特别审批程序。对瑞德西韦、法匹

拉韦、化湿败毒颗粒等应急药品以及新型冠状病毒疫苗实施特殊措施加快审评审批。

【案例分析 10-3-1】BDB-001 注射液特别审批用于治疗新型冠状病毒感染

2020 年 1 月 31 日,北京 A 公司(以下简称"A 公司")依据《国家食品药品监督管理局药品特别审批程序》提交了关于 BDB-001 注射液用于冠状病毒感染所致相关疾病治疗的临床试验申请。2 月 2 日,A 公司收到国家药品监督管理局行政许可文书《受理通知书》。2 月 7 日,A 公司收到国家药品监督管理局签发的关于 BDB-001 注射液用于新型冠状病毒感染所致相关疾病治疗的《药物临床试验批件》。其中适应证范围为用于降低新型冠状病毒感染者重症肺炎与急性呼吸窘迫综合征的发生率。

该药物通过特别审批从提交临床试验申请到获批仅用时一周,由此可见,特别审批大大加速了药品的审评审批时间,有效提高了药品的可获得性。

(2)附条件批准:同样作为药品加速上市的重要途径,附条件批准与特别审批程序的区别是,特别审批程序重点在审评速度上予以加快,但并不降低审评审批要求;而附条件批准是指现有临床研究资料尚未满足常规上市注册的全部要求,但已有临床试验数据显示疗效并能预测其临床价值,在规定申请人必须履行特定条件的情况下基于替代终点、中间临床终点或早期临床试验数据而批准上市,从而缓解亟待满足的公共卫生需求。

【案例分析 10-3-2】抗新型冠状病毒药物附条件批准上市

国家药品监督管理局根据《药品管理法》相关规定,按照药品特别审批程序,进行应急审评审批,2022 年 2 月 11 日,附条件批准 B 公司新型冠状病毒治疗药物奈玛特韦片 / 利托那韦片组合包装进口注册,该药在美国紧急批准以后在中国仅用 50 天便获批进口注册;此外,2022 年 7 月 25 日,附条件批准河南某公司阿兹夫定片增加治疗新型冠状病毒肺炎适应证注册申请。阿兹夫定片成为国内首款自主研发的口服小分子新型冠状病毒感染治疗药物;2023 年 1 月 29 日,国家药品监督管理局附条件批准新型冠状病毒感染治疗药物氢溴酸氘瑞米德韦片上市,从上市申请受理到获批仅用 12 天。

在我国,从新药上市申请及相关资料递送国家药品监督管理局药品审评中心并获得受理通知书之日起算,一般在 180 ～ 240 个工作日完成审评事项并发布药品上市许可,由此可见,药物附条件批准上市大大缩短了药品的审批时间,提高药品的可获得性。

2. **药品储备供应** 应急药品储备是指在重大公共卫生事件发生之前进行的医药物资储备活动,从而确保在紧急事件突发时,药品能得到及时供应,是国家应急管理体系建设的重要内容。为了适应社会经济发展的需要,我国于 1999 年印发了《国家医药储备管理办法》,成为我国在医药储备方面的重要规范性文件,并确立了中央与地方两级储备的管理模式。2021 年,根据近年新型冠状病毒感染疫情等重大公共卫生事件应对经验和新形势要求,国家有关部门对《国家医药储备管理办法》进行修订,明确了储备单位的任务、计划管理、采购储备、调用、资金管理等内容,形成相对完备的国家医药储备管理制度。目前,我国药品储备可分为以下几类。

(1)中央和地方两级药品储备:中央医药储备部分由工业和信息化部及财政部管理,主要负责储备重大灾情、疫情及重大突发事故和战略储备所需的特种药品、专项药品及医疗器械。而地方医药储备为参照中央医药储备计划并结合当地实际情况制订,主要负责储备地区性或一般灾情、疫情及突发事故和地方常见病防治所需的药品和医疗器械。中央与地方分级负责、互补联动,构成完整的药品储备体系。

(2)专项储备和常规储备:目前,我国药品储备依据药品的种类分为专项储备和常规储备。专项储备包括生物疫苗制品、抗核辐射救治药品、消杀药品、化学中毒救治药品和抗病毒药品等,应对反恐、"非典"、禽流感、甲型 H1N1 流感、艾滋病等突发事故和疫情;常规储备包括抗生素、降压药、镇痛药、麻醉药等应对疫情及突发事故所需的普通药品和医疗器械。

(3)政府储备和企业储备:政府储备由中央与地方两级医药储备组成,即通过政府采购的方式进行应急药品储备,主要是应对不同级别的突发公共事件、重大活动安全保障。企业储备是医药企业依据相应的社会责任,结合经营状况和市场变化,保持合理的商业库存,并在应急状态下积极释放供应市场。政府储备仍然是当前我国主要的应急药品储备方式。

> **【案例 10-3-3】汶川地震紧急调动应急储备药品的使用**
>
> 2008 年,汶川地震发生后,国家紧急调用中央医药储备,2 周内紧急调用价值 3 亿多元的医药用品,主要包括急救药、抗菌药、麻醉镇痛药、止血药和消毒剂等。除中央储备外,其他一级医药储备的企业也采取了相关行动,极大弥补了中央储备库存供需不足的困境。为了在最短的时间内将储备药品运往重灾区,实施了建立医药应急供应绿色通道、减少审批开票环节等多项举措。

(二)问题与原因

基于我国实际情况,下文将从药品获得与药品储备两方面分析突发公共卫生事件下药品可获得性现存问题及其原因。

1. 紧急使用制度有待完善 在我国,紧急使用制度仅在《疫苗管理法》中有规定,尚未针对药物制定相应的紧急授权法规。针对药品的紧急使用,仅在新修订的《药品管理法》中有与国外紧急使用制度类似的条款,《药品管理法》第六十五条提出"医疗机构因临床急需进口少量药品的,经国务院药品监督管理部门或者国务院授权的省(自治区、直辖市)人民政府批准,可以进口。进口的药品应当在指定医疗机构内用于特定医疗目的。"但该条款并未明确发生突发公共卫生事件需要大规模使用未上市药品或虽是已上市药品时,如何实现大量、高效获得临床急需的药品。

在《疫苗管理法》中规定的紧急使用制度还停留在原则规定层面。疫苗的紧急使用,是在出现特别重大突发公共卫生事件或者其他严重威胁公众健康的突发事件,国务院卫生健康主管部门根据传染病预防、控制需要提出紧急使用疫苗的建议,经国务院药品监督管理部门组织论证同意后可以在一定范围和期限内紧急使用。但对于紧急使用疫苗是否仅限在国外已上市疫苗、严重威胁公众健康的突发事件范围是什么等问题均尚未明确,亟须进一步细化以做好制度储备。

2. 储备制度有待优化

(1)法律体系有待进一步建立完善:目前,我国针对应急药品供应储备并无专门的法律体系,而是以各类突发事件应急法律法规作为行动依据(表 10-3-2)。现有的《国家医药储备管理办法》则是对医药用品的笼统管理,应急药品在储备种类、方式、程序等方面均具有一定的特殊性,按统一的管理方法会导致应急药品储备工作缺少具体的指导。

(2)信息化管理需进一步加强:一方面,目前我国应急药品政策网络平台尚未建立,国家医药储备管理中央层级的储备信息并未实现实时汇总,与地方储备无法实现信息共享,仍沿用落后的信息传递与汇总方式,因此地方储备与国家储备无法形成有效互补,削弱了突发公共卫生事件下的药品供应保障能力。

另一方面,应急事件下药品信息联通平台也未建立,且国内没有统一的应急药材品种目录。政府、医药企业、非营利组织和大众媒体等各团体行动者难以就救援状况的药品供需形成资源联动,导致药品供应滞后。

表 10-3-2　我国应急药品储备的相关法规文件

文件名称	发布时间	涉及内容
《中华人民共和国药品管理法》	1985 年制定,2001 年和 2019 年修订	国家实行药品储备制度
《中华人民共和国传染病防治法》	1989 年制定,2004 年和 2013 年修订	应急设施、设备、救治药品和医疗器械以及其他物资和技术的储备与调用
《国家医药储备管理办法》	1999 年制定,2021 年修订	储备单位的任务和条件、计划管理、采购和储备、调用、资金管理等
《突发公共卫生事件应急条例》	2003 年	国务院有关部门和县级以上地方人民政府及其有关部门,应当根据突发事件应急预案的要求,保证应急设施、设备、救治药品和医疗器械等物资储备
《国家突发公共事件总体应急预案》	2006 年	要建立健全应急物资监测网络、预警体系和应急物资生产、储备、调拨及紧急配送体系,完善应急工作程序,确保应急所需物资和生活用品的及时供应,并加强对物资储备的监督管理,及时予以补充和更新
《中华人民共和国突发事件应对法》	2007 年	国家建立健全应急物资储备保障制度,完善重要应急物资的监管、生产、储备、调拨和紧急配送体系
《中华人民共和国疫苗管理法》	2019 年	国家将疫苗纳入战略物资储备,实行中央和省级两级储备
《中华人民共和国基本医疗卫生与健康促进法》	2020 年	国家建立中央与地方两级医药储备,用于保障重大灾情、疫情及其他突发事件等应急需要
《"十四五"医药工业发展规划》	2022 年	加强医药储备体系建设
《中央应急抢险救灾物资储备管理暂行办法》	2023 年	对各方职责、储备购置、储备保管、物资调用、监督检查、责任追究等作了规定

(三)国际经验

发达国家医疗卫生管理起步较早,已形成相对完善的药品应急供应保障制度。

1. 紧急使用授权制度(emergency use authorization,EUA)　药品紧急使用授权是药品上市许可的一种特殊情况下的特殊路径,其目的是在出现特定生物、化学、辐射或核武器攻击等紧急情况时,保护公众免受传染病、恐怖袭击、化学污染等导致的疾病威胁。

美国针对 EUA 建立了明确的法律依据,并配备了一套完善的 EUA 申请及实施程序。根据美国《联邦食品、药品和化妆品法》第 564 条,FDA 可以在符合法定标准,且有科学证据支持使用的前提下,在紧急情况下将特定医疗产品用于由化学、生物、放射和核(chemical biological radiological or nuclea,CBRN)威胁引起的严重或危及生命的疾病或状况的诊断、治疗或预防。EUA 医疗产品范围包括未经批准的医疗产品(例如药品、疫苗或诊断设备),或扩大已批准产品在尚未获批适应证或适用范围的使用。

其中,FDA 要求 EUA 产品需要满足以下标准:①严重或威胁生命的疾病或状况,通常由美国卫生和公共服务部（Health and Human Services，HHS）宣布达到此种状态；②有效性证据，即存在合理的证据显示该产品在预防、诊断和治疗严重或危及生命的疾病时"可能有效"；③风险收益分析，强调已知/可能的获益大于已知/可能的风险；④无替代品。

在美国，EUA 申请通常由生产商或其他机构根据 FDA 对相关申请资料的要求向 FDA 有关部门提出申请。FDA 在收到申请后会根据申请的内容、产品特点及其他一些因素确定优先审评程度，最快可能在数小时或数天内作出决定是否同意紧急使用授权。

此外，美国《流行性和灾难预防再授权法案》（Pandemic and All-Hazards Preparedness Reauthorization Act of 2013，PAHPRA 法案）建立了前置性 EUA 程序，改变了之前只能在紧急情况宣布后 FDA 才能批准 EUA 的规定，提出紧急情况出现前将可能发生的情况与应对药品递交 FDA 提出申请，FDA 可提前批准 EUA，并在紧急情况出现后快速授权 EUA。

2. 药品储备制度

（1）供应储备法律体系健全：欧美和日本应急法律法规均较为健全，注重构建系统的应急管理法律体系，以完善的法律体系驱动突发事件应急管理能力的提高（表 10-3-3）。总体而言，呈现上位法有依据、专项法详细可操作的特点，特别是专项法规或预案，对应急管理各个环节都进行了具体的实施细则设计，各级地方政府也都制定适合本地区的应急标准，极大增强了政府应急管理效率。

表 10-3-3　域外部分国家供应储备法律依据

国家	法律依据
美国	《公共卫生安全和生物恐怖主义防备与响应法案》（2002 年） 《生物盾牌计划法案》（2004 年） 《疾病大流行与全面危害防备法》（2006 年） 《疾病大流行与全面危害防备法》（2013 年） 《21 世纪治疗法案》（2016 年） 《国家生物防御战略》（2018 年） 《疾病大流行和全面危害防备与先进创新法案》（2019 年）
日本	《灾害对策基本法》（1961 年制定，2016 年修订） 《传染病法》（2003 年） 《防灾基本计划》（2019 年） 《地域防灾计划》（2019 年）
英国	《民防法》（1948 年） 《国内突发事件应急计划》（2001 年） 《社会应急法》（2004 年） 《国内紧急状态法案执行规章草案》（2005 年）
德国	《基本法》（1949 年） 《传染病防治法》（2000 年）

（2）高效信息化管理：应急信息管理系统建设在发达国家都得到充分重视，被当作应急管理的基础和有效平台。各国均较早启动了药品管理信息系统建设，监测范围已不仅仅拘泥于应急时的相关信息，而是充分前置和后移，已将常态化监测和预警、事后评估纳入信息管理系统，信息提供者也涵盖制药企业自身、医疗领域专业机构以及社会公众，参与方多，有力地保障了用药安全，进入了预防为主的阶段。

以美国为例，美国积极适应信息技术发展，不断创新信息监测和共享的工具和方式。美国国家疾病和预防控制中心建立 28 大类 101 个检测数据库系统，通过有效监测达到预防和合理储备应急药品的效果;FDA构建了药品安全信息平台,并依托互联网实现信息的沟通和共享,有利于及时掌握大量药品安全使用情况,也能够及时将风险药品和问题及时告知公众,做好风险的及时化解,从而避免因药品安全问题引发的突发事件。同时,美国应急药品国家战略储备(strategic national stockpile,SNS)利用某公司的软件系统,准确记录药物发放情况及患者信息,并将数据集中上传,实现药品信息的有序共享。

(四)趋势与对策

1. 建立医药产品紧急使用授权制度和程序 建议结合现有的药品特别审批程序等,建立我国的医药产品紧急使用授权制度,从应急状态的确认、宣布和终止,医药产品紧急使用授权的启动和终止等方面,形成系统完整的医药产品紧急使用授权制度和程序,进一步明确跨部门协调和决策程序,并在注册审批程序之外,给予生产、储存、配送、使用、管理等环节更大的应对灵活性,如豁免应急状态下医药产品紧急发放、处方开具要求,豁免医药产品临床紧急使用伦理审查和知情同意要求等,并同步采取对应的上市后风险控制措施,满足应急需要。

2. 健全应急药品保障法律体系 国家应对重大突发公共卫生事件的最终能力是医药产品科技实力的综合体现。建议从国家战略层面建立医药产品研发、审批、储备、使用等应急政策法规,进一步研究各项配套规定,完善突发事件分级、预防、应急准备、监测预警、信息发布等具体制度,确保应急药品管理全过程做到有法可依,以应对不同性质的重大突发公共卫生事件。

相关部门应在当前的国家医药储备管理工作机制下,出台具体的药品储备管理条例或实施办法。进一步明确医疗机构的药品储备职责、不同类别药品的储备管理方式等。通过完善制度避免大多数医药储备任务中的不良事件,做到依法监督、依法储备、违法必究,确保应急药品及时、有效抵达灾区。

3. 建立完善的信息管理平台 完善的信息管理系统是提高应急管理效能、推动预防为主实现风险管理的重要依托。政府是应急药品政策网络中的主导,具有公共权力和资源,应组织创建政策网络公共信息平台。该平台的创建:①为网络中数据资源提供共享平台,有助于政府、医药企业、非营利组织以及研发部门对应急药品的生产、分配、消费和交换进行及时有效的更新和规划,也有利于行动者对周边医药储备情况的了解;②为网络中的行动者提供交流平台,集合专业人员进行研究交流,便于相关部门整合当前资源,制订应急救援方案;③为政府与其他参与者的多元互动提供平台,如政府与医药行业的互动,通过经费补助等手段形成有效的政策激励。

因此,建议综合运用物联网、移动互联网、大数据、云计算等现代信息技术,整合改进不同部门和行业的应急信息服务系统,打造信息统一、管理对接、资源共享、协调有序、运转高效的立体化、全覆盖应急合作平台和独立信息管理中心,汇集和发布全国各地的事故数据,确保突发公共卫生事件发生时相关部门能迅速地收集信息并作出准确判断,从而有效地开展应急管理,并支撑政府、企业、非政府组织和公众间的沟通与合作。

二、突发公共卫生事件下的药品可支付性

(一)发展现状

在保障药品可获得的情况下,还应提升药品的可支付性,从而实现公众对药物的真正可及,近年来,我国不断优化突发公共卫生事件下药品的价格管理与保障管理,维护公众健康。

1. 价格管理

（1）已上市药品：在突发公共卫生事件下，防控药品、相关医药用品销售量通常会出现大幅增长，为避免价格虚高，加重患者用药负担，需要确立合理的价格管理体系，加强药品价格监管，规范药品市场价格秩序。基于此，多地已明确对突发公共卫生事件发生时的药品价格进行监测，适时采取价格干预措施，严厉打击囤积居奇、哄抬物价、牟取暴利和扰乱市场的行为。

【案例分析 10-3-4】南京市物价局对 H7N9 禽流感相关药品价格进行严控管理

2013 年 H7N9 禽流感防控期间，南京市物价局向全市各医疗机构、零售药店紧急下发提醒函，要求相关药品防控期内一律不得涨价。市物价局要求，对防控 H7N9 禽流感的所有药品，属于政府定价或政府指导价的，全市各零售药店及医疗机构均不得高于最高零售价格销售。非营利性医疗机构销售招标药品，除遵守药品最高零售价格政策外，还应严格执行中标零售价格及相关差价率政策。全市所有零售药店及医疗机构的中药饮片，特别是与防控 H7N9 禽流感相关的中药饮片价格，在防控期内一律不得涨价。

同时，全市各零售药店经营与防控 H7N9 禽流感有关的药品，价格应保持基本稳定，并做到明码实价，严禁低标价高结算，不得收取任何未标明的费用。

对于医疗机构和零售药店不执行药品价格政策，擅自涨价、哄抬价格、搭车涨价等价格违法行为，市物价局将依照《价格违法行为行政处罚规定》严肃查处，性质严重的将进行公开曝光。

（2）新上市药品：突发公共卫生事件中，生物医药行业不断提出药物使用新方案，为最大程度上使患者以可负担的价格获得最新诊疗方法，对此类药物上市的首发价格同样需加强管理与监测。2023 年 1 月，国家医疗保障局为强化新型冠状病毒感染治疗药品价格行为监测，促进新型冠状病毒感染治疗药品公平可及，印发了《新冠治疗药品价格形成指引（试行）》（医保办发〔2023〕2 号）（以下简称《指引》）。在坚持市场决定价格、尊重企业自主定价的基础上，更好发挥政府作用，引入医疗机构和行业协会参与社会共治，引导企业公开、透明、合理制定新型冠状病毒感染治疗药品价格。

【案例分析 10-3-5】新型冠状病毒感染治疗药品首发挂网报价管理模式

相较于以往的挂网模式，《指引》在新型冠状病毒感染治疗药品挂网全流程做出了创新与突破。首发挂网价的价格形成机制由 4 种方法构成，分别为成本测算法、药物经济学法、对照药品推算法和国际价格推算法。4 种方法中以成本测算法为主，形成新型冠状病毒感染治疗药品的首发挂网价，而其余 3 种价格形成方法，主要用于考察价格合理性。

2023 年 3 月，国家医疗保障局又印发《国家医疗保障局办公室关于完善新冠治疗药品价格形成机制实施分类管理的通知》（医保办发〔2023〕8 号），完善新型冠状病毒感染治疗药品分类管理制度，按其经济性对新上市新型冠状病毒感染治疗药品实施 A、B、C 三类分类管理，并予以不同类别药品相对应的管理政策（表 10-3-4）。

表 10-3-4　新型冠状病毒感染治疗挂网药品分类管理机制

分类	定义	省级采购平台 药品字体/背景颜色	特殊政策
A	疗程治疗费用未超过当期价格较低的小分子化药新型冠状病毒感染治疗药品最大疗程的 1.8 倍的新型冠状病毒感染治疗药品	绿色	①引导采购单位优先采购 ②给予临时性医保支付政策 ③后续医保谈判充分考虑其经济性等因素
B	疗程治疗费用超过当期价格较低的小分子化药新型冠状病毒感染治疗药品最大疗程的 1.8 倍的新型冠状病毒感染治疗药品	黄色	—
C	未按《指引》完整进行首发报价或评估调整,以及评估结果明显不公平不合理的新型冠状病毒感染治疗药品	红色	提醒采购单位存在相应风险

2. 保障管理　主要依靠政府和财政力量应对重大损失事件,是长期以来我国公共卫生治理乃至整个公共治理体系的主要特征。但对我国历年突发公共卫生事件的应急处理梳理发现,存在财政保障、医保基金保障和二者协同保障 3 种模式。

(1)财政保障:《中华人民共和国突发事件应对法》第三十一条规定"国务院和县级以上地方各级人民政府应该采取财政措施,保障突发事件应对工作所需经费"。《突发公共卫生事件应急条例》第六条规定"县级以上各级人民政府应该组织开展防治突发事件相关科学研究……所需经费列入本级政府财政预算"。两项法规均规定应急处理经费保障的责任为县级以上人民政府,中央和地方政府承担突发公共卫生事件中救助主体职责。

此外,我国《社会保险法》明确规定,由公共卫生负担的医疗费用不纳入基本医保基金的支付范围。故在我国,脑脊髓膜炎、乙肝、"非典"等公共卫生事件中患者救治费用均主要由财政负担。

【案例 10-3-6】"非典"时期

2003 年"非典"期间,中央财政设立 20 亿"非典"防治专项基金,专项用于救助患者、储备药物及物资等"非典"防治有关工作。此外,财政部与原卫生部下发《关于农民和城镇困难群众非典型肺炎患者救治有关问题的紧急通知》,明确规定对这部分人员中的"非典"患者实行免费医疗救治,所发生的救治费用由政府负担。"非典"时期具有强烈的突发性、应急性等特征,各级政府对重大突发公共卫生事件应对经验相对较少,财政对公共卫生事业投入了巨大支持,遏制疫情大范围传播蔓延。

(2)医保基金保障:我国是一个全民制医保国家,医疗保险体系在应对突发公共卫生事件中同样发挥了不可或缺的作用。具体表现为,为应对疫情等突发公共卫生事件,各省(自治区、直辖市)医保部门出台各项举措,就应急期间的医疗保障政策作出种种临时性调整,包括扩大医保支付范围、调整医保支付政策等。

【案例 10-3-7】人感染 H7N9 型禽流感

2013 年,我国暴发 H7N9 型禽流感疫情,党中央、国务院高度重视,要求做好患者救治和疫情防控工作。原国家卫生和计划生育委员会下发《关于加强人感染 H7N9 禽流感疫情防控工作的通知》,明确了人感染 H7N9 型禽流感患者医疗救治费用通过医保解决,并强调"医疗救治费用按照规定渠道解决,严禁因费用问题延误救治或推诿患者",通知要求各地将 H7N9 型禽流感纳入当地城乡居民大病保险补助和疾病应急医疗救助基金支付范围,患者发生的高额医疗救治费用可以通过大病保险制度和疾病应急医疗救助基金予以保障。对于尚未参加基本医疗保险,或经报销后个人医疗救治费用负担仍然较重的贫困患者,可通过城乡医疗救助制度解决。

此外,人力资源和社会保障部办公厅发布《关于做好 H7N9 禽流感患者医疗保障工作的通知》,进一步规定各地医保管理部门可根据实际情况和救治的需要,在入院标准、定点医院选择等方面适当放宽条件;对参保患者治疗期间确需使用的不属于基本医疗保险支付范围的药品和医疗服务项目,各地可根据急救、抢救需要,予以放宽,切实减轻参保患者治疗费用负担。

以江苏省为例,江苏省人力资源和社会保障厅、江苏省卫生厅等部门联合发布《关于人感染 H7N9 禽流感患者医疗费用问题的通知》,明确"已在本省参加城镇职工基本医疗保险、城镇居民基本医疗保险和新型农村合作医疗制度的人感染 H7N9 禽流感患者到指定医疗机构进行治疗,其发生的医疗费用按规定全额报销",通过医保全额保障减轻了突发公共卫生事件下患者的医疗负担,消除了患者治疗的后顾之忧。

(3)财政和医保基金协同保障:2020 年,《中共中央 国务院关于深化医疗保障制度改革的意见》规定"在突发疫情紧急情况时,确保医疗机构先救治、后收费。健全重大疫情医疗救治医保支付政策……完善重大疫情医疗救治费用保障机制。统筹医疗保障基金和公共卫生服务资金使用,提高对基层医疗机构的支付比例,实现公共卫生服务和医疗服务有效衔接",明确突发事件下医保基金与公共卫生资金统筹使用模式。

2020 年新型冠状病毒感染疫情暴发后,国家医保局会同财政部第一时间发文明确疑似及确诊患者在诊治过程中发生的医疗费用,即在基本医保、大病保险、医疗救助等按规定支付后,个人负担部分由财政给予补助,成为疫情防治中的重要防线。

(二)问题与原因

1. 医保与公共卫生权责有待进一步明确　我国在突发公共卫生事件的应对方面,暂未出台相关法律法规文件对突发公共卫生事件的权责范围、资金来源及各医保公共卫生承担比例进行明确规定,支出责任要求并不明晰(表 10-3-5),不利于及时、有效地应对突发公共卫生事件。

表 10-3-5　我国目前公共卫生支出责任

文件名称	支出责任分担原则
《中华人民共和国传染病防治法》	县级以上政府保障日常经费;国家对患有特定传染病的困难人群实行医疗救助,减免医疗费用。中央财政对困难地区项目给予补助
《基本医疗卫生与健康促进法》	各级政府将医疗卫生与健康促进经费纳入本级政府预算
《突发公共卫生事件应急条例》	经费列入本级政府财政预算;国家对边远贫困地区突发事件应急工作给予财政支持
《国务院关于推进中央与地方财政事权和支出责任划分改革的指导意见》	全国性重大传染病防治划为中央的财政事权,由中央承担管理和支出责任
《中华人民共和国社会保险法》	规定应当由公共卫生负担的医疗费用不纳入基本医疗保险基金支付范围

此外,《社会保险法》规定,突发公共卫生事件发生的相关费用应由公共卫生来负担。因此,以医保基金支付相关费用尚缺乏法律依据。但实际中,医保基金在突发公共卫生事件中发挥了重要作用,相关立法有待进一步修订与完善。

2. 常态化的公共卫生应急预算管理机制不完善 近年来,我国经济快速发展,GDP 总量由 20 世纪初的 10.03 万亿元,增长到 2021 年的 114.37 万亿元,相比 2020 年同期增长了 8.1%,随之而来的是我国政府在公共卫生领域的绝对支出量逐年增长,2020 年全国支出决算中,公共卫生领域财政资金为 3 878.59 亿元,是上年决算的 175.4%。

然而,在公共卫生板块下的"突发公共卫生事件应急处理"项目占比较低,2020 年之前仅占 0.3% 左右;2020 年,因突发新型冠状病毒感染疫情,国家紧急支出,突发公共卫生事件的决算费占比增加到 29.6%,是上年决算费的 16 193.8%,各具体公共卫生项目资金占比见表 10-3-6。

表 10-3-6 2016—2020 年公共卫生资金中各项占比

项目	占比				
	2016 年	2017 年	2018 年	2019 年	2020 年
基本公共卫生服务	37.96%	36.96%	38.92%	42.60%	27.79%
突发公共卫生事件应急处理	0.37%	0.45%	0.33%	0.32%	29.60%
其他公共卫生支出	61.67%	62.59%	60.75%	57.08%	42.61%

由此可见,国家公共卫生资金在突发公共卫生事件上缺乏常态化公共卫生应急预算管理,应急资金常态化储备较少,更多的是在突发公共卫生事件的事中控制及事后重建的补救上临时扩大支出,难以从源头上减轻其带来的社会危害。

(三)国际经验

相较我国,域外部分国家已有相对完善的应对突发公共卫生事件的资金准备制度。不仅表现在完善的法律法规体系明晰财政和医保方的支出权责,还有完善的财政应急资金管理机制为新型冠状病毒感染疫情等突发公共卫生事件提供重要物质基础与财力保障。以下将从上述两个特点进行阐释。

1. 法律法规体系完善,资金支出权责清晰 国外对突发公共卫生事件应急管理的优越性首先体现在建立了完善的应急支出管理法律体系,例如日本、美国等国家通过在法案中规定的权责、作用机制来保证资金的正常运转,使得国家政府在应急过程中职责明确、目标清晰。

日本在应对突发事件的预算管理方面,建立了救灾预算的一系列制度安排。例如,1961 年,日本制定了《灾害对策基本法》,作为日本应急救灾法律体系中的基本法,对各种紧急情况下中央和地方政府的经费支出义务、应对灾害的财政措施和金融措施等作出了详尽的规定。

此外,美国在突发事件的应急管理方面也形成了一套较为成熟完善的法律体系,以联邦应急计划为基础,制定了《紧急状态法》《斯塔福德减灾和紧急援助法》以及《美国防备生物恐怖及突发性公共卫生事件法案》等,这些法律中都包含对突发公共卫生事件的应对措施规定。其中,《斯塔福德减灾和紧急援助法》是美国联邦政府在应急资金安排方面的主要依据。美国的应急资金的使用决策完全是法治化的,突发事件来临时,不同渠道来源应急资金的使用都有硬性法律规定。

2. 突发公共卫生应急资金管理完善 域外部分国家在应对突发公共卫生事件时,承担绝大部分支出费用的也是国家财政拨款,这意味着政府在资金储备上需要严谨的科学预算,合理分配各种款项,预留出足够的应急资金给突发公共卫生事件,以俄罗斯为例,作为灾害多发国家之一,俄罗斯政府对于应急资金的投入非常重视。1997 年,俄罗斯联邦用于发展预防和消除紧急情况的经费预算就超过 80 亿卢布,占当年总财政支出的 2.1%,远远超出了政府用于应急救援的专项拨款金额。2001 年,在多数部门预算开支继续实行非充分原则的情况下,紧急状况部仍然获得了 100% 的拨款,随后逐年又有增加。而我国突发公共卫生事件的常态化投入资金仅仅占公共卫生资金的 0.3% 左右,差距较大。

(四)趋势与对策

目前,我国应对突发公共卫生事件的顶层设计尚不完善,未明确医保与公共卫生权责范围、资金来源,尚未建立常态化公共卫生应急预算管理机制。基于此,下文将结合国外先进经验,探讨如何优化我国突发公共卫生事件的支付模式,针对性提出完善建议,以期降低其带来的社会危害。

1. 完善顶层设计,明确权责范围 针对突发公共卫生事件,目前我国医保与公共卫生协同支付方式仍在探索之中,缺乏完善的法律法规体系,存在公共卫生支出责任划分不清等问题。对此,建议借鉴域外各国相对完善的法律体系,结合国情,对突发公共卫生事件中医保和公共卫生资金来源及各部分承担比例、功能定位等进行明确规定,由此根据资金的来源合理分配供给服务,建立起更加科学、完善的医保公共卫生资金统筹支付体系,整合资源、协同共助,实现真正的健康福利水平提升。

2. 完善公共卫生应急资金预案,资金提留储备 筹资不足是导致服务不足的基础性成因。因此,增加突发公共卫生事件的常态化资金投入比例,作为确保有效预防、及时控制突发公共卫生事件,降低风险损害的前提,有重要意义。

因此建议未来可对公共卫生中各项目的资金进行科学预算,合理调整公共卫生支出结构,增加突发公共卫生项目的资金占比,储备更多的经费用于突发公共卫生的防控,从源头上减少或避免其带来的风险损害,最大程度地维护公众的健康权益。

三、专利强制许可

药品专利强制许可一般是指专利主管部门根据药品专利许可申请,不需要经过药品专利权人同意,由国家专利主管部门许可申请人实施专利药品或者仿制药品生产的一种法律制度,通常应用于紧急状态、非常情况或公共利益。

(一)发展历程与现存问题

我国在 1985 年出台了第一部《专利法》,就已经将强制许可单列为一章,1992 年修订的《专利法》第52 条首次规定国家可以出于公共利益的目的给予强制许可。其后经过 2000 年、2008 年以及 2020 年三次修改,《专利法》中关于强制许可的规定不断完善。国家陆续出台了《专利实施强制许可办法》和《涉及公共健康问题的专利实施强制许可办法》等文件,进一步完善药品专利强制许可制度。我国药品专利强制许可制度的建立可追溯到 21 世纪初大面积暴发的两次严重流行病事件。

本部分将通过梳理药品专利强制许可政策发展变革历程与现状,揭示现有政策的不足,借鉴国外优秀经验,以期为药品专利强制许可制度完善指引方向。

1. "非典"时期 2000 年前后,我国积极谋求加入世贸组织,为此知识产权法规必须与 TRIPS 协议保持一致。2003 年,《专利法》经历了两次修改后,我国专利强制许可制度与 TRIPS 协议基本一致,但是实际操作性尚存问题。此外,世贸组织 2001 年通过了《多哈宣言》,2003 年通过了总理事会决议,规定公共健康可作为强制许可的实施条件,并为制药能力较差的国家解决公共健康问题提出了可行的方法。

2003 年,"非典"在我国全面暴发并造成严重后果,在这一公共健康危机背景下,我国《专利实施强制许可办法》正式颁布,该办法对强制许可的请求、使用费裁决以及终止许可三个方面作了具体规定。《专利实施强制许可办法》的出台,使强制许可制度的适用实施有了法律依据。

2. **禽流感时期** 为更好地落实《多哈宣言》及总理事会决议,我国在 2005 年发布了《涉及公共健康问题的专利实施强制许可办法》。而该办法的出台,背景恰好是"后非典时期",也是禽流感大肆暴发的时期,这是我国第二次大规模爆发的公共健康危机。该办法践行了《多哈宣言》及总理事会决议,指出传染病可作为实施强制许可的理由并具体规定了实施细节。但该办法将公共健康危机局限于传染病,将药物局限于传染病药物,且未有任何实施案例,该办法目前已经失效。

3. **现阶段** 我国正由制药大国向制药强国跨越,人民对健康的需求日益增加,为了推进健康中国建设,更好地满足临床用药及公共卫生安全需求,提高人民对药品的可及性,国务院在 2018 年发布《国务院办公厅关于改革完善仿制药供应保障及使用政策的意见》(国办发〔2018〕20 号),对药品专利强制许可分类实施途径作出了明确的规定。

然而,尽管我国已具备了强制许可主体程序的基本法律设置(表 10-3-7),但截至目前,我国尚未启动专利强制许可的具体案例,部分实施要件尚未明确规定,例如尚未对药品强制许可制度拟实施品种的品种范围、预谈判、强制许可使用实施监控程序等作出进一步规定,制度体系仍待进一步细化完善。

表 10-3-7 药品专利强制许可制度相关的法律规定

法规名称	主要内容
《中华人民共和国专利法》(2008 年)	明确强制许可实施理由、申请主体、主管机关
《专利法实施细则》(2010 年)	对强制许可实施作出具体规定
《专利实施强制许可办法》(2012 年)	对请求国家知识产权局颁发专利实施强制许可的程序作出进一步规定
《涉及公共健康问题的专利实施强制许可办法》(已失效)	对传染病构成公共健康危机的强制许可作出详细规定
《国务院办公厅关于改革完善仿制药供应保障及使用政策的意见》(国办发〔2018〕20 号)	明确药品专利分类实施强制许可路径,规定了政府通道的申请主体

(二)国际经验

结合我国药品专利强制许可制度实践存在问题,综合域外发达国家和发展中国家药品专利强制许可制度实践,总结出以下 3 点可借鉴经验。

1. **明晰拟实施药品标准** 强制许可手段过于强硬且负效应显著,只能作为一种非常规的辅助手段,在竭尽一切措施仍无法有效解决药品短缺问题的情形下使用。结合域外国家制度实施经验来看,清晰界定拟实施品种标准对于制度有效实施至关重要。

以泰国为例,泰国于 2006 年成立政府使用专利药物委员会(简称"小组委员会"),主要由泰国公共卫生部、商务部等相关部门组成,负责确定实施强制许可的目标药物。实施标准为国家基本药品目录中的患者急需但价格高昂的药品且满足:①用以解决重大公共卫生问题;②紧急状态或极度紧急情形;③预防及控制疾病发作、传染病、流行病;④挽救生命等 4 种情形之一。小组委员会会议商议,确定依非韦伦符合上述①和③情形。因此小组委员会向公共卫生部提出强仿建议。泰国公共卫生部接到提议后召集医保、审评、知识产权等相关部门举行意见征求会,协助其审查和决定强制许可。2006 年 11 月,泰国公共卫生部以公共利益为事由直接授予政府制药组织强制许可,允许其从印度进口或本地生产依非韦伦,一定程度缓解了依非韦伦供应不足的问题,并且确保该药供应的稳定性。

2. 建立预谈判制度　结合域外国家经验来看,预谈判制度一方面能够降低推行药品专利强制许可制度所造成的负面效应,预先通过较为和缓的谈判机制以寻求解决争端的渠道;另一方面能够实现降低药品价格,提高临床急需药物可及性,满足临床用药需求的制度实施目标。

从具体实践来看,美国、巴西、印度等国家在实施强制许可前,政府通常会先行与专利权人谈判协商,以预谈判的方式,尽量通过沟通协商等和缓方式解决问题。若专利权人提出的降价承诺满足政府预期,则政府将不启动强制许可;若谈判无果,则由政府直接颁布强制许可。例如,2005年,巴西也以强制许可为筹码与某制药公司进行预谈判,并就降低艾滋病治疗药物"洛匹那韦+利托那韦"价格达成协议。

3. 建立实施保障措施　为有效平衡解决短缺与保护专利合法权益,针对专利强制许可制度实施中产生的问题纠纷,域外国家建立了较为完备的实施保障措施。以印度尼西亚为例,其明确提出针对授予许可证所依据的理由已不复存在、被许可人未迅速开展准备工作以立即实施许可义务以及被许可人不遵守其他条件和规定三种情况可撤销专利强制许可决定(表10-3-8),以保护专利权人的合法权益。

表 10-3-8　印度尼西亚撤销强制许可决定的情况

序号	具体内容
1	授予许可证所依据的理由已不复存在
2	被许可人未迅速开展准备工作以立即实施许可义务:强制许可申请人未在自授予强制许可的决定之日起24个月内实施强制许可
3	被许可人不遵守其他条件和规定:a)支付费用;b)遵守授予强制许可决定中规定的许可范围

(三)发展趋势

专利强制许可是为防止专利权与公共利益冲突而建立的制度。为更好地平衡专利权人利益与公共健康利益,可借鉴国际上相关成熟经验,并基于我国国情与实际进行制度设计与优化。

一方面,在应对突发公共卫生事件等紧急状况时,能够具备缓解专利药药价高昂、患者无力购买困境的手段,有效保障公众用药。另一方面,也需考虑建立相应的平衡机制与补偿机制,维护药品专利权人的利益,例如,引入预谈判机制,在政府决定颁发强制许可法令之前,与专利权人协商谈判,尽量通过沟通协商等和缓方式解决问题,将强制许可负效应最小化,最大程度发挥制度的积极效应。

吴　晶　丁锦希　贺小宁　陈　烨　张嘉会　辛育航　邵荣杰　苏　莹

参考文献

[1] The National Organization for Rare Disorders.Rare disease day[EB/OL].(2022-01-18)[2022-08-10].https://rarediseases.org/rare-disease-day/

[2] 医政司.关于公布第一批罕见病目录的通知[EB/OL].(2018-05-11)[2022-08-10].http://www.nhc.gov.cn/yzygj/s7659/201806/393a9a37f39c4b458d6e830f40a4bb99.shtml.

［3］张抒扬,张学.近年中国罕见病相关政策和实践探索［J］.罕见病研究,2022,1（1）:1-6.

［4］刘芸男,彭荣荣,杨小丽.实现我国罕见病药品可及性的困境与对策研究［J］.中国卫生经济,2020,39（6）:30-32.

［5］全国人民代表大会常务委员会.中华人民共和国药品管理法［EB/OL］.（2019-08-26）［2022-08-10］.http://lawdb.cncourt.org/show.php?fid=152096.

［6］中共中央,国务院.中共中央 国务院印发《质量强国建设纲要》［EB/OL］.（2023-02-06）［2023-05-10］.https://www.gov.cn/zhengce/2023-02-06/content_5740407.htm?share_token=B4AF8828-EB72-4ED4-8773-839D5EC45F63&tt_from=weixin_moments&utm_medium=toutiao_ios&utm_campaign=client_share&wxshare_count=1.

［7］国家药品监督管理局.国家药监局药审中心关于发布《罕见疾病药物临床研发技术指导原则》的通告（2021年第71号）［EB/OL］.（2022-01-06）［2022-08-10］.https://www.cde.org.cn/main/news/viewInfoCommon/c4e1ef312a0a0c039a7a4ca55b91d4e8.

［8］国家药品监督管理局.国家药监局药审中心关于发布《罕见疾病药物临床研究统计学指导原则（试行）》的通告（2022年第33号）［EB/OL］.（2022-06-05）［2022-08-10］.https://www.cde.org.cn/main/news/viewInfoCommon/058e0d665b785e79b7f4f24dc1dc970c.

［9］国家药品监督管理局.国家药监局药审中心关于发布《组织患者参与药物研发的一般考虑指导原则（试行）》的通告（2022年第46号）［EB/OL］.（2022-11-25）［2022-12-10］.https://www.cde.org.cn/main/news/viewInfoCommon/41c7a683e4d0dcca28bccadc47096d2a.

［10］国家药品监督管理局.总局关于征求《关于鼓励药品医疗器械创新加快新药医疗器械上市审评审批的相关政策》（征求意见稿）意见的公告（2017年第52号）［EB/OL］.（2017-05-11）［2022-08-10］.https://www.nmpa.gov.cn/xxgk/ggtg/qtggtg/20170511213901140.html.

［11］国家药品监督管理局.国家药品监督管理局关于发布接受药品境外临床试验数据的技术指导原则的通告（2018年第52号）［EB/OL］.（2018-07-06）［2022-08-10］.https://www.nmpa.gov.cn/yaopin/ypggtg/ypqtgg/20180710151401465.html.

［12］国家药品监督管理局.国家药品监督管理局办公室公开征求《药品试验数据保护实施办法（暂行）》意见［EB/OL］.（2018-04-25）［2022-08-10］.https://www.nmpa.gov.cn/xxgk/zhqyj/zhqyjyp/20180426171801468.html.

［13］国家药品监督管理局.中华人民共和国药品管理法实施条例（修订草案征求意见稿）［EB/OL］.（2022-05-09）［2022-08-10］.https://www.nmpa.gov.cn/xxgk/zhqyj/zhqyjyp/20220509220456183.html.

［14］财政部.关于"支持和鼓励我国孤儿药发展"建议的答复（摘要）［EB/OL］.（2016-12-22）［2022-08-10］.http://www.mof.gov.cn/zhuantihuigu/2016jyta/2016rd/201612/t20161222_2495066.htm.

［15］国家税务总局.关于罕见病药品增值税政策的通知［EB/OL］.（2019-02-20）［2022-08-10］.http://www.chinatax.gov.cn/n810341/n810755/c4082485/content.html.

［16］国家税务总局.关于发布第二批适用增值税政策的抗癌药品和罕见病药品清单的公告［EB/OL］.（2020-09-30）［2022-08-10］.http://www.chinatax.gov.cn/chinatax/n359/c5157157/content.html.

［17］国家税务总局.关于发布第三批适用增值税政策的抗癌药品和罕见病药品清单的公告［EB/OL］.（2022-11-14）［2023-01-10］.http://www.chinatax.gov.cn/chinatax/n359/c5182941/content.html.

［18］国务院.国务院关于改革药品医疗器械审评审批制度的意见［EB/OL］.（2015-08-18）［2022-08-10］.https://www.gov.cn/zhengce/content/2015-08/18/content_10101.htm.

［19］国家市场监督管理总局.药品注册管理办法［EB/OL］.（2020-01-22）［2022-08-10］.https://gkml.samr.

gov.cn/nsjg/fgs/202003/t20200330_313670.html.

［20］国家药品监督管理局药品审评中心.国家药监局药审中心关于发布《药审中心加快创新药上市许可申请审评工作规范(试行)》的通知[EB/OL].(2023-03-31)[2023-06-10].https://www.cde.org.cn/main/news/viewInfoCommon/ace377c025ad4f2bbf94790673b2646e.

［21］国家药品监督管理局.国家药品监督管理局 国家卫生健康委员会关于临床急需境外新药审评审批相关事宜的公告(2018年第79号)[EB/OL].(2018-10-23)[2022-08-10].https://www.nmpa.gov.cn/yaopin/ypggtg/ypqtgg/20181030171201646.html.

［22］国家药品监督管理局药品审评中心.关于发布第二批临床急需境外新药名单的通知[EB/OL].(2019-05-29)[2022-08-10].https://www.cde.org.cn/main/news/viewInfoCommon/82f3bf94dc2c38d1a24d851f0e44914b.

［23］国家药品监督管理局药品审评中心.关于发布第三批临床急需境外新药名单的通知[EB/OL].(2020-11-19)[2022-08-10].https://www.cde.org.cn/main/news/viewInfoCommon/08818b168ccc85db9a42a0f6623b5688.

［24］药物政策与基本药物制度司.关于印发《临床急需药品临时进口工作方案》和《氯巴占临时进口工作方案》的通知[EB/OL].(2022-06-23)[2022-08-10].http://www.nhc.gov.cn/yaozs/s7653/202206/be5e83d15642445f89685af454e1557a.shtml.

［25］蔻德罕见病中心,艾昆纬(中国).共同富裕下的中国罕见病药物支付[Z].北京,2022.

［26］国家药品监督管理局药品审评中心.2021年度药品审评报告[EB/OL].(2022-06-01)[2022-08-10].https://www.cde.org.cn/main/news/viewInfoCommon/f92b7bdf775bbf4c4dc3a762f343cdc8.

［27］病痛挑战基金会,弗若斯特沙利文.2023中国罕见病行业趋势观察报告[Z].北京,2023.

［28］西南证券.曙光已至,关注罕见病/孤儿药投资机会[Z].北京,2023.

［29］张抒扬.罕见病诊疗指南(2019年版)[M].北京:人民卫生出版社,2019.

［30］罕见病发展中心,艾昆纬中国.中国罕见病药物可及性报告(2019).[Z].北京,2019.

［31］LIU J,YU Y,ZHONG M,et al.Long way to go:Progress of orphan drug accessibility in China from 2017 to 2022[J].Front Pharmacol,2023,14:1138996.

［32］QIAO L,LIU X,SHANG J,et al.Evaluating the national system for rare diseases in China from the point of drug access:progress and challenges[J].Orphanet J Rare Dis,2022,17(1):352.

［33］美国食品药品监督管理局.孤儿药法案[EB/OL].(2018-03-09)[2022-08-10].https://www.fda.gov/industry/designating-orphan-product-drugs-and-biological-products/orphan-drug-act-relevant-excerpts.

［34］日本厚生劳动省.指定"孤儿药"/医疗设备制度的概述[EB/OL].(2009-04-11)[2022-08-10].https://www.mhlw.go.jp/english/policy/health-medical/pharmaceuticals/orphan_drug.html.

［35］欧洲药品管理局.孤儿药法规[EB/OL].(2019-07-26)[2022-08-10].https://eur-lex.europa.eu/legal-content/EN/TXT/?uri=CELEX:32000R0141.

［36］王敏,范平安,王志远,等.美国孤儿药资格认定及批准上市情况分析[J].中国药事,2021,35(12):1406-1413.

［37］中共中央,国务院.《中共中央 国务院关于深化医疗保障制度改革的意见》[EB/OL].(2020-03-05)[2022-08-10].https://www.gov.cn/zhengce/2020-03-05/content_5487407.htm.

［38］国家医疗保障局.《2019年国家医保药品目录调整工作方案(征求意见稿)》公开征求意见[EB/OL].(2019-03-13)[2022-08-10].http://www.nhsa.gov.cn/art/2019/3/13/art_113_7120.html.

［39］国务院.《国务院办公厅关于健全重特大疾病医疗保险和救助制度的意见》[EB/OL].(2020-03-05)

［2022-08-10］.https：//www.gov.cn/zhengce/2020-03/05/content_5487407.htm.

［40］国家医疗保障局.《2022年国家基本医疗保险、工伤保险和生育保险药品目录调整工作方案》及相关文件公开征求意见［EB/OL］.（2022-06-13）［2022-08-10］.http：//www.nhsa.gov.cn：8000/art/2022/6/13/art_113_8299.html.

［41］江苏省人民政府.《江苏省医疗保障条例》经全体省人大代表审议通过［EB/OL］.（2023-01-20）［2023-05-10］.http：//www.jiangsu.gov.cn/art/2023/1/20/art_46502_10731888.html.

［42］佛山市医疗保障局.佛山市人民政府办公室关于印发佛山市医疗救助办法的通知［EB/OL］.（2020-04-01）［2022-08-10］.http：//www.foshan.gov.cn/fsybj/gkmlpt/content/4/4201/post_4201035.html#1555.

［43］山东省医疗保障局.关于进一步完善我省大病保险制度的通知［EB/OL］.（2022-12-14）［2023-08-10］.http：//ybj.shandong.gov.cn/art/2020/12/14/art_310912_10138619.html.

［44］北京大学医药管理国际研究中心.公益慈善力量参与罕见病多层次保障研究报告［Z］.北京，2022.

［45］国家医疗保障局.国家医疗保障局关于公布2022年国家基本医疗保险、工伤保险和生育保险药品目录调整通过形式审查药品名单的公告［EB/OL］.（2022-09-17）［2023-05-10］.http：//www.nhsa.gov.cn/art/2022/9/17/art_109_9092.html.

［46］中华慈善总会.戈谢病患者生存状况调研——基于用药状况比较的视角［Z］.北京，2019.

［47］杨伊凡，谢金平，邵蓉.韩国罕见疾病的防治与保障体系介绍及其对我国的启示［J］.中国药房，2022，33（22）：2689-2693.

［48］The Department of Health and Aged Care.Life saving drugs program.［EB/OL］.（2022-09-18）［2023-05-10］.https：//www.health.gov.au/our-work/life-saving-drugs-program.

［49］李乐乐，何晓彤，陈湘妤，等.典型国家和地区罕见病用药保障模式比较及启示［J］.中国医疗保险，2022（11）：29-34.

［50］BLONDA A，DENIER Y，HUYS I，et al.How to value orphan drugs？a review of european value assessment frameworks［J］.Front Pharmacol，2021，12：631527.

［51］王雅君，韩容，岳志华，等.美国儿童药品上市审批情况分析及其对我国儿童用药保障工作的启示［J］.中国药房，2021，32（2）：133-138.

［52］国家统计局.第七次全国人口普查公报［EB/OL］.（2021-05-11）［2023-06-03］.https：//www.gov.cn/guoqing/2021-05/13/content_5606149.htm.

［53］孙琪，李勇.我国儿童用药可及性现状及对策研究［J］.中国药物评价，2023，40（1）：7-11.

［54］国务院.中国儿童发展纲要（2011—2020年）［EB/OL］.（2020-12-19）［2023-06-03］.https：//www.gov.cn/xinwen/2020-12/19/content_5571132.htm.

［55］国务院.中华人民共和国药品管理法.（2019-08-26）［2023-06-03］.https：//www.gov.cn/xinwen/2019-08/26/content_5424780.htm.

［56］国家市场监督管理总局.药品注册管理办法［EB/OL］.（2020-01-15）［2023-06-03］https：//www.gov.cn/zhengce/zhengceku/2020-04/01/content_5498012.htm.

［57］国务院.国务院关于印发国家药品安全"十二五"规划的通知［EB/OL］.（2012-01-20）［2023-06-03］.https：//www.gov.cn/gongbao/content/2012/content_2068275.htm.

［58］国家食品药品监管局.关于深化药品审评审批改革进一步鼓励药物创新的意见［EB/OL］.（2013-02-27）［2023-06-03］.http：//www.scio.gov.cn/xwfbh/gbwxwfbh/fbh/Document/1299524/1299524.htm.

［59］中国食品药品国际交流中心.关于保障儿童用药的若干意见［EB/OL］.（2014-06-03）［2023-06-03］.https：//www.ccfdie.org.cn/yjxx/ylqx/webinfo/2014/06/1481297437474278.htm.

［60］国务院.国务院关于改革药品医疗器械审评审批制度的意见［EB/OL］.（2015-08-18）［2023-06-03］. https://www.gov.cn/zhengce/content/2015/08/18/content_10101.htm?ivk_sa=1024320u.

［61］国务院.国务院办公厅关于促进医药产业健康发展的指导意见［EB/OL］.（2016-03-11）［2023-06-03］. http://www.scio.gov.cn/32344/32345/37799/38485/xgzc38491/Document/1631828/1631828.html.

［62］国家药品监督管理局药品审评中心.关于临床急需儿童用药申请优先审评审批品种评定基本原则及首批优先审评品种的公告［EB/OL］.（2016-01-29）［2023-06-03］.https://www.cde.org.cn/main/news/viewInfoCommon/36fd3bbc1aa3faa0574d7ed050c4c818.

［63］湖南省政府信息公开重点工作.关于解决药品注册申请积压实行优先审评审批的意见［EB/OL］. （2016-02-26）［2023-06-03］.http://www.hunan.gov.cn/topic/hnzfxxgk/ggjg/spypaq/jgzc/201705/t20170510_4218185.html.

［64］韶山市人民政府,韶山市科技和工业信息化局.关于印发首批鼓励研发申报儿童药品清单的通知［EB/OL］.（2017-05-26）［2023-06-03］.http://www.shaoshan.gov.cn/11691/12274/content_595194.html.

［65］汨罗市人民政府.关于印发第二批鼓励研发申报儿童药品清单的通知［EB/OL］.（2017-09-01）［2023-06-03］.http://www.miluo.gov.cn/25308/27701/27702/27705/27707/28246/content_928780.html.

［66］沈阳药交会.关于鼓励药品创新实行优先审评审批的意见［EB/OL］.（2017-12-28）［2023-06-03］. https://www.yaojiaohui.cn/index.php/Home/News/detail/id/686.html.

［67］卫生健康委.卫生健康委关于印发母婴安全行动计划（2018—2020年）和健康儿童行动计划（2018—2020年）的通知［EB/OL］.（2018-04-27）［2023-06-03］.https://www.gov.cn/gongbao/content/2018/content_5327474.html.

［68］卫生健康委办公厅,工业和信息化部办公厅,药监局综合司.关于印发第三批鼓励研发申报儿童药品清单的通知［EB/OL］.（2019-07-22）［2023-06-03］.https://www.gov.cn/zhengce/zhengceku/2019/11/18/content_5453049.html.

［69］中日医药信息网.国家药监局关于发布《突破性治疗药物审评工作程序（试行）》等三个文件的公告［EB/OL］.（2020-07-07）［2023-06-03］.http://www.cjpi.org.cn/zryyxxw/zxdt/webinfo/2020/07/1592159996907604.html.

［70］海南省药品和医疗器械审评服务中心.国家药监局药审中心关于发布《真实世界研究支持儿童药物研发与审评的技术指导原则（试行）》的通告［EB/OL］.（2020-10-14）［2023-06-03］.https://amr.hainan.gov.cn/himpa/HICDME/zdyz/yp/202210/t20221014_3283975.html.

［71］贵州省民政厅.中国儿童发展纲要（2021—2030年）［EB/OL］.（2021-09-28）［2023-06-03］.https://mzt.guizhou.gov.cn/xwzx/mzyw/202109/t20210928_70647227.html.

［72］药物政策与基本制度司.关于第二批鼓励研发申报儿童药品建议清单的公示［EB/OL］.（2017-05-17）［2023-06-03］.http://www.nhc.gov.cn/yaozs/s3578m/201705/b1fe01a5c8fc4e0983a04696ae2b753f.shtml.

［73］国家卫生健康委员会.关于第三批鼓励研发申报儿童药品建议清单的公示［EB/OL］.（2019-06-03）［2023-06-03］.http://wjw.xinjiang.gov.cn/hfpc/ywzc/201906/e875fa65b1424f189582dc0ed9172e6f.shtml.

［74］药物政策与基本制度司.关于第四批鼓励研发申报儿童药品建议清单的公示［EB/OL］.（2023-05-26）［2023-06-03］.http://www.nhc.gov.cn/yaozs/s3581/202305/98c91d893dd740c3a03471f2fa1e65ba.shtml.

［75］人民政协网.关于首批鼓励研发申报儿童药品建议清单的公示［EB/OL］.（2016-07-20）［2023-06-03］. http://www.rmzxb.com.cn/c/2016-06-03/849374.shtml.

［76］国家药品监督管理局.儿科人群药代动力学研究技术指导原则［EB/OL］.（2014-08-02）［2023-06-03］. https://www.nmpa.gov.cn/xxgk/fgwj/gzwj/gzwjyp/20140711112001393.html.

[77] 江西省药品监督管理总局.儿科人群药物临床试验技术指导原则[EB/OL].(2016-03-01)[2023-06-03].http://mpa.jiangxi.gov.cn/art/2016/3/11/art_37105_2400350.html.

[78] 中国质量新闻网.成人用药数据外推至儿科人群的技术指导原则[EB/OL].(2023-04-12)[2023-06-03].https://www.cqn.com.cn/zj/content/2023-04/13/content_8928615.html.

[79] 曹旺,尉耘翠,赵立波,等.真实世界研究在儿童药品评价及决策应用中的机遇与挑战[J].医药导报,2022,41(1):35-38.

[80] 郎浩辰,郭述金,温庆辉,等.我国儿童用药审评审批政策创新成效及改革方向[J].中国药物评价,2023,40(2):122-125.

[81] 肖月,孙潭霖,赵琨,等.我国儿童药品供应保障体系核心问题及对策[J].卫生经济研究,2021,38(6):6-9.

[82] 许淑红,张绮,张林琦,等.探讨我国儿科用药的发展现状及政策层面的思考[J].中国临床药理学杂志,2020,36(12):1760-1767.

[83] 赵瑞玲,王晓玲,陈海燕,等.《国家基本药物目录》(2012年版)儿童用药超说明书使用现状分析[J].中国药学杂志,2015,50(21):1923-1926.

[84] 王志远,韩泰森,何摇光,等.我国18家三级儿童专科医院儿童基本药物可获得性研究[J].中国药房,2022,33(18):2177-2181.

[85] 郭志刚,吴彬,管晓东,等.中国儿童用药研发现状及存在问题分析[J].中国新药杂志,2014,23(22):2602-2606.

[86] 王轩,董凌云,钱莉苹,等.我国相关法规建设对促进儿童用药研发的探究[J].中国药事,2023,37(2):134-141.

[87] 国家药品不良反应监测中心.国家药品不良反应监测年度报告(2022年)[EB/OL].(2023-03-29)[2023-06-03].https://www.cdr-adr.org.cn/drug_1/aqjs_1/drug_aqjs_sjbg/202303/t20230324_50019.html.

[88] 李勇,胡培杰,张乐彤.国内外儿童用药研发现状及激励政策比较[J].中国药物评价,2023,40(1):12-16.

[89] 王春婷,李玉基,夏东胜,等.儿童用药现状及对策[J].中国药物警戒,2013,10(8):492-496.

[90] 闵晓青,田侃,喻小勇,等.美国儿童用药立法保障评析及对我国的启示[J].中国药房,2017,28(13):1740-1743.

[91] 李莉霞,王晓芸,李方,等.家长对儿童药物临床试验认知与态度调查[J].儿科药学杂志,2019,25(3):43-47.

[92] 李丰杉,余勤.儿童用药研发及儿科临床试验的国际发展和国内现状[J].中国新药杂志,2020,29(17):1933-1938.

[93] 卢玉美.国外儿童用药研发与应用监管政策分析[J].中国药物警戒,2013,10(9):527-532.

[94] 宁艳阳.保供儿童药国外怎么做[J].中国卫生,2022(6):95.

[95] GUIDI B,PARZIALE A,NOCCO L,et al.Regulating pediatric off-label uses of medicines in the EU and USA:challenges and potential solutions:Comparative regulation framework of off label prescriptions in pediatrics:a review[J].International journal of clinical pharmacy,2022,44(1):264-269.

[96] GADGE P M,KENJALE P P,POKHARKAR V B,et al.Global pediatric regulations:an overview[J].Therapeutic Innovation and Regulatory Science,2019(2):216847901986409.

[97] 李勇,温庆辉,郭述金,等.我国儿童用药供给短缺现状、成因及对策分析[J].中国药物评价,2023,40(2):126-129.

［98］王雨杉.欧美儿童药品激励政策对我国的启示［C］.2018年中国药学会药事管理专业委员会年会暨学术研讨会,2018:235-243.

［99］洪峻,谭萌萌,王晓玲,等.中国与日本儿童用药政策比较［J］.中国药业,2022,31（13）:7-11.

［100］宋菲,冯逸佳,张研,等.我国医保儿童专用药发展历程与前景分析［J］.中国医疗保险,2022（11）:39-44.

［101］人力资源和社会保障部.关于印发《国家基本医疗保险、工伤保险和生育保险药品目录》的通知［EB/OL］.（2009-11-30）［2023-06-03］.https://www.gov.cn/govweb/gzdt/2009-11/30/content_1476934.html.

［102］人力资源和社会保障部.关于印发《国家基本医疗保险、工伤保险和生育保险药品目录》的通知［EB/OL］.（2019-08-20）［2023-06-03］.http://www.nhsa.gov.cn/art/2019/8/20/art_53_1667.html.

［103］人力资源和社会保障部.关于印发《国家基本医疗保险、工伤保险和生育保险药品目录（2020年）》的通知［EB/OL］.（2020-12-25）［2023-06-03］.https://www.gov.cn/zhengce/zhengceku/2020-12/28/content_5574062.html.

［104］人力资源和社会保障部.关于印发《国家基本医疗保险、工伤保险和生育保险药品目录（2021年）》的通知［EB/OL］.（2021-11-24）［2023-06-03］.https://www.gov.cn/zhengce/zhengceku/2021-12/03/content_5655651.html.

［105］人力资源和社会保障部.关于印发《国家基本医疗保险、工伤保险和生育保险药品目录（2022年）》的通知［EB/OL］.（2023-01-13）［2023-06-03］.https://www.gov.cn/zhengce/zhengceku/2023-01/18/content_5737840.html.

［106］人力资源和社会保障部.关于印发《国家基本医疗保险、工伤保险和生育保险药品目录（2017年版）》的通知［EB/OL］.（2017-02-23）［2023-06-03］.https://www.gov.cn/xinwen/2017-02-23/content_5170392.html.

［107］徐伟,马丽,高楠.2017版和2009版国家医保药品目录对比研究［J］.中国卫生经济,2018,37（1）:44-47.

［108］杨自根.国外弱势群体医疗救助的实践及启示［J］.卫生经济研究,2017（1）:58-60.

［109］孙蓉,叶成徽.美国儿童医保模式及启示［J］.中国医疗保险,2017（2）:26.

［110］张宸,凡馨,金秋晨,等.日本儿童药定价及价格激励政策对我国的启示［J］.中国药房,2021,32（23）:2822-2827.

［111］杨世民.药事管理学.6版［M］.北京:人民卫生出版社,2016.

［112］徐德铎,金晓玲,温燕,等.我国应急药品储备与使用管理的现状与思考［J］.世界临床药物,2022,43（8）:993-997.

［113］崔媛.完善我国国家医药储备制度研究［J］.经济研究参考,2014（61）:36-41.

［114］李艳蓉,崔一民,王海学,等.美国突发公共卫生事件医疗对策对我国药品审评审批和监管的启示［J］.中国临床药理学杂志,2020,36（7）:907-911.

［115］武瞳,储文功,刘照元.美国国家药品应急体系构建与运作研究［J］.中国药事,2009,23（12）:1230-1233.

［116］陈昕,胡娟娟,龚时薇.从供应链角度评价美国国家医药品战略储备体系及其对我国的启示［J］.中国卫生政策研究,2014,7（9）:51-57.

［117］李东奇,张欲晓,毛宗福.公共卫生应急体系中的医疗保障立法研究——基于国际比较视角［J］.中国卫生事业管理,2021,38（3）:199-202.

［118］国家医疗保障局. 国家医疗保障局对十三届全国人大三次会议第9354号建议的答复［EB/OL］.（2020-09-22）［2023-07-15］.http：//www.nhsa.gov.cn/art/2020/10/9/art_26_3689.html.

［119］Deutscher Privaten Krankenversicherung.Abrechnung ärztlicher Leistungen（GOÄ）［EB/OL］.［2023-07-15］.https：//www.pkv.de/wissen/corona/corona-impfung-fragen-und-antworten/.

［120］REUTERS.U.S. to buy 10 mln courses of Pfizer's COVID-19 pill for $5.3 bln［EB/OL］.（2021-11-19）［2023-07-15］.https：//www.reuters.com/business/healthcare-pharmaceuticals/us-govt-buy-10-mln-courses-pfizers-covid-19-pill-529-bln-2021-11-18/.

［121］孙淑云. 健全重大疫情医疗救治费用协同保障机制的逻辑理路［J］.甘肃社会科学,2020（5）:29-36.

［122］周雅. 基本医疗保险应对突发公共卫生事件的制度弹性研究［J］.河北企业,2023（6）:35-37.

［123］黄雨婷,李海超. 突发公共卫生事件下医疗保险和救助制度的构建研究［J］.活力,2023（5）:151-155.

［124］左斐,翟绍果. 重大突发公共卫生事件对社会医疗保险基金可持续性的影响研究［J］.中国医疗保险,2022（7）:36-45.

［125］李文祎,孟彦辰. 重大传染病疫情下药品专利强制许可的困境及对策［J］.卫生软科学,2023,37（6）:40-45.

［126］王金堂,赵许正. 中国药品专利强制许可的制度缺陷及改革思路［J］.青岛科技大学学报（社会科学版）,2021,37（4）:63-69.

附　件

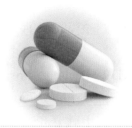

附表 1　典型国家医保药品目录动态调整决策环节

职能	职能涉及的功能 / 任务	包含内容 / 解决的问题	澳大利亚	日本	德国	韩国
医疗保险类型	—	全民医保还是社会医疗保险？	全民医疗保险	日本国家健康保险（社会保险模式）	德国法定健康保险（社会保险模式）	韩国国家健康保险（社会保险模式）
目录名称	—	—	药品福利计划清单	国家医疗保险药品价格目录	法定医疗保险药品目录	韩国医保药品目录
目录形式	—	正目录、负目录、还是灰目录？	正目录	正目录	正目录 + 负目录	正目录 + 负目录
调整目的	—	对于供方：指导临床实践。对于需方：减轻由药品所带来的经济负担（保证可负担性）；保证药品的可获得性。对于保险方：减轻保险基金 / 公共资金购买压力。	为患者提供补贴，保证药品可负担、可获得	保证患者能够获得安全、有效的药品的，NHI 确保所有日本公民都能使用超过 50 年的医疗服务和药物	保证药品的合理定价，使患者能够获得安全、有效、高质量的药品。同时通过价格谈判等方式寻求创新激励与药品可支付性之间的平衡	保证药品具有成本效果，合理、有效的配置有限的药品资源
责任机构	决策机构	卫生行政部门（如卫生署）还是专门设立的机构？发挥怎样的职能？无须目录制定的国家其负责药品市场准入的责任机构发挥怎样的作用？	卫生署（DoH，确认并发布目录调整后清单）	厚生劳动省，负责发布 NHI 报告（上市批准、药品定价等）	卫生部（参考价格和报销政策决策者）；联邦委员会 G-BA 是确定健康保险药品提供的决策机构	卫生福利部确定名单，公布删除、保留或降价后保留的结果

职能	职能涉及的功能／任务	包含内容／解决的问题	澳大利亚	日本	德国	韩国
责任机构	评审机构	独立机构还是决策／目录制定部门的下属机构？评审机构人员组合是怎样的？评审结果是否有法律效力（是否有最终决定权）？制造商（药品生产者）的角色地位如何？	药品咨询委员会（PBAC）是独立部门，设有经济学分委员会（ESC）和药物使用小组委员会（DUSC），负责对已上市注册的药品进行综合评价以及药物纳入目录后的使用情况，推荐进入 PBS 药物目录。基本药品价格管理局（PBPA），独立部门，负责审核药品价格是否合理，医疗保险计划能否支付并对已列入 PBS 药物目录的药品价格进行年审。PBAC 和 PBPA 的建议均需要上报 DoH 通过后才可发布	药价测算组织，厚生省下设机构，负责价格测算；中央社会保险医疗协会，厚生劳动省下设机构，负责评定药价测算组织提交的测算结果，并决定是否提交药价目录	医疗保健质量和效率研究所（IQWiG），独立机构，负责评估药物的有效性，为 G-BA 提供政策参考；社会保险组织，负责管理和监督参考价格组，对支付标准进行更新	健康保险管理局（HIRA），隶属卫生部，负责药物使用审查（DUR）；药品补偿评估委员会（DREC），隶属 HIRA，负责审核制造商经济性材料，就药品是否被纳入医保目录提出建议
	其他机构	咨询机构／辅助机构发挥怎样的作用（如提供建议意见）？	治疗产品管理局（TGA）对药品进行上市前评价；工作组 RWG 负责向 PBS 提供药物使用的条件向 PBAC 提供建议	药品医疗器械综合机构（PMDA）负责药品批准上市前的药品质量、安全性、有效性等审评	联邦药物和医疗器械研究所，独立联邦机构，负责批准成品药品，审查成品药品的有效性、安全性和质量	国家医疗保险公司（NHIC），负责药品价格谈判
目录药品范围	不同种类的药品	包括哪些，如处方药、罕见药、高价药等？	不包括非处方药（OTC）和饮食补充剂（有例外）	所有处方药品全部纳入医保目录	获批上市的药品基本都能进入医保目录，排除治疗微不足道的疾病药物和生活方式类药物（性药）等	所有上市药品均纳入目录内，除孤儿药、不能被调出的药品、紧急药物、无替代药品等均在目录调整范围

续表

职能	职能涉及的功能 / 任务	包含内容 / 解决的问题	澳大利亚	日本	德国	韩国
调整标准	不同形式的标准	新药的准入、旧药的退出、药价的调整有各自怎样的标准(如安全性 / 有效性 / 经济性 / 伦理性)？是否有临床证据评价？是否有经济学评价？是否详细(如包括具体的QALY值)？还包括哪些其他内容？	安全性、有效性、药物经济学评价、预算影响、有效替代品是否存在、受益人群以及"救援规则"	安全性、有效性以及市场情况(市场规模、国外情况等),暂时不需要成本效果分析证据	依据质量、有效性判断药品附加价值;以《药品价格条例》为依据,固定利润率,确定处方药价格(药店统一价格)	是否有替代药物、是否具有成本效果、预算影响分析、国内药品市场情况、其他国家情况
调整程序	准入(新药的纳入)程序	由谁发起程序？评审程序包括哪些？哪些利益相关方参加？评审结果包含哪些？信息是否透明？决策效力如何？是否可被推翻 / 上诉？由谁发起？申报、遴选还是谈判？	新药的纳入。由厂商发起申请并提交材料,进入PBAC评估程序(会议)给出准入建议后进入PBPA定价评估,向DoH提交建议并由DoH与厂商价格谈判,最终发布纳入公告	各类新药每年有4次机会进入医保目录,仿制药每年1次机会进行调整。需要首先获得上市,由制造商向PMDA发起申请,面对面审查方式进行1～2轮会议讨论,形成报告并交由PMDA审查和上报厚生劳动省	由制药商向G-BA发起申请,IQWiG以文献综述形式进行综合评估(无时限要求),发布完整或快速评估报告,由G-BA给出最终结论	由制药商提出申请,HIRA核定并对药品进行分类,结合购买和消费数量进行价格谈判,谈判成功则纳入目录;风险评估协议针对没有替代治疗的药品,根据患者治疗结果,得出剔除或保留的结论
	退出(药品剔除)程序		—	—	谈判价格过低的,制造商可能从市场撤出,药品目录将相应剔除	由卫生福利部选好需评估的药品(进入目录5年)后,由HIRA审查制药商材料,进行药物经济学评估后发布审评意见。卫生福利部公布剔除 / 保留的结果

续表

职能	职能涉及的功能/任务	包含内容/解决的问题	澳大利亚	日本	德国	韩国
调整程序	药品价格调整程序	—	药价的调整每年一次,同PBPA程序。	药品价格的调整每2年一次。制造商向厚生劳动省发起申请,药物定价组织(DPO)负责评估并向制造商反馈草案(可上诉),由厚生劳动省批准NHI价格目录	第一年仍可享有自主定价权,但上市后的第13个月起则需重新确定价格。	同退出程序,得出降价后保留的结果
提交材料	—	是否有材料递交指南?固定时间提交还是无时间限制(由制造商决定)?	有指南,无时间限制。包括药物经济学分析报告、库存可获得保证、注册信息、药品信息	有指南规范,包括产品情况和文献综述	无指南,需要提交药品情况介绍及其与其他同类药品的额外价值比较	无指南,以评审标准为依据提交相应证明材料
价格与目录调整的关系	—	定价对目录准入决策的影响如何?是不是独立环节?定价方法有哪些?	药品定价是新药能否进入目录以及已有目录内药品能否继续保留在目录内的关键流程,定价的结果关系到最终能否获得目录准入。(价格谈判成功才可进入或保留在目录)	已上市注册的药品不会自动列入NHI价目表中,为了在医保目录内使用新药,需要经过NHI价格目录评审程序。因此,价格制定是NHI目录调整的重要环节	上市后13个月的价格谈判结果关系到药品能否继续保留在目录内,这个过程可能导致两个结果:仍保留在目录内但价格降低;价格谈判未达成一致则从目录中剔除	当药物的上市审批通过后,公司与NHIC之间会进行价格谈判。如果价格谈判失败,就不予以纳入医保目录

附表1(续) 典型国家医保药品目录动态调整决策环节

职能	职能涉及的功能/任务	包含内容/解决的问题	法国	英国	加拿大
医疗保险类型	全民医保还是社会医疗保险?		法国医疗保险(社会医疗保险)	英国国家卫生服务体系(全民医疗保险)	加拿大医疗保险(社会医疗保险)
目录名称	—	—	《药品报销目录》	国民健康保险目录,同时包括限制条件目录	药品报销计划
目录形式	正目录、负目录还是灰目录?		正目录	负目录	正目录

职能	职能涉及的功能/任务	包含内容/解决的问题	法国	英国	加拿大
调整的目的	对于供方:指导临床实践。对于需方:减轻由药品所带来的经济负担(保证可负担性);保证药品的可获得性。对于保险方:减轻保险基金/公共资金购买压力		保证公共资金购买,同时实现对临床实践的指导	指导临床实践,促进健康和预防疾病,更有效地利用现有的医疗资源	保证公共资金购买和药品可获得性
责任机构	决策机构	卫生行政部门(如卫生署)还是专门设立的机构?发挥怎样的职能?无须目录制定的国家其负责药品市场准入的责任机构发挥怎样的作用?	卫生部负责确定正向药品目录以及取消部分不可替代和高价产品的共付	国家卫生质量标准署(NICE),独立机构,负责药品目录遴选和调整,NICE推荐的药品均被纳入报销系统	各省政府
	评审机构	独立机构还是决策/目录制定部门的下属机构?评审机构人员组合是怎样的?评审结果是否有法律效力(是否有最终决定权)?制造商(药品生产者)的角色地位如何?	透明委员会,负责评估药品报销申请;国家补充性医疗保险基金联盟(UNCAM),根据药品的临床效益水平评价SMR等级和疾病严重程度确定药品报销比例,可对目录进行调整	证据审查小组(ERG),独立学术机构,负责在药品评估中进行证据审查	药品和卫生技术评价局(CADTH),独立机构,负责共同药品评审
	其他机构	咨询机构/辅助机构发挥怎样的作用(如提供建议意见)?	卫生服务产品经济委员会(CEPS),负责与制药商价格协商,直接指定报销的药品价格	罕见病推荐小组(RDAG),负责推荐应优先考虑、高度专业的罕用药和超罕用药,将临床意见提交给NHS理事会	药品评审委员会(CDEC),为独立的咨询机构,为药品报销计划提供建议
目录药品范围	不同种类的药品	包括哪些,如处方药、罕见药、高价药等?	所有上市药品	所有上市药品(除黑名单和灰名单)	所有上市药品
调整标准	不同形式的标准	新药的准入、旧药的退出、药价的调整有各自怎样的标准(如安全性/有效性/经济性/伦理性)?是否有临床证据评价?是否有经济学评价?是否详细(如包括具体的QALY值)?还包括哪些其他内容?	SMR和ASMR评估结果	ICER值(罕见病时综合考虑创新性、受益人数、社会受益等)	药品安全性、有效性、药物经济学评价

职能	职能涉及的功能/任务	包含内容/解决的问题	法国	英国	加拿大
调整程序	准入(新药的纳入)程序	各自有怎样的准入环节?由谁发起程序?评审程序包括哪些?哪些利益相关方参加?评审结果包含哪些?信息是否透明?决策效力如何?是否可被推翻/上诉?由谁发起?申报、遴选还是谈判?	上市药品由制药商向透明委员会提交申请,进一步评估 SMR 和 ASMR 后提出建议并提交给健康产品经济委员会和国家健康保险基金确定共付价格和比例,国家疾病基金会对比例进行调整后最终由卫生部确认并发布	上市药品自动纳入	获得医师处方的药品进行共同评审 CDR,CDEC 根据评审结果给出推荐建议,由各省决定能否进入药价联合谈判 PLA 阶段,泛加拿大药品定价联盟 pCPA 负责进行价格谈判,谈判成功后签订意向书后进行药品收录谈判,达成协议后确定收录协议
	退出(药品剔除)程序	—	目录内药品每 5 年重新评价一次,流程同新药纳入	选择需 NICE 评估的药品,评估小组形成书面评估材料并进一步获得评估意见(四种建议),随后开展评价委员会会议得出鉴定报告和结论,NICE 发布最终的报告(可获得公众反馈),六周后 NICE 发布指导意见(无法获得准入的药品)	—
	药品价格调整程序		药品价格委员会对药品的医学进步性进行评估,确定药品价格	风险分担协议针对特殊药品,可能产生调价(价格折扣)/免费疗程或费用分担等优惠结果	
提交材料	是否有材料递交指南?固定时间提交还是无时间限制(由制造商决定)?	无指南,药品信息,公共健康利益、治疗策略等证据	政府邀请,有指南,临床及其对照组信息(替代性治疗信息)、药物经济学等信息、对健康以及非健康的影响	无指南,需提交有关产品的有效性和安全性的证据;药物目录中材料递交有相应指南,需要包括产品信息、预算影响分析及支持性文件

续表

职能	职能涉及的功能/任务	包含内容/解决的问题	法国	英国	加拿大
价格与目录调整的关系	定价对目录准入决策的影响如何?是不是独立环节?定价方法有哪些?	药品价格审定与目录调整同时进行,需要根据药品及市场情况,对价格进行制订和调整,同时实现药品目录的更新	制药商可自由定价,但为了得到更好的 NICE 推荐结果,一般会有药品折扣和价格让利	价格谈判的结果是新药能否纳入各省目录的重要环节,只有当价格谈判完成且签订协议后才能够真正纳入目录

附表 2　罕见病用药研发与注册相关政策

发布时间	发布机构	文件名	文件号	主要内容
2015 年 8 月	国务院	《国务院关于改革药品医疗器械审评审批制度的意见》	国发〔2015〕44 号	加快审评审批防治罕见病等疾病的创新药
2015 年 11 月	国家食品药品监督管理总局	《国家食品药品监督管理总局关于药品注册审评审批若干政策的公告》	2015 年第 230 号	对罕见病等疾病的创新药注册申请实行单独排队,加快审评审批
2018 年 5 月	国家药品监督管理局、国家卫生健康委员会	《国家药品监督管理局 国家卫生健康委员会关于优化药品注册审评审批有关事宜的公告》	2018 年第 23 号	对罕见病药品纳入优先审评的各环节优先配置资源,加快审评审批
2018 年 10 月	国家药品监督管理局、国家卫生健康委员会	《国家药品监督管理局 国家卫生健康委员会关于临床急需境外新药审评审批相关事宜的公告》	2018 年第 79 号	建立专门通道对近十年在美国、欧盟或日本上市但未在我国境内上市的治疗罕见病新药进行审评审批。对罕见病治疗药品,在受理后 3 个月内完成技术审评
2018 年 11 月	国家药品监督管理局	《关于发布第一批临床急需境外新药名单的通知》	—	发布第一批临床急需境外新药名单,共 48 个品种(其中有 8 个在名单公布时已上市),其中罕见病药品占 21 种
2019 年 5 月	国家药品监督管理局	《关于发布第二批临床急需境外新药名单的通知》	—	发布第二批临床急需境外新药名单,共 26 个品种,其中罕见病药品占 17 种
2019 年 8 月	全国人民代表大会常务委员会	《中华人民共和国药品管理法》	中华人民共和国主席令第三十一号	鼓励具有新的治疗机理、治疗严重危及生命的疾病或者罕见病、对人体具有多靶向系统性调节干预功能等的新药研制,推动药品技术进步;鼓励短缺药品的研制和生产,对临床急需的短缺药品、防治重大传染病和罕见病等疾病的新药予以优先审评审批

发布时间	发布机构	文件名	文件号	主要内容
2020 年 1 月	国家市场监督管理总局	《药品注册管理办法》	国家市场监督管理总局令第27 号	临床急需的短缺药品、防治重大传染病和罕见病等疾病的创新药和改良型新药可以申请适用优先审评审批程序
2020 年11 月	国家药品监督管理局	《关于发布第三批临床急需境外新药名单的通知》	—	发布第三批临床急需境外新药名单,共 7 个品种,其中罕见病占 3 种
2020 年12 月	国家药品监督管理局	《国家药监局关于促进中药传承创新发展的实施意见》	国药监药注〔2020〕27 号	对临床定位清晰且具有明显临床价值,用于重大疾病、罕见病防治、临床急需而市场短缺或属于儿童用药的中药新药申请实行优先审评审批
2022 年 6 月	国家药品监督管理局	《国家药监局综合司关于进一步加强外资企业服务工作的通知》	药监综科外函〔2022〕361 号	充分发挥药品审评四条快速通道作用,加快临床急需境外新药、罕见病用药、儿童用药、重大传染病用药等上市速度
2022 年 6 月	国家卫生健康委员会、国家药品监督管理局	《关于印发〈临床急需药品临时进口工作方案〉和〈氯巴占临时进口工作方案〉的通知》	国卫药政发〔2022〕18 号	将罕见病治疗药品纳入临床急需临时进口药品范围,进口药品属于治疗罕见病的,原则上由全国罕见病诊疗协作网的 1 家医疗机构作为牵头进口机构,汇总全国范围内用药需求、使用该药的医疗机构名单和承诺书,提出临时进口申请
2023 年 4 月	国家药品监督管理局	《国家药监局药审中心关于发布〈药审中心加快创新药上市许可申请审评工作规范（试行)〉的通知》	—	用于治疗罕见病的创新药享受上市许可申请加速审评,明确沟通交流时限为 30 日,品种审评时限为 130 日

附表 3　临床急需境外新药清单中的罕见病药品

药品名称	适应证	国外首次获批时间	国内上市	药物中文名称	中国获批时间
第一批					
evolocumab	纯合子家族性高胆固醇血症	2015 年 8 月	是	依洛尤单抗	2018 年 7 月
eculizumab	阵发性睡眠性血红蛋白尿、非典型溶血性尿毒综合征	2007 年 3 月	是	依库珠单抗	2018 年 9 月
teriflunomide	多发性硬化	2012 年 9 月	是	特立氟胺	2018 年 7 月
emicizumab	A 型血友病	2017 年 11 月	是	艾美赛珠单抗	2018 年 11 月

续表

药品名称	适应证	国外首次获批时间	国内上市	药物中文名称	中国获批时间
siltuximab	多中心卡斯特莱曼病	2014 年 4 月	是	司妥昔单抗	2021 年 11 月
elosulfase alfa	ⅣA 型黏多糖贮积症	2014 年 2 月	是	依洛硫酸酯酶 α	2019 年 5 月
selexipag	肺动脉高压	2015 年 12 月	是	司来帕格	2018 年 12 月
fingolimod HCl	多发性硬化症	2010 年 9 月	是	盐酸芬戈莫德	2019 年 7 月
eliglustat	戈谢病	2014 年 8 月	否		
icatibant	遗传性血管性水肿	2008 年 7 月	是	艾替班特	2021 年 4 月
dalfampridine	多发性硬化症	2010 年 1 月	是	氨吡啶	2021 年 5 月
tetrabenazine	亨廷顿舞蹈症	2008 年 8 月	是	丁苯那嗪	2021 年 6 月
ecallantide	遗传性血管性水肿	2009 年 12 月	否		
velaglucerase alfa	戈谢病	2010 年 2 月	是	维拉苷酶 α	2021 年 4 月
tafamidis	特发性心肌病	2011 年 11 月	是	氯苯唑酸	2020 年 9 月
taliglucerase alfa	戈谢病	2012 年 5 月	否		
lomitapide	纯合子家族性高胆固醇血症、高胆固醇血症	2012 年 12 月	否		
mipomersen sodium	纯合子家族性高胆固醇血症	2013 年 1 月	否		
nusinersen	脊髓性肌萎缩	2016 年 12 月	是	诺西那生钠	2019 年 2 月
deutetrabenazine	迟发性运动障碍、亨廷顿舞蹈症	2017 年 4 月	是	氘丁苯那嗪	2020 年 5 月
vestronidase alfa-vjbk	Ⅶ型黏多糖贮积症	2017 年 11 月	否		
第二批					
sapropterin hydrochloride	高苯丙氨酸血症	2013 年 8 月	否		
somatropin	Noonan 综合症、Prader-Willi 综合症	2007 2018	否		
burosumab	X 连锁低磷佝偻病	2018 年 2 月	是	布罗索尤单抗	2021 年 1 月
mecasermin	莱伦氏综合征	2005 年 8 月	否		
laronidase	黏多糖贮积症 Ⅰ 型	2003 年 4 月	是	拉罗尼酶	2020 年 6 月
indursulfase	黏多糖贮积症 Ⅱ 型	2006 年 7 月	是	艾度硫酸酯酶 β	2020 年 9 月
agalsidase beta	法布雷病	2001 年 3 月	是	阿加糖酶 β	2019 年 12 月
agalsidase alfa	法布雷病	2001 年 3 月	是	阿加糖酶 α	2020 年 8 月
migalastat hydrochloride	法布雷病	2016 年 5 月	否		
coagulation factor Ⅸ	乙型血友病	2014 年 3 月	是	重组人凝血因子Ⅸ	2021 年 4 月
tracleer	肺动脉高压	2009 年 6 月	是	波生坦	2019 年 9 月
sildenafil citrate	肺动脉高压	2009 年 11 月	是	西地那非	2020 年 2 月
beraprost sodium	肺动脉高压	2007 年 10 月	是	贝前列素钠	2022 年 7 月

药品名称	适应证	国外首次获批时间	国内上市	药物中文名称	中国获批时间
recombinant human C1-inhibitor	遗传性血管性水肿	2010 年 10 月	否		
alemtuzumab	多发性硬化	2013 年 9 月	否		
edaravone	肌萎缩侧索硬化	2015 年 6 月	是	依达拉奉	2019 年 7 月
第三批					
cerliponase alfa	晚发婴儿型神经元蜡样脂褐质沉积症（CLN2）	2017 年 4 月	否		
dimethyl fumarate	多发性硬化	2013 年 3 月	是	富马酸二甲酯	2021 年 4 月

附表 4　鼓励儿童药品研发相关政策梳理

发布时间	文件名	文件号	发布部门	主要内容
2011 年 7 月	《中国儿童发展纲要（2011—2020 年）》	国发〔2011〕24 号	国务院	鼓励儿童专用药品研发和生产，扩大国家基本药物目录中儿科用药品种和剂型范围，完善儿童用药目录
2012 年 1 月	《国务院关于印发国家药品安全"十二五"规划的通知》	国发〔2012〕5 号	国务院	鼓励儿童适宜剂型研发
2013 年 2 月	《国家食品药品监督管理局关于深化药品审评审批改革进一步鼓励药物创新的意见》	国食药监注〔2013〕37 号	原国家食品药品监督管理局	（1）对儿童疾病具有更好治疗作用、具有自主知识产权和列入国家科技计划重大专项的创新药物注册申请等，给予加快审评；（2）针对儿童用药等特殊人群用药的仿制药注册申请，实行优先审评；（3）鼓励企业积极研发儿童专用剂型和规格，对立题依据充分且具有临床试验数据支持的注册申请，给予加快审评
2014 年 5 月	《关于保障儿童用药的若干意见》	国卫药政发〔2014〕29 号	原国家卫生和计划生育委员会、国家发展和改革委员会、工业和信息化部、人力资源和社会保障部、国家食品药品监管总局、国家中医药局	（1）建立申报审评专门通道，加快申报审评进度；（2）建立鼓励研发创新机制；（3）鼓励开展儿童用药临床试验；（4）对儿童用药价格给予政策扶持
2015 年 8 月	《国务院关于改革药品医疗器械审评审批制度的意见》	国发〔2015〕44 号	国务院	加快儿童用药的审评审批
2016 年 3 月	《国务院办公厅关于促进医药产业健康发展的指导意见》	国办发〔2016〕11 号	国务院办公厅	针对儿童用药需求，开发符合儿童生理特征的新品种、剂型和规格

续表

发布时间	文件名	文件号	发布部门	主要内容
2016 年 1 月	《关于临床急需儿童用药申请优先审评审批品种评定基本原则及首批优先审评品种的公告》	—	原国家食品药品监督管理总局药品审评中心	公布儿童用药优先审评审批品种目录
2016 年 2 月	《食品药品监管总局关于解决药品注册申请积压实行优先审评审批的意见》	食药监药化管〔2016〕19 号	原国家食品药品监督管理总局	优先审评审批具有明显临床优势的儿童用药
2016 年 5 月	《国家卫生和计划生育委员会办公厅、工业和信息化部办公厅、国家食品药品监督管理总局办公厅关于印发首批鼓励研发申报儿童药品清单的通知》	国卫办药政函〔2016〕573 号	原国家卫生和计划生育委员会办公厅、工业和信息化部办公厅、原国家食品药品监督管理总局办公厅	明确了鼓励研发申报的首批儿童药品清单
2017 年 5 月	《关于印发第二批鼓励研发申报儿童药品清单的通知》	国卫办药政函〔2017〕528 号	原国家卫生和计划生育委员会办公厅、工业和信息化部办公厅、原国家食品药品监督管理总局办公厅	明确了鼓励研发申报的第二批儿童药品清单
2017 年 12 月	《国家食品药品监管总局关于鼓励药品创新实行优先审评审批的意见》	食药监药化管〔2017〕126 号	原国家食品药品监督管理总局	优先审评审批的范围包括儿童用药品
2018 年 4 月	《卫生健康委关于印发母婴安全行动计划（2018—2020 年）和健康儿童行动计划（2018—2020 年）的通知》	国卫妇幼发〔2018〕9 号	国家卫生健康委员会	鼓励和支持研发生产儿童短缺药品、剂型
2019 年 7 月	《关于印发第三批鼓励研发申报儿童药品清单的通知》	国卫办药政函〔2019〕642 号	国家卫生健康委员会、工业和信息化部、国家药品监督管理局	明确了鼓励研发申报的第三批儿童药品清单
2019 年 8 月	《中华人民共和国药品管理法》	中华人民共和国主席令第三十一号	全国人民代表大会	国家采取有效措施，鼓励儿童用药品的研制和创新，支持开发符合儿童生理特征的儿童用药品新品种、剂型和规格，对儿童用药品予以优先审评审批
2020 年 1 月	《药品注册管理办法》	国家市场监督管理总局令第 27 号	国家市场监督管理总局	符合儿童生理特征的儿童用药品新品种、剂型和规格，适用于优先审评审批程序

发布时间	文件名	文件号	发布部门	主要内容
2020 年 7 月	《国家药监局关于发布〈突破性治疗药物审评工作程序(试行)〉等三个文件的公告》	国家药品监督管理局(2020年第 82 号)	国家药品监督管理局	明确了儿童用药优先审评审批的适用条件
2020 年 8 月	《国家药监局药审中心关于发布〈真实世界研究支持儿童药物研发与审评的技术指导原则(试行)〉的通告》	国家药品监督管理局药品审评中心(2020年第 22 号)	国家药品监督管理局药品审评中心	介绍现阶段真实世界研究支持我国儿童药物研发时的常见情形及关注点
2021 年 9 月	《国务院关于印发中国妇女发展纲要和中国儿童发展纲要的通知》	国发〔2021〕16 号	国务院	(1)完善儿童血液病、恶性肿瘤等重病药品供应制度,开发治疗恶性肿瘤等疾病的特效药; (2)鼓励儿童用药研发生产,加快儿童用药申报审批工作。完善儿童临床用药规范,药品说明书明确表述儿童用药信息。扩大国家基本药物目录中儿科用药品种和剂型范围,探索制定国家儿童基本药物目录,及时更新儿童禁用药品目录
2022 年 5 月	《国家药监局综合司公开征求〈中华人民共和国药品管理法实施条例(修订草案征求意见稿)〉意见》	—	国家药品监督管理局	鼓励儿童用药品的研制和创新,对首个批准上市的儿童专用新品种、剂型和规格,以及增加儿童适应证或者用法用量的,给予最长不超过 12 个月的市场独占期,在此期间内不再批准相同品种上市
2023 年 1 月	《关于进一步加强儿童临床用药管理工作的通知》	国卫办医政函〔2023〕11 号	国家卫生健康委员	鼓励医疗机构针对儿童用药开发可灵活调整剂量的新技术、新方法,加强个性化给药的标准化管理和质量控制
2023 年 4 月	《儿童用药沟通交流中 I 类会议申请及管理工作细则(试行)》	—	国家药品监督管理局药品审评中心	进一步细化了儿童用药沟通交流申请及管理流程,以加强儿童用药沟通交流管理,提高沟通交流效率

致　谢

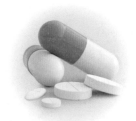

药品供应保障是医药卫生体制改革的重要组成部分,是人民健康服务中不可或缺的部分。《中华人民共和国国民经济和社会发展第十四个五年规划和2035年远景目标纲要》进一步强调了要"把保障人民健康放在优先发展的战略位置,深入实施健康中国行动,为人民提供全方位全生命周期健康服务"。本书以"药品供应保障制度"为主题,希望通过对改革历程的回顾、对成效问题的总结、对未来的展望,为建设健康中国贡献绵薄之力。

在本书撰写过程中,特别感谢国家卫生健康委体制改革司薛海宁副司长、周小园处长、冯佳园副处长,全程参与本书的撰稿与修改,对抓准本书的立意、理顺本书的框架提供了莫大的支持与帮助;感谢杨悦、田丽娟、邵蓉、岳小林、赵志刚、张波、陈文、冷家骅、史录文、方宇、毛宗福、吴晶、金春林等专家的研究团队为本书付出的心血,不仅倾注了大量的时间,更是将多年的研究成果不吝相授;感谢高术宝、徐源、徐英峰、陈昊、石晟怡、王学恭、曹庄、萧红街、葛卫红、刘清华、胡明、樊琳在撰稿过程中给予的宝贵建议与诸多启迪;感谢人民卫生出版社、健康报在本书撰稿、出版过程中给予的大力支持。

正是因为有了各位的支持,此书才能够将我国药品供应保障制度发展的过去、现在与未来逐一呈现,以飨读者。也希望本书的出版能帮助公众了解我国药品供应保障制度,能为后继者的深入研究奠定基础,能对进一步提升我国医药产业创新能力、服务供给能力、医疗保障能力,深化"以患者为中心"的中国医改有所裨益。

52检